健康新概念

科技工作者常见疾病的防治

New Concepts of Health

刘梅林 姜辉 主编

科学普及出版社
·北 京·

图书在版编目（CIP）数据

健康新概念：科技工作者常见疾病的防治 / 刘梅林，姜辉主编. -- 北京：科学普及出版社，2024.10
ISBN 978-7-110-10644-0

Ⅰ. ①健… Ⅱ. ①刘… ②姜… Ⅲ. ①保健—基本知识 Ⅳ. ① R161

中国国家版本馆 CIP 数据核字（2023）第 217675 号

策　　划	史　磊　赵　佳
责任编辑	赵　佳
版式设计	蚂蚁设计
封面设计	北京潜龙
责任校对	张晓莉
责任印制	徐　飞

出　　版	科学普及出版社
发　　行	中国科学技术出版社有限公司
地　　址	北京市海淀区中关村南大街 16 号
邮　　编	100081
发行电话	010-62173865
传　　真	010-62173081
网　　址	http://www.cspbooks.com.cn

开　　本	710mm × 1000mm　1/16
字　　数	455 千字
印　　张	36.25
版　　次	2024 年 10 月第 1 版
印　　次	2024 年 10 月第 1 次印刷
印　　刷	北京顶佳世纪印刷有限公司
书　　号	ISBN 978-7-110-10644-0 / R · 933
定　　价	128.00 元

健康新概念
科技工作者常见疾病的防治

主　　编：刘梅林　姜　辉

主编助理：耿　慧　张　晶

编　　委（按姓氏笔画排序）：

才　瑜　马永萩　王　刚　王　军　王　芳　王天昱　王化虹
王文生　王宁华　王全桂　王诗琪　王茜婷　田　原　田清平
史继荣　付志方　冯驭驰　冯雪茹　戎　龙　向泓雨　刘　美
刘玉和　刘建湘　刘晓星　米　悦　孙　丹　孙永安　孙新宇
杜佳丽　李　丽　李　虹　李若瑜　李淳德　李嘉欣　杨　柳
杨　敏　杨尹默　杨松霖　杨淑霞　邱建星　何志嵩　沈　泓
张　岩　张　凯　张　婧　张　晶　张志刚　张晓琳　张澜波
陆　林　陈泽洋　陈夏欢　陈路增　范　岩　范　琰　林连君
易圣果　周伟炜　周福德　郑　琴　赵志杰　赵明辉　胡　君
胡　艳　侯　越　饶小龙　姚星辰　秦　永　耿　慧　倪莲芳
徐贝宇　徐京杭　高　莹　涂　平　黄　波　曹永平　梁荣月
彭　靖　韩晶晶　焦红梅　窦　攀　潘利平

CONTENTS

序言

在21世纪的今天，随着科技的飞速发展和生活节奏的加快，人们对健康的关注和认识已经提升到了前所未有的高度。传统的健康观念正在被全新的、更全面的概念所取代。为了帮助广大读者理解和接纳新的健康观念，长期工作于临床一线且热心科普的北京大学第一医院专家团队特编写此书。

身体健康是人类一切生命活动的基础。身体的生理机能、心理情绪状态对保持躯体和心理健康至关重要，全面、多维度的健康观念有助于维持身体生理机能的良好状态，对提高生活质量、预防疾病具有不可估量的作用。目前，心脑血管病、癌症、代谢性疾病和非感染性呼吸道疾病等慢性非传染性疾病严重威胁着人们的健康。科技工作者工作压力大，作息不规律，长期伏案工作，缺乏运动，用眼过度，更易患上心脑血管疾病、骨科疾病、眼部疾病及精神心理疾病等。本书基于现代医学在健康领域的最新研究成果及临床诊疗规范，从多个角度对健康概念进行梳理，为读者提供更全面的健康知识。通过阅读本书，读者可以了解如何做好健康体检、保持健康生活方式以及做好疾病的预防和管理等现代医学知识。希望《健康新概念：科技工作者常见疾病的防治》能成为引导读者走向健康的指南，也相信通过阅读本书，读者能提高自我保健能力，做好健康管理，找到适合自己的健康之路。

健康是人民幸福和社会发展的基础，实施“健康中国 2030”战略是推动我国经济社会持续发展的重要举措。作者本着严谨的专业精神，以高度的责任感和使命感编撰此书，旨在为全面推进健康中国建设、为人民群众提供高水平的医疗卫生服务、为实现中华民族伟大复兴作出更大的贡献。

感谢您阅读《健康新概念：科技工作者常见疾病的防治》，不足之处敬请指正。祝愿您始终与健康相伴。

刘梅林　姜　辉

北京大学第一医院

CONTENTS

目　录

第六章　常见神经系统疾病

第七章　常见呼吸系统疾病

第八章　常见消化系统疾病

第九章　常见内分泌系统疾病

第十章　常见肾脏与泌尿系统疾病

第十一章　常见风湿免疫系统疾病

第十二章　常见血液系统疾病

第十七章　常见口腔科疾病

第十八章　常见妇科疾病

第十九章　常见男科疾病

第二十章　常见精神心理问题与心身疾病

第一章 常见症状及就诊建议

第一节 SECTION 1 胸痛

引起胸痛的原因很多，包括炎症（带状疱疹、非细菌性肋间神经炎、心包炎等）、内脏缺血（心绞痛、肺梗死等）、肿瘤（肺部、纵隔肿瘤及某些恶性肿瘤的骨髓浸润等）和其他因素（如气胸、夹层动脉瘤、外伤等）。另外，某些腹部疾病，如胃、胆囊疾病，也有可能出现胸部不适。

一、心绞痛

心绞痛是较为常见的胸痛原因，典型的心绞痛有以下特点：

（1）诱发因素：常常因体力活动（如爬楼梯、骑自行车、走上坡路等）或情绪激动而诱发，寒冷、吸烟、饱餐也可诱发。

（2）部位和范围：典型心绞痛部位在胸骨下段 1/3 处，疼痛范围如手掌大小，界限不清，疼痛可向左肩、左上肢内侧及左手小指和无名指放射。点状、局部有压痛的疼痛不是典型心绞痛。

（3）性质：是一种钝痛，为压迫、憋闷、堵塞、紧缩、烧灼等不适感，程度可轻可重，重者可伴有出汗、濒死感。针刺样、触电样锐痛不是典型心绞痛。

（4）持续时间：心绞痛发作由轻到重，全过程一般为 1～5 分钟，重度发作可达 10～15 分钟，消除诱因或含服硝酸甘油后，常在

1～5 分钟内缓解。如果含服硝酸甘油无效、疼痛或不适持续时间超过30分钟，应警惕是否发生了心肌梗死。与心跳一致的跳痛、一过性持续数秒的胸痛以及长达数小时甚至数天的胸部不适也不是典型心绞痛。

（5）缓解方式：去除诱因、休息及舌下含服硝酸甘油。如果发生上述症状，建议患者立即停止活动，舌下含服硝酸甘油 1 片（0.5毫克），连续含服 2 次或超过 30分钟症状仍不缓解者须及时就医。如果胸痛症状持续不缓解，或频繁发作，提示可能发生急性心肌梗死，建议呼叫急救车急诊就医，并切记对于急性心肌梗死的救治，时间就是心肌！时间就是生命！此时应争分夺秒，积极把握救治的机会。

二、主动脉夹层

主动脉夹层患者会突发剧烈的胸痛，性质为刀割样、针刺样或撕裂样疼痛，持续难忍，持续时间可达数小时甚至数天，多数伴有难以控制的高血压，双侧血压不对称，还会出现其他主动脉及其分支支配器官受累的表现。也有部分患者的主动脉夹层临床表现不典型，疼痛不剧烈，部分患者血压不高，临床无相应体征。

三、其他原因的胸痛

其他原因导致的胸痛，在疼痛性质、疼痛部位、发作及缓解方式等方面往往各有特点，例如肺栓塞所致胸痛可表现为阵发或持续性疼痛，气管、支气管疾病所致胸痛可合并咳嗽、咳痰或咯血，心包炎、胸膜炎所致胸痛可随深呼吸加重；消化道疾病所致胸痛可合并反酸、烧心，或疼痛与进食相关；带状疱疹在疼痛后会出现皮疹等。如果出现相关典型症状，可以到相关科室就诊。

小贴士

无论是什么性质、什么部位的胸痛，都不能轻视。一旦有胸痛症状发生，一定要及时检查，明确发生的原因，以利于治疗。

（田清平）

第二节 SECTION 2 心悸

心悸是患者自觉心脏跳动的不适感或心慌感。心悸时心率可快可慢，可以伴有心律失常，也可以不伴有心率和心律的异常。心悸是心血管病最常见的症状，其发生和程度除了与病因的发作和进展有关，还与患者对自身的注意力及某些医源性因素有关。临床常见心悸的原因有以下4种：

（1）心脏搏动增强：心肌收缩力增强引起的心悸，可分为生理性或病理性。生理性心脏搏动增强见于健康人剧烈运动、精神过度紧张、饮酒、饮咖啡或服用某些药物；病理性心脏搏动增强见于甲状腺功能亢进、贫血、发热、低血糖症及嗜铬细胞瘤等，与基础代谢和交感神经兴奋性增高导致心率加快、心搏增强有关。

（2）心律失常：如心动过速、心动过缓等。

（3）器质性心脏病：见于冠状动脉粥样硬化性心脏病、高血压心脏病、心脏瓣膜病、心肌病、心肌炎、肺源性心脏病、先天性心脏病等。器质性心脏病相关的心律失常、心脏扩大或心功能异常可导致心悸。

（4）心脏自主神经功能紊乱：多见于年轻女性，除心悸外，常有心率增快、心前区隐痛以及疲乏、失眠、头晕、头痛、耳鸣、记忆力减退等神经衰弱表现，在焦虑、情绪激动时易诱发。只有排除了各种器质性疾病后才考虑为神经性或功能性原因。

小贴士

☑ 心悸可见于心脏病患者，但心悸不一定有心脏病，心脏病患者也不一定发生心悸。如慢性心房颤动可因逐渐适应而无明显心悸。

☑ 出现心悸症状时应注意血压、心跳次数及节律是否规整。发作时若条件允许，可做心电图检查，有助于诊断。还可进行 24 小时心电图检查，了解心悸发作与心电图变化的关联性。

☑ 如果心悸伴有晕厥、抽搐，常提示严重器质性心脏病或心律失常等，建议立即拨打急救电话，尽快就诊。

（田清平）

视频讲解

第三节 SECTION 3 呼吸困难

呼吸困难是指患者主观感到空气不足、呼吸费力，客观上表现为呼吸运动用力，严重时可出现张口呼吸、鼻翼翕动、端坐呼吸、口唇发绀等，并且可以有呼吸频率、深度及节律的改变。呼吸困难常见原因有以下5类。

一、肺源性呼吸困难

肺源性呼吸困难主要是由呼吸系统疾病引发通气、换气功能障碍导致缺氧和（或）二氧化碳潴留引起。临床上有3种类型：

（1）吸气性呼吸困难：表现为吸气显著费力，严重者吸气时可见“三凹征”，即胸骨上窝、锁骨上窝和肋间隙明显凹陷，可伴有干咳及高音调吸气性喉鸣。常见于喉部、气管、大支气管的狭窄与阻塞。

（2）呼气性呼吸困难：表现为呼气费力、缓慢或呼气时间明显延长，常伴有呼气相哮鸣音，主要是由于肺泡弹性减弱和（或）小支气管的痉挛或炎症所致。常见于慢性支气管炎（喘息性）、慢性阻塞性肺气肿、支气管哮喘、弥漫性泛细支气管炎等。

（3）混合性呼吸困难：表现为吸气和呼气时均感费力，呼吸频率加快、深度变浅，可伴有呼吸音异常或病理性呼吸音。主要是由于肺或胸膜腔病变使呼吸面积减少引发换气功能障碍所致。常见于重症肺炎、重症肺结核、大面积肺梗死、弥漫性肺间质病变、大量胸腔积液、广泛性胸膜肥厚等。

二、心源性呼吸困难

心源性呼吸困难是由于左心和（或）右心功能衰竭引起。尤其左心功能衰竭时呼吸困难更为严重。

心力衰竭的临床表现为活动时气短，即呼吸困难，常为最早出现的心衰症状，患者可出现体力和活动耐量的下降，不能胜任以往的活动或劳动强度，甚至可能在爬楼梯或步行时都会感到疲乏、无力、气短。病情加重时可表现为睡觉时呼吸困难、不能平卧，坐起缓解（称为“端坐呼吸”），常有夜间憋醒（称为“夜间阵发性呼吸困难”）。还可有咳嗽、咳泡沫痰、痰中带血等表现，这是因为体液潴留在肺脏发生肺淤血，氧气不能扩散入血液引起，严重时为肺水肿。当发生右心功能衰竭时，可发生体循环淤血、水肿，甚至出现腹水，患者有腹胀、消化不良、下肢水肿等症状。

心力衰竭是危害人体健康的常见心血管疾病，是老年人的健康“杀手”。心力衰竭严重影响患者的生活质量，给患者及家属带来沉重负担，又被称为生命的“绊脚石”。随着医学的进步，有更多有效的干预手段用于临床。尽管心力衰竭是一种严重的慢性疾病，但早期进行干预也可延缓病情进展，减轻症状，改善生活质量，延长寿命。

三、中毒

尿毒症、糖尿病酮症酸中毒等各种原因引起的酸中毒，可因血中酸性代谢产物增多，引起深大呼吸，具体表现为呼吸深长而节律规则，伴有鼾声。因摄入某些镇静药物或有机磷杀虫剂等导致中毒时，可抑制呼吸中枢，引起呼吸困难，表现为呼吸缓慢、变浅，伴有呼吸节律异常。

四、神经精神症状

脑血管意外、脑部肿瘤等疾病可能导致颅内压升高和供血减少，进而引起呼吸节律及频率发生变化。癔症患者也可有呼吸困难发作，特点是呼吸频速、表浅，常因过度换气而发生胸痛和呼吸性碱中毒，出现手足抽搐。

五、血液病

由于重度贫血、高铁血红蛋白血症、一氧化碳中毒等，导致血氧含量低，致使呼吸较慢而深、心率快。大出血或休克时也可刺激呼吸中枢，出现呼吸困难。

小贴士

出现呼吸困难症状时应尽快到医院就诊，寻找病因、明确诊断，积极治疗。

（田清平）

视频讲解

第四节 SECTION 4 水肿

水肿是由于人体组织间隙有过多的液体积聚而产生组织肿胀，可分为全身性水肿与局部水肿。当液体在人体组织间隙弥漫性分布时呈全身性水肿，常为凹陷性，即用手指按压局部皮肤可出现凹陷；液体积聚在局部组织间隙时呈局部水肿。

一、全身性水肿

（1）心源性水肿：主要是右心衰竭的表现。多从人体下垂部位（足踝、小腿）开始，活动后加重，平卧休息后减轻或消失，呈对称性、凹陷性。可伴有胸水、腹水等。

（2）肾性水肿：水肿首先发生在组织疏松的部位，如眼睑或颜面部，以晨起时最为明显，严重时可以延及全身。呈凹陷性，常伴有高血压、尿中泡沫增多及血尿等症状。患者应注意尿量和尿性状的改变。

（3）肝性水肿：临床常见于肝硬化合并门静脉高压的患者。主要表现为腹水，亦可出现踝部水肿。常伴有食欲不振、恶心、腹胀、消化不良等症状。

（4）营养不良性水肿：水肿发生前常有消瘦、体重减轻等改变，多见于慢性消耗性疾病、长期营养缺乏、蛋白丢失，如肿瘤、胃肠病等。

（5）黏液性水肿：是一种非凹陷性水肿，颜面及下肢明显，伴有目光呆滞、反应迟钝、眉毛及头发稀疏，多见于甲状腺功能减退症。

（6）药物性水肿：某些药物可导致水肿，如某些激素类药物、甘草制剂、钙通道阻滞等。

二、局部水肿

（1）局部炎症：如丹毒，常合并局部发红、发热和疼痛。

（2）局部静脉回流受阻：如下肢静脉曲张、血栓性静脉炎、下肢静脉血栓栓塞等。

（3）淋巴回流受阻：多见于丝虫病，多数有疫区生活史，多为非凹陷性，并有皮肤和皮下组织的增厚。

（4）血管神经性水肿：特点是突发、无痛、硬而有弹性的局部水肿，多见于面、唇、舌等部位，多数与变态反应有关，喉头水肿时会危及生命。

小贴士

全身性水肿意味着机体有较严重的疾病，局部水肿可由局部原因引起，也可由全身疾病所致。应及时就诊，以明确疾病诊断和积极治疗。

（田清平）

第五节 SECTION 5 头晕、眩晕及晕厥

一、头晕

头晕是多种疾病的临床表现，也是老年人的常见症状。常见于以下5种原因：

（1）脑血管病：脑血管病导致的脑供血不足。

（2）耳科疾病：内耳疾病影响前庭功能而引起头晕，如良性位置性眩晕（耳石症）。

（3）内科疾病：如高血压、低血压、贫血、感染、中毒、低血糖、低血容量等，冠心病心肌缺血发作若引起脑供血不足也可表现为头晕症状。

（4）颈椎病：可引起头晕，常伴手指发麻、发凉，有头部、颈部沉重感。

（5）其他：失眠、感冒、服用某些药物等可能出现头晕现象。

二、眩晕

眩晕是更具临床诊断特异性的症状，患者存在对于空间关系定向障碍或平衡障碍，以倾倒的感觉为主，或感到自身晃动、景物旋转。发作时，患者睁眼时感觉周围物体在旋转，闭眼后感觉自身在旋转，常伴有恶心、呕吐、出冷汗、心率过快或过缓、血压升高或降低，甚至伴有肠蠕动亢进和便意频繁等。

小贴士

头晕、眩晕患者，建议尽快到耳鼻喉科及神经科就诊，由专业医师做进一步诊断和治疗。

三、晕厥

晕厥是一过性广泛大脑灌注不足或缺氧引起的短暂意识丧失状态。常分为心源性晕厥和非心源性晕厥，非心源性晕厥（如血管神经性晕厥）更为常见。

小贴士

无论何种原因所致，发生晕厥一定要及时到心内科及神经科就诊，尽早明确诊断并积极治疗。

（田清平）

视频讲解

第六节 腹泻

SECTION 6

腹泻指排便次数增多，粪质稀薄，或带有黏液、脓血和未消化的食物，每天3次以上或粪便总量大于200克，其中粪便含水量大于80%。腹泻分为急性腹泻和慢性腹泻两种。超过2个月或间歇期在2~4周内的复发性腹泻属慢性腹泻。

腹泻见于多种疾病：

（1）腹泻伴有发热：可见于急性细菌性痢疾、伤寒或副伤寒、肠结核、肠道恶性肿瘤、克隆氏病、溃疡性结肠炎急性发作期、败血症等。

（2）腹泻伴有里急后重：见于结肠、直肠病变为主者，如急性痢疾、直肠炎症或肿瘤等。

（3）腹泻伴有明显消瘦：多见于胃肠道恶性肿瘤、肠结核、吸收不良综合征及甲状腺功能亢进等。

（4）腹泻伴有皮疹或皮下出血：见于败血症、伤寒或副伤寒、麻疹或过敏性紫癜、糙皮病等。

（5）腹泻伴腹部包块：见于胃肠肿瘤、肠结核、克隆氏病及血吸虫性肉芽肿。

（6）腹泻伴重度失水：常见于分泌性腹泻，如霍乱、细菌性食物中毒或尿毒症等。

（7）腹泻伴关节痛或肿胀：见于克隆氏病、溃疡性结肠炎、系统性红斑狼疮、肠结核等。

小贴士

出现腹泻应留取便标本，并及时到医院消化科就诊。如腹泻量大，需注意监测血压和心率，补充水分，有条件的可利用口服补液盐同时补充电解质，避免血容量降低所致的其他并发症。

（田清平）

视频讲解

第七节 SECTION 7 便秘

便秘是指排便次数减少，每 2~3 天或更长时间排便1次，无规律性，粪质干硬，常伴有排便困难感。便秘分为急性便秘和慢性便秘。

急性便秘多由肠梗阻、肠麻痹、急腹症或肛周疼痛性疾病等引起，需紧急处理。慢性便秘严重影响生活质量，如果不及时治疗，可能导致严重后果，甚至导致心血管事件，如脑出血、心肌缺血、心律失常等。慢性便秘患者不要长期自行用药，应向医生咨询。

小贴士

若出现大便带血、脓血便、黑便等症状，大便隐血试验阳性，和（或）出现不明原因贫血等预警信号时，必须及时就医。当伴有新近出现的腹痛、腹胀及排便频率、排便性状等异常改变时，也应及时就医。

（田清平）

视频讲解

第八节 SECTION 8 打鼾

睡眠中打鼾是空气通过口咽部时使软腭震动引起的，提示气道存在部分狭窄和阻塞。打鼾通常分为生理性打鼾和病理性打鼾。生理性打鼾声音较轻，一般由于睡眠姿势不当、枕头过高或过低、身体过度疲劳引起。病理性打鼾是受慢性咽炎、鼻炎等炎症和其他因素刺激所致。

打鼾是阻塞性睡眠呼吸暂停综合征的特征性表现，可表现为鼾声响亮、不规则，时而间断。患者常在睡眠中做噩梦、惊醒，甚至突然坐起、大汗淋漓，严重的还伴有濒死感，到了白天伴有困倦感、嗜睡。

阻塞性睡眠呼吸暂停综合征对人体的危害很多，可导致低氧血症和呼吸衰竭，对心脑血管系统的影响包括：

（1）导致高血压异常，多表现为夜间或晨起血压升高，降压药疗效不佳。

（2）促进动脉粥样硬化的发生和进展，加重冠心病心肌缺血或诱发心绞痛症状。

（3）引起或使心力衰竭加重。

（4）诱发心律失常，如心动过缓、室性早搏、房室传导阻滞、心房纤颤等。

（5）脑卒中患者本病的发生率明显增加。

小贴士

如果患者有难以控制的高血压、夜间或晨起血压明显升高、夜间发作的心绞痛，或者白天难以解释的疲倦、乏力等，应检查是否存在睡眠呼吸暂停综合征，建议患者进行多导睡眠监测（详见第七章第二节）。

（田清平）

视频讲解

第二章 体检准备及体检化验单的阅读

健康体检是对无症状个体和群体进行医学检查与健康评价，重点筛查评估慢性非传染性疾病及其风险因素，为受检者提供健康指导建议。健康体检不能替代疾病诊疗。

第一节 SECTION 1 体检的相关注意事项

一、体检前的准备

（1）体检前三日内不做剧烈运动。

（2）体检前一天保证充足的睡眠。

（3）体检前保持平时的饮食习惯，不要刻意素食或暴饮暴食，也不要饮酒。

（4）部分体检项目需要空腹进行，一般检查前一天22点以后不再进食，第二天早上空腹进行检查。

（5）血糖不稳定的糖尿病患者，体检前一天晚上可按照习惯加餐。

二、体检当天的注意事项

（1）体检当日空腹，晨起不要进食、饮水。高血压、心脏病、高脂血症等患者晨起可以按常规服药，服药时喝少量水。糖尿病患者可随身携带降血糖药，空腹项目结束后，吃早餐并按常规服药。

（2）体检当日请勿佩戴隐形眼镜，保持口腔、鼻腔、外耳道等处清洁。不要穿袖子过紧的衣服，以免影响抽血和测血压。选择便于穿脱的衣物，女士最好不穿连衣裙。

（3）如有晕血、晕针等历史，在采血之前告知体检人员。

（4）留取尿液标本时取中段尿。女性要避开月经期留取尿液。

（5）未有过性生活或处于月经期的女性，不宜经阴道进行检查。体检前不要阴道用药。

（6）受孕、可能受孕或准备受孕的女性，受检时不要做X射线检查，包括计算机断层扫描（computed tomography，CT）、正电子显像（positron emission tomography，PET）和其他放射性核素等检查。

视频讲解

（赵志杰）

第二节 SECTION 2 体检的误区

误区1 什么病都能通过体检检查出来，体检未发现异常就万事大吉

体检通常选择具有高敏感度、高准确度和低创伤、低费用的筛查方法。通过体检可以发现常见的慢性疾病，例如高血压、糖尿病、血脂异常、高尿酸血症等，也可以筛检出一些常见恶性肿瘤，例如肺癌、乳腺癌、宫颈癌、结肠癌、肝癌等，这些肿瘤发病率较高，早期症状不明显，体检时筛检率较高，但仍然存在早期肿瘤未被识别的可能。

除此之外，体检还可以检出常见的感染性疾病，如乙肝、丙肝、

幽门螺杆菌感染等。

但是，体检并不能发现所有的疾病和健康问题，即使体检没有发现异常，如有身体不适，仍然要及时到医院就诊。

误区 2　体检项目越多越好

体检机构一般设有基础体检套餐，部分体检项目可以根据体检者的年龄和需求进行增减。例如，有吸烟习惯或者长期在烟尘环境中工作的人，可以增加胸部 CT 和肺功能检查；有家族肿瘤史的体检者，尤其是直系亲属患有肿瘤，要进行肿瘤筛查。

体检质量取决于体检机构的设备精确度、医务人员的技术能力及后续服务等。因此，建议到正规医院的体检中心进行健康体检，便于体检者后续的治疗和随访。

误区 3　因各种原因或理由不参加体检

担心体检查出疾病，从而对工作、家庭造成不良影响，不敢参加体检；工作忙、怕麻烦，不愿意参加体检；感觉自己身体很好，不需要体检……这些想法都是不利于自身健康的。

对潜在疾病进行筛检，便于及时发现可能存在的健康问题，达到早发现、早治疗的目的，提高疾病的治愈率。自我感觉很好，并不代表完全健康。部分疾病早期症状不明显、部分严重疾病存在危险信号，而这些可以通过体检发现。因此，即使没有不适也应该定期体检，不要害怕和回避体检。

误区 4　只做自己认为重要的项目，不进行全面检查

这样做会导致健康信息的遗漏，无法获得身体的全面信息。例如，对耳鼻腔、口腔、鼻咽腔、喉部等进行检查，有助于发现早期鼻咽癌；眼底检查可以查看眼底血管状况，眼压检查还可以早期发现青光眼。

误区 5　做完体检不阅读体检报告，不主动了解自己的身体状况，对发现的问题不复查

体检报告可以比较全面系统地反映健康状况，体检发现的问题

会在体检报告中体现。体检后应尽快阅读报告，并根据体检建议及时到医院就诊复查，对已检出的问题有针对性地进一步检查。

误区 6　身体极不舒服的时候去做体检

这是错误的做法，如果感觉身体不适，应马上到医院诊治。健康体检与疾病诊治不同，健康体检是通过全身各系统的筛检发现潜在疾病。当身体出现不适症状时，需要到医院就诊，进行有针对性的检查。

误区 7　体检时不愿意拍胸片或做胸部 CT 检查，认为 X 射线会对人体造成伤害

单次 X 射线检查不会伤害身体。胸片或胸部 CT 检查是排查呼吸系统疾病的重要检查，放弃检查会失去早期发现胸部疾病的机会。

视频讲解

（赵志杰）

第三节 SECTION 3 体检化验单的阅读

一、血常规检查

1. 白细胞计数（WBC）

白细胞增多：见于各种细菌感染、严重组织损伤或坏死、白血病、应用糖皮质激素等；妊娠、剧烈运动后也会造成白细胞增多。

白细胞减少：见于病毒感染、伤寒、疟疾、再生障碍性贫血、白血病等；使用解热镇痛药、部分抗生素、抗肿瘤药、接触放射线或化学品（苯及其衍生物）等也会导致白细胞减少。

2. 红细胞计数（RBC）

红细胞增多：见于严重呕吐、腹泻、多汗、大面积烧伤等；长期高原生活、慢性肺心病、长期缺氧患者、骨髓功能亢进等。

红细胞减少：见于铁、叶酸、维生素等造血物质不足；再生障碍性贫血、白血病、癌症骨转移等；溶血性贫血、急慢性失血性贫血；各种炎症、结缔组织病。

3. 血红蛋白（Hb）

血红蛋白增多：见于慢性肺源性心脏病、发绀型先天性心脏病、真性红细胞增多症、高原病、大细胞高色素性贫血以及某些肿瘤（如肾癌）等。还可见于大量失水、严重烧伤等。

血红蛋白减少：见于外伤、疾病导致的急慢性出血；缺乏铁元素、叶酸的贫血；慢性肾脏病、溶血造成的贫血等。

4. 血小板计数（PLT）

血小板减少：见于骨髓造血功能障碍、再生障碍性贫血、红斑狼疮、巨幼细胞性贫血；特发性血小板减少性紫癜、脾功能亢进；弥散性血管内出血、阵发性睡眠血红蛋白尿症等。部分抗肿瘤药、抗生素、细胞毒性药可引起血小板减少。

血小板增多：见于脾摘除术后、骨折后一过性血小板增多、原发性血小板增多症、慢性粒细胞性白血病、类白血病反应等。

5. 红细胞沉降率（ESR）

红细胞沉降率是指红细胞在一定的条件下单位时间内的沉降距离，简称“血沉”。血沉是一项传统且应用较广泛的指标，其测定方法简便。血沉加快常见于炎症、恶性肿瘤及高球蛋白血症等情况，但由于缺乏特异性，因此常用于动态观察病情和疗效。

二、尿常规

1. 颜色

正常尿液为淡黄色。若出现红色尿，即血尿，常见于泌尿系统结石、肿瘤、感染、肾小球肾炎等。服用某些药物也可以引起红色尿，如利福平。

2. 透明度

正常尿液是清晰透明的，尿液浑浊可见于尿酸盐结晶、乳糜尿、脓尿。

3. pH 值

尿液 pH 值的正常范围是 4.6~8.0。尿 pH 值偏低见于糖尿病性酸中毒、呼吸性酸中毒、发热等。尿 pH 值偏高多见于剧烈呕吐、尿路感染等。

4. 比重

正常范围为1.005~1.030。比重升高见于高热、容量不足、糖尿病等。比重降低见于尿崩症，或是由于大量饮水导致。

5. 白细胞

显微镜镜检下，正常尿液的白细胞数量通常不会超过 5 个 / 高倍视野，如果尿液中出现大量白细胞，则要考虑可能存在尿路感染。

6. 亚硝酸盐

正常情况下为阴性。阳性结果常见于泌尿系感染。

7. 红细胞

显微镜镜检下，正常尿液的红细胞数量通常不会超过 3 个 / 高倍视野。如果尿液中红细胞增多，可能是肾脏疾病、泌尿系结石或肿瘤、血液系统凝血异常等。

8. 尿蛋白

正常为阴性。若结果为阳性，可见于急性肾小球肾炎、IgA 肾病、狼疮肾炎、糖尿病肾病等。非甾体抗炎药物、含马兜铃酸的中草药等也可引起蛋白尿。剧烈运动、发热等可引起暂时性、轻度蛋白尿。少数人体直立位时前突的脊柱压迫左肾静脉导致局部静脉压增高也可出现蛋白尿。

9. 尿酮体

正常为阴性。若为阳性，常与糖尿病酮症酸中毒、饥饿、严重腹泻、妊娠呕吐等有关。

10. 尿胆红素

尿胆红素、尿胆原主要作为黄疸性疾病的鉴别诊断依据，其结果需结合血胆红素水平综合考虑指导临床。

三、便常规及潜血

1. 粪便的性状异常

正常的粪便应是条带状的软便，呈黄褐色或黄色。以下粪便为异常性状：

（1）黑色便：见于胃肠道出血性疾病，出血量多时可出现柏油样便。大量食用动物血或服用含铁的药物也会出现黑色便。

（2）红色便：排便红色或便中混有鲜血，常见为痔疮，也有可能是肠道炎症或肿瘤。红色食物进食过多也会出现红色大便。

（3）稀水状便：各种原因的腹泻。

（4）黏液状便：常见于肠道炎性病变，如细菌性痢疾、溃疡性结肠炎、阿米巴肠病等疾病。

2. 大便显微镜检查

（1）粪便中白细胞异常增多，提示肠道感染性炎症（如细菌性痢疾等）。

（2）粪便中出现红细胞，见于消化道出血以及痢疾、肠炎、结肠癌、痔疮等。

（3）显微镜下可以观察粪便中是否存在寄生虫或虫卵。

3. 大便潜血试验

正常情况下大便潜血试验为阴性。潜血试验阳性提示消化道存在出血。大量食用动物血或服用含铁的药物也会影响结果，可能会出现化学法潜血试验阳性，免疫法潜血阴性。

4. 粪便 DNA 甲基化检测

发现早期肠癌基因突变，可用于肠癌筛查。

四、血生化检查项目临床意义

（1）丙氨酸转氨酶（ALT）升高：常见于急慢性肝炎、药物性肝损害、脂肪肝、肝硬化、心肌梗死、心肌炎及胆道疾病等。

（2）天冬氨酸转氨酶（AST）升高：常见于心肌梗死发病期、急慢性肝炎、病毒性肝炎、心功能不全、皮肌炎等。

（3）总蛋白：血清白蛋白与球蛋白的总和。

（4）白蛋白降低：见于肝脏疾病导致肝脏合成功能受损，或肾脏疾病白蛋白丢失过多等。

（5）血清前白蛋白（PA）降低：可能存在急慢性肝病或肝硬化导致的肝脏合成功能受损，以及营养不良等疾病。

血清前白蛋白升高：提示患者可能患有霍奇金淋巴瘤等疾病。

（6）碱性磷酸酶（ALP）升高：见于肝胆系统疾病，梗阻性黄疸、肝癌、肝硬化等；骨骼系统疾病包括骨肿瘤、骨折恢复期等；甲状旁腺机能亢进、少年儿童生长发育期。

碱性磷酸酶降低：重症慢性肾炎、贫血等。

（7）γ- 谷氨酰转移酶（GGT）升高：常见于胆汁淤积性疾病，如胆管结石、原发胆汁淤积性肝硬化等；还见于急慢性肝炎、肝硬化、肝癌等；胰腺炎、脂肪肝也会导致 GGT 水平升高。

（8）总胆红素（TBIL）升高：见于急慢性肝炎、原发性胆汁淤积、肝硬化、肝癌；梗阻性黄疸；溶血所致黄疸、新生儿黄疸、胰腺占位、输血错误等。

（9）直接胆红素（DBIL）升高：常见于阻塞性黄疸、肝癌、胰头癌、胆石症等。

（10）胆汁酸（TBA）升高：常见于急性肝炎、慢性肝炎、肝硬化、酒精性肝病、中毒性肝病、胆汁淤积等。

（11）甘油三酯（TG）升高：可以由遗传、饮食因素造成，或继发于某些疾病，如糖尿病、肾病等。

甘油三酯降低：常见于甲亢、肾上腺皮质功能低下、肝实质性病变、吸收不良。

（12）总胆固醇（TC）升高：常提示家族性高胆固醇血症、混合性高脂蛋白血症、甲状腺功能减退、肾病综合征等。

总胆固醇降低：可见于消耗性疾病、营养不良、肝硬化、甲状腺功能亢进等。

（13）高密度脂蛋白胆固醇（HDL–C）升高：见于原发性高脂蛋白血症、使用雌激素、运动、饮酒、慢性肝病等。

高密度脂蛋白胆固醇降低：可见于糖尿病、肥胖、慢性肾功能不全、肝硬化、吸烟等。

（14）低密度脂蛋白胆固醇（LDL–C）升高：可见于冠心病、动脉粥样硬化、糖尿病、甲状腺功能减退、肾病综合征等疾病，食用高脂食物、肥胖、运动量过少、妊娠、使用孕激素及噻嗪类利尿剂也可以使 LDL–C 水平升高。

（15）肌酸激酶（CK）升高：可见于急性心肌梗死、病毒性心肌炎或者心脏手术后；肌营养不良、皮肌炎、肌肉坏死或创伤、手术，以及脑血管意外、脑膜炎等。剧烈运动也可导致 CK 明显升高。

（16）肌酸激酶同工酶（CK–MB）是肌酸激酶的亚型，只存在心肌细胞中，是心肌损伤的特异性标志物之一。CK–MB 升高提示存在心肌损伤，常见于急性心肌梗死、心肌炎、心包炎等。

（17）超敏肌钙蛋白（hs–TNI）升高：肌钙蛋白是心肌结构毁损

的标志物，心肌梗死（缺血性心肌坏死）会导致肌钙蛋白升高，其他任何导致心肌损害的因素都可能发生肌钙蛋白升高。hs-TNI 升高常见于急性心肌梗死、心肌炎、严重心功能不全、心脏手术等。

（18）乳酸脱氢酶（LDH）升高：可见于心肌梗死、心肌炎、肝炎、溶血性贫血及激烈运动后等。

（19）葡萄糖（GLU）升高：常见于糖尿病患者，急、慢性胰腺炎及甲状腺功能亢进患者也会出现血糖升高；大手术、急性心脑血管疾病、剧烈运动等会有血糖一过性升高；使用糖皮质激素也会刺激血糖升高。

低血糖：见于胰岛细胞瘤、严重肝病以及糖尿病患者药物使用不当等情况。

（20）血尿素（UREA）氮水平升高：见于多种肾脏疾病。充血性心力衰竭、重度烧伤、休克、消化道大出血、脱水、严重感染等也会导致尿素氮升高。

（21）血清肌酐（CREA）是观察肾功能的常用指标，主要由肾小球的滤过能力（肾小球滤过率）来决定。血清肌酐升高多见于肾脏功能受损。血清肌酐降低一般无临床意义，老年人、消瘦者肌酐可能偏低。

（22）血尿酸（UA）升高：见于痛风、白血病、多发性骨髓瘤、急慢性肾小球肾炎、肾功能不全等。

血尿酸降低：见于恶性贫血、乳糜泻等。

（23）血氨升高：见于急性病毒性肝炎、重症肝损害、肝硬化、肝昏迷。

血氨降低：可见于低蛋白血症、长期低蛋白饮食。

（24）糖化血红蛋白（HbA_1c）是人体血液中红细胞内的血红蛋白与血糖结合的产物，可观测患者近8～12周的血糖情况。

糖化血红蛋白正常水平为4%~6%，目前我国将糖尿病患者糖化血红蛋白的控制标准定为6.5%以下。

（25）血清高敏C反应蛋白（hs-CRP）水平与动脉粥样硬化以及急性脑梗死、急性心肌梗死的发生、严重程度、预后相关。hs-CRP高可见于感染、创伤、梗死、炎症性关节炎、自身免疫性和炎症性疾病、多种肿瘤、器官移植急性排斥等。

（26）血钾（K）升高：见于肾功能衰竭、呼吸障碍、休克、严重溶血及大面积烧伤等；经口及静脉摄入钾过多也会导致高血钾。

血钾降低：见于频繁呕吐腹泻，进食少、碱中毒及使用胰岛素后、肾小管性酸中毒等。

（27）血钠（Na）升高：见于严重脱水、大量出汗、肾上腺皮质功能亢进、原发及继发性醛固酮增多症。

血钠降低：见于肾皮质功能不全、胃肠道引流、呕吐及腹泻、抗利尿激素过多。

（28）血氯（Cl）升高：见于高钠血症、呼吸性碱中毒、高渗性脱水等。

血氯降低：见于低钠血症、严重呕吐、腹泻、肾功能减退等。

（29）二氧化碳结合力升高：幽门梗阻（胃酸大量丢失）、缺钾、呼吸性酸中毒等。

二氧化碳结合力降低：见于糖尿病酮症酸中毒、肾功能衰竭、感染性休克、呼吸性碱中毒。

（30）血清钙（Ca）升高：常见于骨肿瘤、甲状旁腺机能亢进、肾上腺皮脂功能减退及维生素D摄入过量等。

血清钙降低：常见于维生素D缺乏、小儿手足抽搐症、老年骨质疏松、甲状旁腺功能减退、尿毒症、低钙饮食及吸收不良。

（31）血清镁（Mg）升高：常见于急慢性肾功能不全、甲状腺功能减退、多发性骨髓瘤、严重脱水及糖尿病昏迷。

血清镁降低：常见于先天家族性低镁血症、甲亢、长期腹泻、呕吐、吸收不良、糖尿病酸中毒、原发性醛固酮症等。

（32）血清磷（P）升高：常见于甲状旁腺机能减退、急慢性肾功能不全、尿毒症、骨髓瘤及骨折愈合期。

血清磷降低：常见于甲亢、代谢性酸中毒、佝偻病、肾功能衰竭、长期腹泻及吸收不良。

五、尿生化检查

（1）尿微量白蛋白（MA）是肾小球选择通透性的指标。微量白蛋白升高：见于糖尿病、高血压等早期肾损伤，以及急性感染性肾炎患者的随访指标。

（2）尿微量转铁蛋白（MTF）升高：见于糖尿病、高血压早期肾损伤。

（3）尿 α_1－微球蛋白（α_1-MG）升高：见于接触重金属、肾毒性药物、肾小管间质病变、上尿路感染、肾性蛋白尿及血尿。

（4）β_2－微球蛋白（β_2-MG）升高：反映肾小管功能损害。

六、肿瘤标志物

肿瘤标志物的检测可以为部分肿瘤的早期发现、观察治疗反应提供重要帮助，但不是肿瘤的诊断依据，医生需要结合患者的临床表现、影像化验等检查结果，以组织病理学为基础作出明确诊断。

常见肿瘤指标包括以下10种，在本章第四节将对肿瘤标志物作更为全面的介绍。

（1）癌胚抗原（CEA）升高：见于胰腺癌、肠癌、胃癌、肺癌等。

（2）甲胎蛋白（AFP）升高：对诊断肝细胞癌及滋养细胞恶性肿瘤有重要的临床价值，还可见于部分肝炎、肝硬化患者。

（3）前列腺特异性抗原（PSA）：血清总 PSA（t–PSA）中部分以游离形式存在，称游离 PSA（f–PSA）。

t–PSA 及 f–PSA 升高，而 f–PSA/t–PSA 比值降低，需排查前列腺癌。

若前列腺癌切除术后，t–PSA 浓度无明显降低或再次升高，提示肿瘤转移或复发。

肛门指检、前列腺按摩、膀胱镜检查后会引起 PSA 升高。

（4）糖类抗原 125（CA125）升高：最重要的意义就是反映卵巢癌，阳性率达 61.4%。其他恶性肿瘤如宫颈癌、宫体癌、子宫内膜癌等也有一定的阳性率。

（5）糖类抗原 19–9（CA19–9）升高：见于胰腺癌、急性胰腺炎、急性肝炎、胆管癌、胃癌、结肠癌等。

（6）组织多肽抗原（TPA）升高：见于多种恶性肿瘤，但与肿瘤部位、组织类型无相关性。TPA 和癌胚抗原同时检测有利于恶性与非恶性乳腺疾病的鉴别诊断。

（7）鳞状上皮细胞癌抗原（SCC）升高：见于肺鳞状细胞癌、宫颈癌、食管癌。部分良性疾病如银屑病等皮肤病、肾功能不全、上呼吸道感染等也可引起 SCC 浓度升高。

（8）细胞角蛋白 19 片段（CYFRA 21–1）升高：见于肺癌、乳腺癌、膀胱癌、大肠癌等。其他良性疾病如肺炎、结核病、胃肠道疾病可见轻度升高。

（9）胃癌抗原 72–4（CA72–4）升高：见于卵巢癌、大肠癌、胃癌、胰腺癌。

（10）神经元特异性烯醇化酶（NSE）升高：见于小细胞肺癌。正常红细胞中存在 NSE，标本溶血影响结果。

（赵志杰）

第四节 SECTION 4 外科常见肿瘤标志物

一、什么是肿瘤标志物?

肿瘤标志物是指在恶性肿瘤发生和发展过程中，由肿瘤细胞合成分泌或是由机体对肿瘤细胞反应而产生和(或)升高的可预示肿瘤存在的一类物质。肿瘤标志物存在于肿瘤患者的组织、体液和排泄物中，能够用免疫学、生物学及化学的方法检测到。肿瘤标志物根据其存在的部位，可分为循环血的肿瘤标志物和组织的肿瘤标志物。通常通过抽血的方法测定循环血中的肿瘤标志物。

肿瘤标志物的来源主要有4种：肿瘤细胞的代谢产物；分化紊乱的细胞基因产物；肿瘤细胞坏死、崩解，释放进入血液的物质；机体对肿瘤的刺激反应而产生的物质。

肿瘤标志物的用途十分广泛，主要作用有：肿瘤的早期发现；肿瘤普查、筛查；肿瘤的鉴别、诊断；肿瘤患者手术、化疗、放疗疗效监测；肿瘤复发的指标；肿瘤的预后判断；寻找不知来源的转移肿瘤的原发灶。

二、常见肿瘤标志物详解

1. 癌胚抗原

癌胚抗原(CEA)是从结肠癌和胚胎组织中发现的一种酸性糖蛋白，是构成细胞膜结构的一类蛋白质，也是一种广谱的肿瘤标志物，正常值应小于5纳克/毫升。癌胚抗原在恶性肿瘤中的阳性率依次为结肠癌(70%)、胃癌(60%)、胰腺癌(55%)、肺癌(50%)、乳腺癌(40%)、卵巢癌(30%)、子宫癌(30%)。但是，在吸烟、妊娠期的体检者以及患有心血管疾病、糖尿病、肠道憩室炎、直肠息肉、结肠炎、胰腺炎、肝硬化、肝炎、肺部疾病等多种疾病的体检者中，15％~53％的体检者血清癌胚抗原也会升高，所以癌胚抗原不是恶性肿瘤的特异性标志，在诊断上只有辅助价值。同时，癌胚抗原也是多种肿瘤复发和转移的重要标志，复发和转移会使血清癌胚抗原浓度升高，在临床上应用十分广泛。

2. 甲胎蛋白

甲胎蛋白（AFP）是一种糖蛋白，属于白蛋白家族，主要由胎儿肝细胞及卵黄囊合成。甲胎蛋白在胎儿血液循环中具有较高的浓度，出生后下降，至生后2~3月甲胎蛋白基本被白蛋白替代，血液中较难检出，故在成人血清中含量极低，正常参考值<25纳克/毫升。甲胎蛋白与肝癌及多种肿瘤的发生发展密切相关，在多种肿瘤中均可表现出较高浓度，可作为某些肿瘤的检测指标，如性腺来源的肿瘤（非精原细胞生殖细胞肿瘤、内胚窦瘤、胚胎细胞癌和多胚瘤癌、混合性生殖细胞肿瘤和一些未成熟畸胎瘤）。此外，一些罕见的癌症，比如胃肝样腺癌，也会出现甲胎蛋白升高。目前，临床上甲胎蛋白主要作为原发性肝癌的血清标志物，用于原发性肝癌的诊断及疗效监测。

3. 糖类抗原 19-9

糖类抗原19－9（CA19－9）是糖抗原的一种，升高多提示有消化道肿瘤、胰腺炎、肝硬化、糖尿病的可能，临床上用于胰腺癌、胆管癌、胆囊癌、结直肠癌等恶性肿瘤的辅助诊断指标。尤其是对于胰腺癌，糖类抗原19－9具有较高的临床应用价值。术前糖类抗原19－9水平较高的患者（>1000单位/毫升），其手术切除率下降，术后生存时间降低；治疗后（包括手术、放疗、化疗等）糖类抗原19－9升高者，多提示肿瘤有进展、复发或远处转移，预后不佳。因此，糖类抗原19－9对监测病情变化和复发有很大意义。糖类抗原19－9正常参考值为0~40单位/毫升。

4. 糖类抗原 24-2

糖类抗原24－2（CA24－2）与糖类抗原19－9相似，也是一种糖抗原，在临床上被用于消化道恶性肿瘤，尤其是胰腺癌、结直肠癌的诊断。与糖类抗原19－9、糖类抗原50相比，糖类抗原24－2在胰腺癌、胆囊癌和消化道癌中的灵敏度、特异性更高（糖类抗原50、糖类抗原19－9易受肝功能以及胆汁淤积的影响，在良性阻塞性黄疸以及肝实质性损害疾病时常出现假阳性）。

5. 糖类抗原 125

又称癌抗原125（CA125）是从上皮性卵巢癌中检测出的一种糖蛋白，来源于胚胎发育期体腔上皮细胞，因此在正常的卵巢组织中不存在。糖类抗原125临床上具有较高的敏感性，但特异性较差，最常用于卵巢癌症的检查，80％的卵巢上皮性肿瘤患者血清糖类抗原125升高。除了卵巢癌，输卵管腺癌、子宫内膜癌、宫颈癌、胰腺癌、肠癌、乳腺癌和肺癌患者的糖类抗原125水平也可能会升高，应用较广泛。临床正常参考范围为血清＜35单位/毫升。

6. 糖类抗原 72-4

糖类抗原72－4（CA72－4）是检测胃癌和各种消化道癌症的化验标志，也是一个非特异性肿瘤标志物，此指标升高不代表一定就是患了肿瘤。临床上该指标主要对胃癌、卵巢黏液性囊腺癌和非小细胞肺癌敏感度较高，对胆道系统肿瘤、结直肠癌、胰腺癌等亦有一定的敏感性。目前，糖类抗原72－4被认为是诊断胃癌的最佳肿瘤标志物之一，敏感性可达28％~80％。临床正常参考范围为＜6单位/毫升。

7. 糖类抗原 15-3

糖类抗原15－3（又称癌抗原15－3，CA15－3）可作为乳腺癌辅助诊断、术后随访和转移复发的指标。对早期乳腺癌的敏感性较低（60％），晚期的敏感性为80％，转移性乳腺癌的阳性率较高

（80%）。其他恶性肿瘤也有一定的阳性率，如肺癌、结肠癌、胰腺癌、卵巢癌、子宫颈癌、原发性肝癌等。糖类抗原15–3的参考值为<28单位/毫升。

三、肿瘤标志物可以用于筛查癌症吗？

对于肿瘤标志物，临床上主要用于癌症的辅助检查，在一定程度上也可作为鉴别诊断的标准。需要注意的是，并不是患癌了肿瘤标志物一定会升高，肿瘤标志物高了也不一定是癌，某些炎症、良性疾病也有可能导致肿瘤标志物的升高。因此，在实际应用肿瘤标志物的过程中，单个标志物的敏感性或特异性往往偏低，不能满足临床诊断的要求，理论上和实践上都提倡一次同时测定多种标志物，以提高敏感性和特异性。同时，提倡将肿瘤标志物与临床症状、影像学检查等其他手段综合考虑，肿瘤确诊一定要有组织或细胞病理学的诊断依据。

对于在体检中发现肿瘤标志物升高的人员，不要惊慌失措，可以在1个月左右进行复查，如果标志物含量有正常或呈下降的趋势，之后只要保持每年一次定期体检就可以了；但对于复查持续性升高的患者，需要进行进一步全面的检查，如CT、胃肠镜、磁共振等，以便综合判断。

小贴士

肿瘤标志物在鉴别诊断癌症方面具有重要作用，但肿瘤标志物仅供参考，还需要结合其他检查手段才能减少误诊可能性。

（马永蕤　杨尹默）

第三章 常用检查方法及临床意义

第一节 SECTION 1 心电图

心脏在跳动时，伴有电活动，通过多个电极导联接触皮肤，将心脏活动时发出的电信号传入心电图机，对心电信号进行处理后以图形的形式显现，就是心电图（图3－1）。心电图可以对心脏电活动情况作出判断，进而推断心脏结构和功能状态，是一种安全、无创、便捷、可重复的检查方法，是诊断心脏疾病最基本、最简单和最常用的方法。

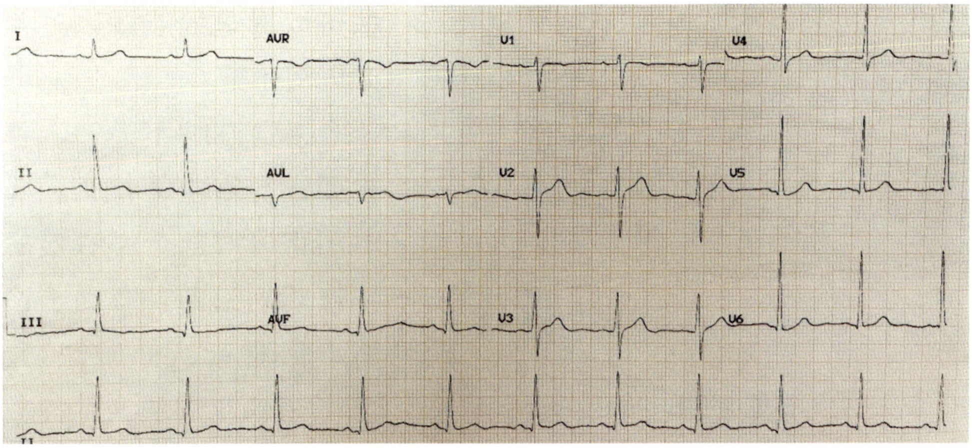

图3-1　心电图

正常心电图是由一组波形构成，由前到后依次称之为P波、QRS波、T波、U波（图3－2）。以心脏窦房结为起搏点的心脏节律性活动，称为窦性心律，即正常心律。通过对心电图的分析，医

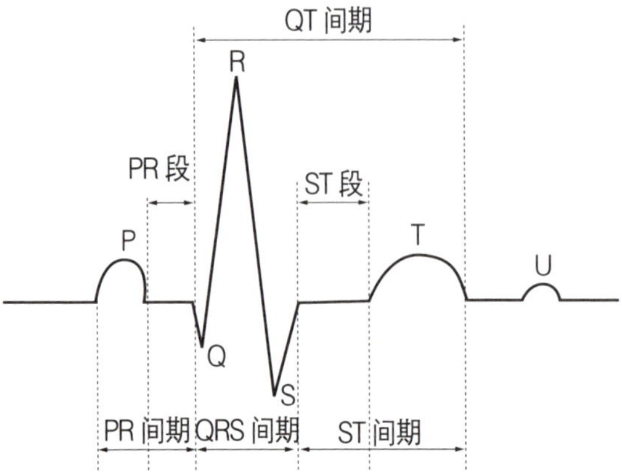

图 3-2　正常心电图的波形

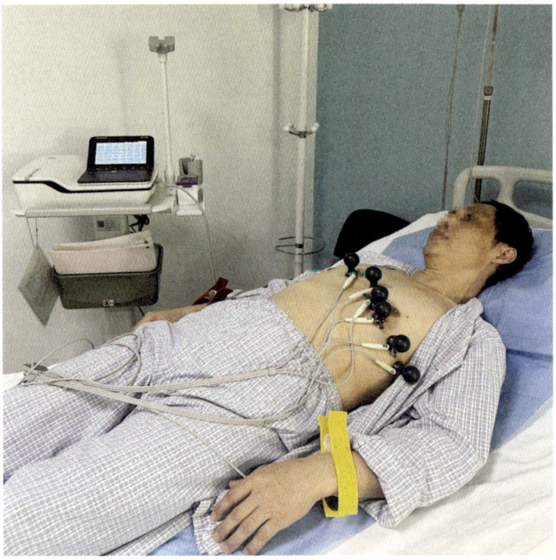

图 3-3　心电图导联位置

生可以获取心脏状态的多种信息。常规的心电图有12个导联，通过放置在四肢的电极板和胸前的6个电极获得电信号，分别称为Ⅰ、Ⅱ、Ⅲ、aVL、aVR、aVF、V1～V6导联。进行心电图检查时需安静平卧，平稳呼吸，露出需要放置导联的身体部位（图3－3）。皮肤干燥会影响电极和皮肤接触，干扰心电图图形，因此需要在电极和皮肤接触的部位涂抹可以导电的液体以改善心电图质量。

感觉心脏不适时，首先要进行心电图检查。心电图可以对部分心脏疾病作出明确诊断，有助于诊断心肌梗死、心肌缺血、心律失常、心肌肥厚、心肌炎、心包炎、肺栓塞、电解质紊乱等多种疾病。心电图正常并不能排除心脏病，需要结合其他检查才能作出全面诊断。有时需要连续多次复查心电图观察心电图的变化以明确判断，比如急性心肌梗死，在刚起病时心电图可以没有明显变化，或者变化并不典型，但很快会发生变化，因此需要多次复查心电图才能够确诊。心电图是一种即时性的检查，一次心电图检查只能记录数秒钟的心电信息，有时候会错过一些心电改变，有些心律失常是阵发的，在没有发作的时候，心电图就看不出异常，此时可通过动态心电图进一步检查。

心电图是重要的病历资料，应该妥善保管，作为日后比对和参考的资料。目前的心电图多在热敏纸上记录，不易保存，时间长了会变得模糊不清，做完心电图后可将结果拍照或扫描，便于长期保存。

（杜佳丽　刘梅林）

第二节 SECTION 2 动态心电图

动态心电图又称 Holter 检查，可以弥补普通心电图检查的不足，有助于发现发作性的心脏疾病，如心绞痛、早搏、阵发性心动过速、间歇性心动过缓等。动态心电图是监测和诊断心血管疾病的重要检查。

通过动态心电图可以连续记录受检者日常生活状态下（包括工作、活动、休息、睡眠、情绪变化等）的长时间心电信息，并借助计算机进行分析处理，发现普通心电图检查不易发现的心律失常和心肌缺血等。动态心电图一般连续记录24小时的心电信息，有时记录时间可能需延长至48小时、1周甚至更久。

动态心电图记录一天中心脏的心率快慢，发现最快心率、最慢心率和平均心率，可以捕获常规心电图难以检测到的偶发、短阵的心电异常，从而帮助医生对心律失常进行定性、定量分析，确定有无心律失常、心肌缺血，以及判定心律失常类型、发作频率、治疗效果等，还可以决定是否需要植入起搏器等进一步治疗。对于已经植入起搏器的患者，动态心电图可以监测起搏器是否正常工作。

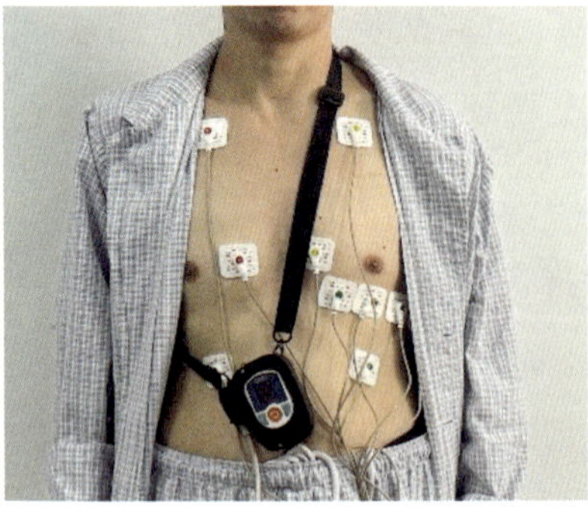
图 3-4　动态心电图检查

进行动态心电图检查时，先将数个电极片粘贴于受检者的身体表面，通过导线将电极与动态心电图记录仪连接，受检者将动态心电图记录仪佩戴在身上（图3－4）。进行动态心电图检查期间，受检者可以按照日常生活习惯继续运动、工作等，但需注意，剧烈活动、出汗过多可能会使导联脱落、干扰记录，从而影响结果判断。在检查期间，如果心脏有不舒服的症状出现，应随时记录时间、状态（安静或活动）、症状等信息。医生会根据出现症状的时间，查看当时的心电图，以期发现引起症状的真正原因。

（杜佳丽　刘梅林）

第三节 SECTION 3 动态血压监测

24小时动态血压监测每隔30～60分钟自动测量一次血压，可以显示受检者日常（包括工作、活动、休息、睡眠、情绪变化等）血压变化。与偶测血压相比，24小时动态血压监测能够更真实地反映血压水平，也能识别白大衣高血压、隐匿性高血压、发作性高血压或低血压等，是诊断高血压重要的无创伤性检查手段。

动态血压自动测量仪可随身佩戴（图3－5），袖带固定于受检者上肢，不影响正常的生活与工作。一般是测量24小时后将数据输入计算机，即可获得24小时血压和心率情况。监测前，需要先测量两侧上臂的诊室血压，若发现两侧上臂血压相差值≥10毫米汞柱，应选择血压数值高的一侧上臂进行监测；若两侧上臂血压相差值<10毫米汞柱，则选择非优势臂进行监测。佩戴动态血压监测仪期间，可保持正常的工作及生活状态，自动测量过程中，上肢应保持静止放松状态直至该次测量完成；睡眠时，应将动态血压计置于身体一侧，尽量保持平卧位以获得准确的血压读数。不要自行放松或随意移动袖带，压力管避免弯折、受压、扭曲或拉伸。

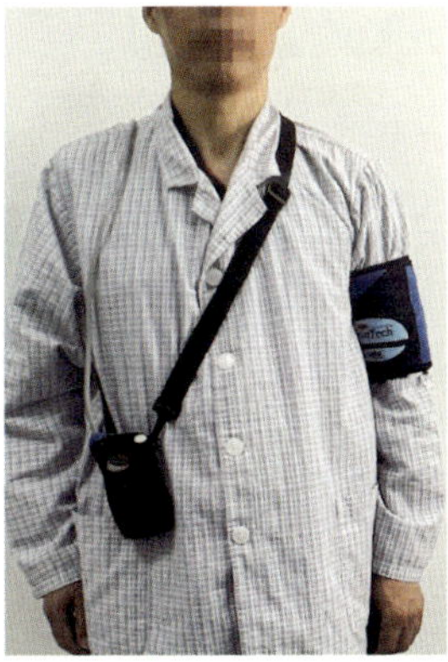

图 3-5　动态血压监测检查

动态血压监测的正常标准：24 小时平均血压值 < 130/80毫米汞柱，白天均值 < 135/85毫米汞柱，夜间均值 < 120/70毫米汞柱。除了血压的数值外，血压的变化节律也很重要，正常情况下夜间血压均值应比白天低10%~20%，呈“杓型”（图3-6）；如果降低不足10%，可认为血压昼夜节律减弱或消失，呈“非杓型”；部分患者夜间血压均值较白天升高，表现为“反杓型”（图3-7）。血压节律异常的患者更容易出现高血压相关的靶器官损害或心血管事件。

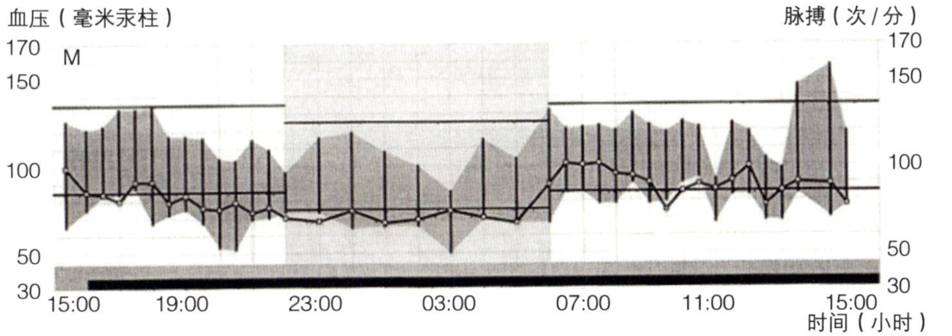

图 3-6　动态血压昼夜节律正常——杓型

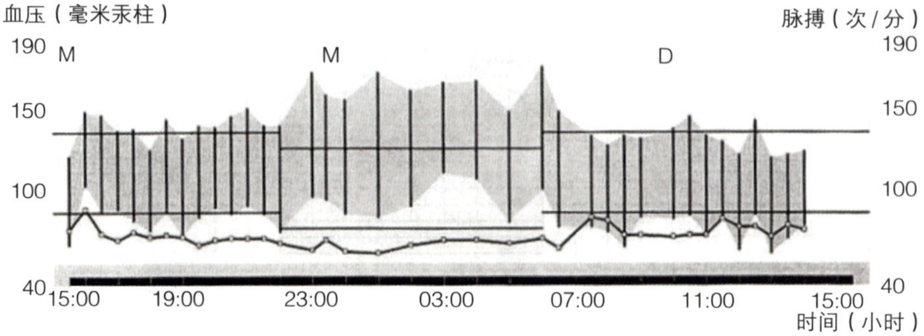

图 3-7　动态血压昼夜节律异常——反杓型

小贴士

哪些患者需要进行动态血压监测？

（1）有头晕、头痛等可能由高血压引起的症状。

（2）偶测血压升高，怀疑有高血压。

（3）患者的症状、心、脑、肾等器官损害与常规测量的血压值不符合。

（4）识别隐匿性高血压、白大衣高血压、发作性高血压或低血压等。

（5）血压波动大或怀疑体位性低血压、餐后低血压等。

（6）顽固性高血压及初发性高血压。

（7）观察血压的变化规律。

（8）评价降压药物治疗效果是否满意，指导调整药物。

（杜佳丽　刘梅林）

第四节 SECTION 4 心脏负荷试验

心脏负荷试验是指在给予心血管系统负荷的同时检查心电图、超声心动图和核素心肌灌注显像等，以发现静息状态下不能发现的心脏与血管异常。

许多冠心病患者，尽管冠状动脉已存在严重病变，但静息时冠状动脉血流量尚可维持，没有心绞痛的症状，静息心电图正常，从而忽略了自身心血管病的危险。当冠状动脉狭窄达30%～50%时，冠状动脉的储备能力开始下降，心脏负荷增加时，冠状动脉血流量不能相应增加，从而诱发心肌缺血症状。负荷试验通过运动负荷或药物负荷增加心肌耗氧量，是冠心病的筛查试验。心脏负荷试验还可以用于冠心病治疗方式选择、预后评估及危险分层、观察治疗效果等。另外，心脏负荷试验也可以用于测定瓣膜病和心肌病的心脏储备，评估心脏功能和运动耐量。

心脏负荷试验按增加心脏负荷的形式可分为运动负荷试验和药物负荷试验，运动负荷试验是最符合人体生理状态的心脏负荷形式，适用于大部分没有禁忌证的患者，运动强度与日常体育活动相似，能根据患者年龄、性别、健康状况等设定运动量，制定个体化检查方案，更简单、安全，临床应用更加普遍。运动负荷试验过程中需持续监测患者的心率、血压和心电图等生理参数，保障负荷试验的安全。

运动负荷试验最常使用的运动方式是平板运动及踏车运动（图3－8，图3－9）。平板运动负荷试验是使用类似于跑步机的设备进行检查，检查过程中跑步机的坡度和速度会逐渐增加；踏车运动负荷试验是模仿骑自行车的方式进行，检查时受试者坐位或者半卧位，检查过程中踏车的阻力逐渐增加，更适合年龄偏大的患者。运动负荷试验前不要饮用含咖啡因的饮料，需要暂停服用可能影响运动试验结果的药物（如美托洛尔、比索洛尔、卡维地洛等）。运动中，监测心率、心律、血压及心电图，并观察患者有无心绞痛、呼吸困难、疲劳、下肢关节疼痛等症状。当心率达到目标水平或出现负荷试验阳性结果时，以及患者因疲劳无法继续运动时可终止运动。运动终止后，一般观察至少6分钟，如果6分钟后心电图、超声心动图等缺血性改变仍未恢复到运动前，应继续观察至恢复。

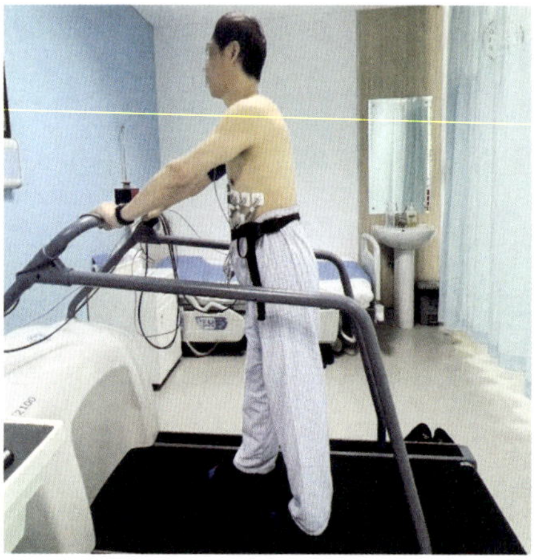

图 3-8　平板运动试验

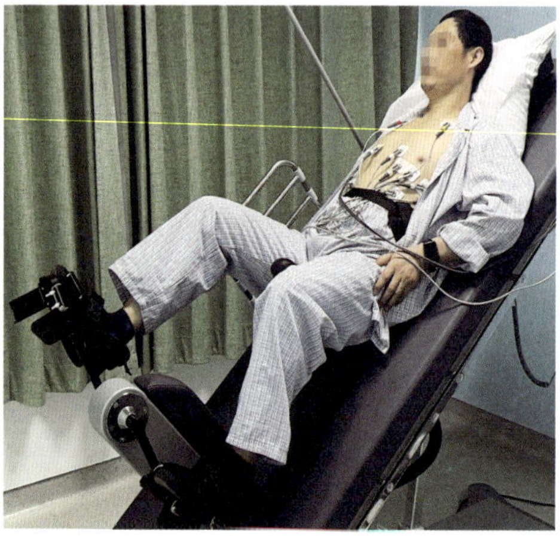

图 3-9　踏车运动试验

药物负荷试验可以通过静脉注射药物（如多巴酚丁胺、双嘧达莫、腺苷等）增加心脏与血管的负荷，适用于患有关节炎、下肢残障或因其他原因无法完成运动试验的患者。

心电图运动负荷试验是最常用的心脏负荷试验，是一种经济、实用、简单、安全、无创的心电检查，检测冠状动脉狭窄的平均敏感性为68%、特异性为77%。因超声心动图检测室壁运动异常早于心电图改变，负荷超声心动图诊断心肌缺血的敏感性和特异性分别为88%和83%，优于心电图，可评估心脏功能和室壁运动情况。超声心动图检查对图像质量要求较高。平板负荷试验需在运动终止后1～1.5分钟内迅速采集图像，若未在有效时间内采集到图像，可能出现假阴性结果。踏车负荷试验可在运动期间持续不间断成像，运动量强度会影响图像质量，从而影响对结果的判读。核素心肌灌注显像通过注射微量的放射性药物，观察心脏的血流灌注、心肌细胞功能状态，具有相对简单、安全、无创、诊断准确性高等优点，缺点是此检查需要做两次（静息和负荷状态）。

以下人群不适合心脏负荷试验：急性心肌梗死、高危的不稳定型心绞痛、未控制的伴有临床症状或血流动力学障碍的心律失常、未控制的心力衰竭、急性心肌炎或心包炎、有症状的严重主动脉瓣狭窄、急性主动脉夹层、急性肺栓塞等。

在负荷试验过程中，出现下列情况提示存在心肌缺血：①心率和血压显著异常；②出现胸闷、胸痛、呼吸困难或运动耐量显著降低；③典型的缺血性 ST 段心电图改变和（或）心律失常；④超声心动图见心脏收缩异常，或室壁运动幅度降低，或心脏功能显著异常；⑤核素心肌灌注显像提示心肌血流灌注异常。心脏负荷试验的结果需要医师综合判断，决定进一步的检查方案和治疗措施。将心脏负荷试验作为筛查手段，后续定期复查以动态观察变化，往往具有更大的临床意义。

（杜佳丽　刘梅林）

第五节 SECTION 5 超声心动图

超声心动图检查利用超声探头向心脏发送超声波，获得心脏和大血管的实时动态图像，可以观察心脏结构、功能以及血流动力学的变化（图3-10，图3-11），是心脏疾病重要的诊断方法。超声心动图对许多心血管疾病具有决定性诊断意义，如心脏瓣膜病、心肌病、先天性心脏病、心包积液、急性心肌梗死后并发症、心脏肿瘤

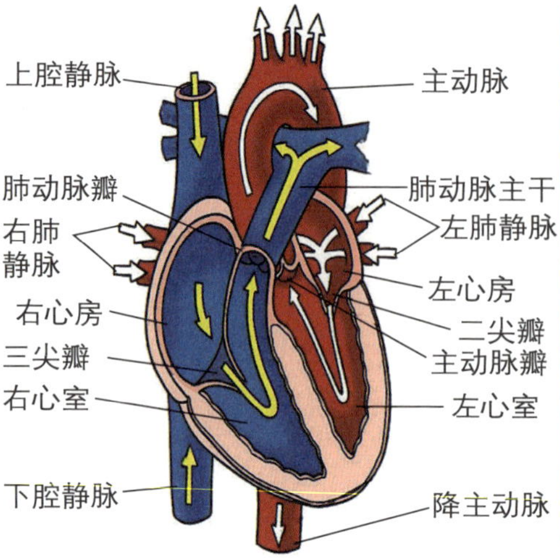

图 3-10　正常心脏结构和血流

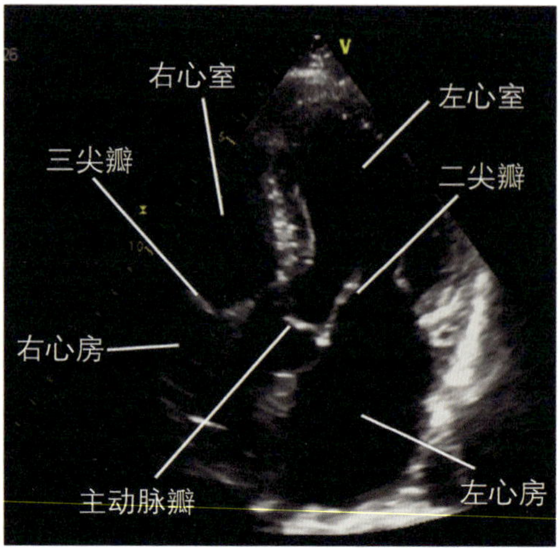

图 3-11　超声检查显示的心脏结构（经心尖五腔心切面）

注：超声图像为倒置。

等，常用于指导治疗、病情监测、疗效观察、预后评估。

超声心动图主要有3种检查方式：超声探头置于胸壁上进行检查叫作经胸超声心动图；将末端带有超声探头的导管沿咽部向下推入食管进行检查叫作经食管超声心动图；将导管式的超声探头从股静脉进入右心进行检查叫作心腔内超声心动图。经胸超声心动图是最常用的检查方法（图3－12）。

经胸超声心动图可评价并测量心脏各房室的形态、大小及运动，心脏瓣膜的形态、开放关闭、血流状态，心脏室壁的结构、运动以及心脏的收缩和舒张功能，主动脉、肺动脉的位置和宽度等信息，具有无创、实时、简便及可重复的优点，为临床提供

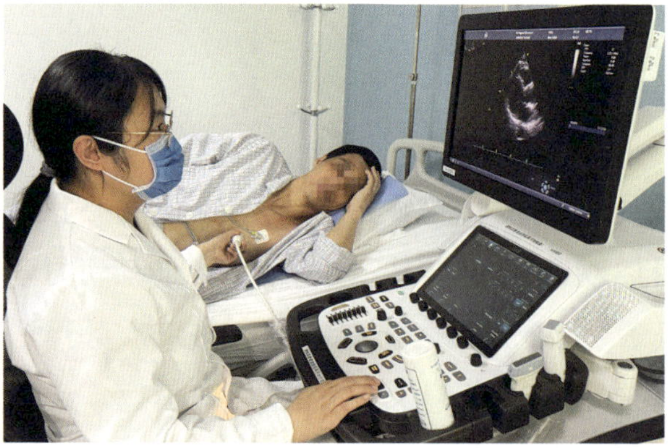

图 3-12　经胸超声心动图检查

了大量的定性和定量诊断依据，是心血管疾病常规的影像学检查项目。经胸超声心动图检查时需要仰卧或左侧卧位，充分暴露胸口部位，通过探头置于胸前不同部位、不同角度，显示不同心脏切面，还可能要求患者在检查期间改变体位或屏住呼吸。

食管位于心脏后方，紧邻心脏和大血管，经食管超声心动图能够从心脏的后方近距离探查心脏某些结构，避免了肋骨、胸壁、肺部气体等因素的干扰，从而可以显示更清晰的图像或观察到经胸超声心动图无法观察到的结构，弥补了经胸超声心动图的不足。对于肥胖、肺气肿、胸廓畸形等患者，经胸超声心动图成像困难，而经食管超声心动图能清晰成像。在做经食管超声心动图检查前，患者需要空腹8小时。操作时，患者取左侧卧位（术中监测或全麻下可采取平卧位），医生会给予患者口腔喷雾剂或含漱液以使喉部麻木，指导患者做吞咽动作。接下来，医生将探头经口腔插入咽部，再进一步送入食管。在操作过程中，医生会调节超声仪器及探头位置，从多切面、多角度获取最佳图像。检查过程中，需持续进行心电监护。检查结束后，患者需在2小时内禁食、禁水。经食管超声心动图是轻微有创的影像检查，对于存在上消化道疾病、凝血功能障碍、颈椎疾病、咽部病变及严重心血管系统或全身疾病患者，需综合评估、权衡利弊后再决定是否行经食管超声心动图检查。

心腔内超声心动图是在导管的顶端安置超声探头，经由股静脉送至右心腔内，对心脏内部结构进行实时、清晰显像，并进行血流动力学测定。主要用于指导各种心脏介入手术、监测术中并发症。在进行侵入性的心脏手术时，经胸超声心动图通常图像质量不佳，而术中经食管超声心动图通常需要全身麻醉，可能会延长操作时间，而心腔内超声心动图具有较好的患者耐受性，能为正在进行操作的医生提供准确的信息和不间断的图像数据。

超声心动图检查包括 M 型超声心动图、二维超声心动图和多普勒超声心动图。

（1）M 型超声心动图：采用一维声束探测心脏和大血管的各层结构，将心脏和大血管随时间运动的变化情况用曲线形式显示出来，反映一维空间结构，目前已不单独使用，可作为辅助手段。

（2）二维超声心动图：可以直观显示心脏各结构的形态、空间位置和连续关系，测量心脏各房室腔内径、容积、室壁厚度等参数，实时观察心脏的运动情况，是超声心动图的图像基础。

（3）多普勒超声心动图包括频谱多普勒（脉冲多普勒频谱和连续多普勒频谱）、彩色多普勒血流显像和组织多普勒，在二维超声心动图的基础上评估血流情况，用于判断血流方向、测量血流速度，判断有无心内分流、反流或狭窄，计算心内压力、压力阶差、瓣口面积、反流量等参数，组织多普勒可反映心肌组织运动信号。

在常规超声心动图基础上又发展了负荷超声心动图、三维超声心动图、造影超声心动图、斑点追踪超声心动图等方法和技术。

（1）负荷超声心动图：将超声心动图检查与运动或药物负荷相结合，诊断评估缺血性心脏病、心功能不全、心脏瓣膜病等，观察对比运动或药物负荷前后室壁运动情况、心功能或瓣膜功能的变化，判断心肌缺血的部位和严重程度，评价瓣膜疾病的严重程度，评估运动风险和预后。

（2）三维超声心动图：在二维切面图像和静态三维超声成像基础上，先用二维超声对心脏进行实时扫描，在每一方位获取完整心动周期的全部信息，而后由计算机处理，建立动态三维超声心动图，更直观、立体显示心腔形态及心脏瓣膜病变、先天性心脏病、心脏肿瘤和血栓等。

（3）造影超声心动图：向血管注射可使血流或心肌增加回声特性的造影剂，使心腔显影或者增加心肌的回声密度的技术，又称声学造影。根据造影部位不同分为右心声学造影、左心声学造影和心肌声学造影。右心声学造影主要观察有无心内左右分流，诊断心脏分流性疾病、某些先天性心脏病；左心声学造影能够清晰显示左心腔心内膜，更为准确地评价左室壁结构和运动情况；心肌声学造影评价心肌血流灌注情况。

（4）斑点追踪超声心动图：通过追踪心肌反射回声斑点，得出心肌移动的曲线，计算出左室每一节段在不同方向上的应变，定量分析节段和整体室壁运动，能够早期评估心肌功能异常和心肌缺血。

（杜佳丽　刘梅林）

第六节 SECTION 6 血管超声

一、什么是血管超声?

血管是指血液流过的一系列管道，分为动脉和静脉。可以将血管想象成水管，血液就像是水管中的水流，当水管或者水流出现问题，身体就会表现出相应的疾病。

普通超声可以实时显示血管走行、血管壁结构及毗邻关系等，观察是否存在走行异常、斑块、狭窄等，为治疗提供依据。多普勒彩色超声（彩超）能够评价血管内血流充盈状态，观察是否存在闭塞、血液反流等。还可以使用频谱多普勒技术测量血流速度等指标。

二、血管常见疾病

1. 常见的动脉疾病

在血管超声报告里常见的“动脉粥样硬化”就是脂质成分沉积

在血管壁形成斑块，可以通俗地理解为“水管壁长水垢了”。长期放任不治疗，随着硬化斑块不断增大，动脉管腔就会逐渐变得狭窄，管道通畅性受到影响，导致流向相应器官的血流减少，最后发展为“动脉严重狭窄或闭塞”，也就是“水管堵了”。常见的下肢动脉粥样硬化导致的下肢动脉闭塞就是供应下肢的血流不能满足下肢肌肉运动的需求，从而出现下肢缺血的症状，如肢体麻木、怕冷，行走时间稍长下肢就会出现酸胀不适，甚至疼痛抽筋，严重者会导致下肢溃烂。

从动脉粥样硬化到动脉闭塞是一个慢性的过程。超声可以发现粥样硬化的管腔呈不规则狭窄和局部扩张，管壁增厚，内膜粗糙增厚，有硬化斑块形成并检测病变的进展情况（图3－13）。

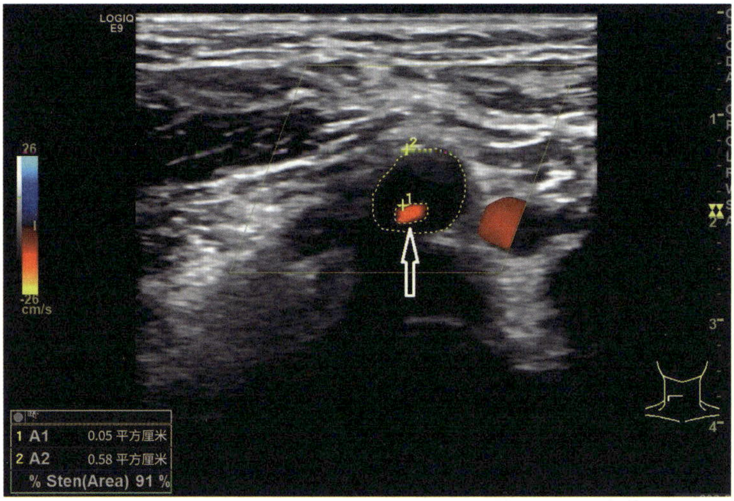

图 3-13　颈动脉狭窄

注：箭头所示部位是残存的狭窄动脉管腔。

动脉狭窄处，血流速度加快，血流的颜色是五彩的花色血流。动脉完全阻塞时，彩超显示动脉管腔内没有血流信号。如果闭塞时间较长，已有其他血管绕过闭塞段血管进入远端血管，形成侧支循环，在没有血流的闭塞段远端动脉管腔内可检测到血流信号。

2. 常见的静脉疾病

（1）静脉血栓：静脉内的血液凝固形成血栓。静脉血栓常见于长期卧床的患者，主要是因为血液流速缓慢和血液的凝固性升高。以往超声诊断静脉血栓依靠加压试验，用超声探头对怀疑静脉血栓的血管进行加压，如果管腔不能被压瘪就诊断为静脉血栓。这种操作容易引起血栓脱落甚至引起肺栓塞。现在的超声图像质量清晰，能够敏感地显示低速血流，绝大多数情况下不再需要进行加压试验诊断静脉血栓。

（2）静脉反流：下肢静脉内有静脉瓣膜结构（图3-14），就像两扇门，当下肢肌肉用力时会挤压肌肉内的血液向心脏流动，瓣膜打开方便血液流动。当肌肉放松的时候，瓣膜就处于关闭状态，以防止血液逆流，类似于止逆阀的作用。当静脉瓣关闭不严的时候，血液就会通过静脉瓣缝隙向肢体远端逆流，进一步发展，就形成的静脉管腔扩张、走形迂曲。

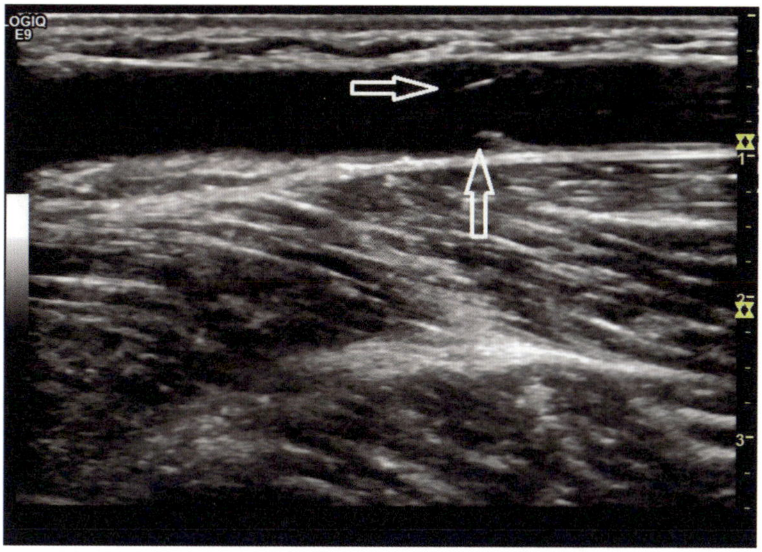

图 3-14 静脉瓣膜结构

注：箭头所示为正常大隐静脉瓣膜。

（陈路增）

第七节 SECTION 7 甲状腺超声

一、甲状腺

甲状腺在气管的前方，呈蝴蝶状，主要分泌甲状腺激素，能够促进生长发育、调节新陈代谢，对人体多个系统功能都有影响。

甲状腺常发生病变，主要是因为容易受饮食中碘和体内碘的影响，也容易受情绪和压力的影响。甲状腺变大或发生触摸痛时需要进行超声检查。

二、甲状腺常见疾病

超声报告常见“甲状腺弥漫病变”或者“甲状腺回声不均”，提示甲状腺存在慢性炎症，可能肿大或缩小、血流增多或减少。常见的双侧弥漫性病变有桥本氏甲状腺炎、毒性弥漫性甲状腺肿、单纯性甲状腺肿；局限性病变有局限性桥本氏甲状腺炎以及亚甲急性甲状腺炎。此时，需要抽血查甲状腺功能，如果甲状腺功能异常，需要到内分泌科就诊并遵医嘱进行治疗；如果甲状腺功能正常，则需要定期随访，复查甲状腺超声和甲状腺功能。

结节是常见的甲状腺病变（图3－15），标准的甲状腺超声报告一般要对结节进行分级，目的是判断结节的良恶性。目前常用的分级标准是中国的甲状腺结节分类标准——C–TIRADS（表3－1）。

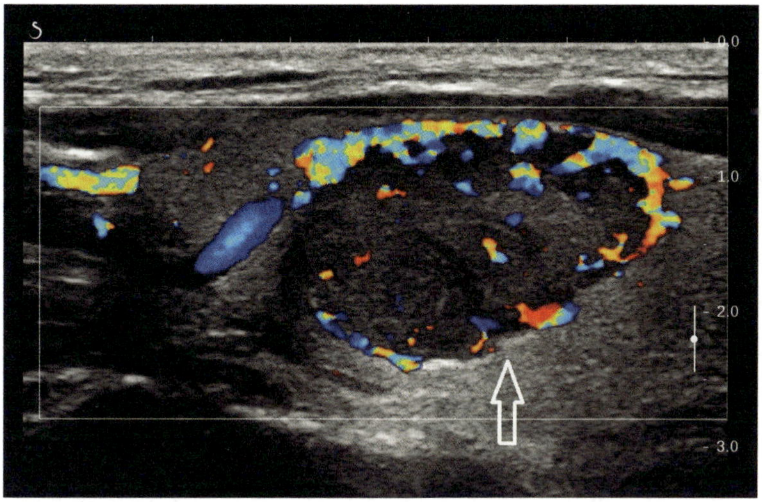

图 3-15　甲状腺超声报告

注：箭头所示为一个低回声边界清晰的甲状腺结节，结节内可见血流。

表 3-1　甲状腺结节分类标准——C-TIRADS

分级	备注
1	正常，没有结节
2	结节是良性的，恶性的风险为零
3	结节大多数属于良性的，但是有 < 2% 的可能是恶性的，需要定期复查
4a	恶性概率为 2%~10%，结节最大径 > 15 毫米，建议穿刺活检
4b	恶性概率为 10%~50%，结节最大径 > 10 毫米，建议穿刺活检
4c	恶性概率为 50%~90%，结节最大径 > 10 毫米，建议穿刺活检
5	恶性概率 > 90%，结节最大径 > 10 毫米，建议穿刺活检
6	病理证实甲状腺结节为恶性，建议手术

三、甲状腺超声新技术

近年来，超声新技术不断发展，包括弹性成像、超声造影和人工智能等被运用到实际应用中。超声引导下经皮甲状腺结节消融技术是在超声引导下将消融电极精确穿刺进病灶内，产生高温作用，最后病灶组织发生凝固性坏死并被机体吸收，从而达到微创局部灭活病灶的目的。该方法微创、不用开刀、皮肤表面不留瘢痕，对甲状腺功能影响小，是甲状腺结节治疗的新选择。

小贴士

什么样的结节可以消融?

（1）良性结节：减小结节大小，改善压迫症状。

（2）高功能结节：缩小结节体积，控制甲状腺激素水平。

（3）恶性结节：微小乳头状癌（最大径 <10 毫米）+ 无局部淋巴结转移；无法耐受手术和全身麻醉者；无法切除的甲状腺癌病灶；外科手术后复发，再次手术风险较大。

（陈路增）

第八节 腹部超声

SECTION 8

一、什么是腹部超声?

腹部超声的检查部位包括肝、胆、胰、脾、肾，还有胃肠、阑尾等空腔脏器，以及腹主动脉、肾动脉等大血管。因其准确、无创、无辐射、方便的优点，广泛应用于疾病筛查。

小贴士

腹部超声为什么要空腹?

超声图像易受气体干扰，空腹可以减少肠道内气体的产生进而提高诊断的准确性，减少误诊和漏诊。空腹也可以使胆囊充盈起来，更有利于对胆囊进行观察。

盆腔检查为什么要憋尿?

因为充盈的膀胱能够更好地观察膀胱壁的结构。同时，充盈的膀胱可以推开前方含有气体的肠管，使膀胱后方的器官（例如子宫）显示得更清晰。

二、常见腹部病变

1. 脂肪肝

脂肪沉积在肝脏形成脂肪肝。超声对脂肪的诊断非常敏感。在超声上脂肪肝表现为肝脏回声增强，也就是变得更白更亮了。通过节食、增加运动可以逆转脂肪肝。

2. 占位病变

是指脏器里长了“东西”，但是“占位”并不等同于肿瘤。一般可以分为“囊性”和“实性”。

（1）囊性占位：肝囊肿（图3－16）、肾囊肿是最常见的良性囊性占位病变，多因细胞衰老退行性改变导致，囊肿内一般是无色透明的液体。建议每年复查一次。当囊肿最大径超过10厘米时，可以在超声监视下把囊肿内的液体抽出来，从而达到治疗目的。

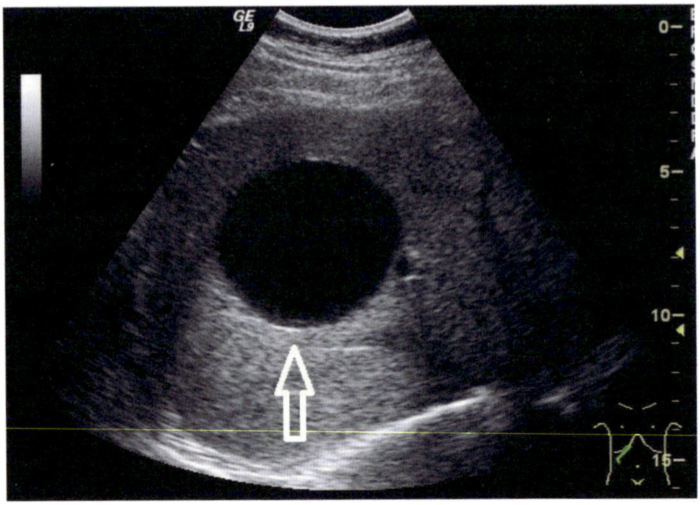

图 3-16　肝囊肿

注：箭头指示处为肝囊肿，呈囊性无回声，边界清晰。

（2）实性占位：可见于肝血管瘤（图3－17）、肾脏错构瘤等良性病变，也可见于肝癌、肾癌等恶性病变。因为实性占位存在良性和恶性的可能，如果发现实性占位，一般要做进一步检查。

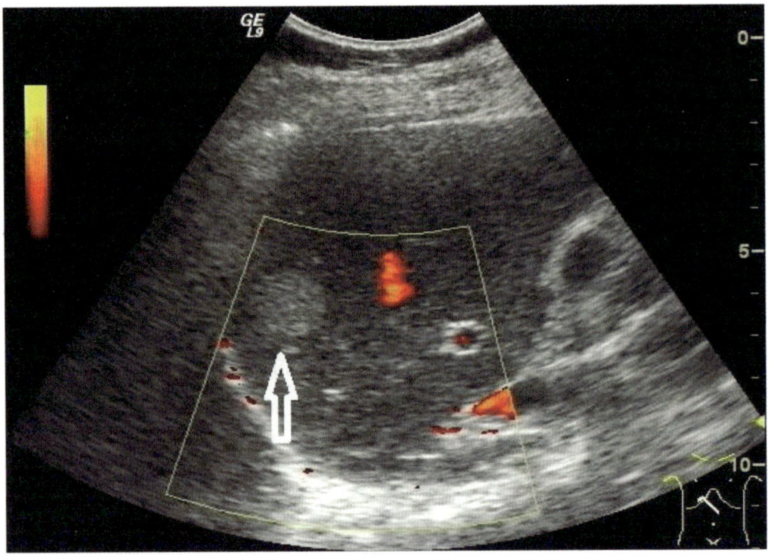

图 3-17　肝血管瘤

注：箭头指示处为肝右叶血管瘤，呈高回声，边界清晰。

3. 结石

常见的结石包括胆囊结石、肾管结石等，大多是由体内代谢异常引起，典型表现是强回声团后方伴有声影（图3－18）。无症状的结石一般不需要处理，半年到一年复查一次即可。如果结石引起腹痛，就必须到医院进一步诊断治疗。

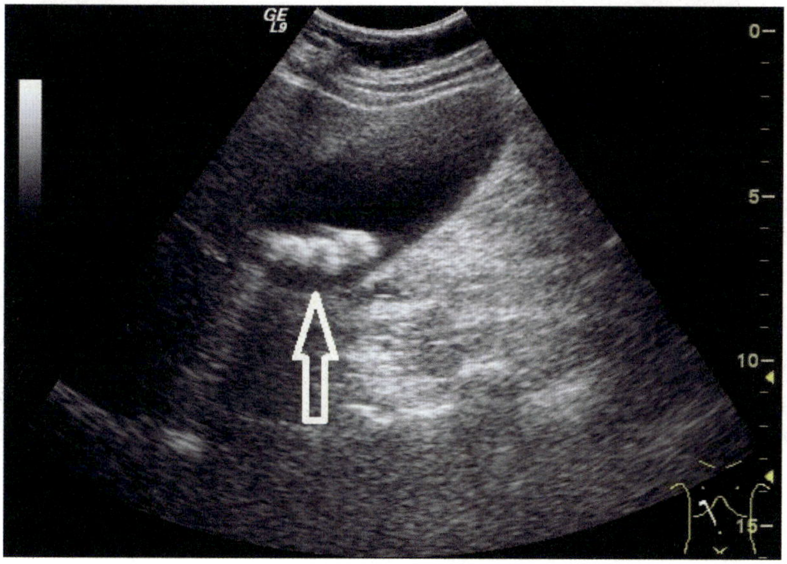

图 3-18 胆囊结石

注：箭头指示为胆囊内强回声团伴声影。

4. 胃肠道病变

超声除了可以检查肝、胆、胰、脾、肾等器官，还可以对胃肠、阑尾等空腔脏器进行检查。由于受到胃肠道内气体的干扰，超声对于胃肠道早期微小病变的检出能力有限，对于小溃疡、息肉等容易漏诊。虽然使用一些胃肠助显剂（矿泉水、雪碧、黑芝麻糊或专用药物等）能够提高诊断的准确率，但仍然与消化道造影、胃肠镜存在差距。对于中晚期胃肠肿瘤，超声和增强 CT 有相似的诊断准确率。鉴于超声检查简便易行、没有辐射，是胃肠道肿瘤的筛查手段（图3－19）。由于儿童腹壁较薄，尤其适用于超声检查。在儿童胃肠道检查方面，超声是首选的影像检查方法，从简单的阑尾炎到复杂的肠套叠，都能作出准确诊断。

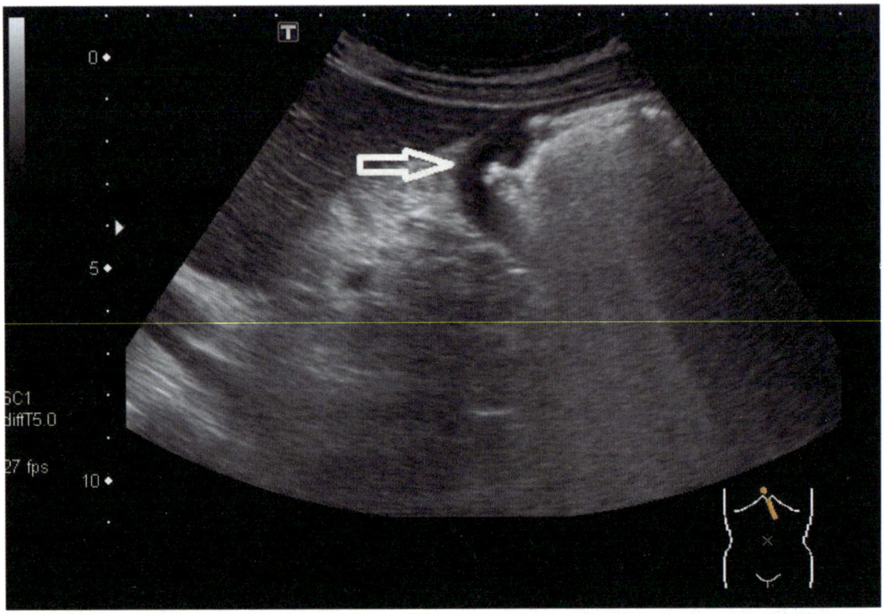

图 3-19 进展期胃癌

注：箭头指示胃体小弯侧胃壁不均匀性增厚，胃壁正常层次消失。

三、腹部超声新技术——超声造影

超声造影是通过向血管内注入专用的超声造影剂来评估人体组织的血流灌注信息，提高诊断的准确率。由于超声造影剂是惰性气体，可通过正常呼吸排出体外，因此没有肝肾毒性，对人体非常安全，在肝脏肿物诊断方面有显著优势。超声造影可以部分替代增强CT 或增强磁共振检查。

四、超声引导诊疗技术的临床应用

超声可以动态、实时地观察穿刺针的全部轨迹，引导穿刺针随时调整进针方向，避开重要的器官、血管、神经等组织结构，安全、精准到达病灶。例如在超声引导下，可以将导管放入3毫米以下的肝内胆管。超声引导下技术在治疗方面也被广泛应用。超声引导下置管引流可以在患者没有太多痛感的情况下治愈肝、肾囊肿，治疗效果能与手术媲美。超声引导对肝脏、甲状腺、甲状旁腺的病灶进行消融也是近年开展起来的新技术。

（陈路增）

第九节 SECTION 9 踝肱指数与脉搏波传导速度

一、踝肱指数

踝肱指数（ankle brachial index，ABI）是通过踝部动脉和上肢肱动脉血压比值评估外周动脉病变的指标。踝肱指数检查主要适用于外周血管病的筛查。

踝肱指数结果解读如下（图3－20）：

- ABI 为0.9~1.3：可排除有临床意义的外周动脉疾病。
- ABI ≤0.9：结合跛行症状或其他缺血体征高度提示存在外周动脉疾病。ABI 介于0.4~0.9提示有轻中度下肢动脉狭窄；ABI < 0.4通常提示存在严重的下肢动脉狭窄甚至闭塞性病变。
- ABI > 1.4：代表严重的动脉硬化，在老年患者或糖尿病患者中较为常见。

对于 ABI 异常，提示可能存在外周动脉疾病的患者，建议进一步行彩色多普勒超声等检查。

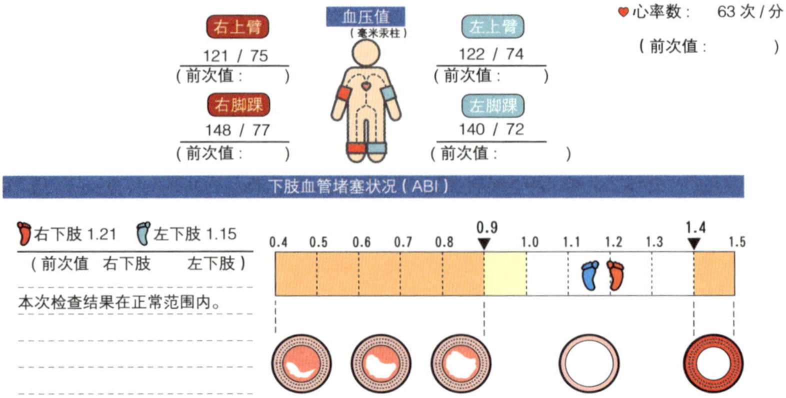

a. ABI 正常

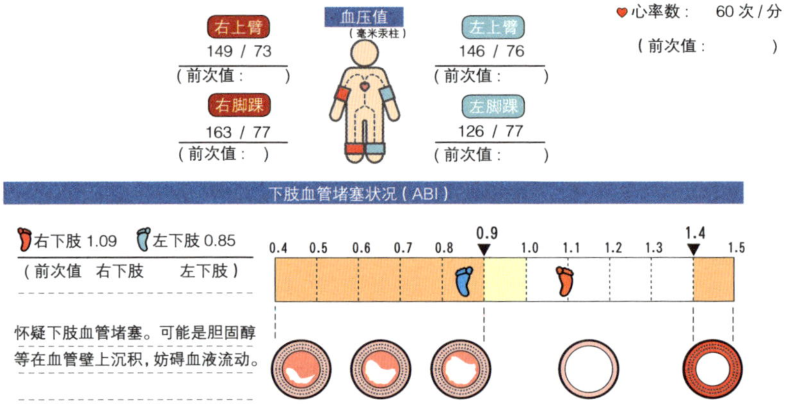

b. ABI 提示存在外周动脉疾病

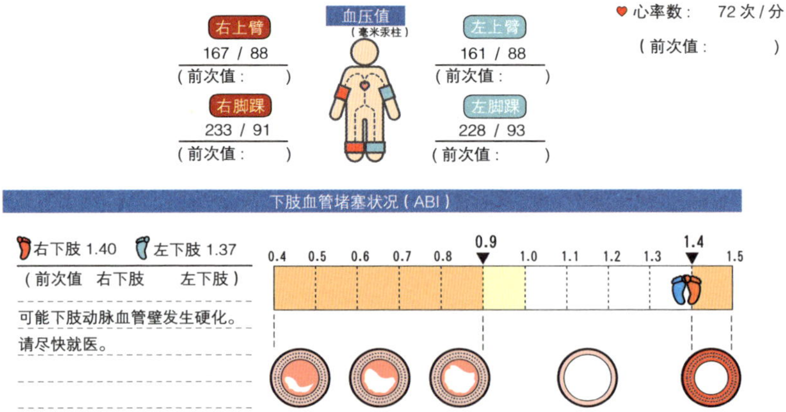

c. ABI 提示动脉硬化

图 3-20　踝肱指数测量结果

二、脉搏波传导速度

脉搏波传导速度（pulse wave velocity，PWV）指心脏搏动产生脉搏波，脉搏波沿血管壁传导的速度。其速度越快，代表动脉硬化程度越高。根据所选择动脉节段不同，PWV 可分为颈股动脉 PWV（cfPWV）、肱踝动脉 PWV（baPWV）等。

临床上，肱踝动脉 PWV 最常用，其检查方法为：患者登记性别、年龄、身高、体重后，安静平卧5分钟，将电极夹夹在患者的两侧手腕部进行心电图监测，用高精度袖带同时检测两侧肱、踝动脉脉搏波，计算机通过这两点之间的体表距离以及脉搏波传导时间，计算出脉搏波传导速度，并与同龄健康人群进行比较，最终评价有无动脉硬化，结果显示如图3-21所示。

PWV 能够帮助临床医生准确判断高血压等患者是否伴有动脉硬化，为临床预测心脑血管病提供参考，PWV 增大预示心血管疾病风险增大，需加以更多关注和重视。

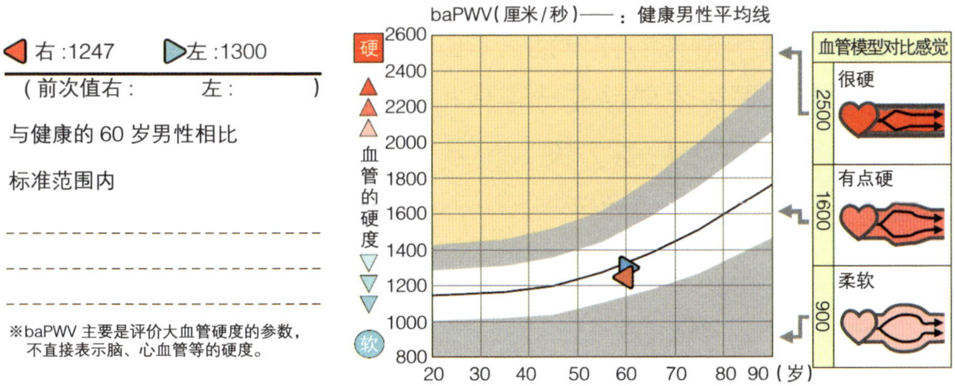

图 3-21　肱踝动脉 PWV 检查结果

（耿　慧　刘梅林）

第十节 SECTION 10 冠状动脉造影和影像评估

一、冠状动脉造影

冠状动脉造影是诊断冠心病的“金标准”，简称“冠脉造影”，可明确冠状动脉病变的部位、范围及严重程度，便于确定进一步治疗措施。

1. 冠状动脉造影有危险吗?

冠状动脉造影技术成熟，若医院具备相应的仪器设备，且医生受过良好的训练，冠状动脉造影是比较安全的检查手段。在进行冠状动脉造影之前，必须由心血管专科医师评估患者是否有必要进行冠状动脉造影检查，严格掌握适应证和禁忌证。对于肾功能不全、有造影剂过敏病史者应谨慎。

冠状动脉造影是一项微创性检查，安全性较高，与穿刺相关的并发症常见穿刺部位的皮下淤血、血肿、假性动脉瘤、动静脉瘘等，与含碘造影剂相关的并发症有急性肾损伤和过敏反应。与患者自身因素及手术操作相关的并发症有：血栓形成、动脉栓塞、动脉夹层、心律失常等。医生术前会充分评估相关并发症风险，做好相关预防、保护措施以及应急后备方案，一旦出现相关并发症，能及时进行处理。

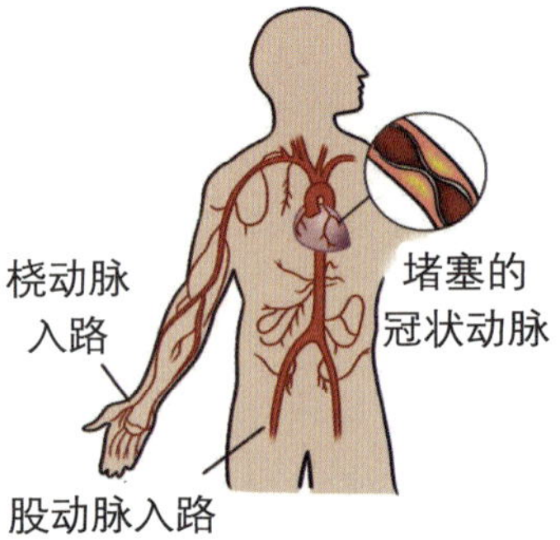

图 3-22　冠状动脉造影入路

2. 冠状动脉造影入路途径

冠状动脉造影可通过上肢的桡动脉或者下肢的股动脉进行（图3-22）。血管的选择一般取决于患者自身的情况以及手术医生的习惯。

上肢桡动脉是常用的入路途径，右手桡动脉为最常用的穿刺血管，如果右侧穿刺不成功，可以采用左侧桡动脉穿刺。经桡动脉入路造影操作简单方便、技术成熟，局部伤口易于压迫止血，术后不需要卧床。

如果上肢动脉入路困难，则选择下肢股动脉途径。股动脉穿刺处使用血管封堵或缝合器械可减少患者卧床时间。

3. 冠状动脉造影过程

冠状动脉造影在导管室进行，患者平卧于导管床上（图3–23），医生进行消毒和铺手术巾（单），此后，患者不能触碰身上的手术巾（单），以免污染手术区。整个过程中患者完全清醒，医生进行局部麻醉和穿刺血管时，患者会感到一定程度的疼痛，与平时输液针刺入的疼痛感相似，多可耐受。穿刺成功后置入动脉鞘管，再经过穿刺的上肢或下肢动脉将一根直径1.6~2毫米的导管在X射线透视指引下送至冠状动脉的开口处，分别向左右冠状动脉内注入含碘的造影剂进行检查，观察冠状动脉形态以及血流的动态情况（图3–24）。在冠状动脉造影过程中，患者一般无疼痛感觉。造影手术结束后要拔除鞘管、压迫止血（图3–25）。完成止血和伤口包扎后，患者就可以返回病房。

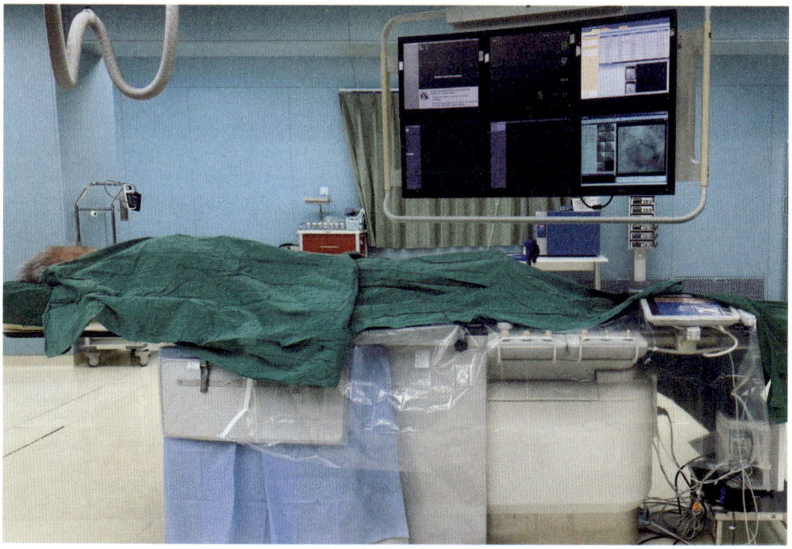

图 3-23　血管造影导管床

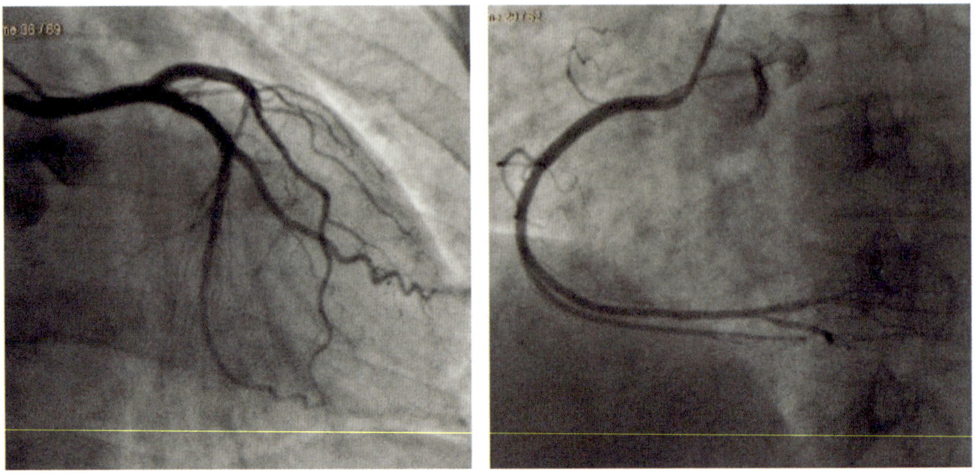

图 3-24　冠状动脉造影图像

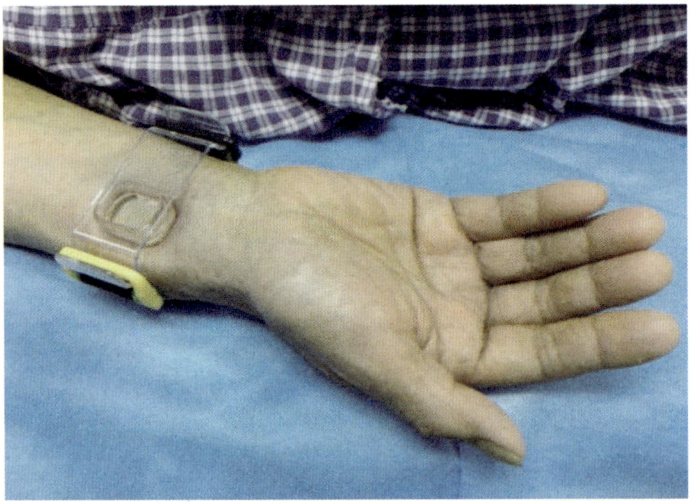

图 3-25　桡动脉止血夹压迫止血

4. 注意事项

患者术后回到病房，需要监测生命体征、复查心电图，观察有无不适症状。

经桡动脉穿刺的患者，术后一般要求穿刺侧腕部制动6小时，无须卧床。经股动脉入路的患者穿刺侧的下肢应制动，拔出鞘管后一般需卧床24小时。如果股动脉穿刺点经过成功封堵或缝合后，穿刺侧的下肢制动时间可缩短至6小时，卧床时间也可缩短至6~12小时。

术后需观察患者穿刺局部有无出血，如包扎的纱布渗血，应及时通知医护人员。此外，还要注意患者包扎侧肢体的颜色、温度及足背动脉搏动，有无肢体发凉、肿胀、疼痛等异常现象。术后，患者应多饮水，根据具体情况缓慢输注生理盐水水化治疗，促进造影剂排出，减少造影剂相关肾损伤发生。

二、影像学评估

冠状动脉CT是临床广泛应用的冠心病筛查的无创影像学技术。常用的腔内影像学技术主要包括冠状动脉内光学相关断层扫描和超声成像技术。

1. 冠状动脉CT检查

冠状动脉CT检查，简称“冠脉CTA”，通过静脉注射含碘的对比剂(造影剂)后进行螺旋CT扫描，所得数据经计算机处理后重建冠状动脉(图3–26)。冠状动脉CT检查主要用于疑为心绞痛的胸痛或心电图异常患者评估，需要严格掌握适应证。

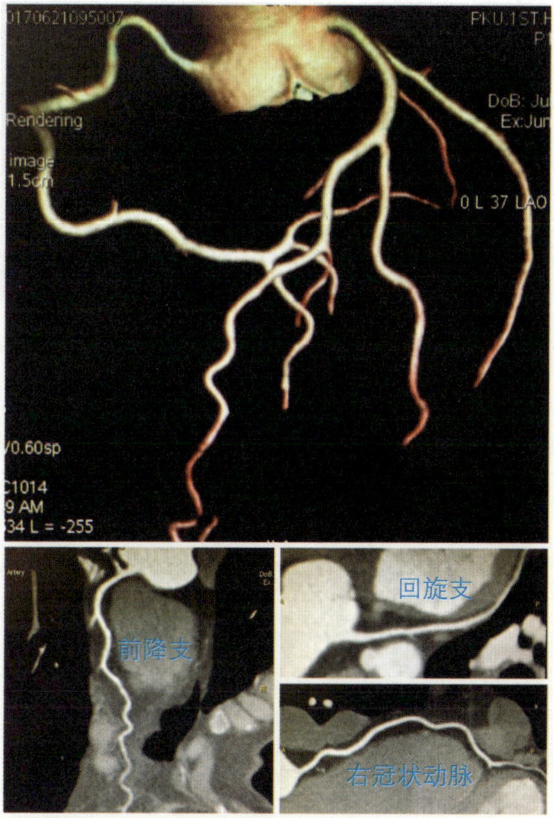

图3-26　冠状动脉CT影像

2. 光学相干断层扫描成像

光学相干断层扫描成像技术(optical coherence

tomography，OCT）利用近红外光及超灵敏探测技术融合计算机图像处理技术获得生物组织内部微观结构的高分辨图像（图3－27），是目前分辨率最高、清晰度最好的冠状动脉内影像检查技术，用于观察冠状动脉病变形态、血栓、钙化、纤维帽及夹层等，可以显示支架贴壁情况，指导制定介入治疗方案。OCT 容易受到血液的干扰，需要注射造影剂排空血液以保证影像的质量，组织穿透能力较低，成像范围较小，对评估冠状动脉开口病变有局限性。

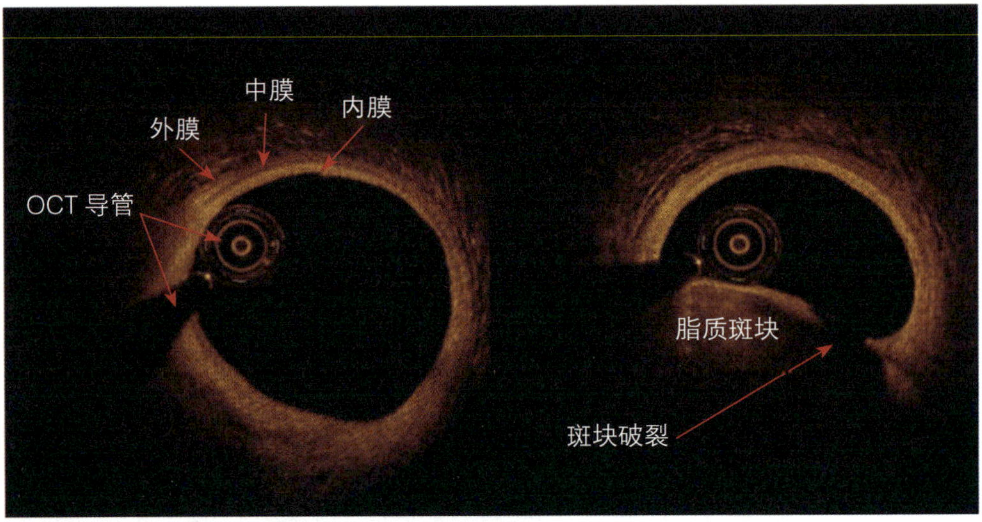

图 3-27　OCT 冠脉内影像

3. 血管内超声

血管内超声（intravascular ultrasound imaging，IVUS）利用带有微型超声探头的导管在冠状动脉内获得血管内超声图像（图3－28）评估冠状动脉病变形态。与 OCT 比较，IVUS 不需要注射造影剂，影像的清晰度不如 OCT 高。

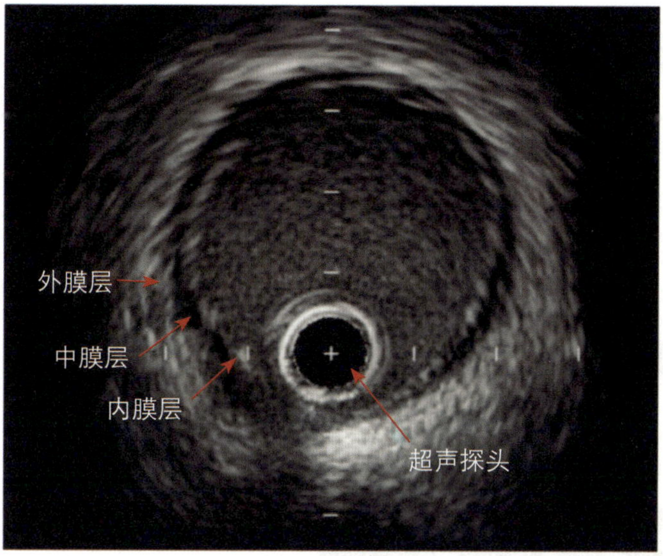

图 3-28　IVUS 冠状动脉内影像

（陈夏欢　刘梅林）

第十一节 SECTION 11 心脏电生理检查

心脏电生理检查（electrophysiology study，EPS）指一系列用于心律失常检查的诊断技术，通常指经食管心脏电生理检查和心内电生理检查。

一、经食管心脏电生理检查

1. 概述

经食管心脏电生理检查，又称经食管心房调搏，是一种无创性心脏电生理检查技术，利用食管与左心房相邻的解剖学特点，在食

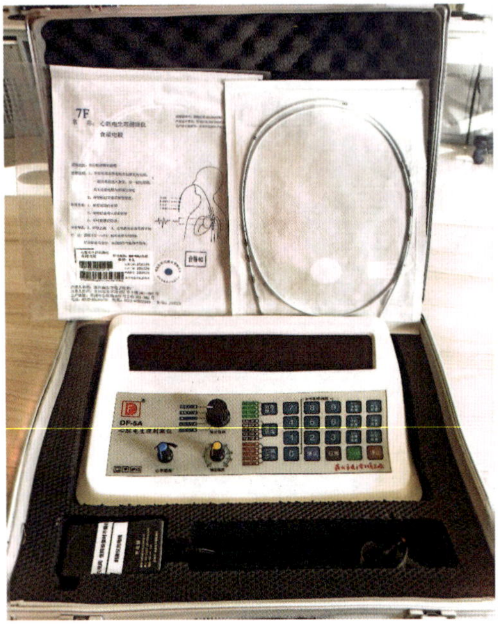

图 3-29　经食管心脏电生理检查刺激仪及电极

管内放置电极导管起搏心脏（图3–29），从而达到检查、治疗心律失常的目的。在心内电生理检查广泛开展之前，经食管心脏电生理检查技术已在国内外普及，可用于窦房结及房室结功能测定、室上性心动过速的鉴别诊断、房室旁道及房室结双径路的检出，并可用于终止室上性心动过速、心房扑动等快速性心律失常。

2. 经食管心脏电生理检查流程

受检者保持仰卧位或坐位，检查者将电极导管从鼻孔送入，电极导管到达咽部时，可让受检者做吞咽动作（也可提前口中含水或准备好带吸管的水杯，电极导管到达咽部时咽水），检查者将电极导管送入食管内。当电极头端到达预定的位置后，电极尾端连接心电图机或专用的记录仪，同时记录体表心电图和食管内电图（图3–30）。检查的过程中会通过食管内的电极发出电刺激进行检查，受检者可能会出现心慌、恶心、疼痛等不适感觉，一般都可以耐受。

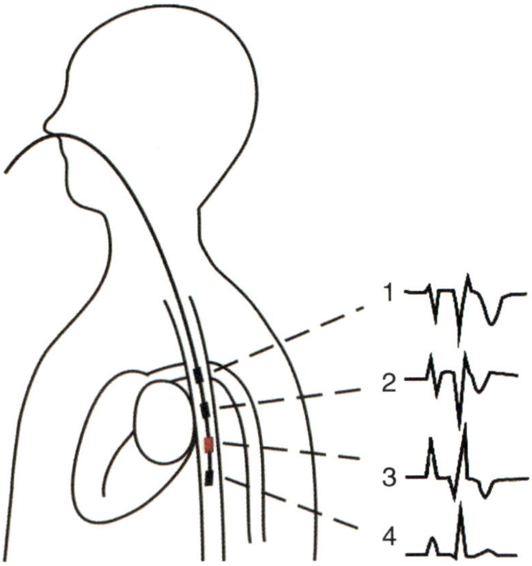

图 3-30　经食管心脏电生理检查示意图

3. 经食管心脏电生理检查的适应证

（1）严重的窦性心动过缓，原因不明的黑矇、晕厥患者，进行窦房结功能和房室结功能的评估。

（2）阵发性心悸，发作呈突发突止，脉搏快而整齐，未能记录到发作时心电图的患者。

（3）心电图记录到阵发性室上性心动过速，进行食管心房调搏检查以明确心动过速的类型与机制。

（4）对显性预激综合征患者，了解旁路的电生理特性和诱发心动过速。

（5）终止室上性心动过速、典型心房扑动及部分室性心动过速。

（6）复制某些心电现象，研究其形成机制。

（7）对复杂心律失常进行鉴别诊断。

（8）射频消融术前筛选及术后判断疗效等。

4. 经食管心脏电生理检查可能的并发症

经食管心脏电生理检查很少发生严重并发症，因检查过程中需将电极导管送入食管，有可能会引起鼻黏膜、咽部、食管黏膜损伤等情况，电极误入气管可能会引起咳嗽、气道损伤。快速刺激心脏时可能会诱发心律失常，严重者可能出现室速、室颤。检查过程中医生会密切监测受检者的心律情况、症状，根据情况进行相应的处理。

二、心内电生理检查

1. 概述

心内电生理检查是有创性检查技术，可详细分析心律失常的发生机制、精确定位起源位置，为实施导管消融根治提供依据。心内电生理检查是临床上了解心脏电活动最准确的检查，常用于诊断复杂心律失常。心内电生理检查先经皮穿刺血管（1~2 处），在 X 射线指引下沿着血管将几根电极导管经静脉和（或）动脉放置在心腔内的不同部位，根据导管记录到的心电信号或通过电刺激获得的心电信号，了解心脏传导、起搏的各种异常，检查心律失常的阻滞部位、心动过速的“起源点”，从而进行药物选择和药物评价等。

2. 心内电生理检查流程

心内电生理检查通常在专门的电生理导管室进行，除电生理医生外，还需要护士、技师等工作人员共同配合完成。单纯的电生理检查一般仅需要局部麻醉，患者在过程中保持清醒；当患者无法配合或需要同时进行耗时较长的导管消融时，可以选择全麻下进行。受检者的准备包括检查当日禁食、备皮等，需提前停用抗心律失常药物，以免影响检查结果。电生理检查前需要先建立静脉通路，常穿刺股静脉并置入鞘管，有时会经锁骨下或颈内静脉入路。电生理医生会通过静脉鞘管将电极导管送入心脏内，心腔内最常摆放的位置包括冠状窦、高位右心房、希氏束和右心室心尖部等。电极导管摆放好之后，电生理医生会通过这些导管直接对心脏进行电刺激，检查心脏的电生理特性以明确心律失常诊断，在此过程中，患者可能会有心慌、胸闷、胸痛等不适感觉。电生理检查结束后，根据检查结果进行治疗，手术时间跟心律失常类型有关，通常在1~3个小时。检查及治疗结束后，医生撤出导管后拔除鞘管，通过手法压迫或血管闭合器等办法止血。术后患者需卧床休息数小时，确保伤口完全止血，具体要求遵医嘱。

3. 心内电生理检查的适应证

心内电生理检查用于心律失常的诊断和风险分层，有助于明确晕厥、心脏性猝死、宽 QRS 波心动过速以及房室传导延迟或房室传导疾病的病因。对于存在缺血性心肌病和非持续性室速、无症状二度房室传导阻滞不能准确确定阻滞部位、无症状心电图有预激证据、致心律失常性心肌病、法洛四联症、Brugada 综合征等患者，电生理检查有助于风险分层，从而决定治疗策略。

4. 心内电生理检查的并发症

虽然属于有创检查，心内电生理检查较少发生并发症，有报道的并发症发生率约为2%。严重并发症通常与穿刺置管过程有关，包括穿刺部位出血、感染、气胸、血管损伤、三尖瓣损伤、肺栓塞、心脏穿孔导致心脏压塞、心肌梗死、脑卒中等。电生理检查过程中可能会诱发严重的心律失常，一般可以使用药物或体外除颤等终止。

（黄　波　刘梅林）

第十二节 SECTION 12 睡眠呼吸监测

睡眠呼吸暂停综合征是最常见的睡眠障碍疾病，是指在连续7小时睡眠中发生30次以上的呼吸暂停和低通气，或平均每小时呼吸暂停和低通气次数超过5次，从而引起慢性低氧血症及高碳酸血症的临床综合征。睡眠呼吸暂停综合征可分为3种类型：阻塞性、中枢性、混合性，其中以阻塞性睡眠呼吸暂停综合征（obstructive sleep apnea syndrome，OSA）最为常见。患者常在睡眠时打呼噜，部分患者有憋醒，严重时可出现呼吸暂停，常伴晨起口干、头疼、白天困倦、嗜睡、夜尿增多等症状，还可导致高血压、冠心病、糖尿病和脑血管疾病等并发症，甚至出现夜间猝死。准确判断是否存在睡眠呼吸障碍需要进行睡眠呼吸监测检查。

一、什么是睡眠呼吸监测?

睡眠呼吸监测是用于睡眠相关疾病临床诊断和疗效评价的一种技术，包括多导睡眠监测（polysomnography，PSG）和便携式监测两种方式。多导睡眠监测在睡眠监测室进行，睡眠监测室应有相对独立的空间，保证安静、遮光和舒适的睡眠环境，可调控室温，配备基本的抢救设备和防护装置。睡眠技师通过导联线将受试者和多导睡眠监测设备相连接，持续同步采集、记录和分析睡眠状态下的脑电图、眼动图、肌电图、口鼻气流、胸腹运动、血氧饱和度、鼾声、心电图、体位等多项指标，还可添加音视频监测、食管压力、食管 pH 值、经皮或呼气末二氧化碳分压等参数，这些数据会自动存储起来。监测结束后通过综合分析，睡眠专业医生可以客观评价受试者的睡眠结构、睡眠时间、睡眠效率及分期，明确判断是否存在睡眠呼吸暂停综合征，判断其严重程度及类型并制定相应的治疗方案。多导睡眠监测对于各种睡眠相关性疾病的诊治，包括发作性睡病、睡眠相关运动障碍和某些睡眠异态等发挥着重要的作用，被称为诊断睡眠障碍的“金标准”。

在特定人群中，如阻塞性睡眠呼吸暂停综合征或病情不稳定的住院患者，可进行睡眠呼吸暂停的便携式监测，也称为家庭式睡眠监测（home sleep apnea test，HSAT）或睡眠中心外睡眠监测。受试者可将设备带回家，或是睡眠技师到住院患者床旁操作，通过佩戴便携式装置，监测夜间睡眠时的呼吸活动、鼾声及血氧等指标，次日再将设备带回睡眠监测室分析。对于中重度阻塞性睡眠呼吸暂停综合征的高危人群，可使用家庭式睡眠监测作为确诊手段。由于家庭式睡眠监测可能低估阻塞性睡眠呼吸暂停综合征的严重程度，若家庭式睡眠监测测试结果为阴性，仍高度怀疑阻塞性睡眠呼吸暂停综合征时，需行多导睡眠监测确诊。

二、检查前的注意事项

检查前患者需注意以下事项：

（1）在进行多导睡眠监测的当天，应该避免摄入咖啡、浓茶、酒精类等影响睡眠的饮品。因为酒精可能加重阻塞性睡眠呼吸暂停综合征并改变睡眠结构，而咖啡、浓茶则可能加重失眠和导致睡眠片段化。

（2）检查当天中午不要小睡，除非长期有午睡习惯。少饮水，如服用影响睡眠的药物应提前告知监测人员。

（3）检查前将面部及头发洗净，修剪指甲，男士需剃须。不涂抹化妆品、护肤品，这些可能会干扰电极采集生理信号。

（4）检查时穿宽松睡衣。摘去金属物品、手机关机，以避免干扰信号。

三、多导睡眠监测的适应证

（1）睡眠呼吸障碍疾病。

（2）气道正压的压力滴定。

（3）评估已在使用的治疗是否充分。

（4）日间过度思睡疾病。

（5）异态睡眠、睡眠期癫痫及其他夜间发作性疾病。

（6）睡眠相关运动障碍。

（7）失眠。

（8）昼夜节律失调性睡眠觉醒障碍。

（9）精神疾病相关睡眠障碍。

四、多导睡眠监测有禁忌证吗?

多导睡眠监测并没有绝对的禁忌证，受试者在医学状况稳定的情况下即可接受检查。如果有急性呼吸道感染、严重的鼻充血或重度咳嗽，应将多导睡眠监测改期到病好以后。同样，服用高剂量阿片类药物治疗急性疼痛且平时不服用这类物质的受试者，也应改期检查。长期使用稳定剂量的阿片类药物及慢性呼吸系统疾病都不妨碍监测。心脏起搏器、除颤仪和左心室辅助装置也不是多导睡眠监测的禁忌证。对于住院患者，应综合考虑其从病房转移至睡眠实验室的利弊，某些情况下可以考虑进行便携式睡眠监测检查。

进行多导睡眠监测时，应充分考虑不同个体睡眠习惯可能存在较大差异，依照患者日常作息时间选择合适的开始及结束时间。睡眠监测结束后，询问夜间睡眠状况，避免因睡眠环境突然改变引起的监测结果异常。解读多导睡眠监测报告时也需结合患者年龄、基础疾病进行个体化的诊断分析。

随着现代医学对睡眠疾病认识的逐渐提高，睡眠监测技术应用越来越广泛，是睡眠医学临床诊断和医学研究的重要技术手段。

（李　虹）

第十三节 SECTION 13 胸片及胸部 CT

胸片和胸部 CT 是常用的胸部影像学检查方法，这两种方法都是利用 X 射线穿过人体之后的衰减情况来观察正常的结构和病变。经常有人问，胸片和胸部 CT 有什么不同呢？这两种检查的优缺点是什么？应该如何选择呢？带着这些问题，我们来一起了解。

一、什么是胸片？

胸片就是 X 射线穿过胸部，投影在胶片上形成，是临床上应用最广泛的检查手段之一，也是胸部影像学的基础（图3－31）。因为胸部各器官（如肺、血管、心脏、纵隔、横膈、骨骼等）之间有较明显的密度差形成自然对比，胸片可用于检查胸廓、胸腔、肺组织、纵隔、心脏等脏器疾病，如肺炎、肿瘤、骨折、气胸、肺心病、心脏病等，也可用于常规体检，适于细微病变和厚密部位的观察，能留有永久性记录。胸片检查分不同的体位：①正位，通常为后前位，X 射线自背部射入；②侧位，患侧胸壁靠片，X 射线自健侧射入；③斜位，常用于显示肋骨腋段的骨折。辐射剂量是以人体组织器官每单位质量所吸收的辐射能量来计算，计算单位是毫希，一次正侧位胸片辐射剂量为0.1毫希。胸片的优、缺点如下：

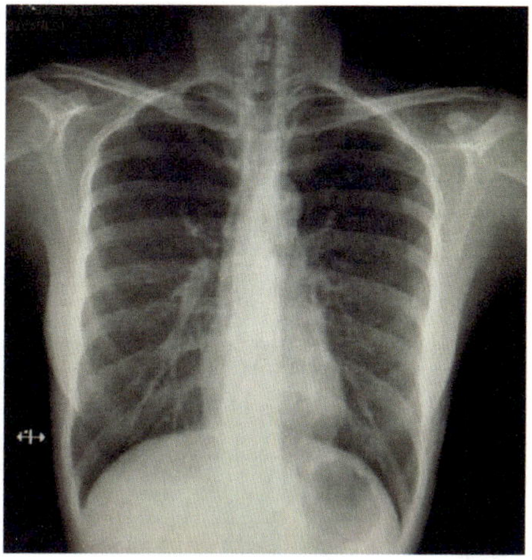

图 3-31　胸片

（1）胸片的优点：检查快速方便、接受辐射剂量小、价格便宜；呼吸造成的运动伪影影响小。

（2）胸片的缺点：只提供平面影像，深浅组织的影像相互重叠，相互隐藏，有时还需要拍侧位 X 射线片；成像易受衣物、首饰的影响。

二、什么是胸部 CT？

胸部 CT 扫描是临床上检查胸部疾病的主要手段之一，根据胸部 CT 可对多数呼吸系统疾病作出正确诊断。CT 的检查原理是 X 射线分层穿过人体，之后通过电脑计算后二次成像，就像把一块面包切成片来看（图3-32）。其优点是可以分层看，而且经计算后可以显示更多的组织信息。CT 能从任意角度将图像进行二维重建和三维（多平面）重建，能更好地评价骨折的严重程度，为临床医生的治疗提供直观、准确的参考依据。

胸部 CT 的指征可以是临床病症，也可以是基于先前的影像学检查（如胸部 X 射线、磁共振）的异常。临床实际中，患者往往通过胸片检查来完成初筛，这样有助于更合理地进行 CT 检查。在一些特定情况下，即使胸部 X 射线检查正常，也会进行 CT 检查，例如不明原因发热等。胸部 CT 分为平扫 CT 和增强 CT 两种，根据临床情况选择 CT 扫描方案。检查时，患者平卧位，需要进行必要的呼吸配合，一般需要两次吸气和屏气，每次屏气时间为5秒左右，在吸气末以容积方式进行胸部 CT 扫描。在进行慢性阻塞性肺疾病患者肺功能 CT 定量评估扫描时，可以使用吸气和呼气的组合。如需对病灶进行进一步辨别，需要静脉注射对比剂行胸部增强 CT 扫描。常规增强扫描对比剂用量为 60～90 毫升。胸部 CT 的优、缺点如下：

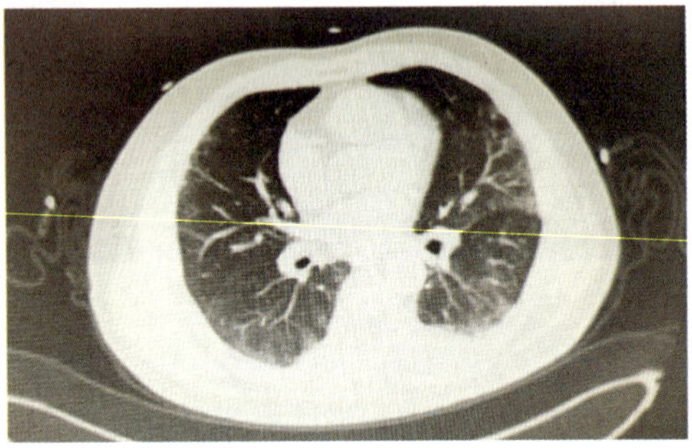

图 3-32　胸部 CT

（1）胸部 CT 的优点：CT 检查方便、迅速；密度分辨率高，可定量测量组织的 CT 值；CT 图像清晰，解剖关系明确；能提供没有组织重叠的横断面图像，并可进行不同平面的重建；CT 增强扫描可提高病变的发现率，且能协助定性诊断。

（2）胸部 CT 的缺点：成本贵；和胸片相比接受辐射剂量更高，一次标准剂量诊断性胸部 CT 的有效辐射剂量为7.0～8.0毫希。

胸部 CT 扫描参数包括管电压、管电流量、螺距、自动管电流调节技术等。低剂量 CT（low-dose computed tomography，LDCT）是一种特殊的 CT 扫描检查，其辐射剂量低于普通 CT，有效辐射剂量为1.4毫希，而在发现和判断病灶方面优于常规的胸片。低剂量 CT 图像并没有降低肺实质、弥漫性病变的图像质量，而且在直径小于5毫米的肺部小病灶的检出率方面也有着显著的优势，能够从多方面满足临床影像诊断的要求，尤其适用于常规体检、肺癌筛查以及肺结节随访。

胸部平扫原始扫描往往使用肺窗重建，目的是观察方便，能最佳显示支气管和肺间质病变。图像重建通常采用标准算法（纵隔窗）和肺算法（肺窗）；观察解剖、病变细节，重建层厚可≤1毫米；疑有骨质病变者，应获取骨窗窗宽和窗位。所有重建图像上传工作站。

特别提示

安全防护

受检者非检部位需要进行适当防护，尤其眼部、甲状腺和性腺等敏感部位。如有陪护人员，需用铅屏蔽物或铅衣、铅围脖、铅帽等物品进行辐射防护。部分机型在使用自动成像剂量控制时，体位未摆放在扫描野中心位置或定位扫描范围内有高密度物质、防护材料等物品，会增加扫描剂量，建议务必按照各方向扫描基线定位扫描部位。

小贴士

儿童胸部 CT 扫描的注意事项

儿童对 X 射线的敏感度比较高，儿童 CT 检查需要严格掌握适应证。儿童胸部 CT 平扫适用于检查气管和支气管发育异常疾病、儿童呼吸道异物及外伤、儿童气管病变、肺间质浸润实质病变、胸壁发育畸形性病变，以及对胸部肿块、囊肿或可疑恶性病变进行评估，还适用于对术后并发症的评估。

CT 图像后处理成像方法，可准确评估胸部各个生理结构或病理结构的三维空间关系，为 CT 影像临床应用提供更充分的依据。临床常用的方法包括多平面重组、曲面重组、最大密度投影、最小密度投影、容积再现、表面阴影显示以及仿真内窥镜等。

随着临床指征的不断增加，CT 在胸部疾病评估中的应用越来越多。在 CT 硬件和软件发展的同时，CT 扫描时间也在不断缩短，目的是在保证图像质量的情况下，尽量降低对比剂的使用和降低辐射剂量。

（李　虹）

第十四节 SECTION 14 肺功能检查

一、什么是肺功能检查?

肺是人体的呼吸器官，主要功能是将氧气送入血液，将二氧化碳排出体外。肺功能包括通气和换气两个环节：新鲜的空气进入肺内、废气排出体外的过程称为通气，肺泡与周围的毛细血管进行氧和二氧化碳的交换称为换气。肺功能是呼吸系统通气和换气等功能的总称，肺功能检查是指肺通气和换气功能的测定。

肺功能检查包括肺量计测定、气道反应性测定（包括支气管舒张试验和激发试验）、肺容积测定、弥散功能测定、气道阻力测定、呼吸肌力测定、运动心肺功能等，各个项目从不同角度反映呼吸的功能状态。在临床工作中，根据存在的问题，有针对性地选择检查项目，其中前四项最常用并以组合方式检查。在检查过程中，受试者需在技术人员的指导下通过平静呼吸、深呼吸、快速用力呼吸、屏息等动作完成。

二、肺功能检查的适应证

肺功能检查是呼吸系统疾病诊断、病情严重程度及疗效评估、疾病随访的重要工具，常用于以下情况：

（1）鉴别呼吸困难、咳嗽的原因，判断气道阻塞的部位。

（2）早期检出肺和气道病变，如支气管哮喘、慢性阻塞性肺疾病、间质性肺病等。

（3）客观评价呼吸系统疾病的严重程度。

（4）评价药物治疗反应，判断预后，如哮喘的管理。

（5）胸部或上腹部手术前的风险评估。

（6）制订心肺康复治疗计划。

（7）职业性肺疾病劳动力鉴定。

（8）公共卫生流行病学调查。

三、肺功能检查的绝对禁忌证

（1）近3个月患有急性心肌梗死、脑卒中、休克。

（2）近4周出现严重心功能不全、严重心律失常、不稳定心绞痛等症状。

（3）近4周出现大咯血的现象。

（4）癫痫发作，需要药物治疗。

（5）未控制的高血压（收缩压 > 200毫米汞柱，舒张压 > 100毫米汞柱）。

（6）主动脉瘤。

（7）严重甲状腺功能亢进。

（8）近期行眼、耳、颅脑手术。

四、肺功能检查的相对禁忌证

（1）近4周患有呼吸道感染或呼吸道传染性疾病（如结核、流感等）。

（2）免疫力低下易受感染者。

（3）心率 > 120次 / 分。

（4）气胸、巨大肺大疱且不准备手术治疗者。

（5）鼓膜穿孔（需先堵塞患侧耳道后再检查）。

（6）孕妇。

（7）压力性尿失禁。

（8）听力障碍。

（9）认知障碍或意识障碍。

特别提示

肺功能检查的注意事项

通常，肺功能检查前需停用支气管扩张药物，以便在基线肺量计检查之后评估患者对支气管扩张剂的反应：

（1）短效吸入性 β 受体激动剂（如沙丁胺醇）应停用4~6小时。

（2）短效抗胆碱能药物（如异丙托溴铵）应停用12小时。

（3）长效 β 受体激动剂（如沙美特罗、福莫特罗）应停用24小时，超长效 β 受体激动剂（如茚达特罗、奥达特罗和维兰特罗）应停用36小时。

（4）长效抗胆碱能药（格隆溴铵、噻托溴铵、阿地溴铵和乌美溴铵）应停用36~48小时。

五、肺功能检查的常用指标

常见的肺容积测量指标包括潮气量（tidal volume，VT）、肺活量（vital capacity，VC）、第1秒用力呼气容积（forced expiratory volume in one second，FEV_1）、肺总量（total lung capacity，TLC）、功能残气量（functional residual capacity，FRC）和残气量（residual volume，RV），容量是指由2种或以上容积组成的联合气量。肺功能常见指标及意义见表3－2。

表3-2　肺功能常见指标及意义

分类	指标	含义	计算公式
基础肺容积	潮气量（VT）	平静呼吸时，每次吸入或呼出的气量	无
	补吸气量（IRV）	平静吸气后，用力吸气所能吸入的最大气量	无
	补呼气量（ERV）	平静呼气后，用力呼气所能呼出的最大气量	无
	残气量（RV）	用力呼气后，肺内不能呼出的残留气量	无
组合肺容量	深吸气量（IC）	平静呼气末，所能吸入的最大气量	IC=VT+IRV
	肺活量（VC）	最大吸气末所能呼出的最大气量，可在用力呼气或缓慢呼气时测量，分别称为用力肺活量（forced vital capacity, FVC）和慢肺活量（slow vital capacity, SVC）	VC=IRV+VT+ERV VC=IC+ERV
	功能残气量（FRC）	平静呼气末，肺内所含的气量	FRC=ERV+RV
	肺总量（TLC）	最大深吸气后，肺内所含的总气量	TLC=IRV+VT+ERV+RV TLC=VC+RV TLC=FRC+IC

FEV_1/FVC 是肺功能检查中最重要的指标。测定 FVC 时，不能像测定肺活量一样匀速或慢速地吹气，受试者必须尽自己最大努力、以最快速度吹一口长气，否则测出的数值与图形很可能不准确，从而影响对疾病的诊断。要测量出准确的 FEV_1，受试者也必须在呼气第一秒时用最大爆发力、以最快速度呼出气体，就像“一口气吹灭8根蜡烛一样”，用爆发力吹气，越猛越好。

使用支气管扩张药物后测定 FEV_1 和（或）FVC 的变化率称为支气管舒张试验，如果较用药前增加 >12% 且 FEV_1 和（或）FVC 绝对值增加 > 200 毫升，为支气管舒张试验阳性。支气管激发试验是通过吸入某些刺激性药物诱发气道收缩反应的方法，乙酰甲胆碱是临床常用的非特异性激发药物，主要用于气道反应性增高，尤其是支气管哮喘的诊断。

肺一氧化碳弥散量是指一氧化碳在单位时间（1 分）及单位压力差（1 毫米汞柱）条件下从肺泡转移至毛细血管内并与血红蛋白结合的量（毫升），单位是毫升 /（毫米汞柱 · 分），是反映肺弥散功能的主要指标，可快速、安全、有效地评估限制性和阻塞性肺疾病以及肺血管疾病。

肺功能检查是慢性呼吸系统疾病早期发现、早期诊断的适宜技术，也是疾病规范诊疗与管理的关键技术。肺功能检查具有无创、方便的特点，广泛用于临床，是一项与受试者配合程度密切相关的检查。合理选用肺功能项目和组合，可以帮助判断患者的气道病变及其可逆性，以及肺实质、肺血管、呼吸肌或心功能方面的异常。每一位受试者需掌握测试方法，配合医生口令，高质量地完成检查，获得真实有效的检测数据。由于不同疾病可有相似的肺功能异常，不能仅凭肺功能检查作出临床诊断。肺功能检查需结合临床症状、体征、其他实验室检查和影像学资料综合考虑。

（李　虹）

第十五节 SECTION 15 骨密度检查

骨质疏松症是以骨骼强度下降和骨折风险增加为主要特点的慢性病，主要危害老年人和绝经后女性的身心健康。骨质疏松症最严重的后果是脆性骨折，是老年患者致残和致死的主要原因之一。骨质疏松性骨折以椎体骨折最为常见，髋部骨折是最严重的骨质疏松性骨折。

骨质疏松症在很多患者中不引起任何症状，在早期不易察觉，等到发生骨折才被诊断。骨密度检查是帮助医生早期发现骨量下降的有力武器，还可以预测骨折风险、评估治疗效果和指导治疗方案。骨密度检查是对被测人体骨矿含量、骨密度和体质成分进行无创性定量分析的方法，包括双能 X 射线骨密度、定量 CT 骨密度、外周 X 射线骨密度和超声骨密度等。其中，双能 X 射线骨密度是目前国内外公认诊断骨质疏松症的“金标准”。

双能 X 射线骨密度检查可用于骨质疏松症的诊断、骨折风险性预测和药物疗效评估，主要测定腰部（腰椎）和大腿（股骨近端）的骨密度，其中双光能 X 射线正位腰椎测量结果可能受腰椎退行性改变和腹主动脉钙化影响，当腰椎和股骨近端测量受限时，可选择非优势侧桡骨远端 1/3 作为测量部位。需要患者躺在检查床上，在医生指导下摆好体位，检查过程通常需要 5~10 分钟（图 3-33）。双

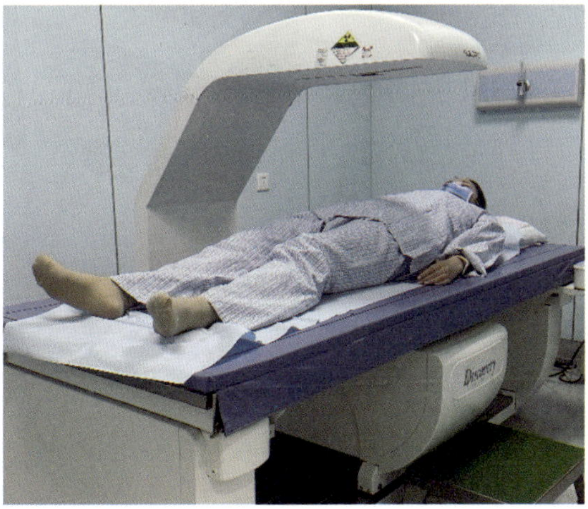

图 3-33　双能 X 射线骨密度检查

能X射线骨密度检查是无创性检查，不会引起痛苦和不适。接受一次骨密度检查的辐射量很低，约为做一次胸片的1/30。

定量CT骨密度检查可分别测量松质骨和皮质骨的体积密度，可敏感反映骨质疏松症早期松质骨的丢失状况。定量CT骨密度检查通常测量腰椎和（或）股骨近端的松质骨骨密度，对于肥胖、脊柱退变或腹主动脉钙化等患者的骨密度测量更为准确，但目前尚未建立统一的定量CT骨密度检查诊断标准。

外周X射线骨密度检查测量部位主要是桡骨远端、跟骨、指骨和胫骨远端等，主要反映的是皮质骨骨密度，尚不能用于骨质疏松症的诊断，仅用于骨质疏松风险人群的筛查和骨质疏松性骨折的风险评估（图3－34）。

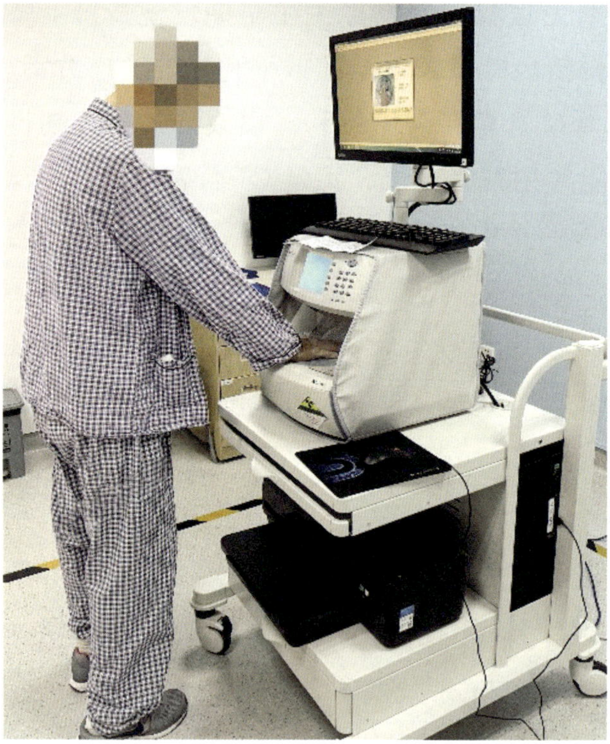

图3-34　外周X射线骨密度检查（指骨）

超声骨密度检查是通过超声对骨骼的骨量进行检测，通常测量部位为跟骨，具有安全无辐射、测量简便等优点，可用于骨质疏松风险人群的筛查和骨质疏松性骨折的风险评估，但不能用于骨质疏松症的诊断和药物疗效评估。

小贴士

哪些人需要做骨密度检查?

（1）65岁以上女性和70岁以上男性。

（2）绝经后至65岁的女性、50~70岁的男性，有一个以上骨折的危险因素或存在骨质疏松症状者（腰背疼痛或全身骨痛、脊柱变形、脆性骨折）。

（3）有脆性骨折史和（或）脆性骨折家族史、50岁以后发生过骨折的患者。

（4）X射线片显示已有骨质疏松改变者。

（5）患有影响骨代谢的疾病，如性腺功能减退症、糖尿病、甲状腺功能亢进症等。

（6）使用影响骨代谢的药物，如糖皮质激素等。

（7）长期生活方式不健康者，如体力活动少、晒太阳时间少、吸烟、过量饮酒、钙和（或）维生素D缺乏、过量饮用含咖啡因的饮料、蛋白质摄入过多或不足、高钠饮食、体重过低等。

（8）接受骨质疏松治疗、进行疗效监测者。

如果属于上述骨质疏松症易患人群或已经出现疼痛、驼背、身高变矮、抽筋等症状，甚至已经发生过骨折，应尽快进行骨密度检查。

（杜佳丽　刘梅林）

第十六节 SECTION 16 消化内镜检查

一、为什么要做消化内镜检查？

人体的消化道是一条从口腔延伸到肛门的蜿蜒曲折的管道，其中包括咽、食管、胃、小肠及大肠等器官。消化道虽然与外界相通，但如果没有专门的工具，无法窥见消化道内部的样貌。早在两百多年前，受到吞剑表演的启发，医生首次使用直管胃镜观察到胃内的情况，这是消化内镜的原始形态。随着科技的发展，消化内镜的形态逐渐进化为细长的柔性结构，柔软细长的镜身到达胃、肠等检查目标，这是目前消化内镜在大部分人脑海中的印象。常见的消化内镜包括胃镜、结肠镜、十二指肠镜、小肠镜、胆道镜等，胶囊内镜作为一种新的内镜形态也在逐渐兴起。医生借助消化内镜能够直观地了解到消化道内部的情况，从而更好地诊断和治疗疾病。

什么样的人需要进行胃肠镜检查呢？消化道承担着人体中重要的“脏活”与“累活”，包括消化食物、吸收营养、排出粪便等。消化道一旦出现问题，就可能导致人体系统无法正常运转，出现各种异常症状。例如，腹痛是一种常见症状，其病因可能包括炎症、梗阻、穿孔、肿瘤等。如果出现呕血、大便带血或者出现柏油样的黑便时，则提示可能存在消化道出血。腹泻、呕吐等症状可能是由于消化道感染性疾病导致的，而反酸、烧心等症状则往往与消化道的结构和功能有关。另外，当一个人出现不明原因的吞咽困难、消瘦、贫血、腹胀、便血等症状时，要警惕消化道肿瘤的可能性。消化道疾病的症状和病因之间的对应关系错综复杂，很难简单地通过症状推导出结论。而有了消化内镜检查后，医生可以更好地进行疾病的诊断、鉴别和治疗。

对于胃肠道穿孔等患者，胃肠镜检查是相对禁忌的。这时应该由医生进行初步判断，决定是否要做内镜检查。要注意的是，消化道恶性肿瘤早期往往没有任何症状，40岁以上成人，无论是否有不舒服，都应该将胃肠镜检查作为常规体检项目，从而实现消化道疾病的早诊早治。

二、消化内镜检查的过程是怎样的?

内镜检查前需要进行一些基本检查，不同的人需要做的检查项目不尽相同，与自身的年龄、基础疾病、是否麻醉等有关系，用来排除是否存在内镜检查的禁忌证。

1. 胃镜检查流程

在胃镜检查当天，患者需要空腹，否则胃内可能残留的食物将使检查无法看到完整的胃黏膜。检查前通常会喝下蛋白酶、去泡剂及表面麻醉剂等药物，一方面可以去除胃里的黏液、气泡等物质，另一方面可以减轻胃镜对咽部的刺激。检查时的体位通常为左侧卧位，这样口水或者胃液可以从嘴角流出来，避免误吸或呛咳。另外，嘴里会含一个带孔的口塞，避免用牙咬住胃镜。胃镜通过口塞后依次进入口腔、咽、食管、胃、十二指肠进行检查。胃镜通过咽部进入食管入口的过程通常最为难受，因为这会刺激咽反射，产生强烈的恶心呕吐感。通过此处后恶心感会明显降低。为了让胃镜能够观察到胃内的每一个角落（图3－35），医生会在患者胃里注入较多气体，导致腹胀的感觉，在检查结束后这些气体会通过胃镜吸引出体外，有时打嗝也能排出部分气体，不适感自然消除。检查完成后，需要等局麻药对咽喉部位的麻醉效果消失后（约2小时）才能喝水吃饭，否则容易引起呛咳。检查过程可导致呕吐反应，也可能导致咽部不适，通常过一段时间就会自然恢复。

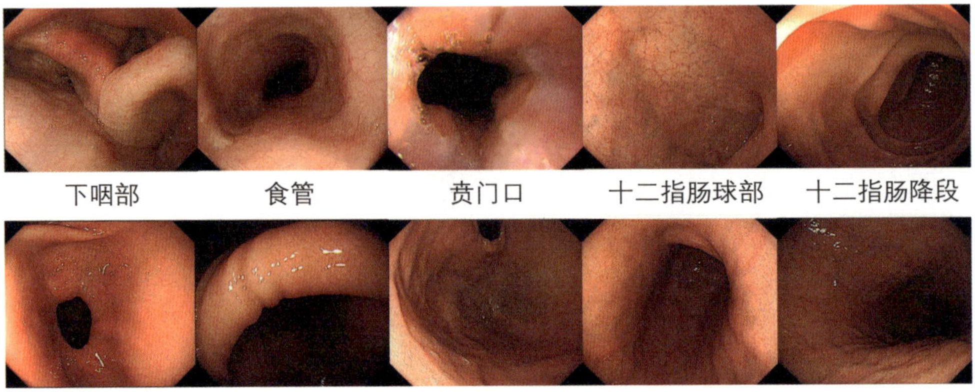

下咽部　食管　贲门口　十二指肠球部　十二指肠降段

胃窦及幽门　胃角　胃底　窦体交界　胃体

图 3-35　胃镜可观察的范围

2. 肠镜检查流程

肠镜检查前需要完成肠道准备，口服泻药帮助排空肠腔内的大便。然而，肠道准备不仅仅是喝泻药，还包括检查前一周的饮食控制，如番茄皮、金针菇、木耳等纤维丰富的食物容易以原形残留在肠道内，造成内镜孔道堵塞，影响肠镜插入和观察的效果。因此，术前需要进行饮食限制：如肠镜前1天采用流食、低渣饮食或低纤维饮食。在结肠镜诊疗前一周内可尽量减少食用火龙果、猕猴桃等带籽的水果及紫米粥、韭菜、芹菜、番茄、枣、金针菇、木耳、海带等易留存的食物。

常用的肠道清洁剂包括聚乙二醇电解质散、复方口服硫酸盐溶液、磷酸钠盐、复方匹可硫酸钠等。

（1）聚乙二醇电解质散是目前国内外应用最为广泛的一类肠道清洁剂。聚乙二醇电解质散为惰性的乙烯氧化物形成的聚合物，为容积性泻剂，通过口服大量液体清洗肠道，对肠道的吸收和分泌无明显影响，不引起水电解质紊乱。

（2）复方口服硫酸盐溶液为硫酸镁钠钾口服用浓溶液，主要成分为硫酸钠，是渗透性泻药，依靠硫酸根离子提供渗透压，高渗的硫酸盐溶液将水分从肠道组织吸收到肠腔中，刺激肠蠕动而排空肠内容物，同时补充钠离子和钾离子，降低水电解质紊乱发生风险。

（3）磷酸钠盐的主要成分为磷酸氢二钠和磷酸二氢钠，其作用机制为高渗的磷酸钠溶液可将水分从肠道组织吸收进入肠腔，进而促进肠道内容物的排空。磷酸钠清肠方案的优点为口服溶液剂量少、柠檬口味，患者依从性更好。但由于磷酸钠制剂为高渗性溶液，在肠道准备过程中常伴有大量的体液和电解质转移，在一些特殊患者中易导致水电解质紊乱，特别是年龄较大、伴有肾脏疾病、肠梗阻、心律失常、心力衰竭、电解质紊乱等疾病，或服用血管紧张素转换酶抑制剂（angiotensin converting enzyme inhibitor，ACEI）或血管紧张素受体阻滞剂（angiotensin receptor blockers，ARB）等药物者应避免使用。

（4）复方匹可硫酸钠包含匹可硫酸钠、氧化镁和枸橼酸。匹可硫酸钠是一种刺激性泻剂，其活性代谢物直接作用于结肠黏膜，刺激结肠蠕动，并增加肠腔内液体分泌。枸橼酸镁作为一种渗透性泻药，通过吸引或保持水在结肠而软化大便，两者形成双重导泻剂。匹可硫酸钠制剂慎用于血容量偏低、使用大剂量利尿剂、充血性心力衰竭、晚期肝硬化及慢性肾脏疾病的患者。

喝完泻药后需要多走动以促进排便并自我预估肠道的清洁程度。肠道准备越好，肠镜观察越清楚，检查的过程也越顺利，痛苦也越少。检查开始时，医生会在肛门口涂上少许润滑剂，然后将肠镜自肛门插入。由于结肠蜿蜒曲折，进镜过程并不简单，有时会伴有胀痛的感觉，内镜医生和助手会通过让患者翻身改变体位或者按压腹部，来改变肠道弯曲程度协助进镜，使肠镜最终到达盲肠及回肠末段。肠镜检查通常以退镜观察为主，仔细观察肠腔包括盲肠、升结肠、横结肠、降结肠、直肠及肛门口（图3-36），检查过程中和胃镜类似会充气充盈肠腔，检查完成后将气体吸净。未进行内镜治疗的患者在完成检查后即可恢复正常饮食，如果检查过程中进行了息肉切除等操作，则需要遵医嘱卧床休息并进食流质食物。

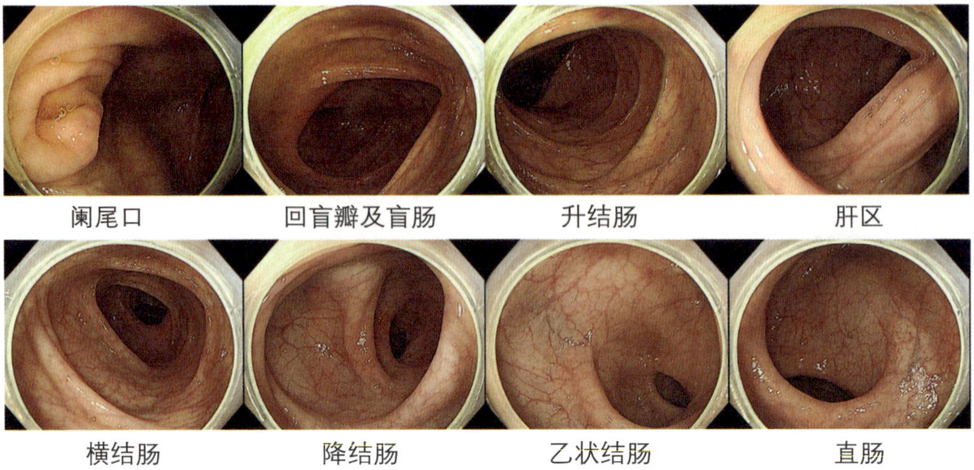

图 3-36　肠镜可观察的范围

3. 无痛胃肠镜检查

胃肠镜检查过程中可能伴随着一定程度的不适感，让许多人感到恐惧。检查中的不适感因人而异，每个人的感受不一样。目前，可借助麻醉进行无痛胃肠镜检查。在检查前由麻醉医生通过静脉给入镇静和镇痛药物，可以无痛苦地完成胃肠镜检查，甚至是在睡梦中完成这个过程。对于需要做胃肠镜检查又害怕检查会带来痛苦的患者来说，无痛胃肠镜检查是非常好的选择。同时，对于筛查体检的患者来说，磁控的胶囊内镜也是一种越来越流行的内镜筛查手段，胶囊内镜体积小巧，仅需用水送服后即可观察，观察范围由磁场控制，患者的耐受程度很好。目前，随着胶囊内镜的发展，检查范围正在覆盖全消化道检查，包括食管、胃、小肠、结肠等，对于早期消化道肿瘤及疾病的筛查具有良好的适用性。关于胶囊内镜，将在下一节进行详细介绍。

三、消化内镜检查可能发现哪些问题?

1. 肿瘤性病变

消化内镜检查中经常发现的一类问题是肿瘤性病变，包括各种良性肿瘤和恶性肿瘤。如果肿瘤位于黏膜表面，可以通过先进的放大内镜及电子染色仔细观察，并初步判断出病变的类型及深度，同时可获得病变的病理。如果肿瘤生长在黏膜下层，或者邻近的脏器，也可以利用超声内镜进行扫查判断肿瘤类型，必要时还可以用超声引导下穿刺取得病理。良性肿瘤和消化道的早期癌可以通过内镜手术切除治愈。进展期恶性肿瘤可以通过内镜获得的位置、深度和病理等诊断信息，为后续外科手术或综合治疗提供关键依据。

2. 炎症疾病

消化内镜检查中另一类常见问题是消化道的炎症疾病。其中一部分是需要手术治疗的感染性疾病，如胆管结石梗阻引起的胆管炎、阑尾粪石嵌顿引起的阑尾炎等，可以通过内镜下碎石、取石、放置引流等方法解除梗阻、引流病灶，从而不开刀就实现了外科治疗的效果。还有一部分可以在内镜诊断后进行规范的药物治疗，包括胃炎、肠炎、溃疡、结核、炎症性肠病等。

3. 消化道其他症状

消化内镜检查中还可以发现各种原因导致的消化道不通畅。例如，由于手术后出现的管腔狭窄，可以通过内镜下给药、探条扩张或者狭窄切开等办法使其恢复通畅。又如，由于肠粘连引起的肠梗阻，可以通过内镜置入肠梗阻导管解除梗阻，而对于肿瘤生长导致的消化道梗阻，也可以通过内镜放置支架来缓解梗阻症状。在各种原因导致无法经口进食的情况下，内镜可以通过空肠营养管置入、胃造瘘等方法改善营养状况。

对于怀疑是消化道出血的患者，消化内镜是最重要的检查方法，它可以帮助医生判断出血的部位和原因。消化道出血的原因很多，对于非静脉曲张的可见血管断端出血，可以通过高频电凝止血、组织夹夹闭创面或者使用凝血药物等方法进行治疗。另一类比较棘手的问题是门静脉高压导致的食管胃底静脉曲张出血，可通过内镜套扎、注射硬化剂或组织胶注射等方法进行预防或治疗。

另外，消化内镜还是处理急诊异物嵌顿的最有力的帮手。当患者不慎吞食了枣核、鱼刺、鸡骨等异物时，在早期利用消化内镜取出，可以避免造成消化道穿孔等更大的危害。

综上，消化内镜检查不仅是发现消化道病变的主要方法，丰富多样的内镜下治疗方法也能够让更多患者从中获益。

（戎　龙　田　原　饶小龙）

第十七节 SECTION 17 胶囊内镜的检查

胶囊内镜被称为胶囊内镜机器人，由图像记录仪、信号传输装置等组成，外形如同胶囊。检查时如同服药一般吞下胶囊内镜，通过胶囊内置的摄像头，拍摄消化道内部影像，并实时传输到体外记录仪，医生通过记录仪中的影像进行消化道的检查及诊断。随着肠道蠕动，胶囊随大便排出体外。与传统内镜相比，胶囊内镜检查具有无创伤、无导线、无痛苦、无交叉感染、无须麻醉等优点。

一、胶囊内镜的分类

按照是否有磁场控制，可以分为普通胶囊内镜和磁控胶囊内镜。

（1）普通胶囊内镜：根据检查部位可分为小肠胶囊内镜和结直肠胶囊内镜。该检查主要依靠消化道的蠕动来进行运动和拍摄，可较全面观察小肠和结肠黏膜，适用于不明原因消化道出血、克罗恩病、小肠肿瘤、结直肠癌、结肠息肉、无症状人群消化道疾病的筛查等。

（2）磁控胶囊内镜：磁控胶囊内镜（图3－37）与普通胶囊内镜相

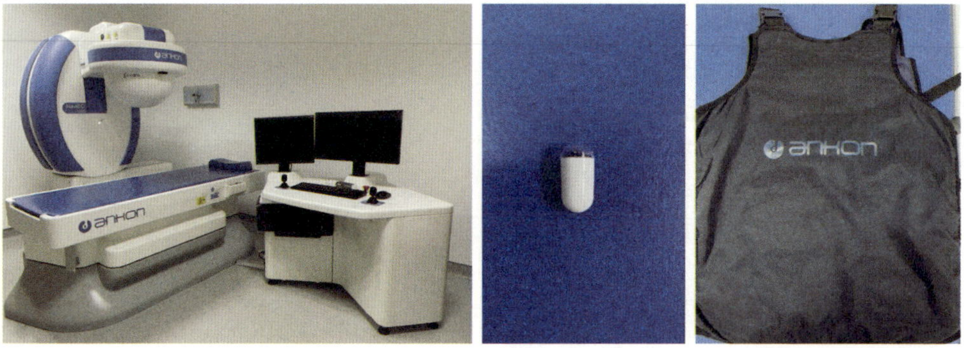

a.C 型机器臂式永磁体及电脑工作站　b. 磁控胶囊内镜　c. 检查服（用于接收记录内镜图像）

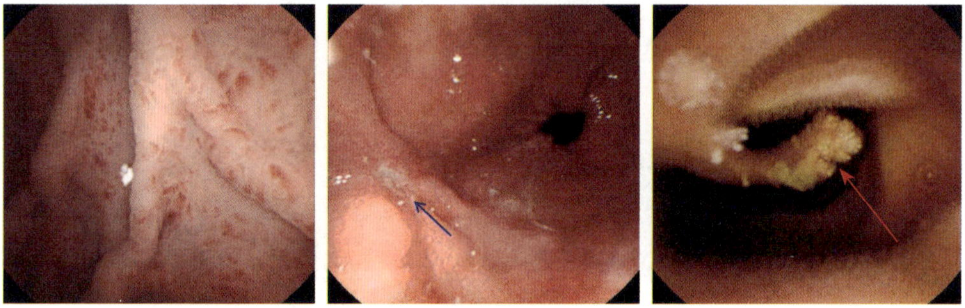

d. 胃底胃炎　e. 胃窦溃疡　f. 小肠息肉

图 3-37　磁控胶囊内镜系统及胃和小肠典型病变

比，内部增加了永久性微型磁极。胶囊内镜口服入胃后，通过体外磁场控制改变胶囊内镜的位置与方向，可全面观察胃部黏膜，实现对胃部的检查。胶囊内镜通过幽门后可继续在小肠内运动和拍摄，实现对小肠的可视性检查。此外，可分离式系线磁控胶囊内镜（图3－38）通过乳胶中空细绳控制胶囊内镜在食管内的方向及通过速度，提高了对食管静脉曲张、反流性食管炎等食管疾病的诊断效能。完成食管和胃部检查后，可分离系线、释放胶囊，继续完成小肠的检查。

目前，科研人员不断研发出具有特殊检查和治疗功能的胶囊内镜技术，如用于直结肠诊断的胶囊内镜；与三维成像、超声等结合的胶囊内镜，可观察黏膜深层结构，用于黏膜下肿物的诊断；胶囊

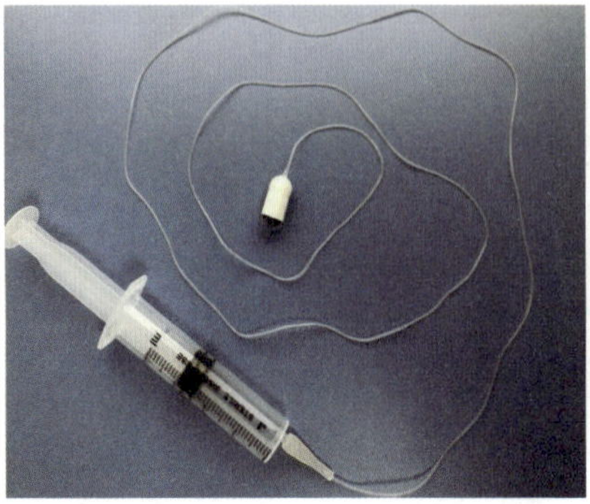

a. 用注射器将空气注入中空细绳中

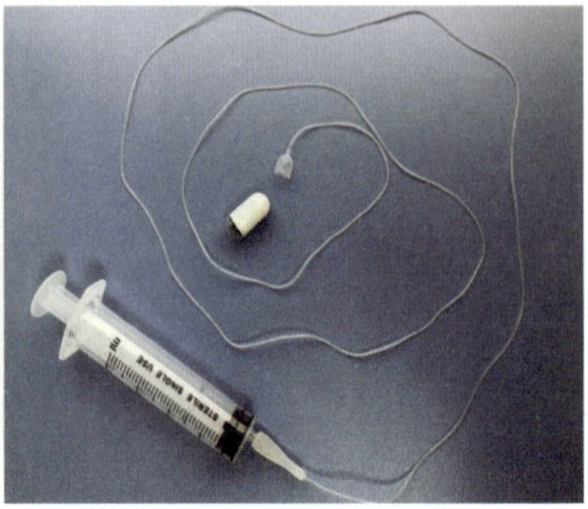

b. 乳胶套内的胶囊内镜释放

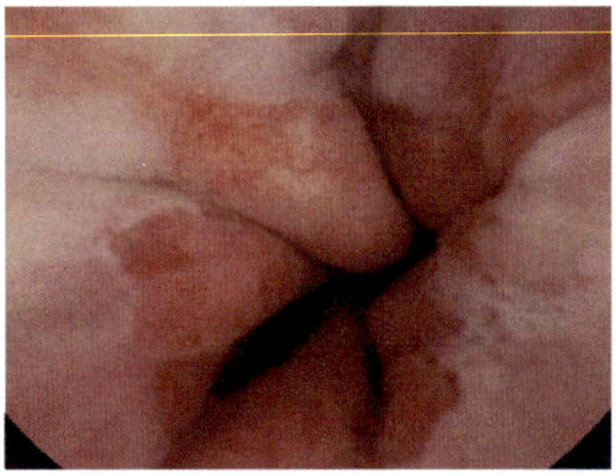

c. 食管齿状线

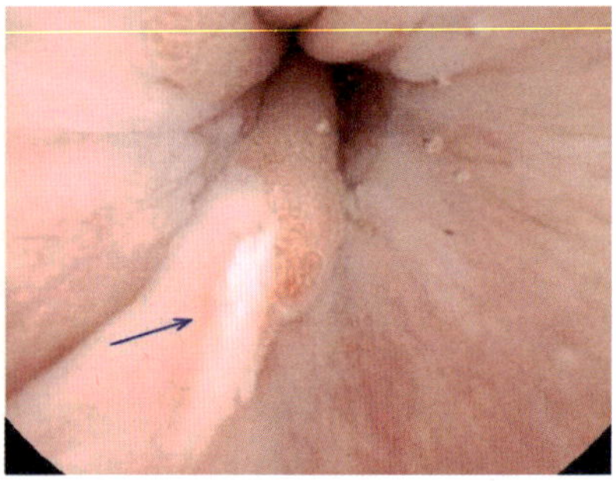

d. 反流性食管炎，食管齿状线黏膜充血、糜烂（箭头所指）

图 3-38　可分离式系线磁控胶囊内镜及内镜下食管齿状线

内镜内部存储药物，通过多种方式将药物精准释放到病灶位置，可实现靶向给药；等等。

二、胶囊内镜检查的适应证

（1）不愿接受或不能耐受传统胃镜（含无痛胃镜），以及传统胃镜检查高风险（如严重的心功能不全、无法停用抗栓药物等）人群。

（2）胃癌的初步筛查。

（3）不明原因的上消化道出血、缺铁性贫血、慢性腹痛、腹泻、消瘦、炎症性肠病等。

（4）胃溃疡、胃息肉、胃底静脉曲张、糜烂性与萎缩性胃炎、十二指肠溃疡、息肉等复查。

（5）胃部分切除及胃镜微创治疗术后复查。

（6）药物相关性胃肠黏膜损伤的评估与监测。

三、胶囊内镜检查的禁忌证

（1）身体状态或精神心理原因不能配合检查者。

（2）已知或怀疑胃肠道梗阻、狭窄及瘘管。

（3）吞咽功能障碍者。

（4）无法接受胶囊内镜滞留风险者。

四、胶囊内镜检查的注意事项

（1）检查者需签署知情同意书。

（2）检查前一日忌烟酒，禁食辛辣刺激和不易消化的食物，晚餐用清淡低渣饮食，20点后禁食（直至检查完成）。

（3）检查前可以饮水，避免饮用带颜色的液体饮料。需清肠者，遵医嘱行肠道准备。

（4）检查结束后可自行观察胶囊是否排出，磁控胶囊内镜还可使用胶囊定位器判断胶囊是否排出。如两周后胶囊仍在体内，需咨询医生是否采取干预措施。

（5）磁控胶囊内镜检查时需要除去身上金属和磁性物品，在医务人员指导下外穿检查服接受检查。

（6）磁控胶囊内镜未排出时禁止进行磁共振检查，尽量远离强磁场区域。

（李嘉欣　李　丽）

第十八节 SECTION 18 影像学检查

一、CT 冠状动脉血管成像

1. 什么是 CT 冠状动脉血管成像?

CT 冠状动脉血管成像（coronary computed tomography angiography，CCTA）简称“冠脉 CTA”，属于 CT 增强检查的一种。行冠脉 CTA 检查时，需经静脉注射含碘对比剂，对比剂经静脉—右心—肺循环—左心—主动脉到达冠状动脉，使冠脉血管与其他血管脏器产生密度差异，经多排 CT（multi-detector computed tomography，MDCT）扫描产生图像（图3－39，图3－40）进行疾病的诊断。

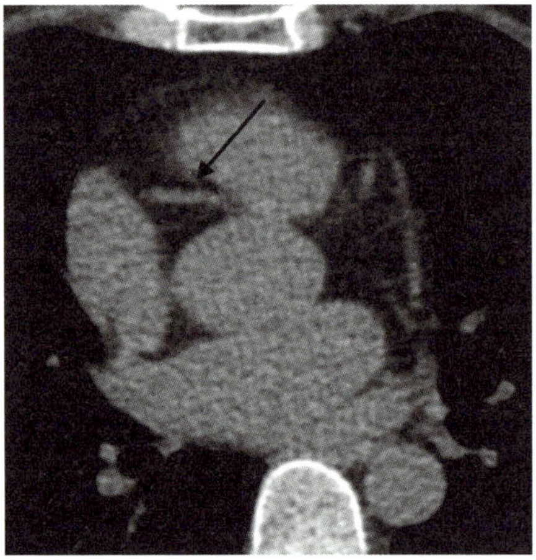

图 3-39　未强化的右冠状动脉（箭头所指）

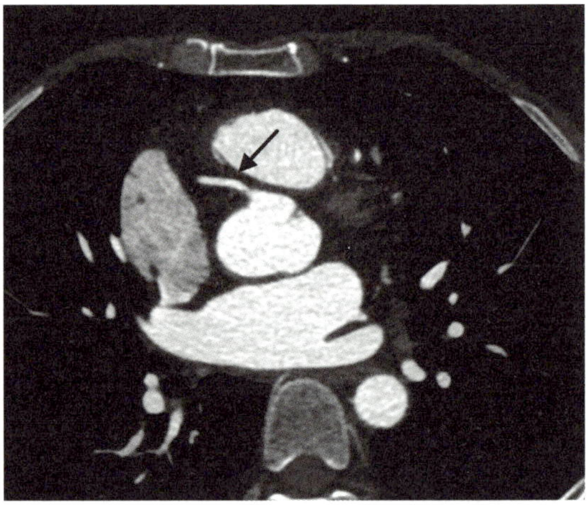

图 3-40　强化的右冠状动脉（箭头所指），可以明显提高与周围未强化组织的对比

2. 为什么要做冠脉 CTA 检查?

相较于其他检查，冠脉 CTA 具有适用范围广、检查无创、便捷、廉价、操作简单、安全、无须住院（门诊即可完成检查）的优势，越来越多地用于心脏疾病的早期筛查、各类心脏手术术前检查及术后复查。表3–3为多种心脏和冠状动脉检查影像学方法的比较。

表 3–3 心脏和冠状动脉检查影像学方法的比较

分析项目	数字减影血管造影	常规超声	核素	多排 CT	磁共振成像
冠状动脉狭窄	++++	–	–	+++	WIP
斑块分析	–	–	–	+++	WIP
心肌桥	+++	–	–	++++	++
心肌缺血	–	–	+++	WIP	++
心肌坏死	–	++	+++	++	+++
心室功能	++	++	++	+++[a]	+++
心脏结构	++	+++	–	+++	+++

注：+ 表示其诊断能力大小；a 表示多排 CT 评估心功能必须使用回顾性心电门控模式扫描；WIP（work in progress），指技术正在研发中，但有较高的应用前景。

3. 哪些人要做冠脉 CTA？

（1）诊断冠心病：冠脉 CTA 主要用于门诊患者冠状动脉斑块及其狭窄的初步筛查。

（2）经皮冠状动脉介入治疗的术前筛查及术后复查。

（3）冠状动脉旁路移植，即“冠脉搭桥手术”的术前评价及术后复查。

（4）非冠心病心脏手术的冠状动脉评价，如 Ⅰ 型、Ⅱ 型主动脉夹层手术、成人房间隔缺损封堵术等难以行冠状动脉造影。

（5）电生理射频消融术术前诊断。

（6）心脏和血管解剖结构的诊断，例如超声心动图发现异常、心包病变、心脏肿块或肿瘤、左心室心尖部血栓等。

（7）诊断心肌病，评估心肌病患者是否合并冠状动脉病变，以及缺血性心肌病的鉴别诊断。

4. 哪些人不能做冠脉 CTA？

冠脉 CTA 检查具有电离辐射且需要使用含碘对比剂，需要严格掌握适应证。冠脉 CTA 的禁忌证主要有：

（1）既往有严重的对比剂过敏等不良反应史。

（2）甲状腺功能亢进未控制。

（3）不能配合扫描和屏气的患者。

（4）妊娠期女性（育龄妇女需要明确未怀孕）。

（5）临床生命体征不稳定的患者（如急性心肌梗死、失代偿性心衰、严重的低血压等）。

（6）严重肾功能不全的患者。

5. 做冠脉 CTA 要注意什么？

CT 成像与生活中拍照成像的共同点是在成像过程中目标运动，图像会变“虚”，称为运动伪影（图3－41）。普通摄影的“避虚就实”需缩短快门时间及控制被摄体运动，CT 成像也是如此。检查者可以通过加快 CT 机转速来减少产生运动伪影，受检患者通过控制心率提高成像质量。

心脏是不停运动的器官，主要运动包括呼吸运动（心脏随呼吸运动在胸腔内起伏）以及心脏自身搏动。呼吸运动受主观意识的约束可以通过屏气来控制，心脏搏动主要通过生理调节（如充足的休息、制动等）和药物控制降低心率来提高成像质量。

进行冠脉 CTA 检查前尽量做到以下几个方面：

（1）检查前保证充足的休息。

（2）屏气不良的患者可提前练习屏气。

（3）检查过程中听从医护人员呼吸指令引导。

（4）心率大于75次/分的检查者，酌情使用降低心率药物。

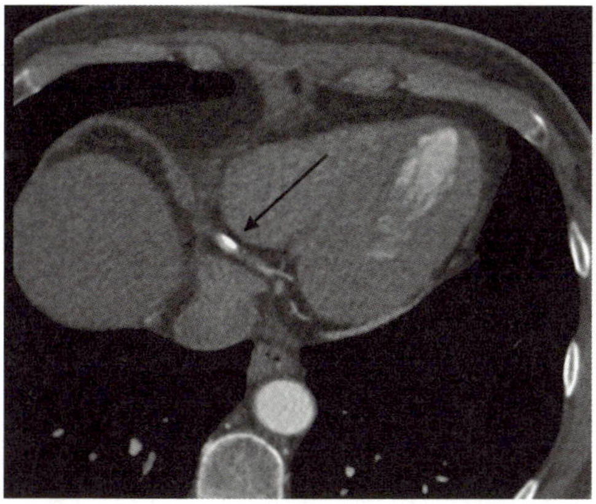

a. 冠脉 CTA 显示右冠状动脉远段管壁钙化斑块

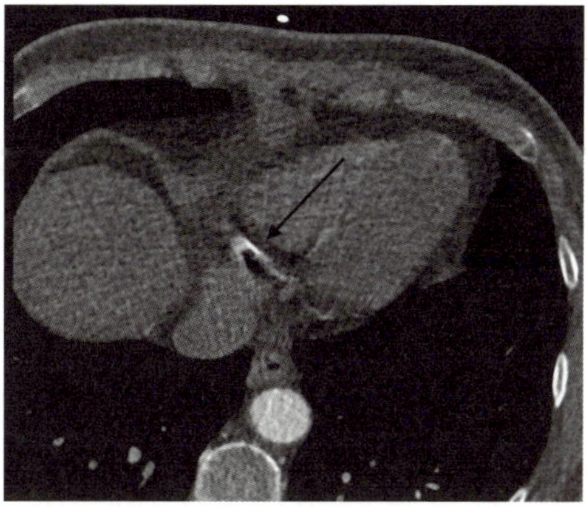

b. 冠脉 CTA 运动伪影，本应清晰显示的钙化斑块已经模糊到无法识别正确的大小和形状

图 3-41　运动伪影对识别的影响

（5）心律不齐患者需在临床医师指导下调节心律。

（6）依照检查科室要求进行检查前的准备。

冠脉 CTA 属于电离辐射类的检查，操作者会充分考虑到射线检查的正当性及射线剂量的优化，进行必要的防护。在检查前应与临床医师深入沟通检查的必要性，减少不必要的冠脉 CTA 检查。

小贴士

注射含碘对比剂后，全身发热属于正常反应，请不要紧张，按指令屏气。

6. 怎么看冠脉 CTA 结果?

冠脉 CTA 检查报告主要包括检查所见和结论，检查所见是冠脉成像后的具体情况描述，检查结论是对图像进行分析后给出的疾病诊断和建议。冠脉 CTA 检查报告为专业性术语，如某支血管狭窄百分比和斑块特征等，较少情况下才会写明具体的诊断，一般不容易理解，建议患者不要自行解读，以免增加心理负担，拿到报告后应第一时间找专业医师进行解读。

二、磁共振成像

1. 磁共振成像的原理

磁共振成像（magnetic resonance imaging，MRI）是利用磁场和射频脉冲使人体组织产生共振，从而产生图像。在磁共振成像过程中，人体被置于磁场中，磁场会对人体内的氢原子核产生作用，使其按照特定频率发生共振。当射频脉冲停止后，氢原子核会按照特定频率发射出能量，这些信号被接收并处理后，生成了人体内部的图像。

磁共振成像作为一种非侵入性成像技术，具有以下优点：

（1）无辐射损伤：磁共振检查完全避免了辐射伤害。在成像过程中，不需要使用 X 射线或其他放射性物质，可以有效预防因放射线暴露引发的潜在损伤，这是 X 射线或核素显像等传统影像检查所不具备的特点。

（2）软组织分辨率高：磁共振成像在所有医学影像学成像方法中具有最高的软组织分辨率，能够清晰地显示肌肉、肌腱、筋膜和脂肪等组织，能够有效区分膝关节的半月板、韧带、关节软骨，子宫的肌层和子宫内膜层，以及前列腺的中央带与移行带等结构。

（3）多方位成像：磁共振具备多方位成像的特点，无须患者改变体位，可以任意角度成像，清晰呈现检查器官或组织的结构，不受观察角度的限制。此外，容积扫描技术可以进行不同平面、曲面或不规则切面的重建，可实现对解剖结构或病变位置的立体追踪。

（4）多对比成像：磁共振提供了众多成像参数，信息量非常丰富。例如，自旋回波技术能够生成3种不同性质的图像：T_1加权成像、T_2加权成像和T_2 FLAIR成像（图3－42），使医生能够根据不同对比来更全面地评估组织的特性和异常情况。

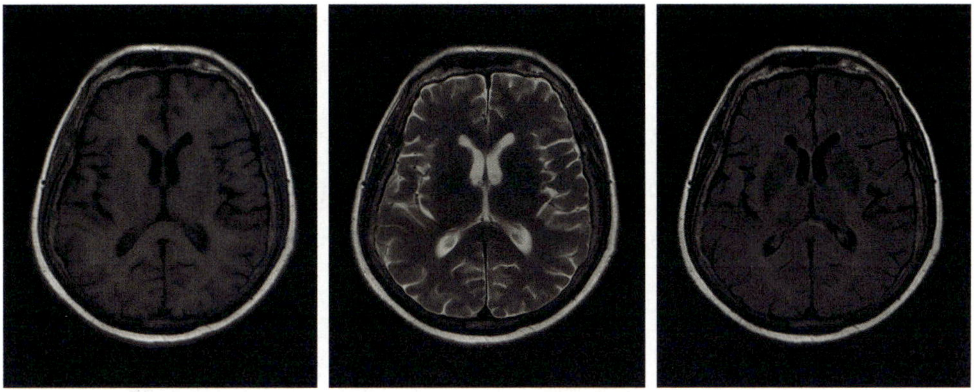

a. T_1加权成像　　b. T_2加权成像　　c. T_2 FLAIR成像

图3-42　磁共振成像

2. 磁共振成像的应用范围

磁共振检查覆盖了人体的多个系统和器官，为多功能成像。

（1）神经系统疾病：可用于诊断脑肿瘤、脑炎、脑梗死等神经系统疾病，以及评估脑萎缩、脑发育异常等发育性病变。

（2）肌肉骨骼系统疾病：可以清晰地显示关节软骨、肌肉、韧带等软组织结构，常用于诊断关节炎、关节损伤、肌腱炎等肌肉骨骼系统疾病。

（3）肿瘤类疾病：可用于诊断恶性肿瘤的转移和侵犯情况，评估肿瘤的分期和治疗效果。

（4）心血管系统疾病：可显示心脏解剖结构和功能，评估冠心病、心肌病等心血管系统疾病。

（5）泌尿生殖疾病：可用于诊断前列腺癌、前列腺炎、子宫肌瘤、卵巢囊肿、宫颈癌等疾病，以及评估妊娠期胎儿发育状况。

3. 磁共振检查的注意事项

磁共振检查虽然有着诸多优点，但因其成像原理特殊、设备较为复杂，使用不当会对患者、陪同家属及医护人员造成伤害，所以了解磁共振检查的注意事项，做好检查前准备至关重要。

（1）磁共振在扫描过程中会产生很大的噪声，噪声主要与梯度系统的切换有关，无法避免。目前的静音磁共振设备也只能降低噪声的分贝。检查前，医生会提醒患者扫描时的噪声，使患者有心理准备并给患者佩戴耳罩或耳塞（图3－43）降低噪声的影响。

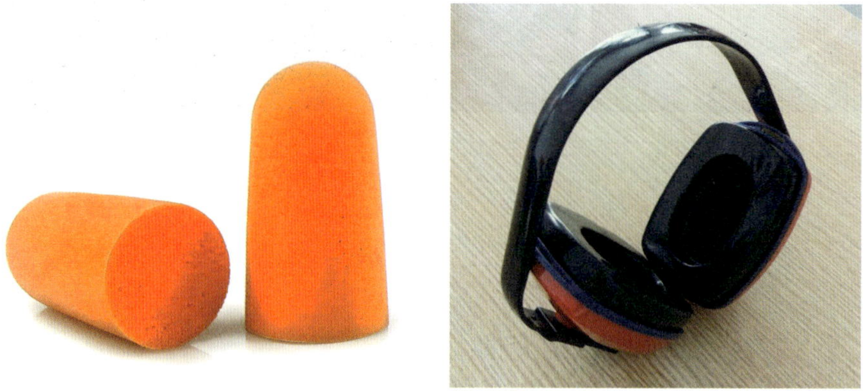

a. 防噪声弹性耳塞　　b. 耳罩

图 3-43　磁共振防噪声耳塞及耳罩

（2）金属物品禁止带入扫描间，检查前需去除随身的全部金属物品。铁磁性金属物在强磁场中会受到强烈的吸引，发生抛射效应（图3－44），严重者可造成安全事故，危及生命。

（3）体内有植入性电子设备（如人工耳蜗、非防磁起搏器）的患者，严禁进行磁共振检查。磁共振检查可能会造成装置的损坏，甚至危及患者生命。目前已有可以兼容磁共振检查的植入型电子设备，但检查前仍需对安全性进行全面评估。

（4）大部分金属植入物（如支架）可进行磁共振检查，但需要了解金属植入物的磁性。体内有植入物的患者检查前需要告知医生植

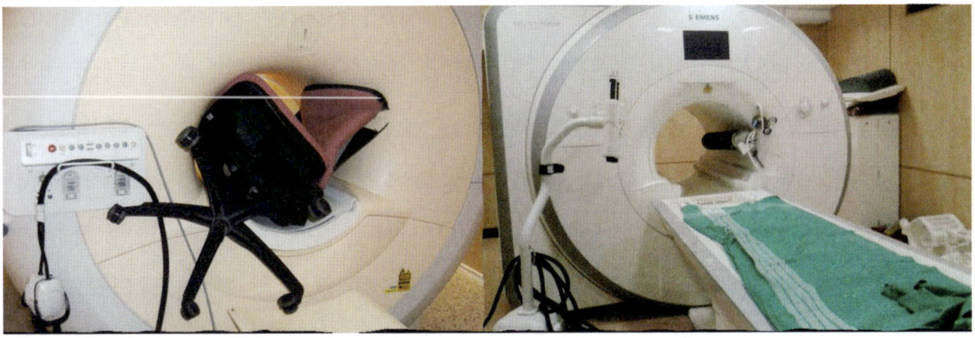

图 3-44　磁共振检查设备吸引金属物易造成伤害

入物的相关信息，以便医生评估其安全性。

（5）肾功能不全的患者应尽量避免行增强磁共振检查。对比剂主要通过肾脏排出体外，肾功能不全会导致对比剂在体内积聚，增加肾脏损害的风险。

（6）如处于妊娠期应告知医生。尽管磁共振检查安全，但在怀孕早期，医生可能会选择其他检查方法，以减少潜在风险。

（7）由于磁共振成像原理复杂，所以检查时间较长。胸腹部检查还需要反复多次配合屏气，以满足磁共振设备的成像需要。

（邱建星）

第十九节 SECTION 19 核医学检查

核医学最基本的特点是应用放射性核素和核射线进行疾病诊断、治疗、研究及生命探索。放射性核素示踪技术在生理状态下，从分子水平动态观察机体内各种小分子物质的变化，具有功能、代谢、分子显像的特点。作为分子影像技术的重要组成之一，核医学放射性核素显像能够对疾病进行早期诊断和评估。

放射性核素显像分为单光子显像(simple photon emission computed tomography，SPECT)和正电子显像两大类，前者包括骨显像、肾动态显像、心肌血流灌注显像、肺灌注/通气显像、甲状腺显像、甲状旁腺显像、脑血流显像等，后者包括葡萄糖代谢显像、氨基酸代谢显像、肿瘤受体显像、肿瘤免疫显像等。随着放射性药物和显像设备的发展和进步，核素显像的种类和项目不断增多，显像模式也逐步向多模态成像转变，如PET/CT、SPECT/CT、PET/MRI。

核医学临床诊疗的主要内容有：放射性核素显像、器官功能测定、放射性核素治疗和体外放射分析。本节简要介绍主要的核素显像和治疗方法。

一、脏器功能显像

1. 骨显像

骨显像是核医学检查中最常用的项目之一，已在临床应用了40多年。骨显像主要显示骨骼的骨盐代谢和血供情况，能够灵敏地发现骨病变，在多种骨骼疾病的早期诊断中具有良好的应用价值(图3-45)。常用的显像剂为亚甲基二磷酸盐(^{99m}Tc-MDP)，显像方式包括全身骨显像、断层骨显像、三时相骨显像。

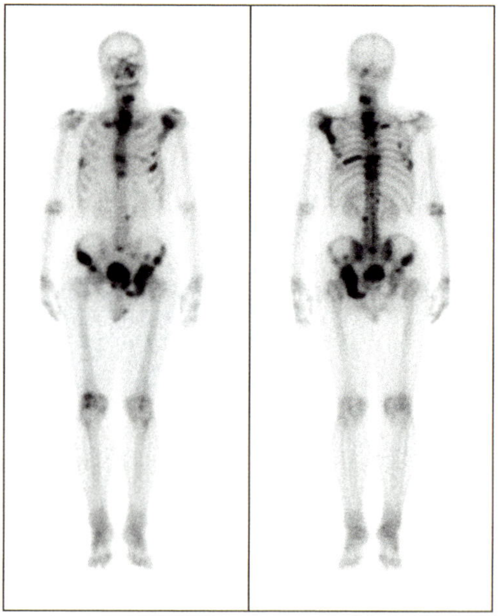

a. 前位　　b. 后位

图3-45　^{99m}Tc-MDP全身骨显像

骨显像最重要的临床适应

证是诊断和探查恶性肿瘤骨转移。在骨显像中，骨转移瘤多表现为放射性异常浓聚，病灶形态多样、散在多发，多见于中轴骨及四肢长骨近段；溶骨性转移灶可表现为放射性减低缺损区；弥漫骨转移还可呈“超级骨影像”的特征。骨显像比X射线检查更早发现骨转移灶，诊断的灵敏度高，在肿瘤分期、治疗方案确定和疗效观察中发挥了重要作用，是诊断肿瘤骨转移的首选检查方法。

骨显像在原发性骨肿瘤、代谢性骨病、骨坏死、骨感染、骨创伤等疾病的诊断和评估中也有独特的应用价值。

2. 肾动态显像

肾动态显像通过观察快速经肾脏排泄的显像剂的动态影像变化，能够对肾血流、肾功能及上尿路通畅情况进行定性评价和定量测定，其评估肾功能的灵敏度高，明显优于X射线静脉肾盂造影，对于判断分析肾功能独具优势。目前，临床应用最多的显像剂是肾小球滤过型药物二乙三胺五乙酸（^{99m}Tc-DTPA），同时可以得到分肾和总肾的肾小球滤过率。本方法已广泛用于肾功能评价、上尿路梗阻程度及性质、肾血管性高血压的判断、移植肾监测等。由于本检查方便易行、安全无创、适用范围广，是核医学应用较多的检查项目。

3. 心肌血流灌注显像及心肌代谢显像

心肌血流灌注显像剂随冠状动脉血流被心肌细胞摄取，在心肌内的分布可以反映冠状动脉的供血状况。作为一种无创、安全的影像学方法，心肌血流灌注显像在冠心病心肌缺血的诊断、危险度分级、疗效评估方面有重要的应用价值。结合负荷试验（运动负荷或药物负荷），心肌血流灌注显像可以更准确地评价心肌缺血的部位、范围、程度和冠状动脉的储备功能，还可检出无症状心肌缺血，对早期诊断冠心病具有重要意义，诊断的灵敏度和特异性可达90%以上。冠状动脉造影和冠脉CTA主要观察的是冠状动脉血管管腔的狭窄程度，并不能反映狭窄血管供应区心肌的真实血流情况，这方面的信息可以由心肌灌注显像提供，是核素功能显像的特点和优势所在。心肌灌注显像对于观察心脏微循环障碍也独具优势。目前，临床常用的心肌灌注显像药物是甲氧基异丁基异腈（^{99m}Tc–MIBI），应用 SPECT 进行心肌断层显像。

心肌梗死后梗死区心肌活性的判断，对于决定患者是否进行冠脉血运重建术有重要意义。氟代脱氧葡萄糖（^{18}F–FDG）心肌代谢显像通过观察心肌葡萄糖代谢的信息判断心肌细胞是否存活，是诊断存活心肌的“金标准”。^{18}F–FDG 心肌代谢显像是通过 PET/CT 设备进行检查。

4. 肺通气 / 灌注显像

反映肺动脉血流的肺灌注显像与肺气道通畅情况的肺通气显像结合，主要用于肺动脉血栓栓塞症（简称“肺栓塞”）的诊断及疗效评估。肺栓塞的典型影像表现是肺灌注显像出现节段性分布的放射性减低缺损区而通气显像基本正常，呈灌注 / 通气不匹配。相较于 CT 肺动脉造影，肺通气 / 灌注显像在观察亚段及更小分支的肺栓塞方面价值更高。

二、^{18}F–FDG 肿瘤葡萄糖代谢显像

肿瘤是严重危害人类健康的疾病，早期诊断是防治的关键。目前，以 ^{18}F–FDG 为显像剂的 PET/CT 葡萄糖代谢显像成为肿瘤诊断和综合评估的重要手段。由于恶性肿瘤细胞增殖活跃且糖酵解代谢旺盛，在 ^{18}F–FDG 代谢显像中，肿瘤原发灶及转移病灶均表现出显像剂摄取增加，表现为放射性异常浓聚（图3–46）。^{18}F–FDG PET/CT 显像能够对肿瘤进行分级和分期，并结合半定量分析（如标准摄取值）、病灶形态和位置以及放射性的时相变化，对肿瘤病变进行诊

断与鉴别诊断。

^{18}F-FDG 肿瘤葡萄糖代谢显像的适应证包括：寻找肿瘤原发灶，肿物良恶性鉴别，恶性肿瘤分级、分期以及转移灶定位，治疗后残留或复发病灶的判断，肿瘤放、化疗后局部坏死与存活肿瘤组织的鉴别诊断，肿瘤疗效评估及治疗监测、肿瘤耐药的评价和预后判断，肿瘤生物学评价。

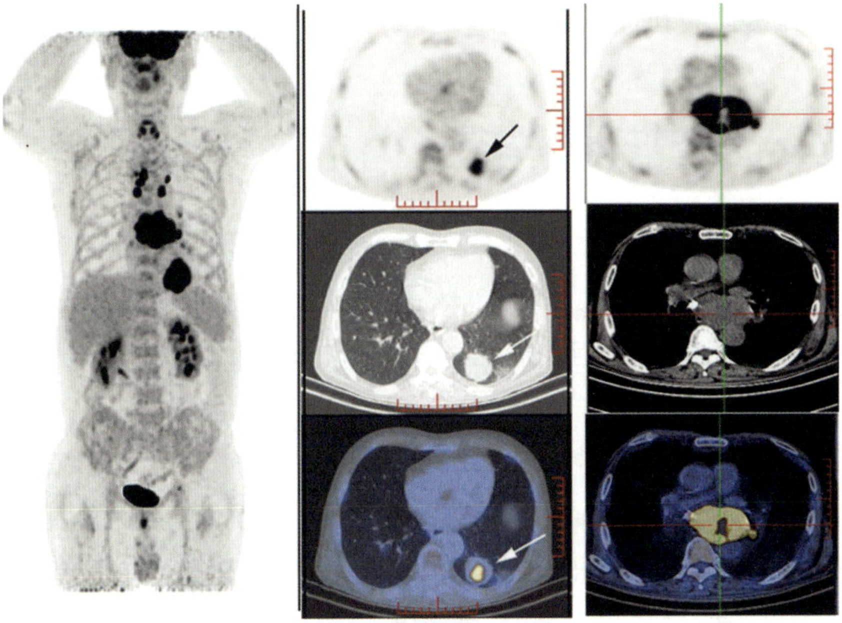

a. PET 全身投影图　b. 左肺下叶高代谢肿瘤病灶　c. 纵隔及左肺门高代谢转移淋巴结

图 3-46　^{18}F-FDG PET/CT 显像

三、肿瘤特异性显像

以肿瘤某种异常高表达的物质（受体、抗原或蛋白等）为靶点，采用放射性核素标记的特异性配体或类似物为显像剂，利用配体与靶物质在体内高特异性结合的特性，显示肿瘤特征性物质的表达、空间分布、密度与亲和力。这是在体内从分子水平上研究肿瘤生物学的先进影像学方法，对肿瘤病因学探讨、早期诊断、治疗指导和疗效判断具有重要的临床意义。肿瘤特异性显像可用于多种类型的肿瘤，显像种类丰富，如生长抑素受体显像应用于神经内分泌肿瘤、前列腺特异性膜抗原（prostate specific membrane antigen，PSMA）显像应用于前列腺癌等。这种高特异性的显像方法为核素诊疗一体化提供了可靠基础。

四、放射性核素治疗

放射性核素治疗利用能够高度聚集在病变组织内的放射性药物，通过其发射的具有较强电离辐射生物学效应的射线发挥杀伤作用，从而杀死病变细胞、抑制病变生长，达到治疗疾病的目的。临床开展最久且范围最广的核素治疗项目是 ^{131}I 治疗甲亢和分化型甲状腺癌，已成为这两种疾病的重要治疗手段。^{89}Sr、^{223}Ra 在肿瘤骨转移治疗中的应用也在增加。近些年，以特异性靶点为基础的核素肿瘤诊疗一体化发展迅速，例如以 PSMA 为靶点的前列腺癌显像（^{68}Ga/^{18}F-PSMA）和治疗（^{177}Lu/^{225}Ac-PSMA）的诊疗一体化，这一技术未来将是肿瘤诊疗的新方向。

（范　岩）

第四章 健康生活方式

第一节 SECTION 1 饮食

一、平衡膳食是健康生活方式的基础

人类需要的基本食物包括5大类，即谷薯类、蔬菜水果类、畜禽肉蛋奶类、大豆坚果类和油脂类，不同食物中含有的维持人体生命与健康所必需的能量和营养素不同。平衡膳食（图4－1）能最大程度地满足人体能量和营养素的供给，并降低相关慢性病发生风

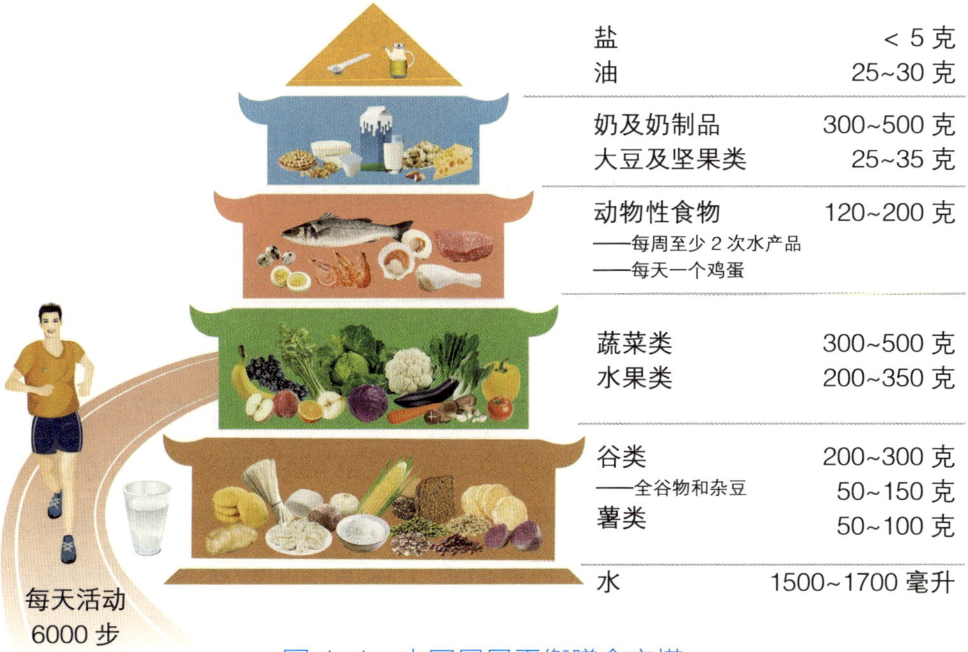

图4－1　中国居民平衡膳食宝塔

图片来源：中国营养学会，中国居民膳食指南（2022）[M]. 北京：人民卫生出版社，2022.

险。不均衡的饮食，如极低碳水、极低脂肪、生酮饮食等均不利于健康。碳水化合物摄入与死亡率之间呈“U”形关联，低碳水化合物（<40%）和高碳水化合物（>70%）摄入比中等摄入量具有更高的死亡风险。

二、平衡膳食的具体要求和准则

1. 食物多样，合理搭配

《中国居民膳食指南（2022）》推荐尽可能多吃新鲜、有机的蔬菜、水果等食物，尽量减少用加工食品和动物性食品替代新鲜食物。每天的膳食应包括谷薯类、蔬菜水果、畜禽鱼蛋奶和豆类食物，摄入均衡适当的脂肪、碳水化合物、植物性蛋白质和人体所需的营养元素。每天摄入的总热量中，植物性脂肪摄入量应占脂肪总量的45%~65%，水果及蔬菜摄入量不低于250克，淀粉谷物类食物占总热量不低于50%，维生素A、维生素D、维生素E及维生素K的摄入量不少于推荐量的2~3倍。

各类食物富含的营养素见表4-1。除母乳外，不同种类食物含有的营养素的种类和数量不同。经过合理搭配的多种食物组成的膳食，才能满足人体对能量和营养素的需要。

2. 吃动平衡，健康体重

食物摄入量和身体活动量是保持能量平衡、维持健康体重的关键因素。长期能量摄入量大于能量消耗量可造成超重或肥胖，反之则导致体重过轻或消瘦。成人健康体重的体重指数①（body mass index，BMI）应保持在18.5~23.9千克/米^2，65岁及以上老年人BMI应保持在20.0~26.9千克/米^2，体重过低（BMI <18.5千

① 体重指数，又称“身体质量指数”，用体重千克数除以身高米数平方得出的数值。是以体重为主判断营养状况的指标，是国际上常用的衡量人体胖瘦程度及是否健康的标准。

克/米^2)、过高(BMI > 28.0千克/米^2)死亡风险均有所增加。

表4-1 不同种类食物中富含的营养素

营养素	谷薯类	蔬菜、水果	畜、禽、鱼、蛋、奶类	大豆、坚果	油脂类
蛋白质			√	√	
脂肪			√	√	√
碳水化合物	√				
膳食纤维	√	√			
维生素A		√	√		
维生素E	√			√	√
维生素B_1	√		√		
维生素B_2	√		√		
叶酸	√	√			
烟酸	√				
维生素B_{12}			√		
维生素C		√			
钙		√	√	√	
镁	√	√		√	
钾	√	√		√	
铁	√		√	√	
锌	√		√	√	
硒			√		

3. 多吃蔬果、全谷物、奶类、大豆

蔬菜水果、全谷物、奶类、大豆及豆制品是平衡膳食的重要组成，坚果是平衡膳食的有益补充。蔬菜水果、全谷物是维生素、矿物质和膳食纤维的重要来源，奶类富含钙和优质蛋白质，大豆、坚果富含优质蛋白质和人体必需脂肪酸等营养成分。

4. 适量摄入鱼、禽、蛋、瘦肉

鱼、禽、蛋类和瘦肉可提供人体所需要的优质蛋白质和多种微量营养素。

水产品和畜禽肉中蛋白质的含量较高。畜肉，尤其是肥肉，脂肪含量高，饱和脂肪酸较多，摄入过多可增加肥胖和心血管疾病等发病风险，应少吃肥肉。鱼和禽的脂肪含量较低、不饱和脂肪酸较多；鱼类富含二十碳五烯酸（eicosapentaenoic acid，EPA）和二十二碳六烯酸（docosahexoenoic acid，DHA），推荐每周至少吃2次。

烟熏和腌制肉在加工过程中易受多环芳烃类和甲醛等多种有害物质的污染，过多摄入可增加某些肿瘤的发生风险，应少吃或不吃。

膳食胆固醇的吸收及其对血脂的影响因遗传和代谢状态不同而存在较大的个体差异。人体自身脂肪代谢对血中胆固醇的影响远大于膳食中胆固醇摄入的影响。蛋类中各种营养成分丰富，营养价值高，蛋黄富含维生素、矿物质、磷脂和胆碱，吃鸡蛋不要丢弃蛋黄。通常，每天吃一个鸡蛋不会增加心血管疾病的风险。《中国血脂管理指南（2023年）》建议动脉粥样硬化性心血管病中危以上人群或合并高胆固醇血症患者应考虑限制食物胆固醇摄入（＜300 毫克/日）。表4－2为常见动物性食物胆固醇含量。

表4-2　常见动物性食物胆固醇含量（每100克可食部）

食物名称	含量（毫克）	食物名称	含量（毫克）	食物名称	含量（毫克）
猪脑	2571	鹅肝	285	猪肉（代表值）	86
牛脑	2447	鱿鱼	268	羊肉（前腿）	86
鸡蛋黄	1510	对虾	193	鲤鱼	84
鸡蛋（代表值）	648	猪肝	180	羊肉（代表值）	82
咸鸭蛋	647	赤贝	144	猪肉（瘦）	81

（续表）

食物名称	含量（毫克）	食物名称	含量（毫克）	食物名称	含量（毫克）
鸭蛋	565	海蟹	125	带鱼	76
猪肾	430	猪肥肉	109	鹅	74
鸡肝	356	青鱼	108	海鳗	71
鸭肝	341	鸡肉（代表值）	106	牛肉（代表值）	58
牛肝	297	鸭肉（代表值）	94	牛肉（里脊）	44

资料来源：杨月欣．中国食物成分表标准版（第二册）[M].2版．北京：北京大学医学出版社，2019.

5. 少盐少油，控糖限酒

我国居民的饮食习惯中食盐摄入量较高，过多的盐摄入与高血压、脑卒中、胃癌和全因死亡有关，减少饮食中钠的摄入量可以降低血压，降低心血管病的发病风险。《中国居民膳食指南（2022）》推荐每天摄入的食盐量为5克左右，表4-3为我们日常常见调味品的含盐量。除了炒菜用的盐，应避免过多进食烟熏、烧烤、腌制品等过度加工食物，限制酱油、味精、鸡精、各种酱料等调味品的摄入，尽量选择如山楂、柠檬、辣椒、花椒、醋、咖喱等调味品。

表4-3　含有1克盐（400毫克钠）的调味品

名称	重量（克）	常见食物
食盐	1	精盐、海盐
鸡精	2	各种鸡精
味精	4.8	各种味精
豆瓣酱	6	豆瓣酱、辣椒酱、蒜蓉辣酱
黄酱	16	黄酱、甜面酱、海鲜酱
酱油	6.5	酱油、生抽、老抽
蚝油	10	各种蚝油

（续表）

名称	重量（克）	常见食物
咸菜	13	榨菜、酱八宝菜、腌雪里蕻、腌萝卜干等
腐乳	17	红腐乳、白腐乳、臭腐乳等

《中国居民膳食指南（2022）》推荐每天的烹调油摄入量为25~30克，应减少烹调油和动物脂肪用量，避免摄入反式脂肪酸（氢化植物油等）。建议每天摄入添加糖提供的能量不超过总能量的10%，最好不超过总能量的5%，不要暴饮暴食，尤其是含糖过高的果汁及各式甜点。

过量饮酒增加肝脏损伤、痛风、心血管疾病、癌症等疾病的发生风险，应避免过量饮酒。若饮酒，根据世界卫生组织的建议，成年男性一天的饮酒量不超过25克酒精，成年女性不超过15克酒精。

小贴士

居家烹饪应该使用哪种油?

烹调油可分为植物油和动物油。常见的植物油有大豆油、花生油、葵花籽油、菜籽油、芝麻油、玉米油、橄榄油等；常见的动物油如猪油、牛油、羊油、奶油（黄油）等。不同食用油中脂肪酸的构成不同，各具营养特点（图4–2），如橄榄油、茶油、菜籽油的单不饱和脂肪酸含量较高，玉米油、葵花籽油则富含亚油酸，胡麻油（亚麻籽油）中富含α–亚麻酸。应经常更换烹调油的种类，食用多种植物油。需要注意的是，植物油富含维生素E、单不饱和脂肪酸和多不饱和脂肪酸，过量摄入也会造成热量摄入过多。

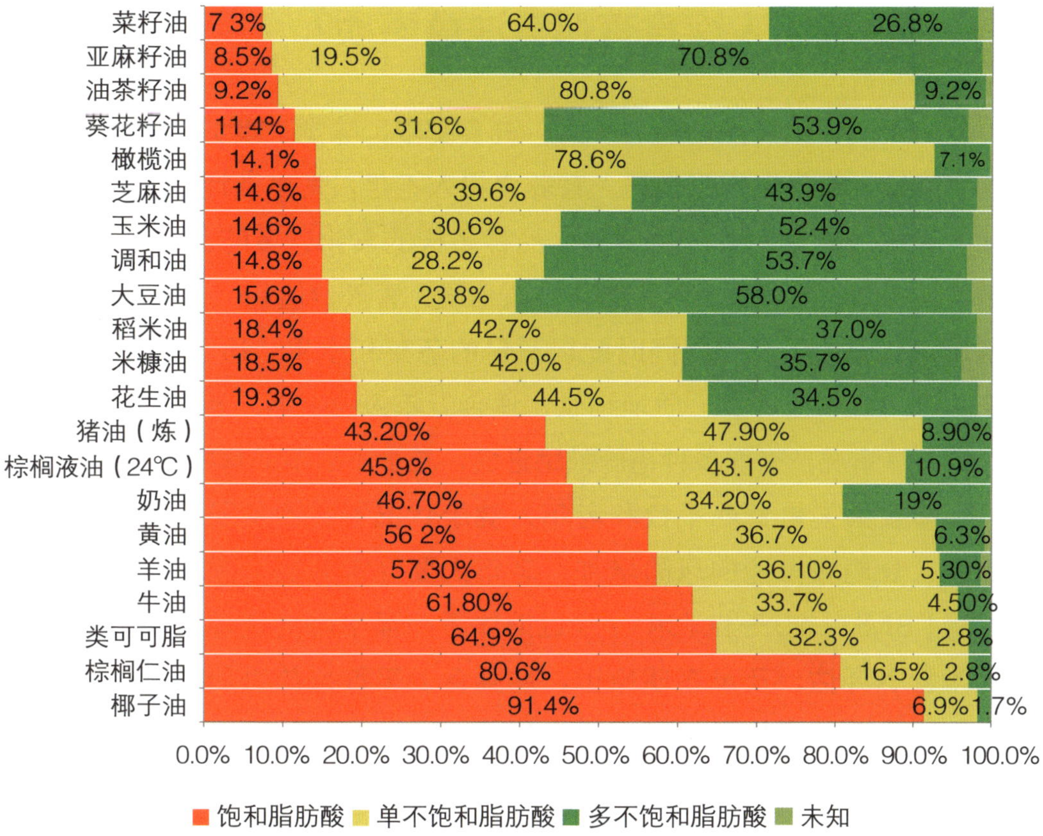

图 4-2 居家烹饪常用食用油的脂肪酸构成

图片来源：杨月欣．中国食物成分表标准版（第一册）[M]. 第 6 版．北京：北京大学医学出版社，2018.

6. 规律进餐，足量饮水

规律进餐是实现平衡膳食、合理营养的前提。一日三餐、定时定量、饮食有度，是健康生活方式的重要组成部分。早餐提供的能量应占全天总能量的25%~30%，午餐占30%~40%，晚餐占30%~35%。食物制备应生熟分开，熟食二次加热要热透。

推荐每天饮水1500~1700毫升。应主动、足量喝水，少量多次，推荐喝白开水或茶水，不用饮料代替白开水。足量饮水是机体健康的基本保障，可降低肾脏及泌尿系统感染、结石的发生风险。

三、老年人饮食有哪些注意事项？

老年人，尤其是高龄老年人，进食受限，味觉、嗅觉、消化吸收能力降低，容易出现蛋白质、营养素摄入不足，发生消瘦、贫血等问题。应摄入能量和营养密度高、品种多样的食物，多吃鱼、畜禽肉、蛋类、奶制品及大豆类等富含优质蛋白质、营养价值和生物利用率高、易于消化吸收的食物，同时配以适量的蔬菜和水果。通过精细烹制，使食物口感丰富美味、质地细软，适合老年人的咀嚼、吞咽能力。应根据具体情况，采取多种措施鼓励进食，减少不必要的食物限制。

体重丢失是营养不良和老年人健康状况不佳的信号，从而导致患病、衰弱和失能的风险增加。老年人要经常监测体重，对于体重过轻（BMI $<$ 20千克/米^2）或近期体重明显下降的老年人，应进行医学营养评估，及早查明原因，从膳食上采取措施进行干预。在医生和临床营养师指导下，适时合理补充营养，如特医食品、强化食品和营养素补充剂，以改善营养状况，提高生活质量。

小贴士

老年人应积极进行户外活动，促进体内维生素D合成，延缓骨质疏松和肌肉衰减的进程。肥胖老年人不应快速减重，应循序渐进科学减重。

核心推荐：

- ☑ 食物品种丰富，动物性食物充足，常吃大豆制品。
- ☑ 鼓励共同进餐，保持良好食欲，享受食物美味。
- ☑ 积极参加户外活动，延缓肌肉衰减，保持适宜体重。
- ☑ 定期健康体检，测评营养状况，预防营养缺乏。

（窦　攀）

第二节 SECTION 2 运动

一、科学运动有益身心

随着“运动是良医”的观念深入人心，公众更加注重和积极参与运动锻炼。运动锻炼促进身心健康已成为共识，不仅可以延缓急慢性和致残性疾病的进展，有助于预防和管理心血管疾病、癌症和糖尿病等，还可以提高机体运动功能、肌肉力量、平衡能力，减少跌倒，同时预防并减轻抑郁和焦虑状态。根据人体整体功能情况，可制定个体化的运动处方，包括运动时间、运动频率、运动强度等参数，进行针对性的耐力训练、抗阻训练、柔韧性和平衡性训练等。科学、合理与个性化地安排运动锻炼十分重要。

二、如何做到科学运动?

1. 认识身体对运动的机能反应

运动可以挑战机体的生理、神经、心血管等系统，引起身体多系统的综合反应。机体在适应运动变化中提升了多系统、各器官的功能，以满足身体代谢、呼吸和心血管等系统的需求，维持体内平衡。

运动使机体满足更多氧气和营养物质的需求，排出二氧化碳和新陈代谢废物，因而可促进心肺循环和呼吸系统供氧的能力提高；运动促进机体肌肉力量增加，提升肌肉抗疲劳能力，改善柔韧性，增加关节活动范围。长期运动锻炼可使机体身体成分，如肌肉、骨骼、脂肪和其他身体组织的相对数量发生良好的适应性变化。

运动还可改善血糖、降低血压，提高自主神经功能，改善脂代谢，如降低甘油三酯水平，提高高密度脂蛋白胆固醇水平、降低低密度脂蛋白胆固醇水平。

运动可促进免疫系统功能，减轻全身炎症，提高人体对疼痛的耐受性，已成为治疗慢性疼痛、骨关节炎等的非药物疗法。

2. 认识运动的风险与自身运动需求

运动锻炼的风险 开始运动计划前应该由专业人员评估健康及运动风险，确定安全运动强度。如体力活动适应能力问卷（表4－4）均回答“否”，提示锻炼是安全的；若问卷中至少有一个回答“是”，需要继续评估运动风险水平。

表 4-4 体力活动适应能力问卷（适用于 15~69 岁）

规律的体力活动有益健康，对大部分人来说，运动是安全的。在明显增加体力活动前，应先征询医生的意见。如果您计划从现在开始增加体力活动，请先回答下面 7 个问题。如果您在 15~69 岁，这份问卷会告诉您是否需要咨询医生。如果超过 69 岁，请先征询医生的意见。

最好凭感觉回答以下问题。请仔细阅读并认真回答每一个问题，选择“是”或“否”

是	否	
□	□	（1）医生曾否告诉过您患有心脏病，并且只能参加医生推荐的体力活动？
□	□	（2）当您进行体力活动时，是否感到胸痛？或上胸部不适？
□	□	（3）过去 1 个月内，您是否在没有进行体力活动时也感到过胸痛、上胸部不适？
□	□	（4）您是否曾因感到眩晕而失去平衡，或曾失去知觉？
□	□	（5）您的骨骼或关节（例如背部、膝或关节）是否有问题，并且会因为体力活动变化而恶化？
□	□	（6）近来，医生是否因为您的血压或心脏问题开药（例如利尿药）让您服用？
□	□	（7）您是否知道一些使您不能进行体力活动的其他原因？

选编自：Steven Jonas, Edward M Phillips. 运动保健处方 [M]. 黄力平，主译 . 北京：人民军医出版社，2013.

自身运动需求 在确定了运动安全的基础上，应该对运动所要实现的目标有所选择，即通过一段时间的运动后，想要提高哪些自身素质。这些内容往往涉及心肺耐力、肌肉力量和耐力、柔韧性等直观身体变化，此外，也可能涉及身体的协调、平衡、敏捷、速度和反应时间等功能方面的能力。确定自身需求，有助于针对性地选择适宜的运动锻炼内容。

三、运动处方的内容

1. 认识运动处方

运动处方 FITT，即频率（frequency）、强度（intensity）、时间（time）和类型（type）。规律运动人群的运动处方从低水平开始，逐渐增加。

（1）运动频率：为每周进行运动锻炼的次数。

（2）运动时间：即运动持续的时间。一般指实际运动锻炼时间，不包含中间休息时间，运动时间多以分钟计数。

（3）运动类型：指采用哪种运动方式，例如哑铃抗阻、游泳、跑步、骑车等等。快步走是刚开始参加运动锻炼的久坐少动人群最常采用的锻炼形式。一般来说，建议选择两种以上喜爱的运动进行锻炼，以便使运动形式丰富有趣、不同的肌肉群得到锻炼，并有助于预防局部过度使用造成损伤。

（4）运动强度：是运动时的用力水平，现在有很多方法测量运动强度。一些方法比较简单，但客观性稍差；而另外一些方法较客观，但需要精密设备和复杂的计算。为了锻炼更加科学，应尽可能精准地安排运动强度。

只有运动强度达到了合理的范围，运动的“疗效”才能更好地发挥。那如何才算达到运动强度了呢？推荐简洁方便的运动强度测定方法，如谈话试验和主观用力等级（rating of perceived exertion，RPE）。如果为了更加精确地获得运动锻炼的效果，需要应用或了解较客观的运动强度测量方法，例如最大心率百分比（%HR_{max}）、最大心率储备百分比（%HRR）、摄氧量储备百分比（%VO_2R）和代谢当量（METs）的衡量方法。各种方法简要描述如下：

（1）主观运动强度测定法：客观性最低而方法最简单的运动强度测定法是谈话试验。谈话试验分为低、中和高强度3个运动等级，低强度运动时，能在运动中谈话或唱歌；中强度运动时，可舒适地谈话，但唱歌困难；高强度运动时，不能唱歌和长时间谈话。

主观运动强度还可采用精确度较好的主观疲劳等级程度评定，如采用0～10分的主观疲劳等级量表（表4–5）。

表 4–5　主观疲劳等级量表

评分	主观感觉描述
0	休息（rest）
1	非常轻松（very easy）
2	轻松（easy）
3	适中（moderate）
4	有点困难（somewhat hard）
5	困难（hard）
6	
7	非常困难（very hard）
8	
9	
10	最困难（maxima）

资料来源：美国运动医学学会．ACSM运动测试与运动处方指南[M]．王正珍，译．8版．北京：人民卫生出版社，2010．

（2）生理性/相对运动强度测定法：是较客观的运动强度测定方法，包括最大摄氧量百分比（$\%VO_{2max}$）和最大摄氧量储备百分比（$\%VO_2R$），以及最大心率储备百分比（%HRR）和最大心率百分比（$\%HR_{max}$）。最大摄氧量（VO_{2max}）是指在人体进行最大强度的运动，各器官、系统机能达到最高时机体所能摄入的氧气含量，反映人体有氧运动能力的重要指标，高水平最大摄氧量是高水平有氧运动能力的基础。最大心率百分比最容易应用，但欠精确。例如，以中等强度进行的运动等同于64%~75%HR_{max}。较为简单的最大心率计算方法是"220－年龄"，但这个公式缺点较多，更精确的公式是"206.9－0.67×年龄"（表4－6）。

表4-6　不同年龄和不同强度下受试者的心率　　单位：次/分

年龄	低强度	中等强度	高强度	最大心率
35	＜117	117~139	＞139	183
40	＜115	115~137	＞137	180
45	＜113	113~134	＞134	177
50	＜110	111~132	＞132	173
55	＜109	109~129	＞129	170
60	＜107	107~127	＞127	167
65	＜105	105~124	＞124	163
70	＜102	102~122	＞122	160
75	＜100	100~119	＞119	157
80	＜98	98~117	＞117	153
85	＜96	96~114	＞114	150
95	＜92	92~109	＞109	143

资料来源：Steven Jonas, Edward M Phillips. 运动保健处方 [M]. 黄力平，主译. 北京：人民军医出版社，2013.

（3）绝对运动强度测定法：采用代谢当量（metabolic equivalents，METs）衡量完成已知运动任务所需要的绝对能量消耗。健康成年人坐位安静状态下耗氧量为3.5毫升/（千克·分），将此定为1MET，根据其他活动时的耗氧量可推算出相应的METs值。尽管不同个体在从事相同活动时的实际耗氧量可能不同，但不同的人在从事相同活动时METs值基本相等。METs值可用于表示运动强度、制定个体化运动处方、指导日常生活和职业活动、判定最大运动能力和心功能水平等。一般低强度体力活动定义为小于3METs，中等强度体力活动为3~6METs，高强度体力活动为大于6METs。日常活动运动类型与运动强度举例如表4-7所示。

表4-7 日常活动运动类型与运动强度举例

低强度（<3METs）	中等强度（3~6METs）	高强度（>6METs）
步行 平坦路面缓慢步行（在家周围、商店或办公室）=2.0 **业余活动** 手工艺、艺术品制作，打牌=1.5 打台球=2.5 划电动船=2.5 飞镖投掷=2.5 坐着钓鱼=2.5 演奏乐器=2.0~2.5	**步行** 平坦路面步行（4.8千米/时）=3.3 **业余体育运动** 打羽毛球=4.5 投篮球=4.5 平地骑车（16~19.2千米/时）=6.0 慢速交谊舞=3.0 快速交谊舞=4.5 在河岸钓鱼或移动钓鱼=4.0 打高尔夫球=4.3 划帆船或划水=3.0 业余游泳=6.0 打乒乓球=4.0 乒乓球双人混打=5.0 非对抗性排球=3.0~4.0	**步行、慢跑或跑步** 平坦路面以轻快的步伐步行（7.2千米/时）=6.3 中等步伐、斜坡负重（<4.5千克）或不负重步行=7.0 斜坡负重（4.5~18.9千克）行走=7.5~9.0 慢跑（8千米/时）=8.0 慢跑（9.6千米/时）=10.0 跑步（11.2千米/时）=11.5 **业余体育活动** 平地骑车（19.2~22.4千米/时）=8.0 平地骑车（22.4~25.6千米/时）=10.0 日常踢足球=7.0 足球比赛=10.0 网球单打=8.0 室内或沙滩排球比赛=8.0

资料来源：Steven Jonas, Edward M Phillips. 运动保健处方[M]. 黄力平，主译. 北京：人民军医出版社，2013.

2. 老年人的运动锻炼

针对65岁以上老年人的运动锻炼，运动处方应该包括有氧训练、肌肉强化练习、平衡训练和柔韧性练习等。以下简要介绍运动锻炼的要点：

（1）平衡训练：导致老年人跌倒的因素很多，主要因素为肌力、耐力和平衡。老年人每周应该进行各种各样的体力活动，建议每周活动3次或更多，以中等或更大强度的平衡和力量运动训练为主，可提高身体功能能力并防止跌倒。站立平衡有不同的难度，进行平衡锻炼时，需要遵循循序渐进的原则（图4－3，图4－4）。

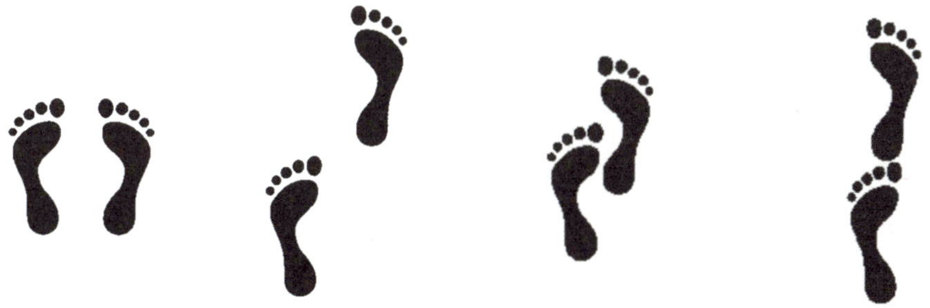

a. 双足站立　b. 近串联站立　c. 半串联站立　d. 串联站立

图 4-3　站立平衡的不同难度

图片来源：Yves J Gschwind, Sabine Eichberg, Hannah R Marston,et al. ICT−based system to predict and prevent falls （iStoppFalls）: study protocol for an international multicenter randomized controlled trial[J].BMC Geriatrics, 2014, 14（1）: 91.

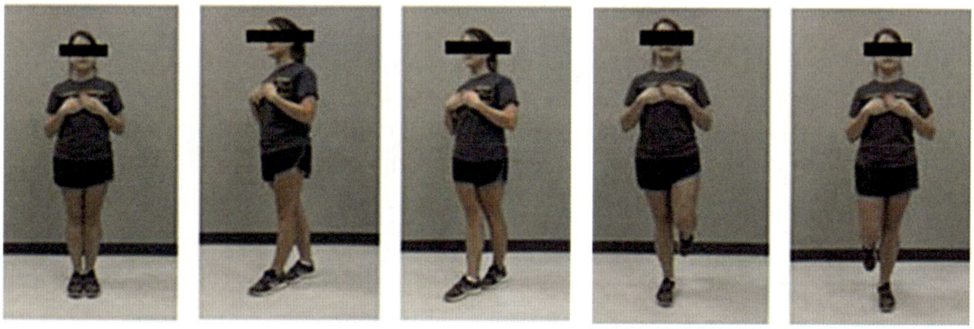

图 4-4　站立平衡训练需循序渐进，双足站立—串联站立—单足站立

图片来源：Ryan Z Amick, Alex Chaparro, Jeremy A Patterson,et al.Test−Retest reliability of the SWAY balance mobile application[J]. Journal of Mobile Technology in Medicine, 2015, 4（2）: 40−47.

（2）有氧训练：老年人群每周应进行至少30分钟的有氧训练，例如散步、游泳、水上运动或固定式单车骑行运动。此外，在跑步机上行走也是有氧训练方式，对老年人的运动姿势与平衡有积极的作用。

（3）力量训练：老年人进行肌肉强化运动（抗阻运动训练），有益于保持骨骼健康和肌肉力量。运动强度应达中等或更大，运动内容最好涉及上肢、下肢和躯干等主要肌肉群，并逐渐增加强度（重量）。建议每周进行2~3次力量训练，每次训练之间休息1天。当可以轻松地以良好的姿势进行重复时，应该增加强度。

（4）柔韧性训练：随着年龄的增长，老年人需要通过运动来锻炼肌肉和其他软组织。柔韧性训练的牵伸、振荡可促进肌肉和相关软组织适应变化，使个体获得更好的姿势和运动模式。运动前与运动后均要进行柔韧性训练，牵伸时要缓慢进行，多采用静态拉伸。

在开始具体的运动锻炼前，应考虑老年个体的健康状况和功能水平，因地制宜地利用身边的运动场地、设施。此外，需要考虑个体的兴趣爱好，找到喜欢且能够长期坚持的运动锻炼内容十分重要。

（王宁华　张　凯）

第三节 SECTION 3 戒烟限酒

一、戒烟

1. 我国吸烟现状

我国是世界上最大的烟草生产国和消费国。《中国吸烟危害健康报告（2020）》显示，我国有超3亿烟民。2018年，我国15岁以上人群吸烟率为26.6%，其中男性吸烟率为50.5%，不吸烟者的二手烟暴露率为68.1%。我国每年约有100万人死于吸烟相关疾病，超过了因艾滋病、结核病、交通事故以及自杀死亡人数的总和。

2. 吸烟与呼吸系统疾病

吸烟损害肺部结构，破坏肺和呼吸道免疫功能，引起多种呼吸系统疾病。吸烟可以导致慢性阻塞性肺疾病、呼吸系统感染、肺结核、多种间质性肺疾病等。

3. 吸烟与恶性肿瘤

烟草烟雾中含有至少69种致癌物。当人体暴露于这些致癌物中时，致癌物会引起体内关键基因发生永久性突变并逐渐积累，导致恶性肿瘤发生。吸烟可导致肺癌、喉癌、膀胱癌、胃癌、宫颈癌、卵巢癌、胰腺癌、肝癌、食管癌、肾癌等，吸烟量越大，吸烟年限越长，疾病的发病风险越高。

4. 吸烟与心脑血管疾病

吸烟与冠心病 吸烟导致死亡的相关疾病前三位依次是肺癌、慢性阻塞性肺病和冠心病。吸烟可使冠心病的发病风险增加2倍，冠心病死亡风险增加2~3倍。吸烟量和心血管疾病的发病风险具有非常明显的量效关系，即心血管疾病的发病风险随每日吸烟量的增加而增加。吸烟导致心血管疾病发病年轻化，吸烟者患冠心病的年龄比不吸烟者平均早10年。被动吸烟者患冠心病的风险也显著升高，和少量吸烟者（每天吸 1~9 支香烟）相似，被动吸烟可使急性心肌梗死的发病风险增加25%。

吸烟与脑卒中 吸烟可引起出血性脑血管疾病，如脑出血、蛛网膜下腔出血，也可引起缺血性脑血管疾病，如脑供血不足、脑血栓等。

5. 吸烟与消化道疾病

吸烟会导致胃酸分泌增加，从而增加胃酸对胃黏膜的刺激，引起胃溃疡和胃炎。烟草中的有害物质会损害胰腺功能，使胰腺分泌的消化酶减少，影响食物的消化和吸收。烟草中的有害物质对消化道黏膜有直接损害作用，长期吸烟会导致消化道黏膜损伤和炎症，增加消化道疾病风险，如胃癌、食管癌、胰腺炎等。

6. 什么时候戒烟都不晚

戒烟可降低或消除吸烟导致的健康危害。任何人在任何年龄戒烟均可获益，且戒烟越早、持续时间越长，健康获益就越大。

二、限酒

适量饮酒在获得精神愉悦的同时有助于维护心血管健康，过量饮酒和酗酒对心血管和全身健康有害无益。在开怀畅饮时应牢记酒精的危害，过度饮酒增加交通事故、脑卒中、心肌病、心律失常、心源性猝死、肝硬化、睡眠呼吸暂停导致的缺氧等风险。

1. 何为适量饮酒?

《中国居民膳食指南（2022）》提出“应限制饮酒”。儿童、青少年、孕妇、哺乳期女性不应饮酒。患有胰腺炎、肝脏疾病或正在服用可能会与酒精产生作用的药物者均不应饮酒。成年男性一天饮用酒精量建议不超过25克，成年女性不超过15克。

近期一项研究显示，饮酒量与死亡风险呈“J”形曲线关系，当每日饮酒量在1.3~24克时，全因死亡风险最低。此外，韩国的研究发现，与不饮酒相比，轻度饮酒者（每天摄入酒精＜15克）罹患痴呆的风险显著降低。

2. 如何计算酒精量?

酒饮料中的酒精含量称为“酒度”，有3种表示方法：

（1）容积百分比，以%（体积/体积）为酒度，即每100毫升酒中含有纯酒精的毫升数，我国常用容积百分比表示酒精含量。

酒精量（克）= 饮酒量（毫升）× 酒精含量（%）× 0.8（克/毫升）

（2）质量百分数，以 %（质量 / 质量）为酒度，即100克酒中含有纯酒精的克数。

（3）标准酒度，欧美常用此来表示蒸馏酒中酒精含量。

不同类型酒饮料有不同的酒精量，那么，15克酒精对应多少毫升酒饮料呢，可以参照表4－8来检查饮酒量是否超标。

表 4-8　含有 15 克酒精的不同酒量

类型	含有 15 克酒精的量（毫升）
啤酒（4% 计）	450
葡萄酒（12% 计）	150
白酒（38% 计）	50
高度白酒（52% 计）	30

3. 饮酒的危害

长期过量饮酒除伤害肝脏外，可引起或加重高血压、高脂血症、心肌病、糖尿病及动脉粥样硬化性疾病等。随着饮酒量的增加，患病率有升高的趋势。酒精的危害与饮酒种类无关，对健康造成伤害的主要是酒精的作用。虽然研究表明少量饮酒对成年人心血管有一定的保护作用，可降低全因死亡风险或痴呆风险，但酒精具有成瘾性，一旦长期大量饮用会导致一系列不良的健康状况和社会问题。因此，不提倡通过饮酒来预防心血管疾病，特别是对于既往没有饮酒习惯者不提倡饮酒。对于长期过量饮酒者，应当力劝其限酒。

（周伟炜　刘梅林）

第五章 常见心血管疾病

第一节 SECTION 1 高血压

高血压是我国中老年人的常见疾病，也是心脑血管疾病的主要危险因素，长期血压升高给健康造成巨大伤害。提高对高血压危害的认识，积极预防和治疗高血压，对于减轻靶器官损害、降低心脑血管事件发生率及死亡率具有重要的意义。

一、高血压的易患人群

(1)我国北方是高血压的高发地区。

(2)随着年龄增加，高血压的患病率增加。

(3)绝经期女性高血压患病率增加。

(4)有高血压家族史者。

(5)高盐饮食、吸烟、过量饮酒、超重或肥胖者。

(6)长期精神紧张、缺乏运动者。

二、高血压的分类

高血压分为原发性高血压和继发性高血压：

(1)原发性高血压是最常见的高血压类型，病因不明确。

(2)继发性高血压的常见病因有：肾实质性疾病、肾动脉狭窄、嗜铬细胞瘤、原发性醛固酮增多症、睡眠呼吸暂停综合征等。高血压发病年龄较轻、血压在短时间内突然升高、原有高血压突然加重、应用多种降压药物治疗效果不佳、以往有肾脏病或大动脉炎病史等患者需要排查继发性高血压。

三、高血压的临床表现

1. 高血压常见哪些症状?

高血压患者多有头晕、头痛、颈后部疼痛、心悸等症状，也可表现为失眠、健忘、注意力不集中，少数患者可能出现视力模糊、鼻出血等，部分患者无任何不适症状，仅在偶测血压时发现血压升高。

2. 长期血压高有哪些危害?

如果血管长期处于高压力状态，就会像橡胶管老化一样逐渐僵硬、失去弹性，最终发生全身血管病变、心脑血管事件甚至死亡。心血管疾病是高血压人群最主要的并发症，长期高血压的主要危害包括：

（1）导致脑供血不足、脑血栓、脑出血。

（2）导致心血管疾病，包括冠心病、心力衰竭、外周血管疾病。

（3）导致慢性肾功能不全、视物模糊等。

四、高血压的诊断和评估

1. 高血压的诊断

高血压诊断主要根据安静状态下非同日3次以上的血压测定值作为诊断依据。血压≥140/90毫米汞柱即可诊断为高血压；仅收缩压（俗称高压）≥140毫米汞柱，舒张压（俗称低压）<90毫米汞柱，为单纯收缩期高血压。

高血压诊断明确后要进行全面评估，明确高血压的类型和程度，根据血压水平确定血压水平分级；对于服用降压药疗效不佳的患者，应寻找原因，排除继发性高血压；综合评估高血压的靶器官损害或心脑血管疾病风险，有助于医生制定合适的治疗方案，改善预后。

2. 高血压患者应该做哪些检查?

血压升高须明确是原发性高血压还是继发性高血压，评估是否存在靶器官损害，需要进行下列检查：

（1）心电图、超声心动图及胸部X射线片：评估高血压对心脏的影响。

（2）眼底检查：了解是否有高血压导致的眼底血管改变。

（3）血肌酐、尿常规、尿微量蛋白、肌酐清除率：了解有无肾脏损害。

（4）血生化：了解肝肾功能、血脂、血糖、尿酸、钾钠氯水平等。

（5）头颈及四肢血管超声、踝肱指数、脉搏波传导速度检查：评估血管功能状态。

（6）动态血压监测：了解血压的日常状态及昼夜变化规律。

（7）降压药物疗效不佳者需要排除继发性高血压，行血肾素、血管紧张素、醛固酮、儿茶酚胺、甲状腺功能、肾脏及肾上腺B超、肾血管超声、睡眠呼吸监测等检查。

（8）有条件者行头颅磁共振血管成像（magnetic resonance angiography，MRA）或MRI检查，了解脑血管情况。

五、高血压的治疗

1. 高血压的非药物治疗

健康的生活方式是预防或延缓高血压发病、降低血压和相关心血管风险的重要途径，是高血压预防治疗中最简单、有效、经济的治疗方法(表5-1)，血压正常高值人群(血压水平处于130~139/85~89毫米汞柱者)可通过生活方式改善预防高血压，所有高血压患者均应进行治疗性生活方式干预。

表 5-1　改变生活方式对血压的影响

内容	目标	收缩压下降范围
减少钠盐摄入	每日食盐摄入量不超过 6 克，限制隐性盐的摄入（咸菜、鸡精、酱油等）	2~8 毫米汞柱
减轻体重	BMI < 24 千克 / 米 ^{2}，腰围 < 90 厘米（男）、< 85 厘米（女）	5~20 毫米汞柱，减重 10 千克
规律运动	中等强度运动，每次 30 分钟，每周 5~7 次	4~9 毫米汞柱

降低血压的生活方式包括：

(1)合理膳食：均衡饮食，减少钠盐摄入、增加富钾食物摄入，提倡高血压患者每日食盐的摄入量应在6克以下，尽可能减少烹调用盐。建议使用可定量的盐勺，减少酱油等含盐调味品用量；少食含盐量高的食品，如咸菜、火腿、香肠等。鼓励摄入多种新鲜蔬菜、水果、鱼类、豆制品、粗粮、脱脂奶及富含钾、钙、膳食纤维、多不饱和脂肪酸的食物，减少脂肪、畜肉和含糖饮料的摄入。

(2)增加体力活动：提倡每周进行至少5天、每天30分钟的规律有氧运动，应根据个体特点选择运动的种类、强度、频度和时间，老年人运动时应避免过度体力活动导致损伤、跌倒。

(3)减轻体重：减轻体重可降低血压，同时改善胰岛素抵抗、糖尿病、血脂异常和左心室肥厚。老年人应根据具体情况减重，避免过快、过度减重。

标准体重（千克）= 身高（厘米）– 105，在标准体重范围内，上下浮动10％属于正常范围。超过标准体重的10％为超重，超过20％为肥胖。

体重指数25～27.9千克/米^{2}为超重，超过28千克/米^{2}为肥胖。

（4）限制饮酒：大量饮酒引起血压升高，建议每日饮用酒精量<15克。

（5）戒烟、避免二手烟：高血压患者应戒烟并避免吸入二手烟。

（6）保持心理平衡：减轻精神压力，保持心情愉悦，避免情绪大起大落，维持心理平衡。

（7）改善睡眠：保证充足的睡眠，改善睡眠质量，重度呼吸睡眠暂停患者需佩戴无创呼吸机，有助于血压控制。

2. 高血压的药物治疗

常用的口服降压药物包括利尿剂、钙通道阻滞剂、血管紧张素转换酶抑制剂、血管紧张素受体阻滞剂、血管紧张素受体–脑啡肽酶抑制剂和β受体阻滞剂，以及由上述药物组成的单片复方制剂。需根据高血压患者的个体情况选择降压药物，疗效存在个体差异，根据治疗效果及不良反应调整降压药物。

利尿剂 利尿剂价格便宜、降压效果好，尤其适用于合并心力衰竭、水肿的老年高血压患者。常用的有氢氯噻嗪、吲达帕胺、安体舒通（螺内酯）等。长期大量应用利尿剂可引起血糖血脂代谢异常、电解质紊乱，应定期监测肾功能及电解质变化。

钙通道阻滞剂 常用二氢吡啶类药物包括氨氯地平、贝尼地平、非洛地平、硝苯地平等，该类药的主要不良反应有心率加快、面部潮红、头疼、下肢浮肿、腹胀、便秘等。

非二氢吡啶类药物包括维拉帕米、地尔硫卓，该类药可抑制房室传导及心肌收缩力，引起心率减慢，慎用于心功能不全、心脏房室传导异常及病态窦房结综合征患者。

血管紧张素转换酶抑制剂/血管紧张素受体阻滞剂 血管紧张素转换酶抑制剂适用于高血压合并心力衰竭、冠心病、糖尿病、慢性肾脏病及蛋白尿的患者。常用的有培哚普利、雷米普利、贝那普利、福辛普利、依那普利、咪达普利等。最常见的不良反应是干咳，可导致血钾升高，应监测血钾、肾功能。

血管紧张素受体阻滞剂常用坎地沙坦、缬沙坦、氯沙坦、厄贝沙坦、替米沙坦、奥美沙坦酯等。血管紧张素受体阻滞剂引起干咳的不良反应较血管紧张素转换酶抑制剂少，可导致血钾升高，应监测血钾、肾功能。

血管紧张素受体–脑啡肽酶抑制剂（沙库巴曲缬沙坦）适用于高血压合并心力衰竭患者。常见不良反应包括血钾升高、干咳等，应监测血钾、肾功能。

β受体阻滞剂 β受体阻滞剂适用于心率较快的高血压或合并冠心病、慢性心力衰竭患者的治疗。常用美托洛尔、比索洛尔、卡维地洛、阿尔马尔、阿替洛尔等。β受体阻滞剂禁用于支气管哮喘急性期以及未安装起搏器的严重房室传导阻滞、病态窦房结综合征的患者。

α受体阻滞剂 优先用于存在前列腺增生症状的高血压患者，可联合用于难治性高血压、慢性肾脏病、一线降压药物疗效不佳的高血压患者。常用特拉唑嗪、多沙唑嗪等。常见的不良反应是体位性低血压，应从小剂量开始，睡前服用，根据患者的疗效逐渐调整剂量，并监测立卧位血压。

小贴士

如何选择降压药?

应根据患者的个体特点选择降压药物：

☑ 合并心力衰竭的患者首选血管紧张素受体脑啡肽酶抑制剂、血管紧张素转换酶抑制剂或血管紧张素受体阻滞剂、β 受体阻滞剂及利尿剂治疗。

☑ 合并冠心病（心绞痛或心肌梗死）的患者首选 β 受体阻滞剂、血管紧张素转换酶抑制剂或血管紧张素受体阻滞剂；合并心绞痛的高血压患者可应用钙通道阻滞剂类药物减少心绞痛发作。

☑ 高血压合并糖尿病肾病患者首选血管紧张素转换酶抑制剂或血管紧张素受体阻滞剂。

特别提示

服用降压药物时注意什么?

☑ 降压药物可单药起始，部分患者需要两种或两种以上降压药物联合治疗才能达到血压控制目标。老年患者应从小剂量开始，根据疗效逐步调整剂量，必要时可两种或两种以上药物联合应用。

☑ 降压药物疗效不佳或血压明显波动时，应及时就诊。

☑ 不提倡频繁换药，服用降压药 2~3 周后疗效不佳时可在医生指导下调整治疗药物。

☑ 大幅度的血压波动可导致心脑血管事件，降压速度不宜太快，提倡选用长效制剂。

3. 高血压的控制目标及达标时间

高血压患者的血压控制目标为<140/90毫米汞柱，如能耐受可降至130/80毫米汞柱以下。80岁及以上高龄老年人降压目标为<150/90毫米汞柱，如能耐受可降至140/80 毫米汞柱以下。应根据患者具体情况确定血压控制目标，监测血压变化以及有无心、脑、肾灌注不足的临床表现，在强调降压达标的同时，应避免过度降压及血压过大波动。多数高血压患者应在4周内或12周内将血压逐渐降至目标水平，年轻、病程较短的高血压患者，可尽快达标；老年人、病程较长，有合并症且耐受性差的高血压患者，应逐渐使血压达标。

4. 血压的监测

高血压患者应监测血压水平变化，可采用诊室血压、动态血压和家庭自测血压。建议记录每次测量的收缩压、舒张压、心率、测量时间，便于医生调整降压治疗方案。

六、特殊人群高血压管理

1. 老年人高血压

老年人高血压的临床特点包括：以收缩压增高为主、脉压（收缩压和舒张压的差值）增大；血压波动大，容易发生体位性低血压和餐后低血压，常见血压昼夜节律异常；多见白大衣高血压；继发性高血压、隐匿性高血压容易漏诊，可见假性高血压。

老年人降压治疗时应注意：降压治疗过程中要监测血压变化以及有无心、脑、肾灌注不足的临床表现，如低血压相关的头晕、心绞痛、乏力症状。老年患者降压治疗强调收缩压达标，降压药物从小剂量开始，在患者能耐受的前提下逐步降压达标，避免过快、过度降低血压。治疗方案因人而异，根据个体特点选择降压药物；治疗过程中监测立位血压，重视家庭自测血压及24小时动态血压监测。

2. 高血压合并糖尿病

高血压合并糖尿病患者更容易发生心、脑血管事件和周围血管病。如能耐受，目标血压＜130/80毫米汞柱。运动和减重等措施不仅能降压，还能改善组织对胰岛素的敏感性，有利于血糖控制。

3. 睡眠呼吸暂停综合征相关的高血压

睡眠呼吸暂停可导致氧饱和度下降、心率波动、睡眠时或睡醒

特别提示

1. 家庭中应选择什么样的血压计?

家庭血压监测推荐使用家用臂式自动电子血压计，不推荐腕式血压计、水银柱血压计。

2. 测量血压时的注意事项

测量血压前30分钟避免饮酒、饮咖啡或剧烈运动，先保持安静状态5分钟后再进行测量。测量时应取坐姿，袖带中心和心脏处于同一水平面（图5-1）。

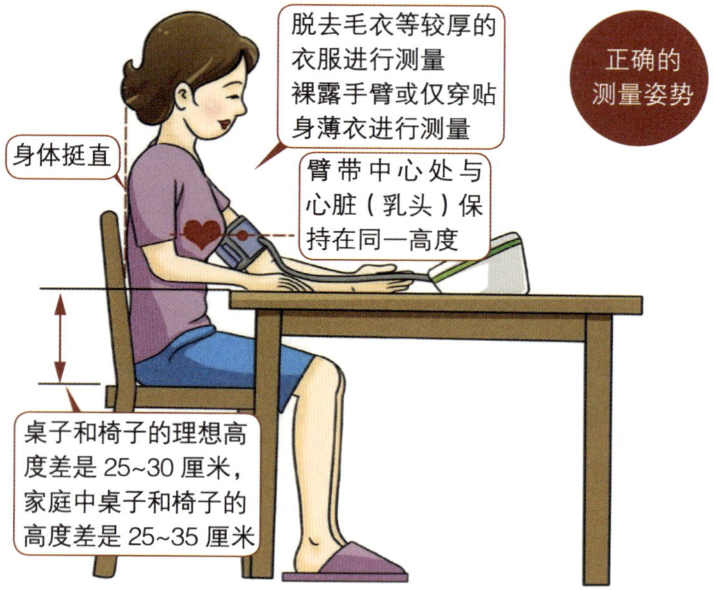

图5-1　臂式电子血压计的使用方法

测量血压时，被测者不要说话，不要移动手臂或身体。血压不稳定者，测量 2 ~ 3 次，取平均值。

3. 为什么不同时间测量的血压不同?

不同时间测量的血压可能不同，有时差异相当大，可能与被测者自身血压波动、外界环境因素影响或测量误差有关。血压有周期性变化的特性，随情绪、季节、环境波动。

不能仅凭一次测量的血压值确定是否为高血压，应在舒适安静的环境和准确的操作下测量，才能得出血压准确数值。

如果在医院测量的血压升高，而家中测量血压正常，经核对家中电子血压计测量数据可靠时，称为“白大衣高血压”（或“诊室高血压”），这时应以家中测量的血压为准。必要时可进行 24 小时血压监测明确诊断。

4. 高血压需要终身治疗吗?

高血压患者常需要终身服用降压药物有效控制血压，减少并发症、改善远期预后。若血压降至正常范围，可调整降压药剂量，避免血压过低。建议监测降压药物的治疗效果及不良反应，评估是否出现合并症及靶器官损害。

5. 血压“晨峰现象”

部分高血压患者表现为清晨血压升高，称为“晨峰血压”，可通过以下措施控制晨峰血压：

（1）使用长效降压药物。

（2）每天晨起后尽快服用降压药物。

（3）夜间和清晨血压难以控制者，可在睡前服用降压药。

（4）发现清晨血压升高，应寻找原因、及时就诊并调整降压方案。

6. 体位性低血压

体位性低血压是指从卧位改变为直立体位的 3 分钟内，收缩压下降 20 毫米汞柱或舒张压下降 10 毫米汞柱，同时伴有头晕或晕厥等脑循环灌注不足的症状。易发人群为：失水过多、液体入量不足，服用利尿剂、扩血管药物，自主神经调节障碍、平时活动少、长期卧床的患者。

后血压升高，长期缺氧状态可造成周围小动脉管壁增厚、硬化，导致血压持续升高并可伴发心律失常等。如睡眠呼吸暂停得到及时治疗，多数患者的血压可明显下降，甚至恢复正常。

（付志方　刘梅林）

第二节 SECTION 2 血脂异常

一、血脂和血脂异常

血脂是血液中所有脂类物质的总称，包括胆固醇、甘油三酯、类脂（磷脂）等。血脂不溶于水，必须与特殊的蛋白质即载脂蛋白（apolipoprotein，Apo）结合形成脂蛋白才能溶于血液，被运输至组织进行代谢。脂蛋白包括乳糜微粒、极低密度脂蛋白、中间密度脂蛋白、低密度脂蛋白（low density lipoprotein，LDL）、高密度脂蛋白（high density lipoprotein，HDL）和脂蛋白 a。

临床主要的血脂检测项目包括总胆固醇（total cholesterol，TC）、甘油三酯（triglyceride，TG）、高密度脂蛋白胆固醇（HDL-C）、低密度脂蛋白胆固醇（LDL-C）以及载脂蛋白 A（Apo A）、载脂蛋白 B（Apo B）和脂蛋白 a。总胆固醇减去高密度脂蛋白胆固醇即为非高密度脂蛋白胆固醇（非 HDL-C）。

1. 什么是血脂异常?

血脂异常又称为高脂血症，分为总胆固醇、甘油三酯、非高密度脂蛋白胆固醇和混合型血脂升高。部分血脂异常继发于系统性疾病，如甲状腺功能异常、肾病综合征、肝脏疾病，也可由某些药物引起，如糖皮质激素、长时间服用大剂量的利尿剂和 β 受体阻滞剂等药物。

2. 如何发现和检测血脂异常?

血脂异常患者常无症状，常在血脂检测时发现。建议40 岁以下成年人每 2~5 年、40 岁及以上成年人至少每年进行1次血脂检测（包括 TC、LDL-C、HDL-C 和 TG）；动脉粥样硬化性心血管疾病（atherosclerotic cardiovascular diseases，ASCVD）及高危人群应根据个体化防治的需求进行血脂检测；上述人群应至少检测1次脂蛋白a；家族性高胆固醇血症患者的一级和二级亲属应进行血脂筛查。

血脂筛查的重点人群：①有动脉粥样硬化性心血管疾病病史者；②存在多项动脉粥样硬化性心血管疾病危险因素（如高血压、糖尿病、肥胖、吸烟）的人群；③有早发动脉粥样硬化性心血管疾病家族史者（指男性一级直系亲属在55岁前或女性一级直系亲属在65岁前患动脉粥样硬化性心血管疾病），或有家族性高脂血症者；④皮肤或肌腱黄色瘤及跟腱增厚者。

3. 血脂异常的诊断

ASCVD 风险不同的人群，血脂指标的合适水平和升高的判断标准也不同。对于 ASCVD 低危人群，根据主要血脂指标进行分层，标准见表5-2。

表 5-2　中国 ASCVD 一级预防低危人群主要血脂指标的参考标准

分类	TC（毫摩尔/升）	LDL-C（毫摩尔/升）	HDL-C（毫摩尔/升）	TG（毫摩尔/升）	非 HDL-C（毫摩尔/升）	脂蛋白 a（毫克/升）
理想水平	—	< 2.6	—	—	< 3.4	—

（续表）

分类	TC（毫摩尔/升）	LDL-C（毫摩尔/升）	HDL-C（毫摩尔/升）	TG（毫摩尔/升）	非 HDL-C（毫摩尔/升）	脂蛋白 a（毫克/升）
合适水平	＜ 5.2	＜ 3.4	—	＜ 1.7	＜ 4.1	＜ 300
边缘升高	≥ 5.2 且 ＜ 6.2	≥ 3.4 且 ＜ 4.1	—	≥ 1.7 且 ＜ 2.3	≥ 4.1 且 ＜ 4.9	—
升高	≥ 6.2	≥ 4.1	—	≥ 2.3	≥ 4.9	≥ 300
降低	—	—	＜ 1.0	—	—	—

资料来源：《中国血脂管理指南》修订联合专家委员会．中国血脂管理指南（2023年）[M]. 北京：人民卫生出版社，2023.

注：表中所列数值是干预前空腹12小时测定的血脂水平。

二、血脂异常的综合评估

1. 血脂异常有哪些危害?

血脂异常时，脂质会在血管壁上沉积并形成斑块，斑块破裂后在血管局部诱发血栓、血管痉挛，可导致血管完全或部分堵塞，相应供血部位因血流变慢或中断而出现组织缺血或坏死，引发心血管事件。病变发生在冠状动脉，可表现为心绞痛、心肌梗死甚至猝死；病变发生在脑血管，可表现为短暂脑缺血发作、脑卒中。血脂异常还可导致脂肪肝、周围血管病等。

LDL-C 水平越高，ASCVD 的风险越高，LDL-C 是首要降脂目标。非 HDL-C 含有致动脉粥样硬化脂蛋白的胆固醇，是评估高甘油三酯血症、糖尿病、肥胖患者 ASCVD 风险的重要指标。

高 TG 通过影响 LDL 或 HDL 增加动脉粥样硬化的风险，作为 ASCVD 风险增加的危险因素。此外，高 TG 还可导致胆石症、胰腺炎等疾病。

2. 血脂异常的评估

基于个体是否患 ASCVD、所合并的心血管危险因素和血脂水平进行评估，对血脂异常患者进行心血管危险分层，治疗也根据个体的疾病及危险因素情况决定。ASCVD 总体风险评估流程见图 5–2 所示。

ASCVD

是 → 二级预防

超高危人群：发生过≥ 2 次严重 ASCVD 事件或发生过 1 次严重 ASCVD 事件，且合并≥ 2 个高危险因素

严重 ASCVD 事件：

（1）近期有急性冠脉综合征病史（<1 年）。

（2）既往心肌梗死病史（除上述有急性冠脉综合征）。

（3）缺血性脑卒中史。

（4）有症状的周围血管病变，既往接受过血运重建或截肢。

高危险因素：

（1）LDL-C ≤ 1.8 毫摩尔 / 升，再次发生严重的 ASCVD 事件。

（2）早发冠心病（男 <55 岁，女 <65 岁）。

（3）家族性高胆固醇血症或基线 LDL-C ≥ 1.8 毫摩尔 / 升。

（4）既往有冠状动脉旁路移植术或经皮冠状动脉介入治疗史。

（5）糖尿病。

（6）高血压。

（7）慢性肾脏病 3~4 期。

（8）吸烟。

极高危人群：不符合超高危标准的其他 ASCVD 患者

否 → 一级预防

符合下列任意条件者，可直接列为高危人群，不需要进行 10 年 ASCVD 发病危险评估：

（1）LDL-C ≥ 4.9 毫摩尔 / 升或 TC ≥ 7.2 毫摩尔 / 升。

（2）糖尿病患者（年龄≥ 40 岁）。

（3）慢性肾脏病 3~4 期。

↓ 不符合者，评估 10 年 ASCVD 发病危险

危险因素*（个）		血清胆固醇水平分层（毫摩尔 / 升）		
		3.1 ≤ TC<4.1 或 1.8 ≤ LDL-C<2.6	4.1 ≤ TC<5.2 或 2.6 ≤ LDL-C<3.4	5.2 ≤ TC<7.2 或 3.4 ≤ LDL-C<4.9
无高血压	0~1	低危（<5%）	低危（<5%）	低危（<5%）
	2	低危（<5%）	低危（<5%）	中危（5%~9%）
	3	低危（<5%）	中危（5%~9%）	中危（5%~9%）
有高血压	0	低危（<5%）	低危（<5%）	低危（<5%）
	1	低危（<5%）	中危（5%~9%）	中危（5%~9%）
	2	中危（5%~9%）	高危（≥ 10%）	高危（≥ 10%）
	3	高危（≥ 10%）	高危（≥ 10%）	高危（≥ 10%）

↓ 10 年 ASCVD 发病危险为中危且年龄 <55 岁者，评估余生危险

具有以下任意 2 个及以上危险因素者，定义为 ASCVD 高危人群：

（1）收缩压≥ 160 毫米汞柱或舒张压≥ 100 毫米汞柱。

（2）非 HDL-C ≥ 5.2 毫摩尔 / 升（200 毫克 / 分升）。

（3）HDL-C<1.0 毫摩尔 / 升（40 毫克 / 分升）。

（4）BMI ≥ 28 千克 / 米²。

（5）吸烟。

图 5-2 中国成人 ASCVD 总体发病风险评估流程

资料来源：《中国血脂管理指南》修订联合专家委员会．中国血脂管理指南（2023 年）[M]. 北京：人民卫生出版社，2023.

注：危险因素包括吸烟、低 HDL-C、年龄≥ 45/55 岁（男性 / 女性）。小于 40 岁的糖尿病患者危险分层参见特殊人群糖尿病部分。

三、血脂异常的治疗

ASCVD 总体风险评估是血脂管理的基础。根据 ASCVD 总体风险评估，确定调脂治疗的策略，制定个体化的综合治疗方案，以降低 ASCVD 总体风险。分析显示，LDL-C 每降低 1 毫摩尔 / 升，

ASCVD 事件发生风险降低20 %~30 %。LDL–C 是降脂治疗的首要目标，非 HDL–C 是次要干预目标。

健康生活方式是降脂治疗的基础。药物治疗中首选他汀类药物。起始宜应用中低强度他汀类药物，根据风险分层、个体疗效和耐受情况调整剂量。使用可耐受剂量他汀类药物治疗 LDL–C 未达标者，联合胆固醇吸收抑制剂或联合前蛋白转化酶枯草溶菌素9（proprotein convertase subtilisin/kexin type 9，PCSK9）抑制剂。极高危患者如基线 LDL–C 水平较高，可直接启动他汀类药物联合 PCSK9抑制剂，使 LDL–C 尽快达标。不能耐受他汀类药物的患者应考虑使用胆固醇吸收抑制剂或 PCSK9 抑制剂。

TG 升高时，首先应进行生活方式干预，限制酒精摄入，减少碳水化合物摄入，增加纤维含量丰富的低糖饮食如全谷类的粗粮摄入。对于 ASCVD 患者或极高危老年人，经他汀类药物治疗后 TG 仍持续升高（2.3 ~5.6毫摩尔 / 升）时，可联用高纯度 ω–3脂肪酸（首选 EPA）。TG ≥5.6 毫摩尔 / 升时，使用贝特类药物、高纯度 ω–3脂肪酸或烟酸类药物治疗，以降低胰腺炎风险。

1. 血脂应控制到什么水平?

根据 ASCVD 风险确定 LDL–C 和非 HDL–C 的目标值，不同风险等级需要达到的 LDL–C、非 HDL–C 目标值不同（表5–3）。

表 5–3　调脂治疗目标值　　单位：毫摩尔 / 升（毫克 / 分升）

危险分层	临床疾病和（或）危险因素	LDL–C 目标	非 HDL–C 目标
超极高危	ASCVD 并存以下之一： （1）复发 ASCVD 事件； （2）冠状动脉多支血管病变； （3）近期出现急性冠脉综合征（12个月内）； （4）LDL–C ≥ 4.9 毫摩尔 / 升； （5）糖尿病	<1.4（55）或较基线水平降低幅度≥ 50%	<2.2（85）

（续表）

危险分层	临床疾病和（或）危险因素	LDL-C 目标	非 HDL-C 目标
极高危	（1）ASCVD； （2）糖尿病 + 高血压； （3）糖尿病合并靶器官损害（微量白蛋白尿、视网膜病变、肾病）或合并至少 3 项其他危险因素； （4）糖尿病 +1 项其他危险因素 * 且 LDL-C ≥ 3.4 毫摩尔 / 升； （5）外周动脉粥样硬化性疾病（狭窄 >50%）	<1.8（70） 或较基线水平降低幅度≥ 50%	<2.6（100）
高危	（1）糖尿病； （2）高血压 +2 项其他危险因素 * 且 LDL-C ≥ 2.6 毫摩尔 / 升； （3）慢性肾脏病（3 或 4 期）； （4）TC>8 毫摩尔 / 升、LDL-C ≥ 4.9 毫摩尔 / 升或血压≥ 180/110 毫米汞柱； （5）10 年 ASCVD 发病风险≥ 10%	<2.6（100）	<3.4（130）
低危 / 中危	（1）高血压或有 0~3 项其他危险因素 *； （2）10 年 ASCVD 发病风险 <10%	<3.4（130）	<4.2（160）

资料来源：刘梅林，张雨濛，付志方，等．老年人血脂异常管理中国专家共识 [J]．中华内科杂志，2022，61（10）：1095－1118．

注：* 其他危险因素包括：年龄（男≥ 45 岁，女≥ 55 岁）、吸烟、HDL-C<1.04 毫摩尔 / 升（40 毫克 / 分升）、体重指数≥ 28 千克 / 米^2、早发缺血性心血管病家族史。

2. 治疗血脂异常的健康生活方式有哪些?

保持健康的生活方式是治疗血脂异常的基本措施，主要包括戒烟、限酒，均衡饮食，减少饱和脂肪酸和胆固醇摄入，增加蔬菜、水果、鱼类、豆类、粗粮、全谷类、坚果及富含植物甾醇、纤维的食物摄入，不提倡老年人过度控制饮食和减轻体重。建议坚持规律有氧运动，运动时应注意避免运动导致的损伤和跌倒，有条件者可在运动康复专业医师评估及指导下选择运动方案。

3. 血脂异常的常用治疗药物

他汀类药物　他汀类药物通过抑制 HMG-CoA 还原酶阻止胆固醇在体内合成，主要降低胆固醇和 LDL-C。大量临床研究证实，他汀类药物是安全、有效的调脂药物，是防治 ASCVD 的基本药物。

临床常用的他汀类药物包括阿托伐他汀、瑞舒伐他汀、氟伐他汀、洛伐他汀、匹伐他汀、普伐他汀和辛伐他汀。一般在睡前服用，阿托伐他汀、瑞舒伐他汀、匹伐他汀可在任何时间服用，洛伐他汀与食物同时服用吸收更好。血脂康由粳米接种红曲菌发酵精制而成，含洛伐他汀及他汀同系物、不饱和脂肪酸、甾醇、黄酮类物质等，常用剂量为1.2克／日（0.6克／次，2次／日），含洛伐他汀10毫克。他汀类药物使用剂量和降低 LDL-C 幅度见表5-4。

表 5-4　他汀类药物降低 LDL-C 的幅度及剂量

强度	他汀类药物	剂量（毫克／日）
高强度（每日剂量可降低 LDL-C ≥ 50%）	阿托伐他汀	40~80*
	瑞舒伐他汀	20~40**
中等强度（每日剂量可降低 LDL-C 25%~50%）	阿托伐他汀	10~20
	瑞舒伐他汀	5~10
	氟伐他汀	80
	洛伐他汀	40
	匹伐他汀	1~4***
	普伐他汀	40
	辛伐他汀	20~40
	血脂康	1200****

注：*中国人应用阿托伐他汀80毫克／日证据不足，建议谨慎使用；**中国食品药品监督管理局批准瑞舒伐他汀最高剂量20毫克／日；***匹伐他汀1毫克／日为低强度；****《中国血脂管理指南（2023年）》将血脂康1.2克／日剂量归入中等强度降脂药物。

多数患者对他汀类药物的耐受性良好，不良反应多见于使用大剂量他汀或联合用药者。常见不良反应如下：

（1）肝功能异常：他汀类药物最常见的不良反应是肝功能异常，丙氨酸转氨酶升高大于正常上限3倍的发生率为0.5%~3.0%，严重肝损害发生率为0.001%，多发生在用药后的3个月内，呈剂量依赖性。

他汀类药物禁用于活动性肝病、失代偿性肝硬化及急性肝衰竭、不明原因转氨酶持续升高和任何原因转氨酶升高超过3倍正常上限的患者。慢性肝病不是使用他汀类药物的禁忌证。

服用他汀类药物后如出现转氨酶升高，应寻找转氨酶升高的原因，在医师指导下调整治疗方案；升高超过正常上限的3倍合并总胆红素升高时，应停药或将他汀类药物减量；升高低于正常上限的3倍时，可监测转氨酶变化，或换用另外一种代谢途径的他汀类药物。转氨酶恢复正常后，他汀类药物减量或更换种类，监测肝酶变化。

（2）肌损害：他汀类药物相关的肌损害可表现为：肌痛或乏力，不伴肌酸激酶增高；肌炎、肌痛或乏力等肌肉症状伴肌酸激酶增高；横纹肌溶解，有肌痛或乏力等肌肉症状并伴有肌酸激酶显著增高（超过正常上限10倍）、血肌酐升高，常有尿色变深及肌红蛋白尿，可引起急性肾功能衰竭，发生率很低，约为0.01%。

他汀类药物的肌损害通常与大剂量相关，老年、瘦弱女性、肝肾功能异常、多种疾病并存、多种药物合用及围术期容易发生他汀类药物的不良反应。服用他汀类药物后，如出现肌痛或肌酶升高，应排查其他原因导致的肌酶升高，如创伤、剧烈运动、甲状腺疾病、感染、维生素D缺乏、原发性肌病等，在医师指导下进行治疗调整。如肌酸激酶升高未超过正常上限4倍，若无明显症状，可继续服用他汀类药物并密切监测；若存在症状则应停用他汀类药物，待症状消失且肌酸激酶正常后换用另外一种代谢途径的他汀或减少原用他汀剂量。肌酸激酶升高超过正常上限4倍，应停用他汀类药物，肌酸激酶恢复正常后再次评估他汀类药物的获益/风险，决定是否继续服用他汀或换用其他调脂药物，若需继续使用调脂药物，可换为另外一种代谢途径的他汀类药物或减少剂量后密切观察。如肌酸激酶升高超过正常上限10倍，应考虑发生横纹肌溶解，需检测有无血红蛋白尿及肾功能损伤，立即停用他汀类药物，入院进行水化治疗。

（3）慢性肾脏病：他汀类药物对肾功能不全患者有保护作用，不会导致肾功能恶化，保护作用随肾功能衰竭而减弱，应关注药物相互作用所产生的相关的不良反应并监测肾功能。

（4）新发糖尿病：他汀类药物增加新发糖尿病的风险，常与使用大剂量他汀类药物相关，糖耐量异常患者更易发生。他汀类药物对心血管疾病的总体获益远大于新增糖尿病的风险，无论是糖尿病高危人群还是糖尿病患者，有他汀类药物适应证者均应坚持服用，同时监测血糖和糖化血红蛋白，及时发现血糖异常并进行管理。

（5）神经系统：他汀类药物对脑血管有保护作用，可降低缺血性脑卒中、血管性痴呆的风险。有报道服用他汀类药物后出现认知功能障碍、记忆力减退、睡眠障碍等，若服用他汀后新发上述症状，应评估是否与他汀类药物有关，必要时停药观察。

他汀类药物与部分药物合用时，会增加不良反应的风险，例如大环内酯类抗菌药物（如红霉素类、克拉霉素）、吡咯类抗真菌药（如奈法唑酮、伊曲康唑）、利福平、贝特类（尤其是吉非贝齐）、环孢素、他莫昔芬、胺碘酮、华法林、硝苯地平、维拉帕米、地尔硫䓬、卡维地洛、西咪替丁、质子泵抑制剂、人类免疫缺陷病毒蛋白酶抑制剂等。酗酒、大量饮用西柚汁等可增加发生不良反应的风险。

非他汀类调脂药物　其他常见调节血脂的药物还有以下几种：

（1）胆固醇吸收抑制剂：主要通过抑制肠道胆固醇吸收降低胆固醇和 LDL–C。使用可耐受量的他汀类药物后 LDL–C 不达标患者，可加用胆固醇吸收抑制剂。依折麦布可使 LDL–C 降低18%~20%，剂量为5～10毫克，1次/日。少数患者可能会出现肝功能异常。

（2）PCSK9抑制剂：通过抑制PCSK9增加细胞表面LDL受体数量，促进LDL-C清除而大幅度降低LDL-C，可抑制动脉粥样硬化进展，减少心血管事件。目前使用的PCSK9抑制剂为依洛尤单抗和阿利西尤单抗。依洛尤单抗常用剂量为140毫克/2周或420毫克/4周，阿利西尤单抗常用剂量为75～150毫克/2周。常见的不良反应是注射部位不适、过敏反应和流感样症状。

（3）贝特类：主要作用是降低甘油三酯和升高HDL-C。常用药物为非诺贝特（力平之），剂量200毫克，1次/日。常见不良反应如肝功能异常、肌病、胃肠道反应及皮疹，可导致血肌酐升高，慢性肾脏病患者使用时应监测肾功能变化。与他汀类药物合用时更容易出现不良反应。

（4）ω-3不饱和脂肪酸：每日服用2～5克ω-3不饱和脂肪酸（如EPA）可降低甘油三酯、升高HDL-C。高纯度EPA可在他汀类药物的基础上进一步降低心血管事件。常见不良反应为嗳气、恶心等。

（5）烟酸类药物：能降低甘油三酯、升高HDL-C，但因临床研究未显示心血管获益而较少应用。常见不良反应包括颜面潮红、胃肠道症状、肝损害、尿酸及血糖升高等。禁用于严重或原因未明的肝功能损害、酗酒、活动性消化道溃疡及痛风患者。

（6）新型调脂药物：干扰小RNA药物英克司兰注射液，通过引起PCSK9的信使RNA降解而阻断PCSK9蛋白的合成，使LDL-C降低幅度达50%，作用持续时间长，在首针注射后第3个月注射第2针，此后每6个月一针，用于接受最大耐受剂量他汀治疗后LDL-C仍无法达标的患者，也可用于他汀不耐受或禁忌使用的患者。贝派地酸通过抑制ATP柠檬酸裂解酶，抑制乙酰辅酶A的合成，从而抑制胆固醇合成，使LDL-C降低约25%，并降低心血管事件风险，肌损害发生率低于他汀类药物。Evinacumab注射剂是血管生成素样蛋白3单克隆抗体，通过减少极低密度脂蛋白胆固醇向LDL-C转化降低LDL-C，主要用于难治性高胆固醇血症，特别是家族性高胆固醇血症的辅助治疗。

上述药物均有待大规模临床研究进一步证实心血管保护作用和长期安全性。

4. 调脂治疗的监测

血脂异常治疗时需要确定是否达到降脂目标值，并监测药物所引起的不良反应。进行生活方式治疗的患者，应于3~6个月后复查血脂水平，达标者应继续坚持健康生活方式，每6~12个月复查。首次服用调脂药物者，用药后4~6周复查血脂、肌酶及肝肾功能，达标者改为每3~6个月复查1次。如治疗1~3个月后仍未达标，需要调整他汀类药物剂量、种类或联用其他调脂药物治疗，调整药物后4~6周复查。

5. 调脂治疗的注意事项

调脂药物需要服用多长时间? 他汀类药物应坚持长期甚至终身服用，无特殊原因不应停药。调脂药物治疗必须长期坚持才能获得良好的临床益处，随着服用他汀时间的延长获益增加。多数血脂异常为脂代谢异常所致，停药后血脂会再次升高甚至反跳，增加心血管事件及死亡率风险。血脂达到治疗目标后，可在医师指导下调整调脂药物剂量。使用调脂药物时需要监测疗效和药物不良反应。

老年人如何选择调脂治疗药物? 应充分评估老年人调脂治疗的获益/风险、根据个体特点选择药物。对于75岁以上的老年人，根据生理年龄、心血管危险分层、肝肾功能、伴随疾病、合并用药、营养状态、虚弱状态、预期寿命等，衡量利弊后确定是否使用调脂药物，不推荐预期寿命有限的老年人进行调脂治疗。

他汀类药物的不良反应随剂量增大而增加，多数老年人使用中、小剂量他汀类药物即可使LDL-C达标；应从小或中等剂量开始并根据疗效调整剂量，他汀类不耐受时可减少剂量或换用不同类型的他汀类药物。对于服用小剂量他汀类药物后 TC 或 LDL-C 迅速降低的老年人，应排查是否患有肿瘤及其他消耗性疾病。

老年人肝肾功能减退、联用多种药物时，容易发生药物相互作用及不良反应，应选择在体内代谢途径不同的药物。他汀类药物与其他调脂药物合用时，可增加肝脏及肌肉损伤等风险，需关注老年人的个体特点及耐受性，避免大剂量联用并监测药物相互作用及不良反应。

（冯雪茹　刘梅林）

第三节 SECTION 3 冠状动脉性心脏病

冠状动脉性心脏病简称“冠心病”，是威胁人类健康、导致死亡的主要疾病，为老年人常见病和多发病。全面认识并科学防治冠心病具有重要意义。

一、冠心病是如何发生的?

冠心病是由于冠状动脉斑块破裂、糜烂、侵蚀或夹层等病变引起血栓形成或血管痉挛，导致冠状动脉狭窄、闭塞或心肌氧供需失衡，引起心肌缺血或坏死，临床常表现为心绞痛或心肌梗死。

多种危险因素可导致冠心病，分为可控危险因素和不可控危险因素。

（1）可控危险因素：可通过调整生活方式和治疗改变的因素，包括血脂异常、高血压、糖尿病、吸烟、肥胖、缺乏运动等。血脂异常、糖尿病或糖代谢异常是冠心病的重要危险因素。血压增高时，血流对血管壁的机械性压力和冲击作用可引起血管内膜损伤，促进脂质在内膜下沉积形成斑块。烟草中的一氧化碳、焦油等可导致血管内皮损伤，诱发冠状动脉痉挛，促进冠状动脉粥样斑块形成、进展，甚至导致斑块破裂引起急性心血管事件。此外，替代传统烟草的电子烟也会危害健康。肥胖常与血脂异常、胰岛素抵抗并存，使得心血管风险显著增加。

（2）不可控危险因素：包括年龄、性别和冠心病家族史。随着增龄冠心病发病率增加，65 岁以上人群冠心病的患病率显著增加。有早发冠心病家族史者（一级亲属男性 < 55 岁，女性 < 65 岁发生冠心病）患冠心病风险较高；女性在绝经后冠心病患病风险快速上升。

二、如何确诊冠心病?

根据患者的临床表现，结合临床检查多可诊断冠心病。常用检查包括心电图、超声心动图、心电图运动试验、负荷超声心动图、心肌核素显像、冠脉 CTA 以及冠状动脉造影检查。部分患者心绞痛发作时心电图出现 ST 段压低、T 波改变。超声心动图检查可了解心脏结构和功能，心肌梗死或严重心肌缺血时可出现节段性室壁运动异常。运动或药物负荷超声、核素检查可以更准确发现心肌缺血。疑诊冠心病患者可行冠脉 CTA 检查了解冠状动脉病变情况，但冠脉 CTA 检查存在一定局限性，冠状动脉钙化会影响血管狭窄程度的判断。冠状动脉造影是诊断冠心病的“金标准”，冠状动脉狭窄 > 50 % 并存在心肌缺血临床表现，可诊断为冠心病。

三、冠心病的常见症状——心绞痛

1. 什么是典型心绞痛?

诱发因素　心绞痛常因体力活动（如爬楼梯、骑自行车、上坡等)、情绪激动、寒冷、吸烟、饱餐等诱发。

部位和范围 心绞痛的典型部位在胸骨中下段。疼痛范围如手掌大小，可向左肩、左上肢内侧及左手小指和无名指放射，有些可表现为牙疼或者上腹部疼痛。

性质 心绞痛往往不是尖锐的“疼痛”，多为钝痛，通常为压迫、憋闷、堵塞、紧缩、烧灼、窒息等不适感，程度可轻可重，可伴出汗、濒死感。针刺样、点状、触电样、刀割样以及局部有压痛的疼痛往往不是心绞痛。

持续时间及缓解方式 心绞痛发作由轻到重，疼痛高峰可持续数分钟，全过程一般为1~5分钟，严重时可达10~15分钟，消除诱因、休息或舌下含服硝酸甘油后常在1~5分钟缓解。如果含服硝酸甘油无效，疼痛或不适持续超过半小时应警惕是否发生了急性心肌梗死。持续几秒的胸痛往往不是心绞痛。

2. 哪些表现可能是不典型心绞痛?

部分冠心病患者(尤其是老年人)常为不典型心绞痛，如牙痛、头痛、后背痛、上腹痛、恶心、呕吐，或表现为劳力相关的气短、呼吸困难、乏力，部分老年人甚至表现为神智、认知或精神异常，需要进一步检查，明确诊断及治疗。

3. 心绞痛发作时应该怎么办?

心绞痛发作时应立即停止活动，舌下含化硝酸甘油 1片(0.5毫克)，如症状不缓解可再次含服，如含服3片不缓解应立即到医院就诊。胸痛或不适症状持续不缓解应警惕发生急性心肌梗死的可能，建议呼叫急救车到医院就诊。发生心肌梗死时，应争分夺秒尽快就医。急性心肌梗死半小时后心肌细胞坏死会持续增加，时间越长心肌坏死越多。尽早开通梗死相关血管，可拯救濒死心肌，减少发生心力衰竭甚至心源性休克。

四、冠心病的科学防治

生活方式改变和药物干预可有效控制冠心病及多种相关危险因素，改善冠心病患者预后。

1. 戒烟、避免吸入二手烟

吸烟是冠心病的独立危险因素，有研究表明，与不吸烟者相比，吸烟者发生心肌梗死风险增加7倍，吸烟使冠心病患者的心脏性猝死风险增加3倍。戒烟后冠心病死亡风险降低40%。成功戒烟是防治冠心病的重要环节，吸烟者应积极戒烟。如果周围有吸烟者，应避免吸入二手烟。

2. 运动

冠心病患者应坚持有氧运动，如快走、慢跑、太极拳、骑自行车、游泳等。不稳定状态或急性期不宜运动锻炼，稳定期患者应进行心血管风险评估，在康复医师指导下进行心脏康复治疗。冠心病患者应选择自己容易坚持的运动方式，基本原则是运动后自我感觉身心舒畅、不过度疲惫，运动的目标心率为 170－年龄，例如：70岁的患者运动时的目标心率为每分钟100次（170－70＝100），达到适宜心率的累计时间应在5分钟以上。坚持每周运动5次，每次运动时间最好在半小时以上。如果同时服用了抑制心跳的药物，不强调运动时心率达标。

3. 饮食

应注意膳食结构合理，控制饮食总热量，减少饱和脂肪酸、反式脂肪酸及胆固醇摄入。建议每天摄入多种蔬菜和水果，适当吃粗粮以增加膳食纤维摄入。限盐，减少进食高热量、高脂肪食品，如软饮料、甜食、糕点、肥肉等。《中国血脂管理指南（2023年）》建议动脉粥样硬化性疾病中危以上人群或合并高胆固醇血症患者应限制食物胆固醇摄入（＜300毫克/日）。

4. 减重

使体重指数保持在18.5~25千克/米^2，超重和肥胖者在6~12个月内减重5%~10%。腰围应控制在：男性≤90厘米、女性≤85厘米。

5. 保持理想血压水平

冠心病患者如能耐受，应保持血压≤130/80毫米汞柱；80岁以上老年人、严重脑血管狭窄者可放宽血压控制至140/90毫米汞柱以内。用药期间监测血压，规律服药，不能擅自停药。

6. 保持血脂理想水平

改变生活方式、调整饮食结构对维持血脂理想水平非常重要。他汀类药物可延缓甚至逆转动脉斑块进展，如无禁忌，应积极使用他汀类药物使血脂达标，将低密度脂蛋白胆固醇降至1.8毫摩尔/升以下（超极高危冠心病患者应降至1.4毫摩尔/升以下）。若使用最大耐受剂量他汀类药物不达标或不耐受患者可考虑联合胆固醇吸收抑制剂如依折麦布和（或）PCSK9抑制剂治疗。血脂达标后定期监测血脂及相关不良反应，使其保持在理想水平。

7. 糖尿病及糖代谢异常

应早期发现并积极控制，糖尿病患者应控制血糖在理想水平并避免发生低血糖。

小贴士

冠心病患者应注意哪些问题？

冠心病患者应做好自我管理，避免出现以下情况：

（1）避免生气、发怒，剧烈情绪波动：应激反应可使小动脉血管异常收缩，导致血压上升、心跳加快、心肌收缩力增强，导致心肌缺血、缺氧，诱发心绞痛甚至心肌梗死。

（2）避免剧烈运动：剧烈运动可引起心肌缺血、缺氧，容易诱发急性心血管事件。

（3）保持饮水量充足：老年人的口渴中枢不敏感，饮水少容易导致血容量不足甚至脱水，诱发或加重心肌缺血。

（4）减少严寒和炎热天气暴露：寒冷可激活交感神经系统及肾素血管紧张素系统，使血压升高、心跳加快，甚至发生冠状动脉痉挛、诱发心血管事件；天气炎热时，低血容量、外周血管扩张可导致人体交感神经兴奋，加重心脏负担。

（5）避免饱餐、暴饮暴食：饱餐、暴饮暴食会加重心脏负担，增加心肌氧耗，诱发心肌缺血。冠心病患者平时吃七八分饱为宜，避免暴饮暴食。

五、冠心病如何治疗？

冠心病的治疗方法包括药物、介入和外科搭桥手术治疗。药物治疗是冠心病治疗的基石。对于冠状动脉严重狭窄或闭塞的患者，药物治疗常难以纠正心肌缺血或阻止病变进展导致的心血管事件，需要进行介入或外科搭桥手术治疗。部分患者因伴有呼吸系统、脑血管病等难以耐受外科手术，可选择创伤较小的介入治疗。有些患者冠状动脉病变复杂，介入治疗风险高，外科搭桥手术是更好的治疗选择。

1. 药物治疗

药物治疗可改善心肌供血、预防冠状动脉粥样硬化的发生发展、减少心肌耗氧量、预防冠脉内血栓形成，总结为 ABCDE 防治方案。

A：ACEI：服用血管紧张素转换酶抑制剂，预防心室重塑。

Aspirin：服用阿司匹林，抗血小板，减少血栓形成的药物。

B：β–blocker：β 受体阻滞剂，减少心肌耗氧量。

Blood pressure control：控制血压。

C：Cholesterol lowering：降低胆固醇。

Cigarette quitting：戒烟。

D：Diabetes control：控制糖尿病。

Diet：合理饮食。

E：Exercise: 适度运动。

Education: 健康教育。

抗血小板治疗药物 常用抗血小板药物包括阿司匹林、氯吡格雷、替格瑞洛。小剂量阿司匹林通过抑制血小板聚集发挥抗栓作用，是抗血小板治疗的首选药物。为了减少胃肠道不良反应，推荐服用肠溶或肠溶缓释阿司匹林，使用剂量为 75~100毫克/日，稳定的冠心病患者如出血风险高、再发血栓风险低，可考虑是否调整为更低剂量。如阿司匹林过敏或不能耐受，可以服用氯吡格雷75毫克/日。

双联抗血小板治疗是指阿司匹林联用另一种抗血小板药物，通常用于急性冠脉综合征或冠状动脉支架植入术后患者。一般建议双联抗血小板治疗（阿司匹林联用氯吡格雷、替格瑞洛或普拉格雷）12个月，高出血风险者经评估后可缩短至3~6个月。金属裸支架植入后至少双联抗血小板治疗1个月。推荐缺血高危、低出血风险冠心病患者采用阿司匹林联合替格瑞洛治疗；替格瑞洛慎用于慢性阻塞性肺疾病、出血高危、严重肾功能不全患者；普拉格雷慎用于75岁以上、体重低于60千克、有脑卒中或短暂脑缺血发作病史的患者，降低脑出血风险。

抗栓治疗 不稳定型心绞痛和急性心肌梗死患者急性期常联用双联抗血小板药物及低分子肝素皮下注射抗栓治疗。冠心病合并房颤患者可根据病情在抗血小板治疗基础上联合新型口服抗凝药（利伐沙班、艾多沙班、达比加群等）或华法林。抗栓治疗增加出血风险，应根据患者个体情况选择治疗方案，治疗过程中监测凝血功能指导用药剂量。稳定冠心病合并房颤患者，可单用抗凝药治疗。对于高缺血风险、低出血风险患者，考虑在抗凝药基础上联用小剂量阿司匹林（或氯吡格雷）。

溶栓治疗 对于急性ST段抬高心肌梗死患者，可选择溶栓治疗开通闭塞的冠状动脉血管，最好在起病6小时以内进行溶栓治疗。常用的溶栓药物有组织型纤溶酶原激活物，如阿替普酶、瑞替普酶、替奈普酶，以及尿激酶型纤溶酶原激活物，如尿激酶等。常见消化道出血、脑出血等不良反应。

硝酸酯类药物 硝酸酯类可以直接扩张冠状动脉改善心肌供血，大剂量硝酸酯类扩张外周血管、降低心脏负荷，能有效缓解心绞痛，改善心肌缺血和心功能。心绞痛发作时选用硝酸甘油，长期治疗选用单硝酸酯类药物，每天用药要注意留有8～10小时的无药间期，以减少发生耐药。

β受体阻滞剂 通过减慢心率、降低血压和减弱心肌收缩力减少心肌耗氧量，从而改善心肌缺血。能够缩小急性心肌梗死患者的心肌梗死面积，改善心肌重构，改善预后。常用的β受体阻滞剂有美托洛尔、比索洛尔、卡维地洛等，根据症状、心率及血压逐步调整剂量，不能突然停药。一般心率控制目标为安静清醒时55～60次/分，不低于50次/分。

血管紧张素转换酶抑制剂 改善血管内皮功能，延缓动脉粥样硬化进展，减少斑块破裂和血栓形成。通过抑制心肌重塑、降低交感神经活性减少冠心病患者心力衰竭的发生率和死亡率。常见不良反应为干咳，不能耐受者可使用血管紧张素受体拮抗剂替代。

钙通道阻滞剂 缓解和控制冠状动脉痉挛所致的心肌缺血发作，

是变异型心绞痛的首选药物。心功能正常患者可使用地尔硫䓬或维拉帕米，心功能不全患者应选择对心功能影响较小的贝尼地平、非洛地平或氨氯地平。

其他药物 尼可地尔通过控制心肌细胞膜钾通道的开放，发挥扩张冠状动脉的作用，尤其是可以扩张冠脉微血管，缓解冠脉痉挛。

伊伐布雷定可抑制心脏窦房结离子通道，减慢心率，减少心绞痛发作。用于β受体阻滞剂有禁忌或疗效不佳的心绞痛患者。

2. 冠状动脉介入治疗

冠状动脉介入治疗是治疗严重冠状动脉病变的有效手段，可缓解心肌缺血及相关症状，在临床广泛应用（图5-3）。对于急性ST段抬高心肌梗死患者，应尽快行急诊冠状动脉介入治疗，开通闭塞冠脉，挽救濒死的心肌；稳定的冠心病患者可以择期行冠状动脉介入治疗。冠脉支架包括金属裸支架和药物涂层支架，药物涂层支架可显著降低支架再狭窄率。药物球囊治疗可用于部分冠脉病变的治疗。为防止冠脉病变的进展和血栓形成，冠脉介入治疗后需要继续坚持服用药物治疗。

冠状动脉介入治疗术后患者一般需坚持服用小剂量阿司匹林联合氯吡格雷或替格瑞洛双联抗血小板治疗1年，特殊情况需根据患者综

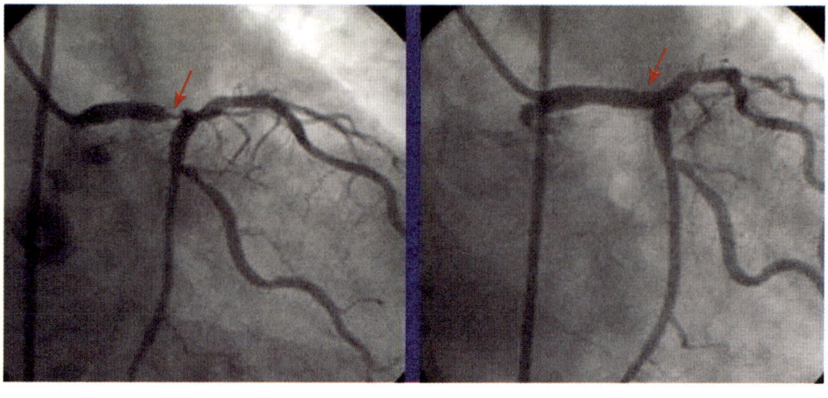

a. 治疗前　　b. 治疗后

图 5-3　冠状动脉支架植入治疗前后对比

合评估结果决定是否缩短或延长双联抗血小板治疗时间。病情稳定、无禁忌证的冠心病患者应坚持长期服用小剂量阿司匹林、他汀治疗并做好心血管病危险因素的综合管理。支架术后应注意有无心绞痛症状复发，监测血压、心率，定期检查血尿便常规、潜血，血脂、血糖、肝肾功能、肌酶，心电图、超声心动图等。术后半年至 1 年行运动心电图负荷试验、冠脉 CT 或复查冠状动脉造影，评估有无再狭窄或出现新的血管病变。病情稳定的患者，也应每年进行综合评估，以预防心血管事件。

3. 冠状动脉搭桥术

冠状动脉搭桥术又称冠状动脉旁路移植术，能有效恢复冠状动脉血流，缓解心肌缺血症状。冠状动脉搭桥术为开胸手术，对设备和技术要求较高，创伤较大，术后恢复时间长。我国开展冠状动脉搭桥手术的技术成熟，多数大型医院已广泛开展。

冠状动脉搭桥术主要用于多支严重冠状动脉病变、不适合支架治疗的冠心病患者。手术前5~7天停用抗血小板药物，减少术中出血，必要时皮下注射低分子肝素过渡。

通常取患者内乳动脉、大隐静脉为移植血管，将移植血管从主动脉根部“桥接”至病变血管远端，血液经“桥接”的血管从主动脉直接供应心肌（图5－4）。

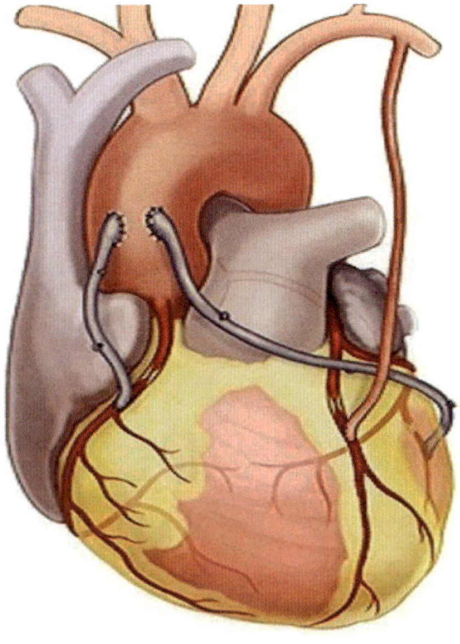

图 5-4　冠状动脉搭桥术

六、冠心病的长期管理

1. 做好冠心病综合管理

冠心病患者应保持健康的生活方式，放松身心，减轻压力。积极控制心血管病危险因素，预防心血管事件，做好自我居家管理，监测血压、心率、血糖，定期到医院遵医嘱复查化验、检查。

2. 不要因为自我感觉好就停药

冠心病患者在血压、血脂、血糖达标后，仍然要坚持长期服用抗栓、调脂、降压、降糖等药物，无特殊理由不应停药，预防心血管事件复发。

（范　琰　刘梅林）

第四节 SECTION 4 心力衰竭

一、什么是心力衰竭?

心力衰竭（也称心功能不全，简称“心衰”）是指由于多种原因引起心脏结构和（或）功能异常，导致心室收缩或舒张功能障碍，继而引起症状和体征的复杂临床综合征。临床上以组织血流量减少、肺循环和体循环淤血为主要特点。

1. 心力衰竭的危害

心力衰竭可因呼吸困难、乏力、水肿等症状影响患者的生活质量。如果不能有效控制病情，心衰逐渐加重，可导致重要脏器功能衰竭甚至死亡。

2. 心力衰竭的常见病因及诱因

常见病因包括冠心病、高血压、心脏瓣膜病、心肌病、心肌炎等。在20世纪，常见风湿性心脏病引起的心衰，目前，缺血性心脏病是心衰的首位原因，其次为高血压、心肌病、心脏瓣膜病等。现代治疗技术使许多心肌梗死患者存活，但大面积心肌坏死可导致慢性心力衰竭。此外，甲状腺疾病（甲状腺功能亢进或甲状腺功能减退）、睡眠呼吸暂停综合征等疾病也可导致心力衰竭。

心力衰竭加重的常见诱因包括感染、过度体力劳动、情绪激动、心肌缺血或梗死、心律失常、盐摄入过多、过多的体液输注或摄入等。

3. 心力衰竭的病理生理变化

心力衰竭患者的心脏收缩功能和（或）舒张功能障碍，心脏负荷增加，导致肺、静脉系统血液淤积，动脉系统血液灌注不足，交感神经、肾素－血管紧张素醛固酮系统激活并伴随其他内分泌调节激素释放，进一步发生代偿性心肌肥厚、心脏扩大，甚至发展为不可逆心脏功能衰竭。

4. 心力衰竭的临床表现

心力衰竭症状包括：①心输出量下降引起的症状，如活动时气短、体力和活动耐量下降、不能胜任以往所能从事的活动或劳动强度，甚至可能在爬楼梯或步行购物时都会感到疲乏、无力、气短；②液体蓄积引起相关症状，如呼吸困难、下肢水肿、尿量减少、体重增加、腹胀、消化不良等；③常有夜间憋醒，坐起后症状减轻或缓解，称为“夜间阵发性呼吸困难”，病情加重时可表现为平卧时呼吸困难，需保持坐位（称为“端坐呼吸”）。

半数心力衰竭的患者因缺少心衰的典型表现或被其他疾病的症状掩盖，表现为不典型症状，如乏力、纳差、味觉异常，甚至意识不清、嗜睡和烦躁不安等。

二、心力衰竭的诊断标准

有高血压、冠心病和心肌病等病史的患者，出现活动时气促、活动耐量下降、夜间呼吸困难和(或)水肿等心衰症状应及时就诊，医生通过询问病史、体格检查，结合常规X射线胸片、心电图和利钠肽水平，可对心衰作出初步诊断，并判断心力衰竭的严重程度。心力衰竭的常规诊断流程如图5-5所示。

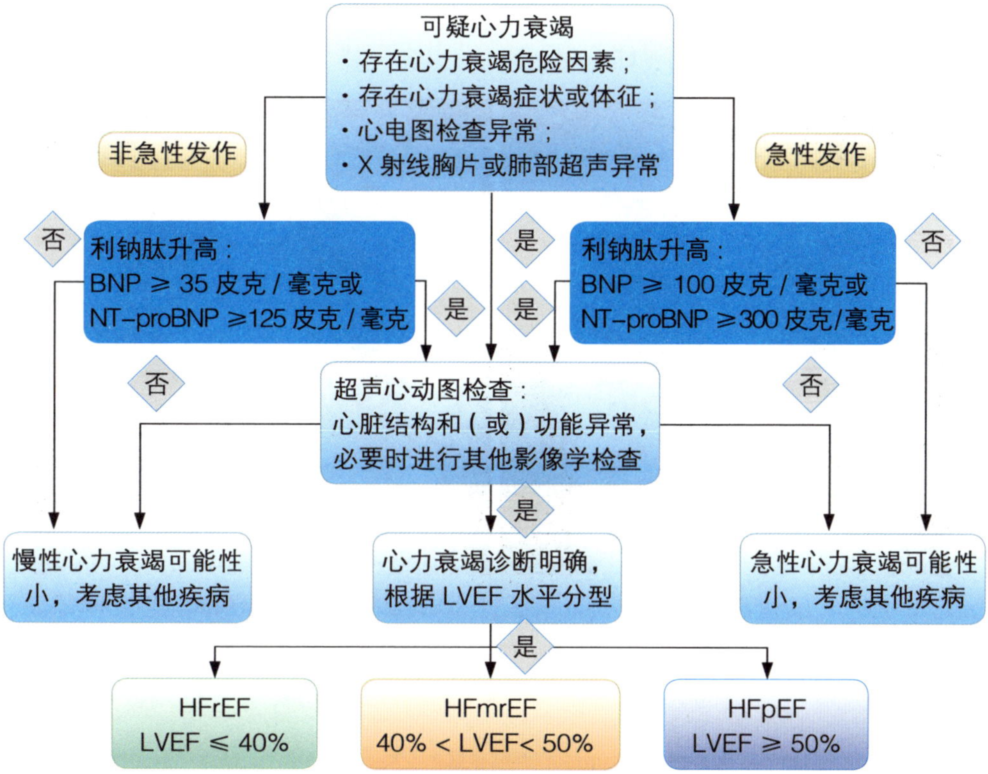

图5-5 心力衰竭的常规诊断流程

资料来源：国家心血管病中心，国家心血管病专家委员会心力衰竭专业委员会，中国医师协会心力衰竭专业委员会，等．国家心力衰竭指南2023（精简版）[J]. 中国循环杂志，2023, 38（12）: 1207–1238.

注：BNP：B型利钠肽；NT-proBNP：N末端B型利钠肽原；LVEF：左心室射血分数；HFrEF：射血分数降低的心力衰竭；HFmrEF：射血分数轻度降低的心力衰竭；HFpEF：射血分数保留的心力衰竭。

三、心力衰竭诊疗常用的检查

1. 心电图

评估是否有心肌缺血、心肌梗死、心脏扩大等症状，是否存在心衰相关的心肌肥厚、心律失常等表现。

2. 胸部 X 射线检查

对疑似、急性、新发的心衰患者应行胸部 X 射线检查，以评估心脏是否扩大、是否存在心力衰竭引起的肺淤血，同时可鉴别是否存在肺部疾病，见图5－6。

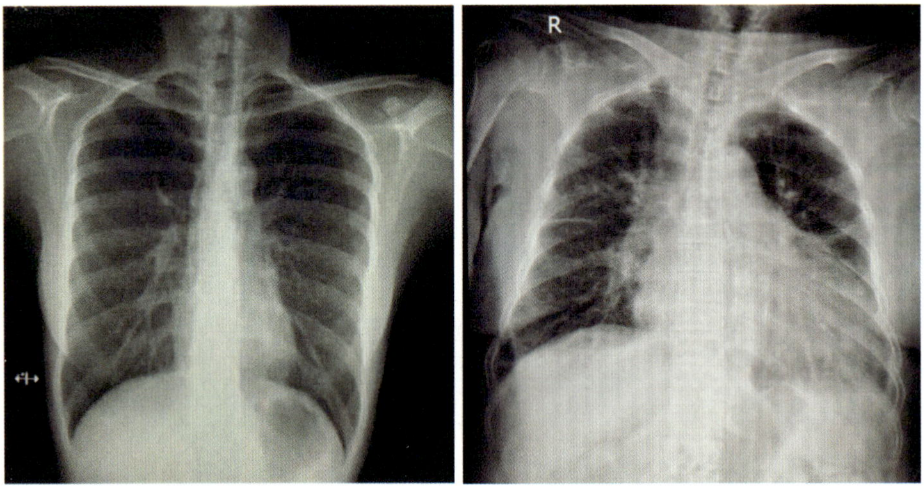

a. 正常人胸片　　b. 心衰患者胸片（心影增大、肺水肿改变）

图 5-6　正常人和心衰患者胸片对比

3. 利钠肽

B 型利钠肽或 N 末端 B 型利钠肽原推荐用于心衰的筛查、诊断、鉴别诊断和预后评估。B 型利钠肽或 N 末端 B 型利纳肽原正常有助于排除心衰。

4. 超声心动图

超声心动图是评估心脏结构和功能的首选方法，判断心腔是否扩大、心肌是否肥厚、心脏瓣膜是否有病变，以及心脏收缩、舒张功能是否正常，是判断心功能较为简便、可靠、易重复且无创伤性常规检查方法。

5. 特殊检查

主要用于需要明确心衰病因诊断患者。

心脏磁共振成像 通过多参数成像能够对心脏的结构、功能、血流及组织特征进行评估。显示心肌的病理学及组织学改变，如充血、水肿、坏死和纤维化等，早期识别心肌微观结构异常。心脏磁共振成像不仅在心力衰竭的病因诊断及预后评估中意义重大，还有助于临床前期或亚临床病变的诊断。

心脏核素检查 用于评价心脏大小、心脏舒张功能和左心室射血分数。心肌灌注显像可显示心肌供血情况，骨亲和性放射性示踪剂用于心脏淀粉样变性的诊断。

四、心力衰竭分级与分类

1. 心功能分级

心衰的诊断明确后，还应对心力衰竭的严重程度进行分级。级别越高，病情越重，危险越大。常采用纽约心脏病学会（NYHA）的心功能分级（表5－5）。

表 5-5 纽约心脏病学会心功能分级

Ⅰ级	体力活动不受限：日常活动时无心力衰竭症状（如心悸、呼吸困难或乏力）
Ⅱ级	体力活动轻度受限：休息时无症状，日常活动时出现症状
Ⅲ级	体力活动明显受限：休息时无症状，轻微日常活动即出现心力衰竭症状
Ⅳ级	不能进行体力活动：休息时即出现心力衰竭症状，任何活动时均会加重症状

2. 根据左心室功能情况分类

根据超声心动图测定的左心室射血分数，心衰可分为射血分数降低（≤40%）的心衰（HFrEF）、射血分数轻度降低（41%~49%）的心衰（HFmrEF），和射血分数保留（≥50%）的心衰（HFpEF）。HFrEF 患者左心室射血分数≤40%，为传统概念上的收缩性心衰；HFpEF 患者左心室射血分数≥50%，为舒张性心衰。

五、心力衰竭的治疗

心衰的治疗目标是改善临床症状和生活质量，预防或逆转心脏重构，减少再住院，降低死亡率。

对临床确诊为慢性心衰的患者，应首先考虑针对心衰病因、诱因和合并症进行药物治疗。利尿剂用于有水钠潴留和容量超负荷患者，推荐使用钠－葡萄糖协同转运蛋白2（sodium-glucose transporter 2，SGLT2）抑制剂改善预后。根据左心室射血分数分类使用其他的药物治疗：

HFrEF 患者给予血管紧张素受体脑啡肽酶抑制剂、血管紧张素转换酶抑制剂/血管紧张素受体阻滞剂、β 受体阻滞剂、醛固酮受体拮抗剂、伊伐布雷定、维立西呱、地高辛等。

HFmrEF 患者除利尿剂、SGLT2 抑制剂，可采用 HFrEF 治疗药物。

HFpEF 患者除利尿剂、SGLT2 抑制剂，需针对病因、心血管及非心血管合并症治疗。

对于药物治疗无效的患者，可考虑使用心脏同步治疗、左心室辅助泵、心脏移植等。植入式心脏转复除颤器推荐用于有室性心律失常所致低血压、晕厥、预期生存时间＞1年心衰患者猝死的二级预防。

近年研究证实，慢性心衰运动康复可降低慢性心衰患者的病死率和再住院率，改善患者运动耐量和生活质量，合理控制医疗成本。推荐慢性心衰患者进行规律的有氧运动，以改善症状、提高活动耐量。

（耿　慧　刘梅林）

第五节 SECTION 5 心律失常

一、心律失常概述

1. 什么是心律失常?

心脏在正常情况下的跳动是规律的，这种规律跳动来源于心脏自身复杂的结构和调控系统。心脏的跳动由心脏传导系统（图5–7）控制，首先由位于右心房上部的窦房结发放冲动信号，引起心房跳动，然后信号经过位于心房和心室之间的房室结传导到心室，再引起心室跳动，完成一次心动周期。一般情况下，心脏每分钟跳动60~100次。心脏窦房结自身功能异常，或窦房结以外的部分发放冲动使心脏跳动（起源异常），或是窦房结发放的冲动不能正常传导下去（传导异常），引起心脏跳动频率过快、过慢和（或）不规则，即心律失常。生活中常提到的心律不齐、停跳、早搏、间歇以及心动过速等，通常都属于心律失常范畴。

2. 心律失常的分类

心律失常有不同的分类方法，临床上常用的有以下3种：

（1）根据心律失常发生的原理可以分为冲动形成异常和冲动传导异常。

（2）根据发作时的心跳快慢可以分为快速性心律失常（心动过

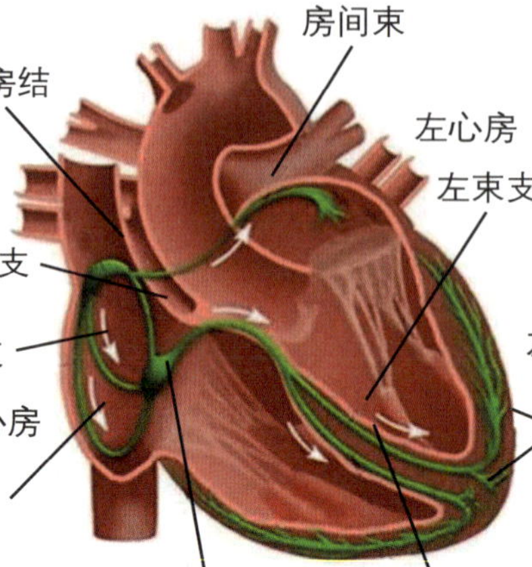

图 5-7　心脏传导系统

速）和缓慢性心律失常（心动过缓）。

（3）根据发生部位可以分为窦性、房性、交界区性和室性心律失常。

3. 心律失常的症状

心律失常的症状多种多样，最常见的是心慌（心悸），其他还包括头晕、晕倒、乏力、气短等，这些症状都缺少特征性，临床上很难通过症状来确诊某种心律失常。有时，相同的心律失常可以表现出完全不同的症状，不同的心律失常也可以有相似的症状，还有部分心律失常没有症状。详细的病史信息不仅能够为医生确定诊断提供线索，还可以帮助医生评估病情，确定最适合患者的治疗方案。心律失常发作时，患者要学会数脉搏，确定当时脉搏是增快还是减慢，节律是否规整。另外，还需要总结并记录心律失常的发作规律，比如在什么情况下发作，是突然发生还是逐渐加重，发作时有什么表现，有没有头晕、胸痛、晕倒及意识丧失等，一般持续多长时间，如何才能缓解，症状缓解是突然的还是逐渐好转的，曾经的治疗都有哪些，效果如何等。这些信息均有助于医生作出判断，帮助确诊和制定治疗方案。

二、心律失常的检查方法

1. 心电图

心电图是诊断心律失常最简单、最直观的方法，通过病史和体格检查形成的初步诊断都必须经过心电图证实。通过心电图还可以了解患者有无潜在的心脏病，比如心肌缺血或心肌梗死改变提示冠心病，胸前导联电压增高提示心室肥厚等。由于很多心律失常呈发作性，不发作时心电图可能完全正常，因此，发作时的心电图是确诊所需的重要资料。常有患者误以为“只有大医院做的检查才有用”，“检查可以重新再做”，随便丢弃在诊所或社区医院获得的心律失常发作时的心电图，导致心律失常无法确诊，尤其是那些发作频度不高的心律失常。

2. 动态心电图

动态心电图以发明者 Holter 的名字命名，检查用的机器由记录仪和回放分析仪构成。记录仪由患者随身携带，通常连续记录24小时，不影响患者日常活动，可以弥补常规心电图只能短时间记录的缺点，有助于了解心律失常发作的频度、特点、严重程度、与活动的关系等。有些心律失常发作频率低，即使24小时的动态心电图也不能捕捉到发作，有可能需延长记录时间到72小时，甚至1周。

3. 运动试验

有些心律失常发作与交感神经兴奋或心肌缺血相关，可以通过记录运动时的心电图发现心律失常或评估心律失常的危险程度。

4. 电生理检查

电生理检查包括经食管和心腔内两种方式，是诊断心律失常的重要手段，也是进行导管消融治疗的基础。

5. 心脏植入式电子装置

用于治疗心动过缓而植入的起搏器等设备，通常同时具有心律失常记录功能，医生可以在程控时读取设备内记录的心律失常发作。对于不明原因晕厥、可疑心动过缓或心动过速的患者，也可以通过植入式心电监测仪（图5－8）协助诊断。植入式心电监测仪又称植入式 Holter，体积小，植入过程简单，可连续记录超过3年时间，可极大地提高心律失常相关症状和疾病的诊断能力。

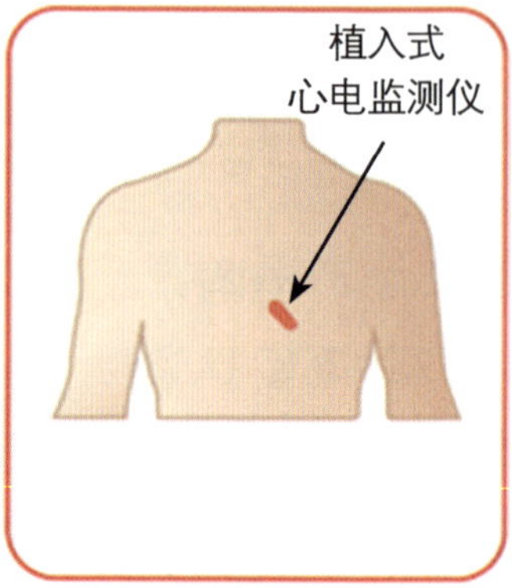

图 5-8　植入式心电监测仪

6. 智能便携设备

多种形式的检测、记录心电信息的智能便携设备（图5－9），最常见的如智能手环、手表等，部分已经获批作为医疗器械使用。可由使用者简单操作，记录单个或数个导联的心电图，有些还可以做到持续不间断地监测，发现异常心律时报警。这些设备准确性尚逊于医院的专业设备，但使用简单，可作为初筛的手段，也可作为治疗效果的监测。

7. 其他检查

医生常要求心律失常患者检查一些看似与心律失常无关的项目，如血液化验、心脏超声等，这些检查有的是为了明确心律失常的原因或合并情况，有的是为了评估病情严重程度，对于确定治疗方案都至关重要。

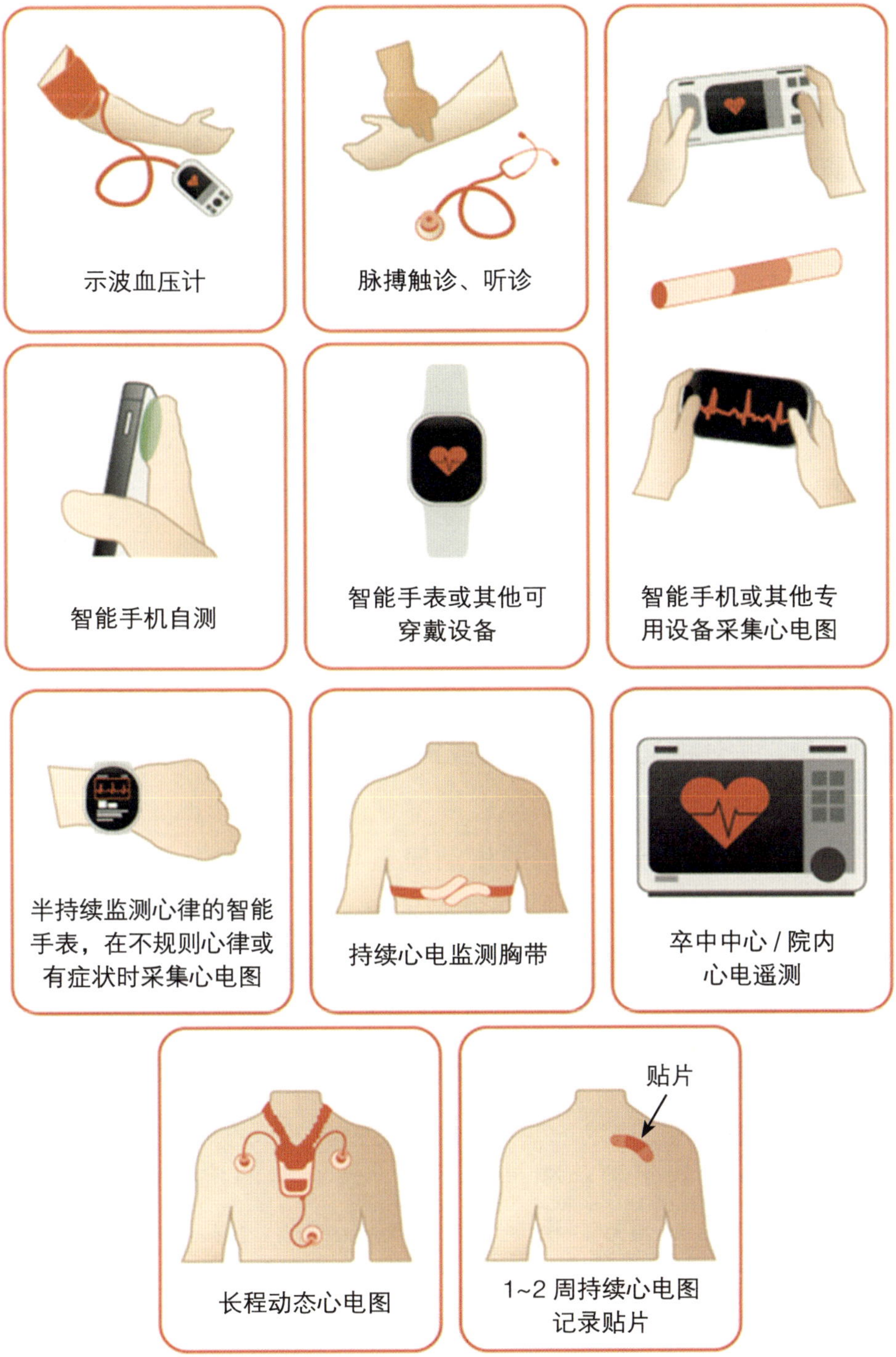

图 5-9　心律失常筛查和监测的方法及设备

三、心律失常的治疗

不是所有心律失常都需要治疗，比如在剧烈运动或是紧张时出现的窦性心动过速，是生理性变化，不会造成危害也不需要治疗。还有些心律失常是暂时性的，存在诱发因素，如发热、腹泻、服用某些药物等，只要去除了这些诱发因素，心律失常也会随之缓解。有些心律失常会造成严重危害甚至威胁生命，如严重心动过缓、室性心动过速等，需要积极治疗。有些心律失常虽不会造成严重危害，但发作时症状明显，严重影响生活质量，也需要治疗。心律失常的治疗方法包括一般治疗、药物治疗和非药物治疗。

1. 一般治疗

对于心律失常的患者，应避免诱发因素，如吸烟、饮酒、饮用大量浓茶或咖啡以及过度劳累、情绪应激、剧烈运动等，保持良好生活作息习惯，规律有氧运动。应对于所患心律失常的危险性有清楚的认识，关注的同时避免焦虑或抑郁情绪。

2. 药物治疗

治疗的目的是改善患者的生活质量和延长生命，而不是单纯减少心律失常，在应用药物治疗前必须充分评估治疗的风险和获益。抗心律失常药物按作用机理通常分为4类，主要用于治疗快速性心律失常。

第一类抗心律失常药物　以阻滞快钠通道为主，根据作用特点又可以分为3类：

（1）Ⅰa类的代表药物是奎尼丁，是经典的抗心律失常药物，对多种心律失常都有效，但是可引发晕厥和腹泻等不良反应，目前仅用于少数特定类型的心律失常。

（2）Ⅰb类的代表药物有利多卡因等。

（3）Ⅰc类的代表药物有氟卡尼、普罗帕酮，主要用于不合并器质性心脏病的心律失常。

第二类抗心律失常药物　又称β肾上腺素受体阻滞剂，这类药物有普萘洛尔、阿替洛尔、美托洛尔、比索洛尔等，主要不良反应是心动过缓和支气管痉挛等。

第三类抗心律失常药物　以阻滞钾离子通道为主，延长动作电位失常，包括乙胺碘呋酮（胺碘酮）、索他洛尔、伊布利特、决奈达隆等，其中乙胺碘呋酮是常用的抗心律失常药物，可用于各种类型的快速性心律失常。

第四类抗心律失常药物　钙离子通道阻滞剂，包括维拉帕米和地尔硫卓。

一些药物虽未在上述分类之中，但具有抗心律失常的作用，如洋地黄类药物可用于心房颤动伴快速心室率的急性心衰患者，腺苷可用于转复阵发性室上性心动过速等。对于缓慢性心律失常，药物治疗提高心率通常只是应急措施而不是长期治疗方案。

抗心律失常药物的副作用包括致心律失常作用和心脏以外的毒副作用。抗心律失常药物（特别是Ⅰ类药物）有导致心律失常的风险，部分甚至是致命性的心律失常。大规律临床研究结果显示，对于心肌梗死后合并室性早搏等心律失常的患者，应用Ⅰ类抗心律失常药物虽可以显著减少室性早搏，但死亡率反而增加。抗心律失常药物的心脏外不良反应也不容忽视，如胺碘酮可引起甲状腺功能异常、过敏性肺炎、肺间质病变及纤维化、肝功能损害、眼角膜色素沉着、周围神经病等不良反应。

抗心律失常药物是一把“双刃剑”，如何选用需要仔细斟酌和权衡，通常需要心律失常相关专业医生根据患者病情选择。

3. 非药物治疗

非药物治疗主要包括刺激迷走神经、导管消融治疗、起搏治疗、复律和除颤治疗等。

刺激迷走神经 对于部分阵发性室上性心动过速的患者，在心动过速发生时可以通过按摩颈动脉窦、按压眼球、用压舌板刺激咽喉部、将脸部浸入凉水中以及憋气等方式终止心律失常。

导管消融治疗 导管消融属微创手术，主要用于治疗快速性心律失常，常用的是经导管射频消融和冷冻消融。目前，脉冲场消融等新能量方式也开始用于临床。导管消融可用于房室结折返性心动过速、房室折返性心动过速（显性或隐匿性房室旁道相关）、房性心动过速、心房扑动、心房颤动、室性早搏、室性心动过速等心律失常的治疗。其中，房室结折返性心动过速、房室折返性心动过速的手术成功率可达95%以上，房颤的手术成功率在60%~80%，与患者的病程长短、心脏结构改变程度有关。导管消融术总体安全性良好，较少出现严重并发症，手术的主要并发症包括穿刺部位出血、血管损伤、邻近脏器损伤（如肺、食管）、心脏传导阻滞和其他心脏损伤等。

起搏治疗 对于严重的缓慢性心律失常，可以通过植入人工起搏器治疗。部分患者的心动过缓是由于暂时性、可纠正的原因导致，在病因去除后心律可以恢复，在心率严重减慢时可植入临时起搏器，待心律恢复后再拔除临时起搏器。严重心动过缓持续存在时需植入人工永久起搏器（图5-10）。近年来，无导线起搏器（图5-11）用于临床，其具有体积小、植入简单、术后恢复快、无起搏器囊袋相关并发症等优点，但尚不能取代传统的人工永久起搏器。

复律和除颤 对于严重威胁生命的快速性心律失常需要尽快复律或除颤治疗，如心室颤动或室性心动过速若不能尽快恢复成正常心律，患者将很快死亡。目前，除医疗机构配备体外除颤器外，在机场、地铁等公共场所也配备了自动体外除颤器（automated external defibrillator，AED）。对于反复发作心室颤动、室性心动过速的患者，可以在体内植入除颤器，当恶性心律失常发作时自动放电除颤，可以挽救患者生命。

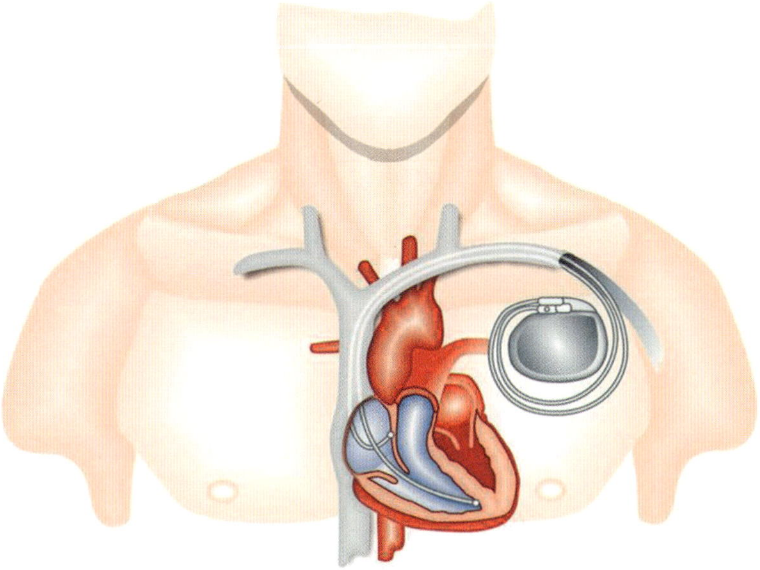

图 5-10　人工永久起搏器

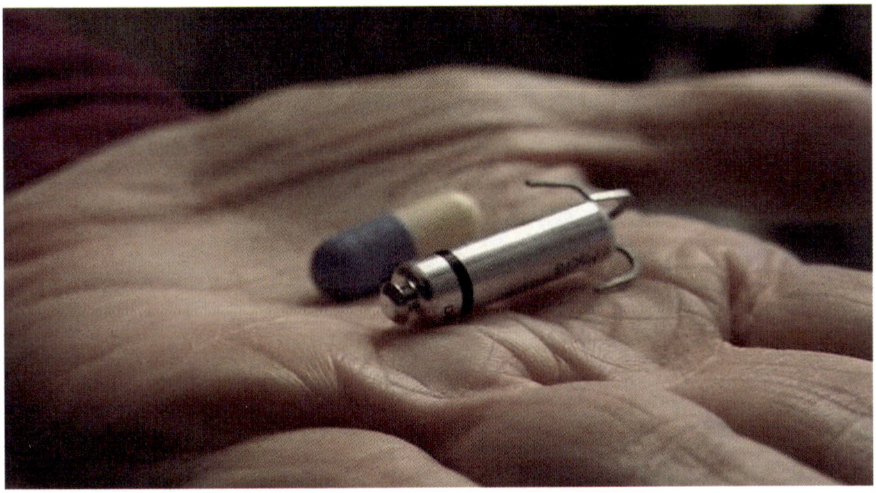

图 5-11　无导线起搏器

（黄　波　刘梅林）

第六节 SECTION 6 心房颤动

心房颤动（简称“房颤”）是常见的心律失常，所导致的血栓栓塞事件可致残甚至威胁生命。房颤患病率随年龄增长而增加，中国≥18岁居民的房颤患病率为1.6%，80岁以上的老年人群中，房颤的患病率可高达5.9%。

一、什么是房颤?

1. 房颤的病因

房颤常与情绪激动、体力活动、吸烟及饮酒等相关；常伴随高血压、瓣膜性心脏病、冠心病、心肌病、甲状腺功能亢进、睡眠呼吸暂停综合征、自身免疫性疾病、肿瘤等。

2. 分类

一般根据房颤发作的持续时间、转复并长期维持窦性心律的难易程度和治疗策略选择进行分类。

（1）阵发性房颤：房颤持续时间≤7天（包括自行终止或经人为干预后恢复窦性心律）。

（2）持续性房颤：房颤持续时间＞7天。

（3）持久性房颤：房颤持续时间超过1年。

（4）永久性房颤：转复并维持窦性心律可能性小，房颤持续10年以上，心电图显示近乎直线的极细小f波；或心脏磁共振成像显示左心房纤维化面积占左心房面积的30%以上。

3. 房颤的临床表现

房颤的症状个体间差别大，约1/4的患者无症状，常见的症状为心慌、活动耐力下降和胸部不适，也可有发作时头晕、焦虑及尿量增加等症状。房颤时心房心耳内血栓脱落可导致血栓栓塞。当患者出现肢体活动障碍或言语不利时，应排查血栓脱落引发的脑卒中；如突发腹痛伴便血，应警惕肠系膜动脉栓塞；腰痛伴血尿，需排除肾动脉栓塞。

4. 房颤的心电图表现

房颤时心电图可表现为清晰的P波消失，心室率绝对不齐（图5－12，图5－13）。

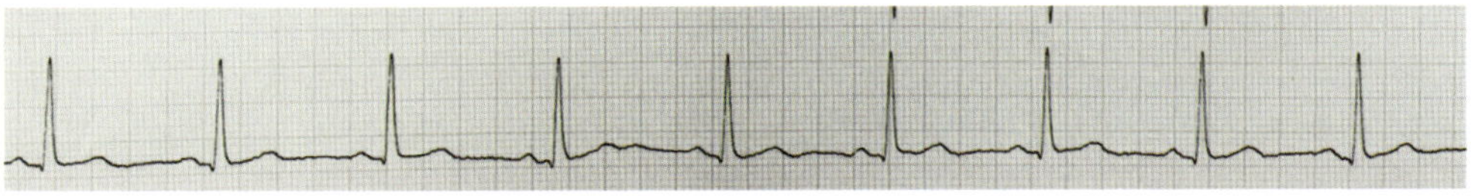

图 5-12　窦性心律心电图

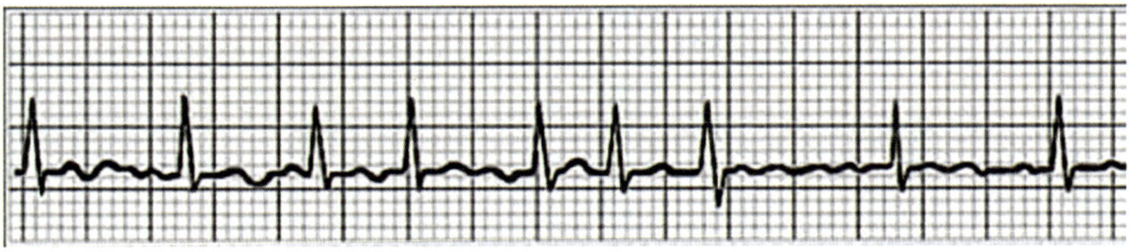

图 5-13　心房颤动时的心电图

二、房颤的危害

1. 加重心脏电活动异常

频繁、持续发作的房颤不仅导致心脏内每个心肌细胞原有电活动特性发生变化，还可造成心肌细胞间电活动传导出现紊乱，使得房颤持续。

2. 导致心功能不全

房颤时心房失去有效收缩功能，比窦性心律时的心排血量减少20％~30％。随着房颤发作频率增加、持续时间延长，部分心肌细胞长期超负荷工作，心脏排血功能逐步减退，最终发生心功能不全。

3. 导致血栓及血栓栓塞

房颤患者心房内血流异常，心腔内膜的完整性遭到破坏并导致凝血因子激活、纤维蛋白沉积、血小板聚集，心房失去有效的收缩运动，特别在心耳区几乎处于静止状态，促进血栓形成。在血栓形成早期，由于新鲜血栓尚未与心房形成紧密的连接，容易脱落并随血流堵塞到机体各个脏器。

三、房颤的治疗

房颤的治疗取决于房颤的病程、心脏结构及功能改变、血栓和出血风险的评估以及伴随疾病。如果房颤病程短、心脏结构及功能无明显异常，可在积极抗凝治疗后尝试转复房颤并维持窦性心律；在持续性房颤合并明显心脏结构功能异常或尝试转复但反复失败的房颤患者，应选择控制心室率并预防血栓形成的治疗方案。对于有明确诱因的患者，应积极治疗原发病并去除诱因。

1. 恢复并维持窦性心律

转复房颤并维持窦性心律的方法包括抗心律失常药物治疗、直流电转复、导管消融治疗和外科消融治疗等。药物治疗和导管消融治疗是最常用的方法，同步直流电复律是血流动力学不稳定房颤患者的首选。由于外科治疗创伤大，多用于因其他心脏病外科手术治疗的房颤患者。除少数紧急情况外，转复房颤前必须明确房颤发作、持续的时间。如果房颤持续超过48小时或不能确定发作持续时间时，应在充分抗凝3周后或行经食管超声确认心房内无血栓后再行转复治疗。房颤转复后通常需要服用抗心律失常药物以维持窦性心律。此外，房颤转复后常需继续长期抗凝治疗。

抗心律失常药物　用于房颤转复和窦性心律维持的药物有胺碘

酮、决奈达隆、普罗帕酮、索他洛尔、伊布利特等。

（1）胺碘酮：用于房颤转复和维持窦性心律，对心功能无影响。可能导致甲状腺功能异常、肺纤维化、肝功能异常、角膜色素沉着及 QT 间期延长等，服用时应定期监测。

（2）决奈达隆：化学结构类似胺碘酮，但不含碘，具有与胺碘酮相似的药理作用，又避免了碘相关的不良反应，不良反应较胺碘酮少，常见的不良反应包括胃肠道反应、QT 间期延长、肝脏损伤等。

（3）普罗帕酮：适用于左心室功能正常且无器质性心脏病患者，不良反应包括室内传导阻滞、低血压、转复后心动过缓等，禁用于缺血性心脏病和（或）明显结构性心脏病合并心衰、严重肝肾疾病及哮喘患者。

（4）索他洛尔：转复房颤的疗效差，预防房颤复发的作用与普罗帕酮相当。应避免用于合并哮喘、心衰、肾功能不全或 QT 间期延长的患者。

（5）伊布利特：仅有静脉制剂，避免用于QT间期延长、低血钾、严重左心室肥大或射血分数降低患者。

导管消融治疗 是根治房颤的微创手术治疗方法，由专业的电生理医师通过患者的外周静脉将射频消融的导管送入心脏，通过消除引起房颤的心脏内异常电活动治疗房颤。有症状的房颤患者如抗心律失常药物治疗无效或不能耐受药物治疗，可行导管消融治疗。

2. 心室率控制

心室率控制以静息心率＜110次/分为目标，若患者症状仍明显，则以静息心率≤80次/分、中等强度运动时心率＜110次/分为目标。

药物治疗 药物治疗是控制心率的主要方法，常用药物包括β受体阻滞剂、非二氢吡啶类钙通道阻滞剂、洋地黄类以及部分抗心律失常药物（如胺碘酮）。

（1）β受体阻滞剂：为控制心室率的一线用药，对控制运动时心率疗效更明显。常用药物包括比索洛尔、美托洛尔、卡维地洛和阿替洛尔等。

（2）非二氢吡啶类钙通道阻滞剂：主要包括维拉帕米和地尔硫卓，禁用于Ⅱ～Ⅲ度房室传导阻滞、心功能不全和心源性休克患者。

（3）洋地黄类：主要用于控制静息时的心率，具有抑制房室传导、增强心脏收缩力的作用，适用于心率快伴心力衰竭的房颤患者，应注意监测血药浓度。

消融治疗 对充分的药物治疗和（或）导管消融治疗仍不能有效控制心率且症状较重的房颤患者，消融房室结并安装永久起搏器可有效控制心室率并改善症状。

3. 血栓防治

房颤相关的血栓脱落威胁患者生命或致残，因此，预防血栓至关重要。可使用 CHA_2DS_2–VASc 评分评估血栓栓塞风险，评分越高，发生血栓栓塞的风险越高（表5–6）。血栓危险评估≥2分的男性和≥3分的女性患者，应予抗凝治疗；危险评估为1分的男性和2分的女性患者，可抗凝治疗；危险评估为0分的男性患者和1分的女性患者，可暂不抗凝，建议至少每年评估血栓风险。抗凝治疗患者使用 HASBLED 评分评估出血风险（表5–7），0～2分属于出血风险低危人群，3分以上为出血风险高危人群。

表 5-6 房颤患者血栓风险评估 CHA_2DS_2–VASc 评分

项目	危险因素	评分
C	充血性心衰	1
H	高血压	1
A_2	年龄≥ 75 岁	2
D	糖尿病	1

（续表）

项目	危险因素	评分
S_2	脑卒中 / 短暂性脑缺血发作 / 体循环栓塞	1
V	血管性疾病	1
A	年龄 65~74 岁	1
Sc	性别（女性）	1

表 5-7　房颤患者出血危险评估 HASBLED 评分

项目	危险因素	评分
H	未控制的高血压	1
A	肝肾功能异常（各 1 分）	1 或 2
S	脑卒中	1
B	出血	1
L	INR 值易波动	1
E	年龄 > 65 岁	1
D	药物或过量饮酒（各 1 分）	1 或 2

预防血栓可采用以下方式：

（1）华法林：服用华法林的患者需监测凝血酶原时间的国际标准化比值（international normalized ratio，INR），维持 INR 在 2.0~3.0，高龄患者的 INR 可减低至 1.8~2.5。INR 在治疗目标范围内的时间百分比 TTR > 70%，脑卒中及出血的总体风险较低。由于安全窗窄、易受多种因素干扰、需要监测 INR 水平等，限制了华法林的应用。合并机械瓣置换术或中、重度二尖瓣狭窄的房颤患者仍应服用华法林。

（2）新型口服抗凝药：包括凝血酶抑制剂（达比加群酯）和 Xa

因子抑制剂（利伐沙班、艾多沙班及阿哌沙班）。新型口服抗凝药预防血栓疗效不劣于或优于华法林，颅内出血风险降低，原则上不需要常规监测疗效，依从性好，为房颤患者抗凝治疗的首选。肾功能不全、出血风险高的老年人应进行个体化剂量调整，有条件者根据药物疗效调整剂量。

另外，抗血小板治疗不能降低房颤患者的脑卒中风险，不推荐用于房颤的脑卒中预防。

（王茜婷　刘梅林）

第七节 SECTION 7 深静脉血栓、肺栓塞

一、什么是深静脉血栓？

1. 深静脉血栓及危险因素

深静脉血栓（deep venous thrombosis，DVT）是血液在深静脉内不正常凝结引起的静脉回流障碍性疾病，常发生于下肢。深静脉血栓形成的主要原因是静脉壁损伤、血流缓慢和血液高凝状态。危险因素包括原发性因素和继发性因素，多见于大手术或严重创伤后、长期卧床、肢体制动、肿瘤患者等。

深静脉血栓的原发性危险因素有：抗凝血酶缺乏，蛋白C缺乏，先天性异常纤维蛋白原血症，V因子Leiden突变（活化蛋白C抵抗），高同型半胱氨酸血症，抗心磷脂抗体阳性，纤溶酶原缺乏，纤溶酶原激活物抑制剂过多，异常纤溶酶原血症，凝血酶原20210A基因变异，蛋白S缺乏，V、IX、XI因子增高，VII因子缺乏。

深静脉血栓的继发性危险因素：髂静脉压迫综合征，血小板异

常，损伤、骨折，手术与制动，脑卒中、瘫痪或长期卧床，长期使用雌激素，高龄，恶性肿瘤、化疗患者，中心静脉留置导管，肥胖，下肢静脉功能不全，心、肺功能衰竭，吸烟，长时间乘坐交通工具，妊娠、产后，口服避孕药，克罗恩病，狼疮抗凝物，肾病综合征，人工血管或血管腔内移植物，血液高凝状态（红细胞增多症、Waldenstrom 巨球蛋白血症、骨髓增生异常综合征），VTE 病史，重症感染。

2. 深静脉血栓的临床表现

根据发病时间，深静脉血栓分为急性期（发病14天以内）、亚急性期（发病15～30天）和慢性期（发病30天以后）。

急性下肢深静脉血栓可表现为患肢突然肿胀、疼痛等，体检患肢呈可凹陷性水肿、张力增高、皮温增高，在患侧小腿后侧和（或）大腿内侧、股三角区、髂窝有压痛。发病1～2周后，患肢可出现浅静脉显露或扩张。

严重的下肢深静脉血栓，可出现股青肿，这是由于髂股静脉及其属支血栓阻塞，静脉回流严重受阻，组织张力极高，导致下肢动脉受压和痉挛、肢体缺血。临床表现为下肢极度肿胀、剧痛、皮肤发亮呈青紫色、皮温低伴有水疱、全身反应强烈、体温升高，可触及足背动脉搏动消失。此种情况比较危险，需及时处理，否则可能引起休克和坏疽。

静脉血栓一旦脱落，可随血流漂移，堵塞肺动脉主干或分支，形成肺栓塞，出现胸闷、憋气、咯血、氧合指数减低等表现，这是一种严重的可危及生命的疾病，需及时就医。

慢性期深静脉血栓可导致血栓后综合征，出现慢性下肢静脉功能不全的临床表现，如患肢沉重、胀痛、静脉曲张、皮肤瘙痒、色素沉着、湿疹等，严重者出现下肢高度肿胀、脂性硬皮病及经久不愈的溃疡。

二、深静脉血栓的诊断

1. 深静脉血栓可行哪些辅助检查?

血浆 D– 二聚体测定　D– 二聚体是纤维蛋白复合物溶解时产生的降解产物，下肢深静脉血栓时，血液中 D– 二聚体的浓度升高。D– 二聚体检查的敏感性高、特异性较差，临床上如手术后、孕妇、危重症、恶性肿瘤等其他情况也会出现 D– 二聚体的浓度升高。

彩色多普勒超声检查　彩色多普勒超声检查的敏感性、特异性较高，临床应用广泛，是诊断深静脉血栓的首选方法。如果超声检查无法判定有无血栓形成，必要时可进一步行 CT 或血管造影等影像学检查。

CT 静脉成像　主要用于下肢主干静脉或下腔静脉血栓的诊断，准确性高，需要使用造影剂，不常规应用。

磁共振静脉成像　能准确显示髂、股、腘静脉，但不能很好地显示小腿静脉血栓。无需使用造影剂，尤其适用于孕妇。有固定金属植入物者需谨慎或不能实施该检查。

静脉造影　准确性高，可有效判断有无血栓、血栓部位、范围、形成时间及侧支循环情况，是目前诊断下肢深静脉血栓的“金标准”。为有创检查，使用造影剂应考虑过敏、肾毒性等。

2. 深静脉血栓如何预测?

预测下肢深静脉血栓形成的临床模型（Wells 评分）见表5–8。临床可能性：低度可能性≤0分；中度可能性1～2分；高度可能性≥3分。若双侧下肢均有症状，以症状严重的一侧为准。

表 5-8 预测下肢深静脉血栓形成的临床模型（Wells 评分）

病史及临床表现	评分
既往有下肢深静脉血栓形成病史	1
肿瘤	1
瘫痪或近期下肢石膏固定	1
近期卧床 >3 天或近 3 月内大手术	1
沿深静脉走行的局部压痛	1
全下肢水肿	1
与健侧相比，小腿肿胀长周径大于 3 厘米	1
症状侧下肢凹陷性水肿	1
有浅静脉的侧支循环（非静脉曲张）	1
其他比深静脉血栓更可能的诊断	-2

资料来源：中华医学会外科学分会血管外科学组．深静脉血栓形成的诊断和治疗指南（第三版）[J/OL]. 中国血管外科杂志（电子版），2017, 9（4）: 250－257.

3. 深静脉血栓的诊断流程

深静脉血栓的诊断流程详见图 5－14。

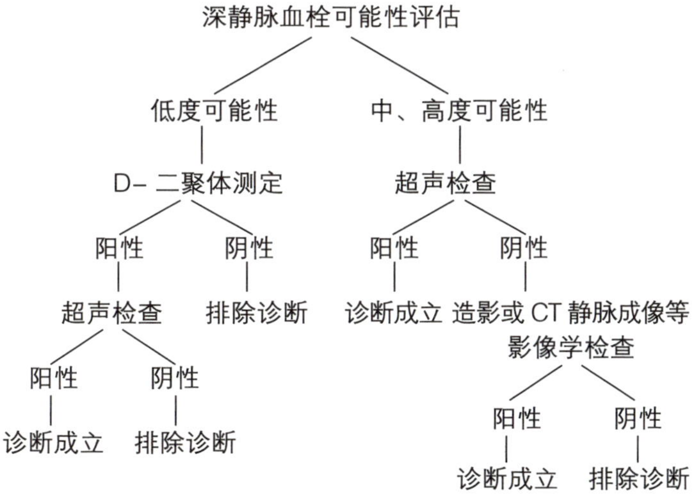

图 5-14 深静脉血栓诊断流程

三、深静脉血栓的治疗

1. 深静脉血栓的早期治疗

抗凝治疗 抗凝是深静脉血栓的基本治疗，可抑制血栓蔓延、利于血栓自溶和管腔再通，降低肺栓塞的发生率和病死率。抗凝药物包括普通肝素、低分子肝素、维生素K拮抗剂（如华法林）、新型口服抗凝剂（如达比加群酯、利伐沙班、艾多沙班等）。新型口服抗凝剂具有抗凝效果稳定、药效受食物影响小、药物之间相互作用小、半衰期短、用药剂量相对固定、服药期间无需定期监测凝血功能等优点。

溶栓 溶栓治疗包括溶栓药物（尿激酶、瑞替普酶、替奈普酶等）、降纤药物（巴曲酶）。溶栓治疗的适应证包括：急性近端深静脉血栓、全身状况好、预期生存>1年和出血风险低的患者。溶栓治疗的禁忌证包括：溶栓药物过敏；近2~4周内有活动性出血，包括严重的颅内、胃肠、泌尿道等出血；近期接受过大手术、活检、心肺复苏、不能实施压迫的穿刺；近期有严重外伤；严重的难以控制的高血压；严重的肝肾功能不全；细菌性心内膜炎；出血性或3个月内缺血性脑卒中病史；动脉瘤、主动脉夹层、动静脉畸形患者；此外，年龄>75岁患者和妊娠患者需谨慎溶栓。

溶栓治疗可出现出血、肺动脉栓塞、溶栓药物过敏反应等并发症。患者是否需要溶栓治疗需请医师仔细评估。

手术取栓 经皮机械性血栓清除术结合导管接触性溶栓等。

下腔静脉滤器 对于有抗凝治疗禁忌证的患者可以考虑植入下腔静脉滤器以预防肺栓塞，由于滤器长期植入可导致下腔静脉阻塞、深静脉血栓复发等，建议首选可回收或临时滤器，待发生肺栓塞风险过后取出滤器。

血栓清除后，患肢可使用肢体循环驱动治疗或弹力袜，预防血栓复发。

2. 深静脉血栓的慢性期治疗

抗凝治疗　深静脉血栓患者需长期抗凝以防止血栓蔓延及血栓复发。根据深静脉血栓发生的原因、部位、有无肿瘤等情况，长期抗凝时间不同（表5-9）：①对于腿部近端深静脉血栓（无论是否合并肺栓塞），血栓低复发风险患者，推荐抗凝治疗3个月；②对于血栓高复发风险患者，如无高出血风险，推荐长期抗凝治疗；③无诱因的近端深静脉血栓或肺栓塞，推荐抗凝治疗至少3个月，3个月后应评估延长治疗的风险获益，决定是否延长抗凝。如无高出血风险，建议延长抗凝治疗；伴有高出血风险者，推荐抗凝治疗3个月。

血栓后综合征的预防和治疗　血栓后综合征是最常见的慢性静脉血栓栓塞并发症，由于静脉血栓、静脉高压导致静脉瓣损伤及静脉回流功能不全，出现如患肢沉重、胀痛、静脉曲张等症状。血栓后综合征需要个体化治疗，如使用物理治疗（肢体循环驱动治疗、弹力袜）、服用静脉活性药物（如迈之灵、地奥司明等），有严重症状的血栓后综合征患者甚至需要外科手术治疗。

表 5-9　近端深静脉血栓停止抗凝后静脉血栓栓塞再发风险估测

估测再发风险	危险因素分类	危险因素
低风险	大的短暂或可逆危险因素	●超过 30 分钟的全麻外科手术； ●因为急性疾病卧床住院至少 3 天； ●骨折创伤
中风险	小的短暂或可逆危险因素	●30 分钟以内的全麻外科手术； ●因为急性疾病住院小于 3 天； ●肥胖； ●持续雌激素治疗； ●妊娠或产后； ●院外因为急性疾病卧床至少 3 天； ●行动力减弱的腿部受伤（无骨折）至少 3 天； ●长途旅行

（续表）

估测再发风险	危险因素分类	危险因素
高风险	非恶性持续存在的危险因素	炎症性肠病和活动性自身免疫性疾病（风险随疾病活动度和治疗发生改变）
	主要持续存在的危险因素	● 没有短暂或可逆因素的静脉血栓栓塞症病史; ● 活动性肿瘤; ● 抗磷脂抗体综合征; ● 遗传性易栓症; ● 有一级亲属近端深静脉血栓或肺栓塞家族史
可变风险	未知病因	高复发风险：男性，近端深静脉血栓，肺栓塞，抗凝治疗期间持续高 D-D，年龄

资料来源：Lucia Mazzolai, Walter Ageno, Adriano Alatri, et al. Second consensus document on diagnosis and management of acute deep vein thrombosis: updated document elaborated by the ESC Working Group on aorta and peripheral vascular diseases and the ESC Working Group on pulmonary circulation and right ventricular function [J]. Eur J Prev Cardiol, 2022, 29（8）: 1248－1263.

四、什么是肺栓塞?

肺栓塞是由体内或体外栓子阻塞肺动脉或其分支引起肺循环和心功能异常的临床综合征，大面积肺栓塞可引起肺缺血、缺氧和心排血量下降，导致循环衰竭甚至猝死。急性肺栓塞是静脉血栓栓塞症最严重的表现形式，在心血管死亡原因中位列第三，仅次于冠心病和脑卒中。高危急性肺栓塞患者30天病死率达22%。提高对肺栓塞的全面认识并进行科学防治意义重大。

1. 肺栓塞是如何发生的?

双下肢和骨盆的深静脉血栓是导致肺栓塞的常见原因，静脉血流瘀滞、高凝状态和血管内皮损伤是血栓形成的促进因素。血栓导致肺动脉管腔阻塞，血流减少或中断，引起不同程度的血流动力学和气体交换障碍。

2. 哪些人容易患肺栓塞?

常见的易患因素包括：创伤、手术、下肢骨折、关节置换、脊髓损伤、自身免疫性疾病、肾病综合征、炎症性肠病、感染、口服避孕药、激素替代治疗、慢性心功能不全或呼吸衰竭、静脉置管、长时间卧床、久坐不动（如长时间乘车或飞机旅行）等。恶性肿瘤是静脉血栓栓塞症的重要风险因素，胰腺、颅脑、肺、卵巢及血液系统恶性肿瘤具有较高的血栓风险。随着年龄的增长，静脉血栓栓塞症的发病率逐渐增高。

五、肺栓塞的诊断与治疗

1. 哪些症状提示可能患了肺栓塞?

肺栓塞的临床症状多样，症状的严重程度差别大，轻者可无症状，重者因肺血管阻力突然增加，肺动脉压升高，压力超负荷导致右心室衰竭，可表现为低血压、低氧血症，重者发生猝死。

常见的临床症状如下：

（1）呼吸困难及气促：是最常见的症状，尤以活动后更明显。

（2）胸痛：发作可无规律，持续时间可长可短，部分患者呼吸时疼痛加重，可为尖锐性疼痛或闷痛。

（3）晕厥：可为肺栓塞的首发症状，部分患者表现为烦躁不安、惊恐甚至有濒死感。

此外，还可表现为咯血、咳嗽、心悸、发热、乏力、发绀等。可根据表5－10进行自我评定。如同时伴随下肢肿胀、双下肢粗细不一样时，应及时就诊，排除肺栓塞的可能。

表 5-10　肺栓塞临床可能性评分表

简化 Wells 评分	计分	修订版 Geneva 评分	计分
肺血栓栓塞症或深静脉血栓病史	1	肺血栓栓塞症或深静脉血栓病史	1
4 周内制动或手术	1	1 个月内手术或骨折	1
活动性肿瘤	1	活动性肿瘤	1
心率（次 / 分）		心率（次 / 分）	
≥ 100	1	75~94	1
咯血	1	≥ 95	2
深静脉血栓症状或体征	1	咯血	1
其他鉴别诊断的可能性低于肺血栓栓塞症	1	单侧下肢疼痛	1
		下肢深静脉触痛及单侧下肢水肿	1
临床可能性			
低度可能	0~1	年龄 > 65 岁	1
高度可能	≥ 2	临床可能性	
		低度可能	0~2
		高度可能	≥ 3

2. 诊断与治疗

诊断方法　肺栓塞常用的诊断方法有以下 12 种：

（1）动脉血气分析：可表现为低氧血症、低碳酸血症、肺泡 – 动脉血氧梯度增大及呼吸性碱中毒，部分患者的结果可以正常。

（2）血浆 D– 二聚体（D–dimer）：是诊断肺栓塞的敏感指标，对临床可能性低的患者具有较高的阴性预测价值。恶性肿瘤、炎症、出血、创伤、手术等情况可引起血浆 D– 二聚体水平升高，D– 二聚体对诊断肺栓塞的特异性较低，需结合临床综合考虑。D– 二聚体的诊断特异性随着年龄的升高而逐渐下降，以年龄调整临界值可以提高 D– 二聚体对老年患者的诊断特异性。

（3）血浆肌钙蛋白：包括超敏肌钙蛋白及肌钙蛋白，是评价心肌损伤的指标，升高提示急性肺栓塞患者预后不良。

（4）B 型利钠肽和 N 末端 B 型利钠肽原：是心肌细胞在心室扩张或压力负荷增加时合成和分泌的心源性激素，提示存在心功能不全及血流动力学异常，急性肺栓塞患者可升高，升高水平反映严重程度。

（5）心电图：多表现为非特异性心电图改变，常见 V_1~V_4导联 ST 段和 T 波异常，部分出现 $S_{I}Q_{III}T_{III}$、完全或不完全性右束支传导阻滞。心电图的动态改变更有诊断价值。

（6）超声心动图：对肺栓塞诊断、判断预后有重要价值。肺栓塞可表现为右心室和（或）右心房扩大、室间隔左移、肺动脉干增宽、肺动脉压升高等。

（7）胸部 X 射线片：大面积急性肺栓塞患者胸片可出现肺缺血征象、右心室扩大征、楔形阴影等表现，缺乏特异性，仅凭胸部 X 射线片不能确诊或排除肺栓塞。

（8）CT 肺动脉造影：是确诊肺栓塞的首选检查方法，可直接观察肺动脉血栓的形态、严重程度、累及的部位和范围，主要确诊主肺动脉及分支的血栓（图5-15），但对于亚段及亚段以下小的肺动脉分支内血栓的敏感性较差。

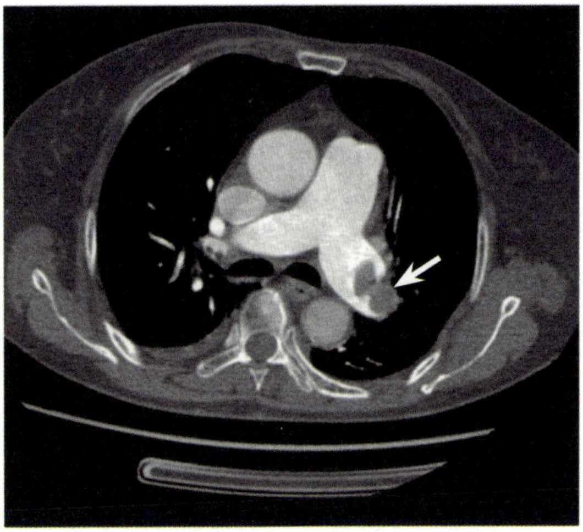

图 5-15　CT 肺动脉造影

注：箭头所示肺动脉内充盈缺损（灰色团块影），提示肺栓塞。

（9）核素肺通气 / 灌注扫描：是肺栓塞的重要诊断方法，敏感性、特异性均较高；但干扰因素较多，需结合临床综合分析。

（10）肺动脉造影：是诊断肺栓塞的“金标准”，是一种有创性检查，随着 CT 肺动脉造影的发展和完善，现已很少用于急性肺栓塞的临床诊断。

（11）下肢深静脉超声检查：所有疑似肺栓塞的患者均应检查有无下肢深静脉血栓。

（12）病因检查：主要包括抗凝蛋白（抗凝血酶、蛋白 C 和蛋白 S 活性）、抗磷脂综合征及易栓症相关检测等。

肺栓塞的治疗措施　应根据病情严重程度进行危险分层，制定治疗策略。

（1）对于血流动力学不稳定的急性肺栓塞高危患者（包括心脏骤停、梗阻性休克或持续性低血压），应尽快收治到重症监护病房，给予静脉溶栓、导管介入、外科取栓或体外膜肺氧合（extracorporeal membrane oxygenation，ECMO）等治疗。静脉溶栓治疗出血风险高，部分患者发生脑出血和消化道大出血可危及生命，应充分评估获益 / 风险，严格掌握溶栓适应证，在溶栓过程中须严密监测。溶栓禁忌或溶栓失败的高危患者，需考虑行介入手术导管取栓或外科血栓清除术。

（2）对于血流动力学稳定的患者（不伴休克或持续性低血压），应基于肺栓塞严重指数或简化的肺栓塞严重指数、超声心动图或 CT 肺动脉造影、肌钙蛋白和（或）B 型利钠肽水平进行危险分层。中高危患者根据临床表现收治到普通病房或监护病房观察，给予抗凝治疗，病情恶化时考虑挽救性再灌注治疗。中低危患者建议住院观察，低危患者可选择门诊 / 急诊观察治疗。

（3）对于有使用抗凝药物绝对禁忌证或经严格抗凝治疗后反复发作的急性肺栓塞患者，可考虑静脉滤器置入。

治疗肺栓塞的抗凝药物　肺栓塞常用的抗凝治疗药物包括：经

静脉或皮下给药的抗凝治疗和口服抗凝药。

（1）静脉或经皮给药的抗凝药：普通肝素、低分子肝素、磺达肝癸钠、比伐卢定、阿加曲班等。

（2）口服抗凝药，包括传统口服抗凝药和新型口服抗凝药。

传统口服抗凝药：华法林。华法林是常用的抗凝药，起效慢、个体差异大、用药安全范围小，药物吸收代谢受多种因素影响，疗效易受药物和食物影响，需监测 INR 判断抗凝疗效并调整用药，一般需将 INR 控制在2.0~3.0。华法林过量可用维生素 K 拮抗。

新型口服抗凝药：达比加群、利伐沙班、艾多沙班、阿哌沙班等。新型口服抗凝药起效快，疗效个体差异较小、药物吸收代谢影响因素较少。老年、肝肾功能不全患者需个体化调整治疗剂量，警惕出血倾向。患者一旦发生出血事件应尽快就诊，发生大出血立即停药，由医生决定进一步治疗方案。依达赛珠单抗是达比加群酯的特异性拮抗剂，国内已上市，用于拮抗达比加群酯相关危及生命的大出血；Andexanet alfa 可以逆转利伐沙班、阿哌沙班的抗凝作用，尚未在国内上市。

如确诊肺栓塞应尽早给予抗凝治疗，结合患者个体情况综合考虑合理选择抗凝药治疗方案。

六、如何预防肺栓塞?

应积极寻找并去除病因，避免肢体长时间不活动，乘飞机、火车时注意活动下肢，避免脱水，防止外伤，避免粗暴按摩。深静脉血栓、下肢静脉炎、静脉曲张等高危人群应口服抗凝药物治疗。外科手术及内科卧床患者需进行静脉血栓栓塞症风险和出血评估。对于血栓风险高而出血风险低的患者，应考虑预防性使用抗凝药物；对长期服用抗凝药物预防的患者，应动态评估预防效果和潜在出血风险。对于血栓风险高，存在活动性出血或有出血风险的患者应调整抗凝药物并采取机械预防措施，包括使用间歇充气加压泵、加压弹力袜和足底静脉泵等。

（郑 琴 刘 美 刘梅林）

第八节 SECTION 8 心脏瓣膜病

一、什么是心脏瓣膜病?

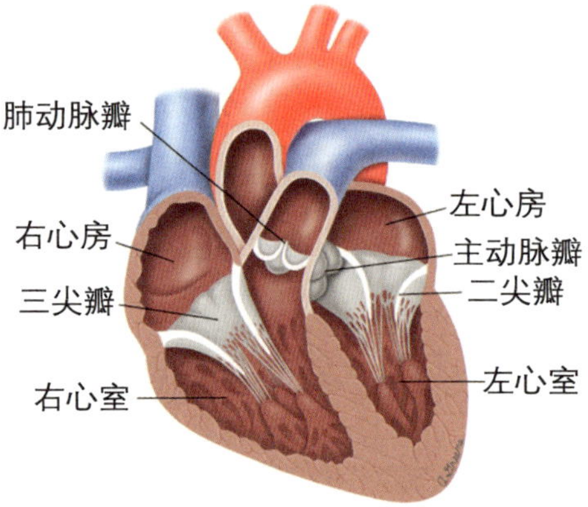

图 5-16 正常心脏瓣膜

心脏瓣膜病是由多种原因引起的心脏瓣膜狭窄和（或）反流所致的心脏疾病。正常心脏有4个瓣膜，分别称为二尖瓣、三尖瓣、主动脉瓣和肺动脉瓣（图5-16），连接心房和心室、心室和大动脉，起到单向阀门的作用。随着心脏跳动，心脏瓣膜有规律地开放及关闭，保证血液在心腔内按照正常的方向前进。当心脏瓣膜结构和（或）功能异常导致开放或关闭障碍，影响血液的正常流动，随着疾病的进展，逐渐导致心脏结构改变及功能失常。

二、心脏瓣膜病的常见病因

心脏瓣膜病的病因包括炎症、黏液样变性、先天性畸形、缺血性坏死、退行性改变、创伤等，可以引起单个瓣膜病变或多个瓣膜病变。早年常见乙型溶血性链球菌感染引起的风湿热累及心脏所致风湿性心脏瓣膜病（简称“风心病”）。随着人口老龄化、人民生活水平提高、医学发展及抗生素广泛应用，近几十年来风湿性心脏瓣膜病发病率逐渐下降，退行性心脏瓣膜病发病率逐渐上升，成为最主要的心脏瓣膜病。

三、心脏瓣膜病的临床表现

心脏瓣膜病多为缓慢进展，在病变早期可无临床症状，随着疾病的进展出现活动时心慌、气短、疲乏、倦怠、呼吸困难（劳力性呼吸困难）、静息状态下呼吸困难及夜间阵发性呼吸困难等心力衰竭症状，可合并心律失常、血栓栓塞或感染性心内膜炎等并发症。

二尖瓣狭窄患者早期可出现呼吸困难、咳嗽、痰中带血、血痰、大量咯血或粉红色泡沫痰等症状，可在运动、情绪激动、妊娠、合并感染或快速房颤发作时诱发或加重。随着病情进展，表现为日常活动时呼吸困难、静息状态下呼吸困难、夜间阵发性呼吸困难以及声音嘶哑、吞咽困难、食欲减退、腹胀、恶心等症状。二尖瓣狭窄血栓栓塞是二尖瓣狭窄的严重并发症（图5－17）。

二尖瓣关闭不全的症状取决于二尖瓣反流的严重程度及进展速度、左心房大小和肺静脉压、是否合并其他瓣膜损害和冠状动脉疾病等。轻度关闭不全患者多无明显症状，中度及以上关闭不全者可出现乏力、劳力相关呼吸困难等，晚期可出现急性肺水肿、咯血、下肢水肿、腹水等。急性重度二尖瓣关闭不全可发生急性左心衰竭、肺水肿甚至心源性休克。

主动脉瓣狭窄常见症状为劳力相关的呼吸困难，随病情进展出现夜间阵发性呼吸困难、端坐呼吸甚至急性肺水肿；重度主动脉瓣

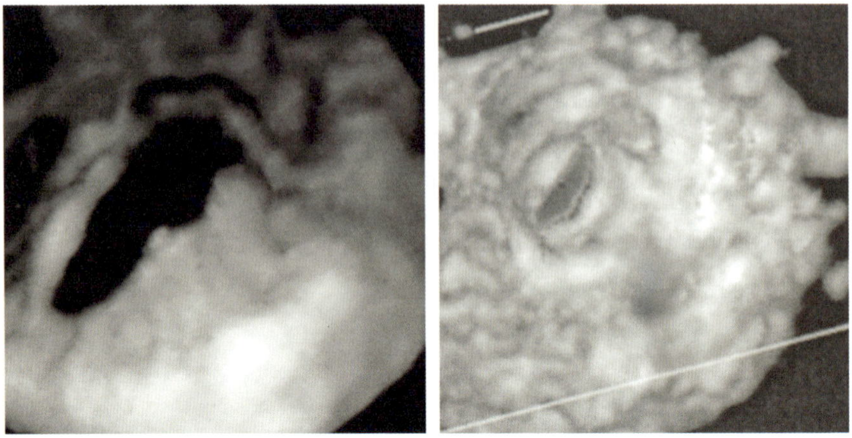

a. 正常二尖瓣　　b. 二尖瓣狭窄

图 5-17　三维超声心动图影像

狭窄患者常见心绞痛症状，多由运动诱发，休息可缓解；部分患者可表现为黑矇、晕厥，多发生于劳力当时，可在休息时发生。呼吸困难、心绞痛和晕厥是重度主动脉瓣狭窄的常见三联征。

主动脉瓣关闭不全的临床表现与发生速度和反流量相关。急性主动脉瓣关闭不全，轻者可无症状，重者可突发呼吸困难、不能平卧、大汗、咳嗽、咳白色或粉红色泡沫痰，甚至出现烦躁不安、神志模糊、昏迷并导致生命危险。慢性主动脉瓣关闭不全（图5－18）

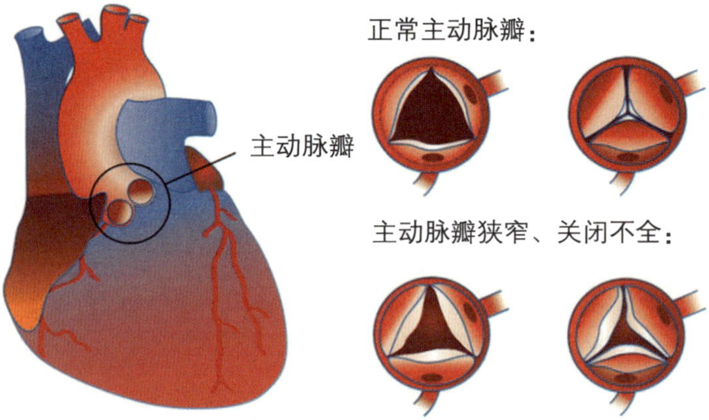

图 5-18　主动脉瓣狭窄、关闭不全

可在较长时间无症状，随反流量增大，出现心悸、胸部不适、劳力性呼吸困难、夜间阵发性呼吸困难和端坐呼吸。可有心绞痛发作、头颈部动脉搏动感，改变体位时可出现头晕或眩晕等症状。

四、心脏瓣膜病如何诊断?

患者出现临床症状、体检发现心脏杂音、超声心动图发现心脏瓣膜病变，是诊断心脏瓣膜病的主要依据。经胸及食管超声心动图是诊断和评价心脏瓣膜病敏感可靠的方法，可以明确心脏瓣膜病变的原因，如风湿性、老年退行性及先天性等，还可以测量各房室腔的大小、室壁厚度、左心室收缩功能、肺动脉压力、评估瓣膜狭窄或关闭不全的程度、检出左心耳及左心房的附壁血栓，对指导手术、介入和药物治疗具有重要价值。X 射线胸片及心电图可提供心脏扩大、肺部淤血、胸腔积液及心律失常等信息。

五、心脏瓣膜病如何治疗?

心脏瓣膜病的治疗主要包括内科药物治疗、外科手术治疗和介入治疗，需要结合瓣膜病变严重程度及是否合并心脏扩大、心衰等情况制定治疗方案。

1. 内科药物治疗

主要目的是改善症状、控制心衰、预防血栓栓塞事件。应避免过度劳累及情绪激动、预防感染，对于已经出现水钠潴留等心力衰竭表现者可使用利尿剂，发生快速房颤者可应用地高辛、β 受体阻滞剂等控制心室率，对于存在血栓风险者应使用抗凝治疗，服用华法林的患者使国际标准化比值控制在2.0~3.0。

2. 外科手术治疗

手术治疗是治疗心脏瓣膜病的重要措施，应在出现不可逆的左心室功能不全之前考虑手术治疗。对于已经出现心力衰竭的患者，应评价手术适应证和禁忌证，争取手术治疗的机会。手术方式包括瓣膜成形/修复术和瓣膜置换术。瓣膜成形/修复术是保留患者原有的瓣膜结构，修复病变的瓣膜，使其恢复相对正常的结构和功能；瓣膜置换术是指采用人工机械瓣或人工生物瓣替换病变的瓣膜，机械瓣持久性更高，但潜在血栓栓塞风险更高，需要终身抗凝治疗；生物瓣平均使用寿命为10～15年，血栓发生率相对低，不需要终身抗凝。

3. 介入治疗

尽管外科换瓣手术是治疗严重心脏瓣膜病首要选择，但部分高龄、合并疾病多、有开胸病史、心肺功能差的患者外科手术风险高，因此经皮介入心脏瓣膜病微创技术成为治疗重度主动脉瓣狭窄和二尖瓣反流的主要手段。这种微创手术创伤小，术后恢复快，越来越多地用于高龄及外科手术高风险患者。

六、心脏瓣膜病微创治疗进展

1. 经导管主动脉瓣置换术

国内外指南建议，外科手术禁忌或高危、预期生存时间超过12个月的症状性重度主动脉狭窄患者行经导管主动脉瓣置换术（transcatheter aortic valve replacement，TAVR）；外科手术中危的重度主动脉瓣狭窄患者也可考虑TAVR。

TAVR主要采用经股动脉插管的逆行术式，经股动脉穿刺后输送导管跨过狭窄的主动脉瓣进入左心室（图5－19，图5－20）。部分患者因股动脉或途径动脉重度钙化或病变等血管条件的限制难以输送导管实施主动脉瓣置换术，采用经心尖途径完成手术(图5-21)，经心尖入路可以通过微创技术的小切口穿刺心尖部。经股动脉或经心尖入路，将导丝穿过主动脉瓣，输送球囊扩张狭窄的主动脉瓣，

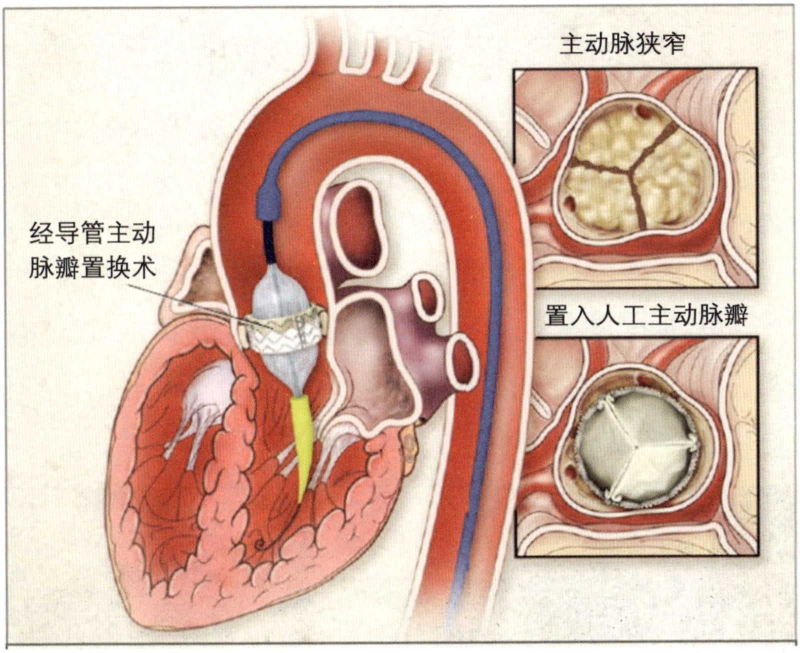

图 5-19　经股动脉 TAVR 示意图

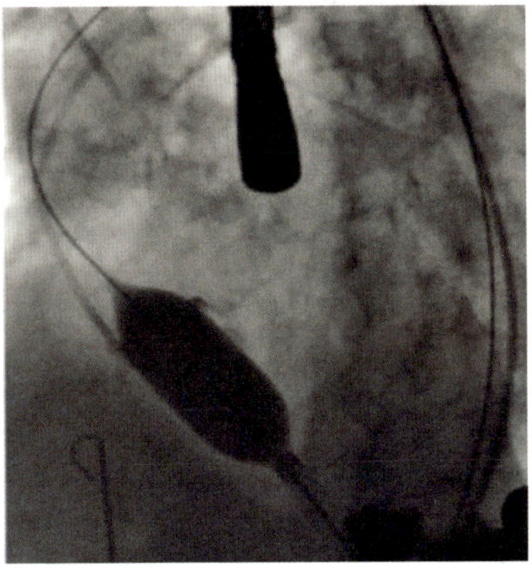

图 5-20　经股动脉 TAVR 手术透视图

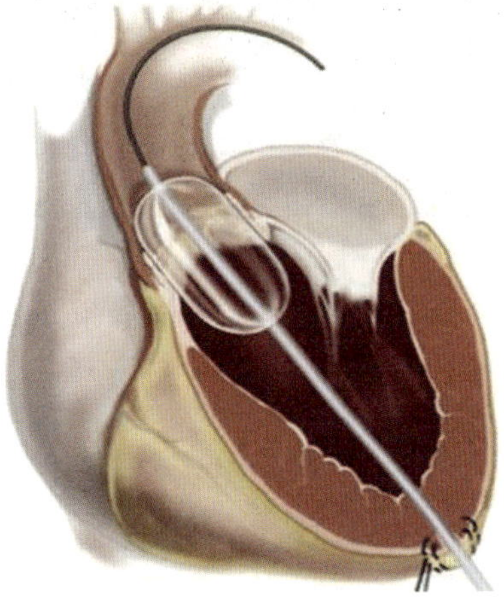

图 5-21　经心尖 TAVR 示意图

输送人工主动脉瓣定位至主动脉瓣处，自膨胀释放或球囊扩张将人工主动脉瓣置入病变主动脉瓣。

2. 经导管二尖瓣缘对缘修复术

经由股静脉穿刺入路，由右心房穿刺房间隔进入左心房和左心室，通过导管输送系统，将二尖瓣夹合装置送至左心室二尖瓣缘下，在食管超声指导下，夹合二尖瓣反流区的前、后瓣叶，从而减少二尖瓣反流（图5－22）。

国内外指南推荐外科手术高危或存在禁忌证的原发性重度二尖瓣反流、解剖结构适合的患者行经皮二尖瓣缘对缘修复术。对于继发性重度二尖瓣反流患者，若无需血运重建、外科修复或置换手术风险较高，经药物优化治疗后症状无改善，如超声心动图评估瓣膜形态合适，可行经皮二尖瓣缘对缘修复术。

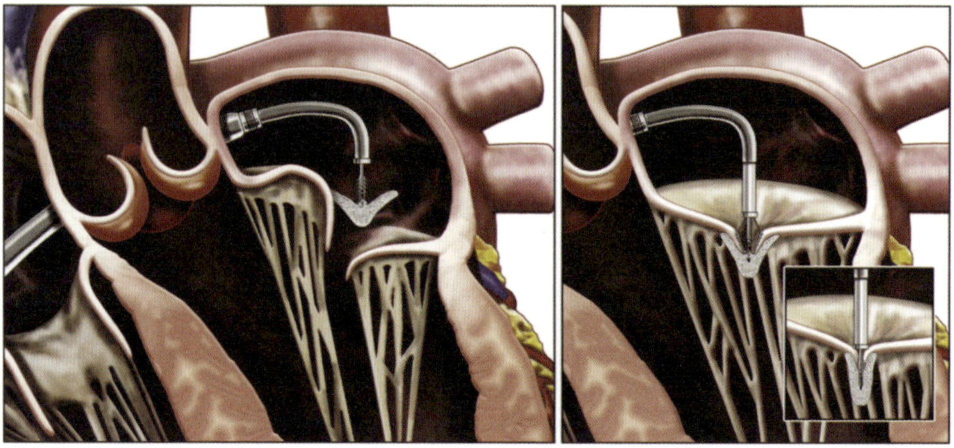

图 5-22　经导管二尖瓣缘对缘修复

（陈夏欢　刘梅林）

第九节 SECTION 9 腹主动脉瘤及外周血管病

一、腹主动脉瘤

腹主动脉瘤是指腹主动脉管腔“瘤样”扩张，通常以动脉直径大于正常50%作为标准。随着CT等影像学检查的普及，对腹主动脉瘤的认识不断提高。根据动脉瘤腔管腔结构分为：①真性动脉瘤：动脉壁三层结构完整；②假性动脉瘤：动脉壁三层结构中断，血液外溢至动脉外，周围形成包裹；③夹层动脉瘤：动脉血流进入动脉壁内，因局部管壁相对薄弱，局部扩张，多由动脉夹层发展而形成。

1. 腹主动脉瘤的形成与转归

腹主动脉瘤主要是由于动脉瘤管壁薄弱、弹性下降，在长期持续的动脉压力作用下形成局部扩张。动脉粥样硬化是最主要的病因。腹主动脉瘤一旦形成，动脉呈现进展性扩张，无法自行或通过药物治疗回缩。动脉瘤体直径越大，动脉壁相对越薄弱，动脉瘤破裂风险越高。有研究显示，腹主动脉瘤体最大直径<4厘米时，年增长1~4毫米；瘤体直径在4~5厘米时，年增长4~5毫米；瘤体直径>5厘米时，年增长>5毫米，瘤体破裂率达20%；瘤体直径>6厘米时，年增长7~8毫米，瘤体破裂率也增大至40%。这些数据由临床统计得出。动脉瘤破裂与瘤体形态、动脉局部条件等因素相关，目前尚无法准确预测动脉瘤的增长速度和破裂风险。即使较小的动脉瘤也存在快速增长甚至破裂的风险。

2. 腹主动脉瘤的常见症状有哪些?

无明显症状 多数腹主动脉瘤病变未破裂时无明显症状。近年来，腹部增强CT应用广泛，在因其他疾病诊疗过程中行CT或其他影像学检查筛查出的腹主动脉瘤患者并不少见。患者也可因触及腹部搏动性“包块”就诊。动脉瘤体较大时可压迫肠道引起腹胀、呕吐或排便不适等消化道症状；下腔静脉受压可引起下肢肿胀等静脉回流障碍症状。

动脉栓塞　腹主动脉瘤瘤腔内易于形成大量的附壁血栓，血栓脱落后可以造成远端动脉栓塞。位于肾动脉或高于肾动脉开口的腹主动脉瘤可以造成肾动脉栓塞。肾动脉开口下方的腹主动脉瘤血栓脱落后，可以造成下肢动脉栓塞并作为患者首诊症状。

先兆破裂　特指腹主动脉瘤即将破裂的状态，患者的典型疼痛位于中、下腹部或腰背部。部分腹主动脉瘤患者合并髂动脉瘤，髂动脉瘤破裂时，患者疼痛症状可以偏于一侧。患者疼痛症状以钝痛为主，可以持续数小时或数天，与其他腹部急症不易鉴别。CTA 检查腹主动脉可以大致正常或仅有动脉管壁边缘略毛糙，无明确造影剂外溢。

动脉瘤破裂　疼痛是主要临床症状。疼痛性质与先兆破裂无明显区别或程度更重。患者临床可以出现心率增快、血压降低，大量失血时可出现休克症状。CTA 可以发现造影剂外溢，甚至可见部分管壁连续性中断。

3. 如何发现腹主动脉瘤?

腹主动脉瘤患者主要临床表现是查体发现与心跳一致的搏动性腹部包块，破裂或先兆破裂患者可以出现压痛。

超声、CTA 及磁共振都可以对腹主动脉瘤作出明确诊断。超声因经济、便捷、不需要注射造影剂等原因，适于腹主动脉瘤筛查或直径较小的腹主动脉瘤患者定期复查。超声受限于检查医师的个人技术，易受肠气干扰，难以全面、细致评估病变。CTA 可以全面显示病变，准确测量瘤体及近远端血管的各径线，是临床最广泛使用的术前评估及术后随访方式，无明确禁忌时，是腹主动脉瘤主要的检查方法，对于感染性动脉瘤、炎性动脉瘤、术后内漏出等具备优势。MR 可以作为 CTA 检查存在禁忌患者的检查方式，但扫描范围不及 CTA，且扫描时间长，不宜作为急重症患者或先兆破裂、破裂动脉瘤患者的首选检查方法。

4. 腹主动脉瘤该如何治疗?

非手术治疗 对于瘤体较小、尚无手术指征的患者，主要是降低心血管疾病风险和减缓动脉瘤的增长速度。戒烟是重要且可纠正的危险因素，β 受体拮抗剂可能有助于减缓腹主动脉瘤增长速度、降低病死率，他汀、血管紧张素转换酶抑制剂及受体拮抗剂类药物有助于降低合并的心血管疾病风险。此外，应定期复查，动态了解腹主动脉瘤情况及发展速度。

手术治疗 应综合考虑腹主动脉瘤患者瘤体最大直径、形态、生存预期、手术风险以及影响患者预后的其他因素，临床医生评估确定是否有手术指征。我国血管外科学会2022年发布了《腹主动脉瘤诊断和治疗中国专家共识》，推荐：①男性患者腹主动脉瘤直径＞5.0厘米，女性＞4.5厘米作为直径的参考指征；②生长速度：如前所述，动脉瘤随时间推移会进行性增大，定期复查对于尚未达手术指征或因其他原因暂未接受手术患者十分重要，腹主动脉瘤瘤体直径增长速度快，每年增大＞10毫米，不论瘤体大小，也需要考虑手术治疗；③症状性腹主动脉瘤：如果瘤体已经造成患者出现临床症状，包括但不限于压迫症状、栓塞症状等，也应该考虑行手术治疗，以避免或减少症状复发；④腹痛：不论瘤体大小，如出现因动脉瘤引起的疼痛，不能除外破裂可能者，也建议及时手术；⑤先兆破裂或破裂腹主动脉瘤均应考虑手术治疗；⑥临床医生还应该考虑可能影响患者预后的其他因素，例如近期或同期需要进行相邻解剖部位的其他手术等。

经典开放修复术主要是指腹主动脉瘤切除和人造血管移植术。通过切除已经扩张、薄弱的动脉瘤体，再使用人造血管保持下肢血供达到治疗目的。对于全身状况良好、可以耐受手术的AAA患者，开放修复术是治疗的标准术式。

近年来，随着微创器械和技术的进步，腔内修复术的开展为腹主动脉瘤患者提供了新的治疗选择。腹主动脉瘤腔内修复术（endovascular abdominal aortic repair，EVAR）是将覆膜支架送入并固定于腹主动脉瘤腔内，阻隔进入瘤腔的血流。覆膜支架植入后，动脉血流不再直接冲击薄弱的动脉血管壁，从而消除瘤体破裂、出血的隐患（图5-23）。EVAR最早被定义为应用于不适宜行开放手术的高危患者。目前多数患者均可以在局部麻醉下完成手术，明显减少手术创伤和缩短住院时间，尤其适用于合并严重心肺功能不全及其他高危因素的患者。由于EVAR的微创性，以及相关器材和技术的迅猛发展和革新，其手术适应证在一些国家和医学中心已经被迅速拓宽，越来越多地被用于临床。

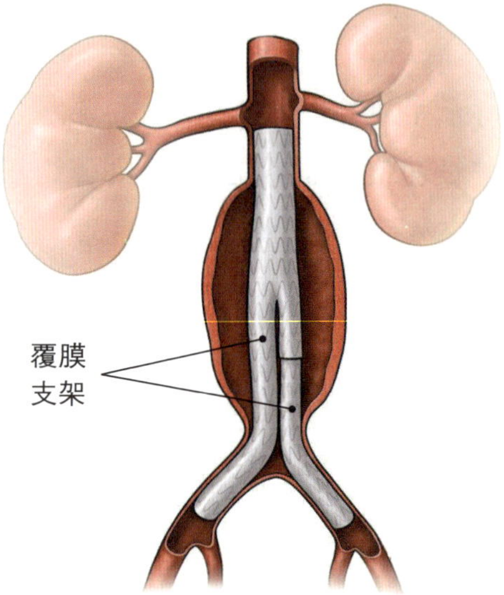

图 5-23　腹主动脉瘤腔内修复术

图片来源：Haque K, Bhargava P. Abdominal Aortic Aneurysm [J]. Am Fam Physician, 2022, 106（2）: 165－172.

二、下肢动脉硬化闭塞症

下肢动脉硬化闭塞症是下肢动脉粥样硬化造成下肢动脉狭窄和闭塞，导致下肢缺血，出现相应临床症状的疾病。该疾病是全身动脉粥样硬化疾病在下肢的表现，下肢动脉是动脉粥样硬化最易累及的部位之一，患者往往伴随其他血管动脉硬化的临床表现。

1. 哪些人群容易罹患下肢动脉硬化闭塞症？

由于下肢动脉硬化闭塞症是动脉粥样硬化相关疾病，动脉粥样硬化高风险的患者，如糖尿病、高血压、高脂血症、慢性肾脏病患者都是该疾病的高风险人群。另外，吸烟、既往心脑血管疾病病史患者也是此类疾病的高发人群。

2. 下肢动脉硬化闭塞症的临床表现有哪些？

“无明显症状” 在病变形成的早期阶段，血流减低尚不严重，患者下肢相对缺血较轻，加上部分侧枝血管作用，患者可以无明显的缺血症状，或仅表现为下肢功能减低，如不能长久站立、步行速度慢等。这部分患者占下肢动脉硬化闭塞症大多数，有研究显示，有症状和无症状比例为1∶3~1∶4。

间歇性跛行 随着病变逐渐发展，患者下肢缺血逐渐加重，疾病发展至间歇性跛行阶段。这一阶段，表现为运动后患者可以出现下肢乏力、酸胀不适或者下肢肌群的疼痛，且影响继续行走，只能通过短暂休息缓解，休息后可继续活动。这是由于患者运动时，下肢代谢及血氧需求增加，而下肢动脉硬化闭塞症患者的下肢血供无法满足这一需求，表现出静息状态下所没有的下肢不适。这个阶段的疾病已明显影响到患者的生活质量。

重症下肢缺血 如果患者在疾病早中期没有得到规范诊疗，下肢动脉病变继续进展，将发展至下一阶段，即重症缺血阶段。这一阶段以缺血性静息痛伴或不伴进行性组织损伤、缺血性溃疡或坏死为特点，是下肢动脉硬化闭塞症发展的终末阶段，有着极高的截肢率及死亡率。有研究显示，重症下肢缺血患者年死亡率约为25%，接近半数患者面临截肢风险。而且疾病表现在下肢血管，但疾病的风险绝不仅限于下肢，其他心脑血管疾病的风险也显著增加。

3. 如何知道自己有没有下肢动脉的病变？

怀疑有下肢动脉硬化闭塞症的患者，都建议到血管疾病专科就

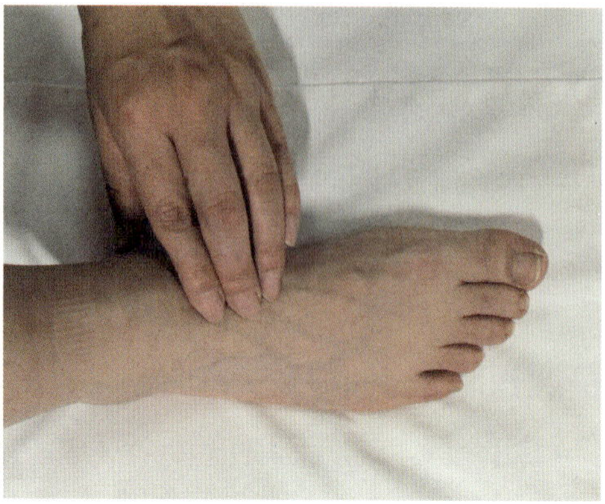

图 5-24　触摸足背动脉

诊。临床医生可以通过查体：触摸有无足背动脉（图5－24）、胫后动脉搏动，下肢皮温检查、有无破溃，血流充盈情况等，对患者下肢动脉血供情况有初步判断。

踝肱指数是常用的下肢动脉评估手段之一。踝肱指数是踝部动脉的收缩压与上臂肱动脉收缩压之比。踝部动脉一般选择足背或胫后动脉（取最高值）。踝肱指数可以一定程度反映下肢动脉病变的严重程度，正常范围为0.9~1.2。若踝肱指数小于0.9，意味着患者下肢远端动脉灌注压低，下肢动脉存在严重病变。

踝肱指数可以作为下肢动脉疾病筛查和治疗后复查的重要手段。但如果要对病变进行定位及严重程度的判断，还是需要依赖影像学检查。

彩超、下肢动脉 CTA 或 MRA 均可作为下肢动脉病变的评估、复查方式。通过影像学检查，临床医师可以明确患者下肢动脉病变情况，从而制订手术计划、评估预后。

4. 下肢动脉硬化闭塞症如何治疗?

疾病早期，患者下肢动脉病变不严重，临床症状较轻，无明显症状或仅有轻度跛行，治疗的主要目标是延缓及控制动脉粥样硬化，包括积极控制血压、血脂、血糖，戒烟限酒，适当功能锻炼；如果没有明确禁忌，可考虑接受抗血小板治疗。重度跛行患者，需要结合身体状况及影像学评估，综合考虑患者生活状态、基础情况及血运重建手术风险和获益，再决定是否行手术治疗。重症下肢缺血患者，药物治疗已不能获得很好的效果，应积极评估手术治疗的可行性，改善预后。

下肢动脉硬化闭塞症的手术治疗主要是血运重建治疗。包括经典开放式手术、微创腔内手术、杂交手术。

（1）经典开放式手术：根据病变特点，可选择动脉内膜剥脱和（或）搭桥手术。

内膜剥脱术（图5－25）主要针对短段动脉硬化闭塞性病变，在显露局部动脉后临时阻断动脉血流，切开动脉外膜，通过器械剥离动脉硬化斑块和内膜，再缝合动脉恢复血流。

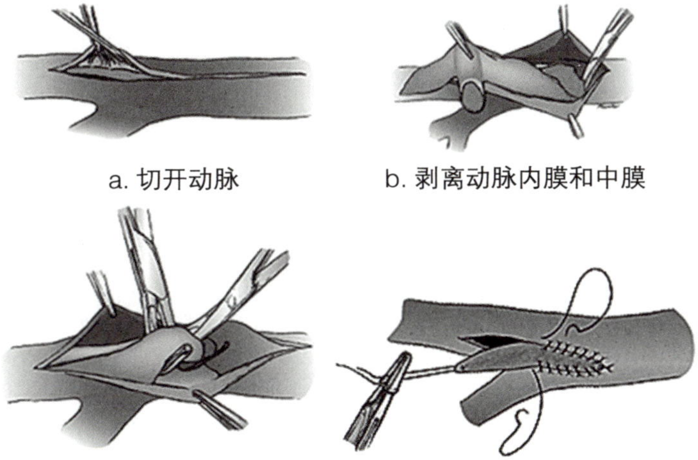

a. 切开动脉　b. 剥离动脉内膜和中膜

c. 剪断血管内膜残端　d. 利用补片修补动脉侧壁

图 5-25　内膜剥脱手术

假如硬化闭塞的节段比较长，则需要利用一段自体静脉或人工血管跨过病变行搭桥手术（图5－26），分别吻合在近心端和远心端的动脉上，建立一个动脉旁路，将近心端动脉的血流转运至远端的动脉，保证肢体远端的血供。

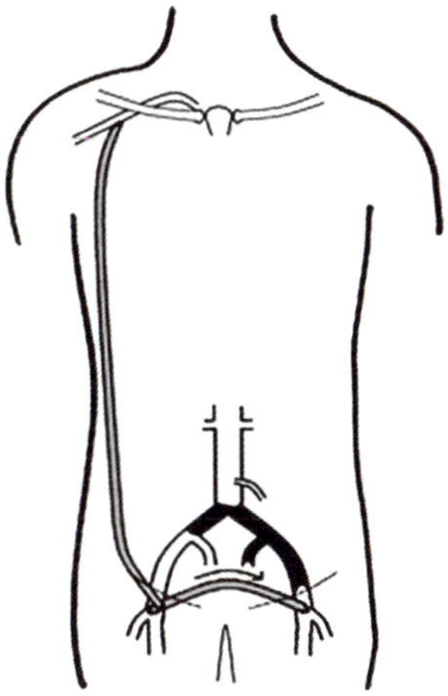

图 5-26　搭桥手术

（2）微创腔内手术：近30多年来，微创手术即下肢动脉腔内成形术（图5－27）在我国广泛开展，并随着医疗器械发展，治疗手段的更新，出现了如药物涂层球囊、药物洗脱支架、震波球囊、斑块旋切设备等新的治疗方式，极大提高了病变远期通畅率，可以明显缓解患者症状，改善预后。但是应该认识到，下肢动脉硬化闭塞症同其他动脉粥样硬化疾病一样，终身的治疗和随诊是至关重要的。

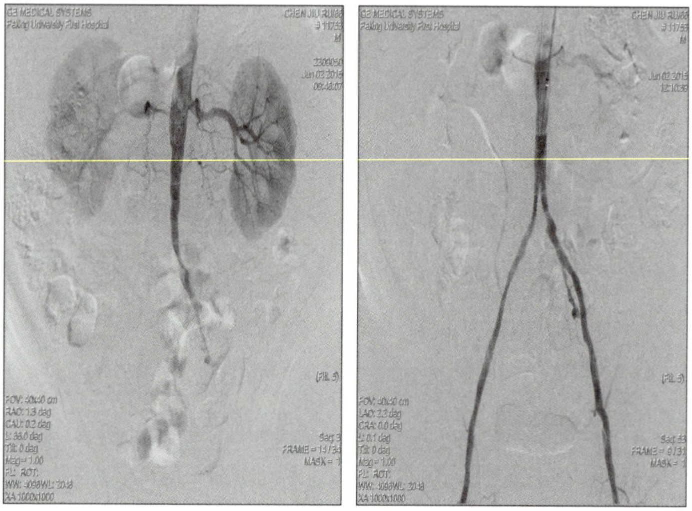

a. 动脉造影提示患者主动脉及双侧髂动脉闭塞

b. 经动脉腔内成形术后主动脉及双侧髂动脉血流恢复通畅

图 5-27　下肢动脉腔内成形术

（杨　敏）

第六章 常见神经系统疾病

第一节 SECTION 1 短暂性脑缺血发作

一、什么是短暂性脑缺血发作?

短暂性脑缺血发作（transient ischemic attack，TIA）是脑、脊髓或视网膜局灶性缺血所致的短暂性神经功能障碍。短暂性脑缺血发作起病突然，其临床症状持续时间一般在1～2小时以内，不超过24小时，可完全恢复，不遗留神经功能缺损的症状与体征，头颅影像学检查证实无新发梗死病灶。短暂性脑缺血发作是脑梗死的高危信号，为缺血性脑损伤动态过程的不同阶段，短暂性脑缺血发作时间越长，脑梗死风险越高，磁共振扩散加权成像（diffusion weighted imaging，DWI）检查可早期评估有无新发梗死灶（图6-1）。短暂性脑缺血发作发病后第2、7、30和90天内的脑梗死发生风险分别为3.5%、5.2%、8.0%和9.2%。对短暂性脑缺血发作进行早期干预和治疗，能够显著降低脑卒中发生风险。

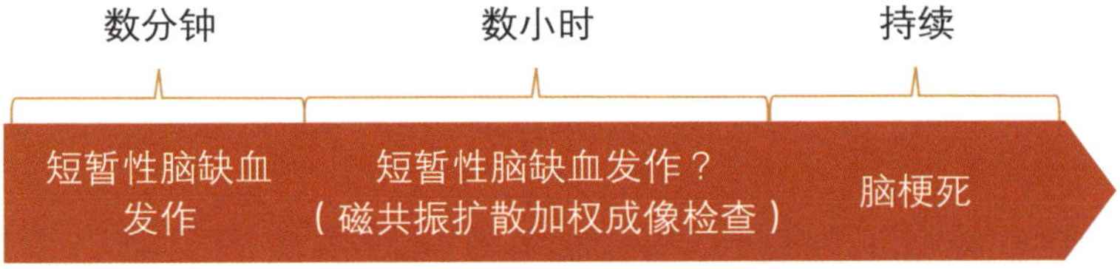

图6-1　短暂性脑缺血发作和脑梗死的关系

二、短暂性脑缺血发作的发病机制和病因

1. 微栓子学说

颈部或颅内动脉粥样硬化斑块破裂后的栓子或心源性栓子脱落后，随血液循环进入颅内，堵塞血管引起脑缺血症状。当微栓子溶解或向远端血管移动后，局部血流恢复，症状缓解（图6－2）。

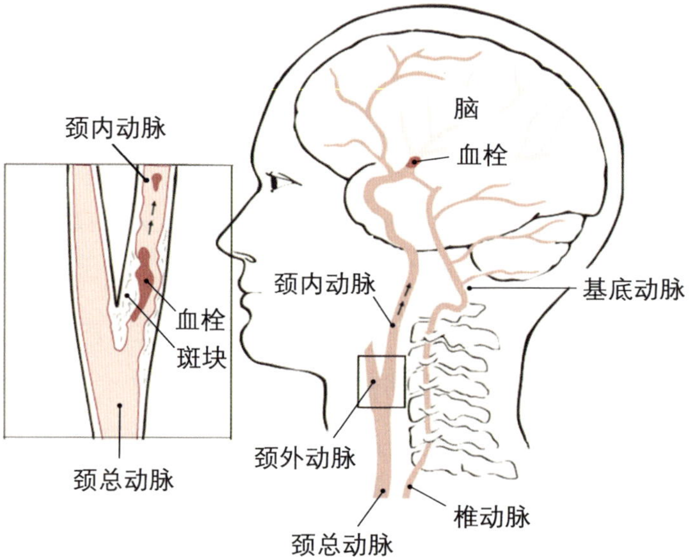

图 6-2　短暂性脑缺血发作的发病机制

2. 血流动力学改变

在颅内外动脉狭窄的基础上，当血压下降或血压波动时，狭窄部位远端血流减少，出现脑缺血症状；当血流恢复后，脑缺血症状消失，多具有短暂、频繁发作的特点。

3. 血液成分改变

血液系统疾病（如真性红细胞增多症、白血病、血小板增多症、血纤维蛋白原增多、异常蛋白血症）和各种原因导致的血液高凝状态也可引起短暂性脑缺血发作。

三、短暂性脑缺血发作的临床表现

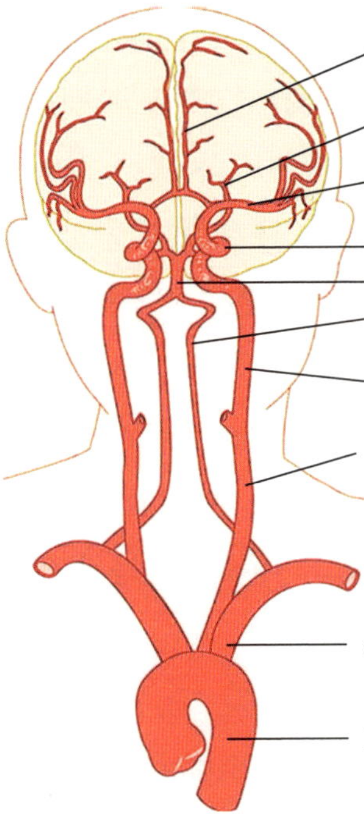

图 6-3　脑供血动脉血供示意图

脑的血流非常丰富，血流供应来自颈内动脉系统和椎－基底动脉系统（图6－3）。颈内动脉起自颈总动脉，入颅后发出眼动脉、大脑前动脉、大脑中动脉、后交通动脉和脉络膜前动脉，主要供应颅脑前部，又称前循环。双侧椎动脉起自锁骨下动脉，入颅后汇合成基底动脉，基底动脉的末端又分出双侧的大脑后动脉，主要供应颅脑后部，又称后循环。前后循环系统在颅底连接成颅底动脉环，保证血流互通和代偿。

不同部位的血管病变导致相应供血区脑组织缺血，具有不同的临床表现。短暂性脑缺血发作可反复发作，每次发作时的临床表现类似。

1. 颈内动脉系统的常见症状

单瘫或偏瘫（单个或单侧肢体无力）、单个或单侧肢体麻木或感觉障碍、面瘫（一侧口角㖞斜）、一过性黑矇、视物不清、视野缺损、双眼向一侧凝视、语言障碍、不能分辨左右、人格或情感障碍等。

2. 椎－基底动脉系统的常见症状

眩晕、共济失调（站立不稳、平衡障碍、运动不协调）、复视（视物成双）吞咽困难、构音障碍（发音不准、咬字不清），也可表现为偏瘫、面瘫、偏身感觉障碍、偏盲等。

四、短暂性脑缺血发作的辅助检查

（1）血液学检查：包括血常规、凝血、血糖、血脂、电解质、肝肾功能，心肌损伤标志物等常规检测，有助于查找病因和鉴别诊断。

（2）颅脑检查：应尽快行头部CT或磁共振成像检查以排除脑梗死或脑出血，其中磁共振扩散加权成像检查对新发梗死灶的检测最为敏感。短暂性脑缺血发作患者的颅脑检查结果多为正常。

（3）血管检查：颈部血管超声、经颅多普勒超声（transcranial doppler，TCD）、CT血管成像（computed tomography angiography，CTA）、磁共振血管成像、全脑数字减影血管造影（digital subtraction angiography，DSA）可发现是否存在颅内外血管狭窄或闭塞并评估侧支循环的代偿情况。

（4）易损斑块检查：易损斑块是动脉栓子的重要来源。颈部血管超声、经颅多普勒超声微栓子监测、磁共振血管壁成像（MR vessel wall imaging，MR-VWI）有助于对动脉粥样硬化的易损斑块进行评估。

（5）心脏检查：如怀疑心源性栓塞，应进行心电图检查、动态心电图、经胸超声心动图或经食管超声心动图检查以除外心脏来源的血栓。

五、短暂性脑缺血发作的诊断

短暂性脑缺血发作的诊断流程可分为以下3个步骤：①是否为短暂性脑缺血发作；②短暂性脑缺血发作的发病机制和病因评估；③短暂性脑缺血发作的危险分层。

中老年人突然出现局灶性神经损害症状，符合前述颈内动脉与椎－基底动脉系统缺血的临床表现，持续数分钟或数小时后完全恢复，头部CT或磁共振成像检查未见新发梗死灶，在排除其他疾病后，可诊断为短暂性脑缺血发作。随后进行上述检查，评估发病机制及明确病因。根据患者的临床特征进行危险分层，如 $ABCD^2$ 评分量表，可预测脑梗死的发生风险并评估预后。

$ABCD^2$ 评分量表的危险因素包括年龄、血压、临床表现、症状持续时间和糖尿病（表6－1）。评分越高，脑卒中的发生风险越高，高危组（6～7分）、中危组（4～5分）和低危组（0～3分）患者在短暂性脑缺血发作后2天内脑梗死的发生风险分别为8.1%、4.1%和1.0%，应进行积极早期评估与二级预防。

表6-1　$ABCD^2$ 评分量表

项目	危险因素	条件	分值
A	年龄（age）	≥60岁	1
B	血压（blood pressure）	≥140/90毫米汞柱	1
C	临床表现（clinical manifestation）	单侧肢体无力	2
		有言语障碍而无肢体无力	1
D	症状持续时间（duration）	≥60分钟	2
		10~59分钟	1
D	糖尿病（diabetes）	使用降糖药或胰岛素治疗	1

六、短暂性脑缺血发作的治疗

1. 药物治疗

抗血小板治疗　非心源性栓塞患者推荐进行抗血小板治疗，首选阿司匹林或氯吡格雷，替格瑞洛和西洛他唑可作为替代药物。

抗凝治疗　心源性栓塞患者推荐进行抗凝治疗，可选择肝素、低分子量肝素、华法林或新型口服抗凝药（达比加群、利伐沙班、阿哌沙班、艾多沙班等），同时应充分平衡栓塞和出血风险。

2. 手术和介入治疗

如短暂性脑缺血发作患者存在症状性颅内或颅外大动脉严重狭窄，标准内科药物治疗无效时，可考虑行颈动脉内膜切除术或颈动脉支架成形术（图6–4），术前应充分评估血管病变特点和手术风险。

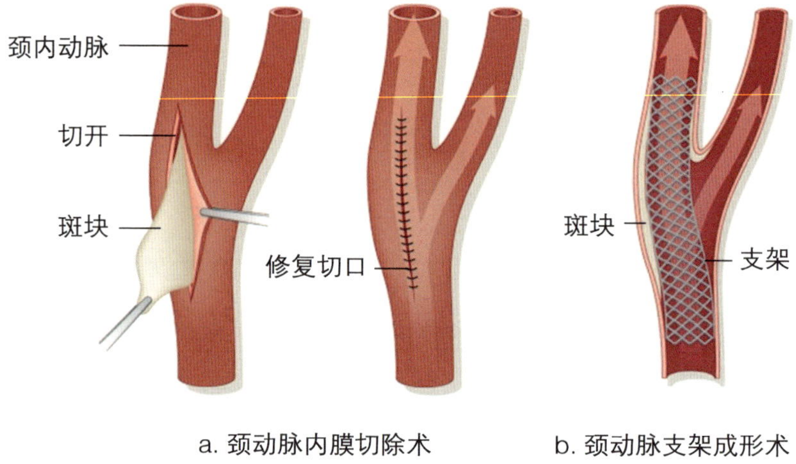

图 6-4　颈动脉狭窄的手术和介入治疗

3. 危险因素的管理

应积极控制脑血管病的危险因素（图6–5），降低短暂性脑缺血发作复发风险。

高血压　对于合并高血压的短暂性脑缺血发作患者，血压的长期控制目标为＜140/90毫米汞柱，但应根据年龄、耐受性、合并症和基础血压水平进行个体化调整。

血脂异常　改善饮食和生活方式是降脂治疗的基础。低密度脂蛋白胆固醇是降脂治疗的首要目标，建议控制在低于1.8毫摩尔/升或降低50%以上，首选他汀类降脂药物，使用中等强度他汀类药物治疗低密度脂蛋白胆固醇未达标或不能耐受他汀治疗的患者，可联

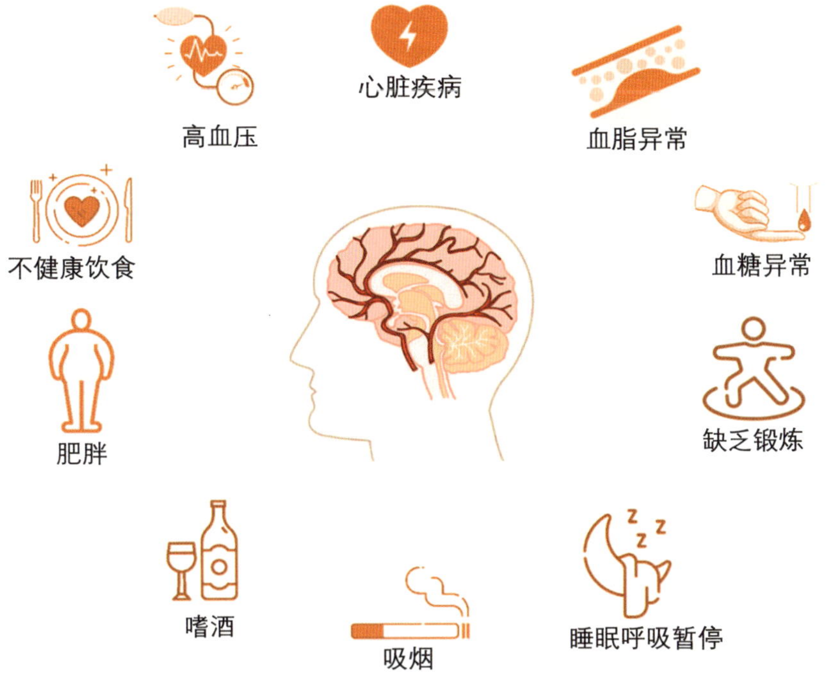

图 6-5　短暂性脑缺血发作的危险因素

合胆固醇吸收抑制剂（如依折麦布）或 PCSK9 抑制剂。

糖尿病和血糖异常　应根据患者的年龄、临床特征、合并症和药物的安全性，制定个体化的降糖方案和血糖控制目标。对于预期寿命长、糖尿病病程短、没有合并症和不伴有明显心血管疾病的患者，如能避免低血糖或其他不良反应，糖化血红蛋白可控制在6.0%~6.5%，对于高龄、预期寿命有限或存在严重合并症的患者，糖化血红蛋白可控制在7.0%~8.0%，甚至8.0%~9.0% 以减少低血糖的发生。

心脏疾病　心房颤动患者应考虑进行抗凝治疗，同时充分评估出血风险，对不适合抗凝治疗的高危患者可以考虑行左心耳封堵术。伴有短暂性脑缺血发作的其他心脏疾病，如急性心肌梗死伴附壁血栓或室壁运动异常、风湿性二尖瓣病变、人工心脏瓣膜植入术后、扩张型心肌病等，均应考虑抗凝治疗。

高凝状态 伴有遗传性高凝状态且凝血功能异常的短暂性脑缺血发作患者，可根据情况选择抗凝治疗。抗磷脂抗体综合征与短暂性脑缺血发作关系密切，可选择抗血小板或抗凝治疗。

睡眠呼吸暂停 短暂性脑缺血发作患者如合并睡眠呼吸暂停，必要时可采用持续正压通气治疗。

4. 生活方式

健康生活方式是短暂性脑缺血发作防治的基础。应戒烟、限酒、合理膳食，增加全谷、豆类、水果、蔬菜和低脂奶制品的食用，减少饱和脂肪酸和反式脂肪酸摄入。推荐病情稳定后进行规律的有氧运动（如快走、慢跑）。对于肥胖的短暂性脑缺血发作患者，推荐根据个体情况采用多种强化改变生活方式的行为策略，以实现体重达标。

（侯　越）

第二节 SECTION 2 脑卒中——脑梗死

一、什么是脑梗死?

脑梗死是指脑血管病变所致脑部血液供应障碍，造成局部脑组织缺血坏死，从而迅速出现神经功能缺损症状。脑梗死是脑卒中最常见的类型，占比70%~80%。

小贴士

脑卒中是指各种原因导致的脑血管病变或血流障碍引发的脑功能障碍，包括缺血性脑卒中（又称脑梗死）和出血性脑卒中（又称脑出血）（图6－6）。

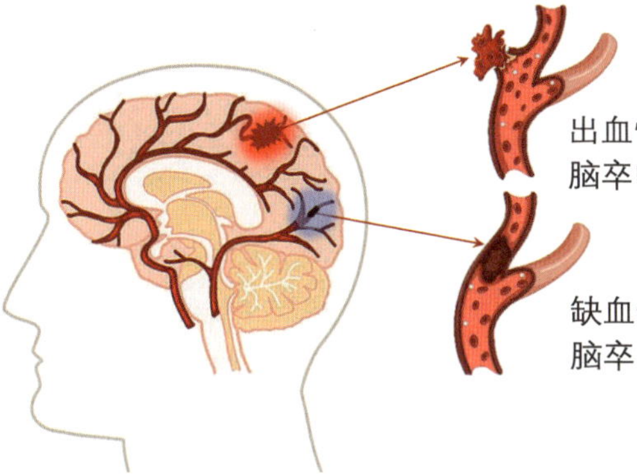

图6-6　脑卒中的两种类型

二、脑梗死的病因和分型

脑梗死的病因复杂，常分为5种亚型：大动脉粥样硬化、心源性栓塞、小动脉闭塞、其他明确病因和病因不明。不同亚型的脑梗死，其危险因素、病灶分布、病情严重程度和治疗方案均有不同，早期明确分型对脑梗死的治疗及预后评估至关重要。

（1）大动脉粥样硬化：颈部或颅内大动脉粥样硬化引起大动脉狭窄或闭塞，造成远端脑组织血液供应中断而发生缺血坏死，梗死面积通常较大。

（2）心源性栓塞：来自心脏的栓子随血液循环进入脑动脉，阻塞血流发生梗死。

（3）小动脉闭塞：大脑的终末小动脉病变引起的小缺血梗死灶，通常梗死灶直径＜1.5厘米，又称腔隙性脑梗死。

（4）其他明确病因：血管炎、血管畸形、血液系统疾病、结缔组织病、遗传性血管病、药物成瘾等其他少见病因引起的脑缺血梗死。

（5）病因不明：虽经过全面评估，仍不能确定病因；或可能存在上述两种或多种潜在病因，无法明确最终病因。

三、脑梗死的临床表现

脑梗死起病迅速，多具有明确的发病时间，常在发病数小时内出现明显的症状（图6－7）。发病前可有反复的短暂性脑缺血发作的病史。根据病变血管和梗死部位的不同，可表现出多种不同的神经功能缺损的症状和体征（详见第六章第一节）。

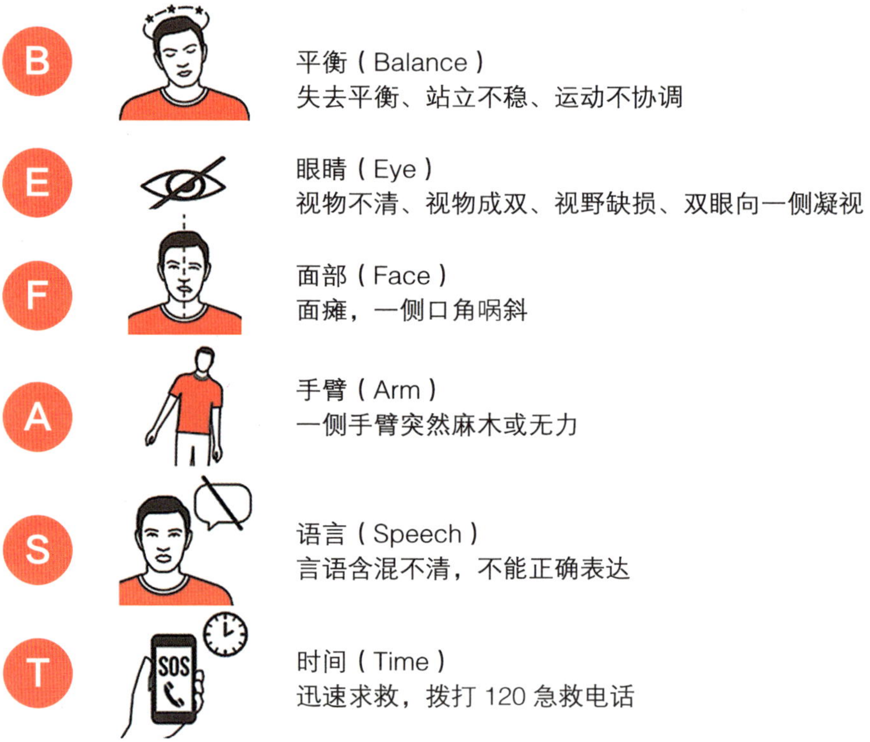

图 6-7　快速识别脑卒中的“Be Fast”评估法

四、脑梗死的辅助检查

1. 头颅 CT 平扫

脑卒中首选的影像学检查（图6-8a），可排除颅内出血，并鉴别非血管性病变（如脑肿瘤）。然而，头颅 CT 对急性期小梗死灶的识别不敏感，且部分患者发病24小时后头颅 CT 才出现梗死灶。

2. 头颅 MRI 平扫

在识别急性期小梗死灶方面优于头颅 CT，且磁共振扩散加权成像在发病数分钟内即可发现新发梗死灶（图6-8b），但费用较高、检查时间稍长，部分患者存在禁忌证（如体内存在心脏起搏器、金属植入物或患者有幽闭恐惧症）等。

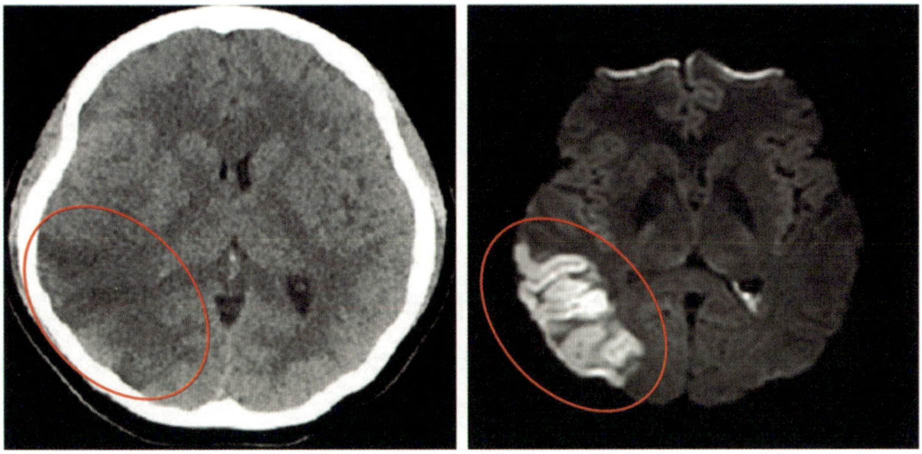

a. 头颅 CT 显示为低密度　　b. 头颅磁共振扩散加权成像显示为高信号

图 6-8　脑梗死的影像学表现

3. 头颅 CT 灌注成像

头颅 CT 灌注成像（CT perfusion，CTP）通过检测脑缺血时局部血流的灌注情况，区分可逆性与不可逆性缺血改变，协助识别核心梗死区和缺血半暗带，指导脑梗死急性期再灌注治疗。

4. 颈部血管超声和经颅多普勒超声

分别用于评估颅外和颅内动脉粥样硬化以及血管狭窄情况。

5. 头颅 CT 血管成像和磁共振血管成像

可显示颅内外大血管狭窄、闭塞和侧支循环情况，并明确有无其他血管病变如血管炎、血管畸形、动脉夹层、动脉瘤等。头颅 CT 血管成像对病变血管评估的特异性优于磁共振血管成像，但需注射碘对比剂；头颅磁共振血管成像不需要使用对比剂，但对远端或分支血管的显示有一定局限。

6. 脑血管造影

评估血管病变的准确性最高，是诊断的“金标准”。但为有创性检查，存在一定手术风险。

7. 其他检查

心脏检查、血管危险因素以及血液高凝状态筛查等。

五、脑梗死的诊断

急性脑梗死的诊断标准为急性起病，出现神经功能缺损症状，影像学检查发现新发梗死灶，并排除脑出血和非血管性病因。

确认症状出现的时间最为重要，以此评估能否进行溶栓或血管内介入治疗以早期恢复血流灌注。

明确脑梗死的诊断后，应结合症状、体征、辅助检查等进行病因分型，有助于判断预后、指导治疗和二级预防（图6－9）。

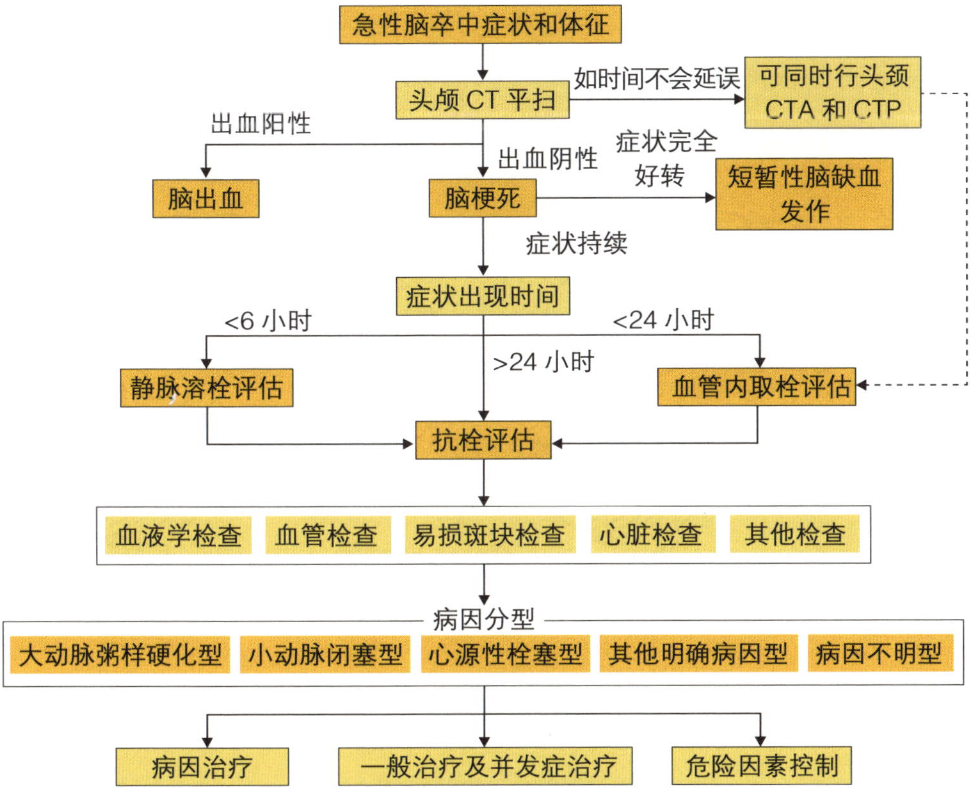

图 6-9　脑梗死的诊治流程

六、脑梗死的急性期治疗

根据不同的病因、发病机制、发病时间、病变部位等确定治疗方案，实施以分型、分期为核心的个体化治疗原则。

1. 特异性治疗

静脉溶栓　脑梗死发生后，病变中心即核心梗死区为不可逆性损害，及时恢复血液灌注可以挽救梗死区周围的缺血半暗带，即因缺血损伤发生功能异常，但尚未坏死的脑组织（图6－10）。溶栓治疗是恢复血流的重要措施，常用药物包括重组组织型纤溶酶原激活剂（rt–PA，阿替普酶）和尿激酶，溶栓的时间窗分别为发病后4.5

小时和发病后6.0小时。因溶栓治疗出血风险高，应根据适应证和禁忌证充分权衡利弊。

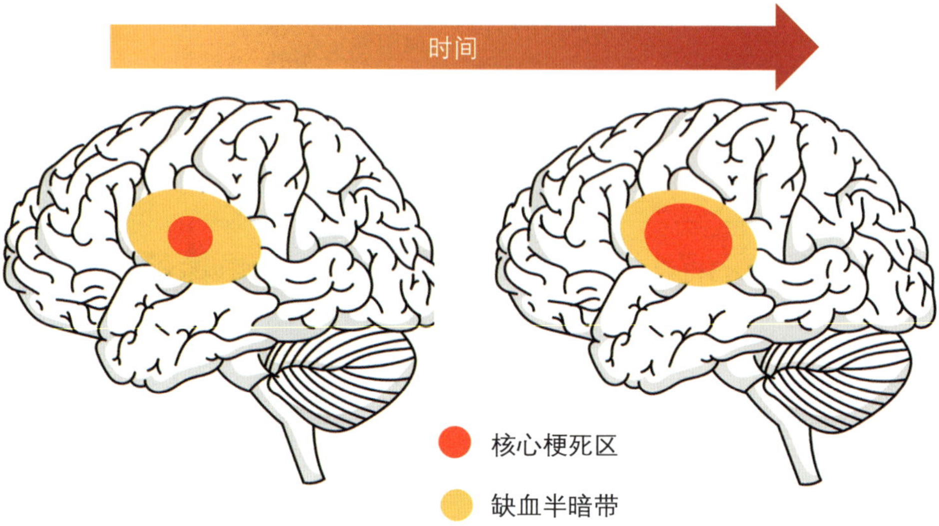

图 6-10　脑梗死的缺血半暗带

血管内介入　包括血管内取栓、动脉溶取、血管成形和支架术等。应根据发病时间和病变血管情况充分评估后选择。

抗血小板或抗凝　未行静脉溶栓和血管内介入治疗的患者，建议尽早口服抗血小板药物。根据是否合并心源性栓塞或血液高凝状态，评估是否进行抗凝治疗以及抗凝时机。

2. 一般治疗

呼吸支持　保持呼吸道通畅，加强排痰等气道护理，维持血氧饱和度 > 94 %，必要时采用鼻导管吸氧或呼吸机辅助呼吸。

血压管理　脑梗死患者急性期常出现血压升高，可能与焦虑、疼痛、恶心、呕吐、颅内压增高、应激状态及既往高血压病史等因素相关，应密切监测血压，避免血压大幅波动。如拟行静脉溶栓或血管内取栓治疗，急性期血压应低于180/105毫米汞柱。

血脂管理　非心源性脑梗死患者的低密度脂蛋白胆固醇应控制

在＜1.8毫摩尔/升或降低＞50%，心源性脑梗死患者的低密度脂蛋白胆固醇建议控制在＜2.6毫摩尔/升。首选他汀类降脂药物，必要时可联合胆固醇吸收抑制剂（如依折麦布）或PCSK9抑制剂。

血糖管理 急性脑梗死后常出现血糖升高，应加强血糖监测，推荐血糖控制在7.8~10.0毫摩尔/升，但应避免低血糖。

吞咽功能评估 脑梗死患者常因意识障碍或吞咽相关肌群受累，出现吞咽困难或误吸。在开始进食前，应进行饮水试验评估吞咽功能。如存在吞咽困难且短期不能恢复，建议留置胃管鼻饲饮食，以预防误吸和吸入性肺炎，同时保证液体摄入和营养补充。

防止深静脉血栓形成和肺栓塞 脑梗死患者，尤其是老年患者因肢体力弱、活动减少、长期卧床，下肢深静脉血栓形成的风险增加，下肢深静脉血栓脱落后可随血液循环进入肺动脉发生肺栓塞。患者应抬高下肢，尽早进行康复训练，建议联合下肢驱动泵加压治疗，必要时应在充分评估出血风险后采取预防性抗凝治疗。

3. 神经系统并发症的防治

减轻脑水肿与降低颅内压 脑组织的缺血坏死可导致脑组织肿胀及脑水肿，甚至引起颅内压力增高。建议颅内压增高的卧床患者的床头抬高30度以上，同时避免发生发热、头颈部过度扭曲、呼吸道不通畅、情绪激动、用力咳嗽、便秘等引起颅内压增高的因素。可使用甘露醇、甘油果糖、呋塞米、高张盐水等药物治疗减轻脑水肿、降低颅内压。若经积极药物治疗病情仍在加重，尤其是出现意识障碍时，可考虑去骨瓣减压术或硬脑膜扩张术等外科手术治疗。

脑梗死后出血转化的治疗 急性脑梗死后出血转化既是病程自然演变的结果，也是治疗（如溶栓、血管内取栓、抗血小板、抗凝）的常见并发症。如发生脑出血且临床症状恶化，应停用抗栓治疗，积极逆转凝血功能异常，根据出血病因选择新鲜冰冻血浆、纤维蛋白原、凝血酶原复合物、冷沉淀、血小板、维生素K或新型口服抗凝药特异性拮抗剂等治疗，并积极控制血压，预防血肿扩大。

药物治疗癫痫发作 癫痫发作是脑卒中后的常见并发症，必要时可加用抗癫痫药物。

脑卒中后情感障碍干预 关注脑卒中后患者的心理状态，注意焦虑与抑郁症状，必要时进行心理评估及干预。

脑卒中后认知障碍干预 脑卒中发生后应重视认知功能评估，必要时采用综合干预措施，如控制血管病危险因素、认知功能训练、认知行为干预和药物干预。

七、危险因素管理和早期康复

患者应积极控制脑血管病的危险因素（参考第六章第一节），根据病因加强二级预估治疗，降低脑卒中复发风险。病情稳定后应尽早进行康复治疗，包括肢体、吞咽、语言、认知、心理、职业和社会康复，以最大程度恢复功能、改善预后。

（侯 越）

第三节 SECTION 3 脑卒中——脑出血

脑出血是指原发性非外伤性脑实质内血管破裂引起的出血（图6－11）。脑出血的发病率随着年龄的增长而逐渐升高，好发于50~70岁的中老年人。脑出血的患病率为0.112%，年发病率为0.081%。急性期脑出血的病死率为30%~40%，常因为脑水肿引起颅内压增高、脑疝形成而死亡，已经成为我国国民主要的死亡原因之一。在我国，脑出血的发病率和死亡率呈现明显的地域差异，北方地区的发病率和死亡率普遍高于南方地区；农村地区的发病率和死亡率高于城市地区。脑出血在所有脑卒中类型中占据最高的致残率和病死率，是严重危害人类健康的疾病，给社会及家庭带来严重的经济负担。本节就脑出血的病因、损伤机制、临床特征、实验室检查、诊断治疗、预后及预防进行介绍。

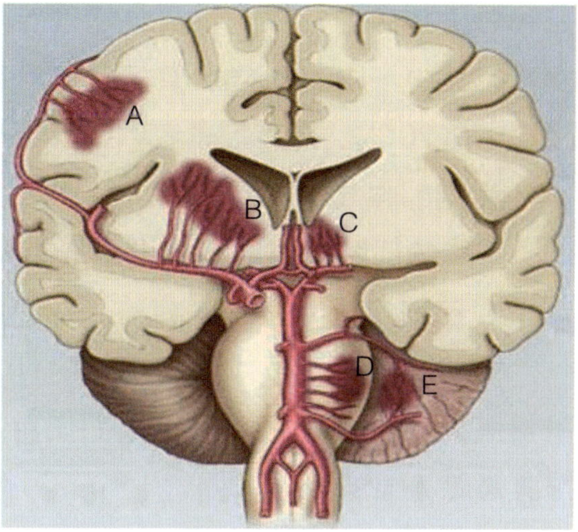

A：皮层 B：丘脑 C：尾状核 D：脑干 E：小脑

图 6-11 脑出血示意图

一、脑出血的常见病因

脑出血的病因很多，其中高血压合并动脉粥样硬化是最常见的病因，其他病因包括脑血管畸形、脑动脉瘤、血液病、抗凝或抗血小板治疗等。脑出血可以分为原发性和继发性。其中，原发性脑出血主要包括高血压性脑出血和脑淀粉样血管病，继发性脑出血主要包括口服抗凝药物、脑肿瘤、颅内血管畸形及静脉窦血栓形成等。

1. 高血压

长期高血压会导致脑部血管的损伤，如血管壁厚度改变、血管弹性降低、斑块形成等，在情绪激动等因素诱发下，一旦血管破裂，血液会流入脑组织，引起脑出血。

2. 脑血管异常

脑血管的异常发育、脑动静脉畸形、颅内动脉瘤、脑动脉炎、真菌性动脉炎、颅内静脉血栓形成、脑淀粉样血管病、伴皮质下梗死和白质脑病的常染色体显性遗传性脑血管病等可以引起脑出血的发生。其中，脑淀粉样血管病是脑叶出血的最常见原因，占原发性颅内出血20％，在高龄患者中脑叶出血的体积明显增大。

3. 脑部肿瘤

某些脑部肿瘤，如胶质瘤、垂体瘤等，可能会引起患者脑出血。

4. 药物

抗凝、抗血小板或溶栓药物治疗，可以引起患者脑出血。如心脏瓣膜病的患者，可能需要长期使用抗凝药物，这些药物可能会增加其患脑出血的风险。

5. 血液疾病

白血病、血栓性血小板减少症等，影响血液的凝固和止血功能，即凝血系统异常，使得脑出血更容易发生。

6. 其他

除了上述病因，某些危险因素如高龄、吸烟、低胆固醇水平、饮酒、糖尿病、体重指数过高、肠道菌群紊乱、高同型半胱氨酸血症、基因突变、雌激素水平变化等，也可以在不同程度上使脑出血的发生风险增加。

具备上述危险因素，同时由于用力过猛、剧烈运动、气候变化、情绪激动、过度劳累等情况，也容易诱发脑出血。

二、脑出血的损伤机制

脑出血损害主要包括原发性脑损害和继发性脑损害。原发性脑损害是指脑出血后血肿对脑组织造成物理损伤，如病变引起的膨胀性损害和压迫性损害，导致脑组织局部血流循环障碍，随着血肿的扩大压迫愈加明显，严重的可以形成脑疝。继发性脑损害是指脑出血引发的级联反应，主要为脑出血的生理反应和释放的物质引起。

三、脑出血的临床特征

脑出血的典型症状主要包括突发的头痛、呕吐、意识障碍、偏瘫、失语等。其中，头痛和呕吐常常是脑出血的首发症状，而偏瘫、失语等症状则与出血的部位和程度有关。小脑出血的患者常出现枕部剧烈头痛伴眩晕、频繁呕吐、平衡障碍而走路不稳，常无肢体瘫痪。

小贴士

脑出血的发病特点有什么?

脑出血患者多有高血压病史，多在活动状态下如情绪激动时候发生，起病急，迅速进展，常有明显的全脑症状，伴有头痛、呕吐、意识障碍。发病时常有血压明显增高，并出现神经系统的定位体征，如偏瘫、失语等，这些症状与脑出血的部位和程度有关。蛛网膜下腔出血的患者可有脑膜刺激征。严重的患者会在短时间内昏迷，甚至死亡。

脑出血的并发症主要包括脑水肿、脑疝、脑积水等。这些并发症的发生和发展，不仅增加了治疗的难度，还可能严重影响患者的预后，甚至危及生命。

四、实验室检查

1. 常规检查

常规检查包括血液检查、尿液检查和心电图等。血液检查主要关注血常规、血糖、血脂、凝血功能等指标，以了解患者的基本健康状况和出血风险。尿液检查有助于评估肾脏功能和排除其他可能的疾病。心电图主要用来了解患者的心脏情况。

2. 生化检查

生化检查主要包括血清和脑脊液的检测。血清检测包括肌酐、尿素氮、电解质等，以评估患者的肾功能和电解质平衡。脑脊液检测有助于了解脑出血对脑脊液循环的影响，以及可能的感染风险。

3. 影像学检查

头部影像学检查是诊断和评估脑出血程度的重要手段。临床常用的影像学检查主要包括头部 CT 检查、数字减影血管造影检查及头部磁共振成像检查。

头部 CT 检查　头部 CT 是首要的检查方法，平扫 CT 可以快速、准确地检出脑出血。对于临床考虑急性脑出血的患者，需要在急诊完成头部 CT 扫描，以清晰地显示脑出血病变呈现高密度影，并可显示血肿的位置、大小、病灶周围的水肿带、有无移位及破入脑室等。

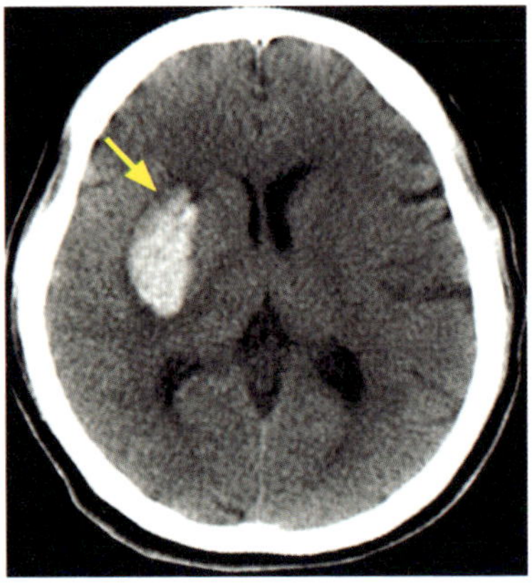

图 6-12　脑出血患者 CT 检查结果

图 6－12 为一例脑出血患者的头部 CT 检查结果，黄色箭头所示为脑出血。

头部脑血管数字减影血管造影检查　有助于寻找病变的血管及出血原因，如脑血管畸形、动脉瘤等病变。

头部磁共振成像检查　可以在显示脑出血的同时，提供关于脑组织结构、功能及病灶随时间演变的更多信息。

4. 脑脊液检查

怀疑蛛网膜下腔出血的患者，如果 CT 没有显影，还可以进行腰穿检查，会发现脑脊液压力增高，多呈血性。

五、脑出血的诊断

脑出血的诊断主要依据病史、临床表现、实验室检查和影像学检查。患者突然出现头痛、呕吐、意识障碍、偏瘫、失语等症状，结合影像学检查发现脑部出血灶，即可确诊为脑出血。此外，还需要与其他可能引起类似症状的疾病进行鉴别诊断。

六、脑出血的治疗

1. 急性期治疗原则

急性期治疗的主要目标是防止再出血、控制脑水肿、维持生命体征、防止并发症，改善临床预后。

（1）首要原则：突发脑出血时要就近治疗，送到最近的有条件的医院，绝对卧床休息2~4周，避免搬动，保持环境安静。避免各种刺激，并限制亲友探视。头部抬高15~30度，以利颅内静脉回流和保持呼吸道通畅。通过低温疗法，如头部置冰袋或冰帽以降低脑代谢、减少脑组织损伤。进行各项诊疗操作（吸痰、鼻饲、导尿等）均需动作轻柔。避免患者剧咳、打喷嚏、躁动或用力排便。

（2）药物治疗：如果患者出现呕吐等高颅压症状，可以使用脱水药物治疗，常用的药物有20%甘露醇、高渗盐水、白蛋白、利尿剂、甘油果糖，甘油盐水等。其中，甘露醇是临床上常用的脱水药，可以改善脑水肿、降低颅内压；高渗盐水是高渗性脱水药物，可以有效治疗脑水肿；利尿剂在改善脑水肿方面有一定的优势，作为甘露醇的辅助用药，针对心肾功能不全的患者，可以有效降低心脏负荷，减少甘露醇的用量，减轻对肾小管损伤。

（3）调控血压：脑出血后血压升高很常见，如果血压控制不佳可能会导致再次出血。收缩压越高，患者临床预后越差。急性期，控制高血压，出现收缩压 > 220毫米汞柱或舒张压 > 110毫米汞柱情况，需要在医生的指导下降压。

（4）抗凝疗法：对于存在血肿扩大的高危人群，急性期谨慎选择抗凝药物，可以控制颅内出血，减少血肿进一步扩大。

（5）维持酸碱平衡，防止并发症，预防应激性溃疡和静脉血栓，控制血糖，必要时开展抗癫痫治疗等。

（6）手术治疗：对于出血量较大、病情危重的患者，可以根据脑出血的位置及出血体积决定是否进行手术。外科治疗的主要目的在于清除血肿，缓解血肿对于脑组织的压迫，降低颅内压，防止不良反应的发生。大脑出血量大于30毫升，小脑出血量大于10毫升，危及患者生命时，通过医师评估决定是否手术及制定相应的手术方案。主要的手术方式包括骨瓣开颅血肿清除术、小骨窗开颅血肿清除术、立体定向锥颅血肿引流术、神经内镜辅助血肿清除术等，具体选择需要考虑患者个体情况，结合病情严重程度、意识状态、出血位置、患者年龄、并发症、患者和家属的意愿、医师的手术操作能力及医院整体水平等因素进行综合考虑，从而提高治疗效果，改善预后。

2. 恢复期治疗

患者处于恢复期时，应积极处理并发症，进行康复治疗，主要目的是促进神经机能的恢复，提高生活质量。其中，康复治疗主要针对患者的后遗症进行，如偏瘫、失语、认知障碍等。康复治疗包括物理治疗、言语治疗、心理治疗等。物理治疗主要包括按摩、牵引、肌力训练等，以促进患者的运动功能恢复；言语治疗是针对患者的语言障碍进行训练，帮助患者恢复语言表达能力；心理治疗有助于患者克服疾病带来的心理负担，积极参与康复治疗。

3. 患者的护理

脑出血患者的护理是一个全面而细致的过程。在急性期，需要密切监测患者的生命体征，保持患者的呼吸道通畅，给予吸氧、静脉输液等治疗。同时，还需要注意控制患者的情绪，避免情绪激动引发再次出血。在恢复期，患者需要在护理人员的帮助下进行康复训练，以促进功能恢复。患者及家属应了解疾病知识和护理技能，以便自我管理疾病。

饮食 急性脑出血患者在发病24小时内需要禁食，避免呕吐诱发肺部感染。之后饮食应为流食，昏迷者可进行鼻饲喂食。建议食用营养丰富、易消化的食物，如米粥、面条、鱼肉等，保证充足的蛋白质、维生素、纤维素摄入。口味宜清淡，食物宜低盐、低糖、低脂。此外，应保持饮食均衡，多吃新鲜水果和蔬菜，避免刺激性食物，不宜暴饮暴食，以免加重病情。注意改正不良生活方式，戒烟限酒。

皮肤护理 通过详细评估患者发生压疮的可能性，每1~2小时变换体位，并对受压部位给予局部按摩，用软枕棉保护。勤换尿垫，保持皮肤清洁，被褥平整。感觉减退的患者还应注意避免烫伤、冻伤。

健康教育 患者（或家属）应知晓积极治疗原发病对防止再次发生出血性脑血管疾病的重要性，学会测量血压。

情绪管理 患者要避免精神紧张、情绪激动、用力排便及过度劳累等诱发因素，自我控制情绪、保持乐观心态。

七、脑出血的预后

影响患者预后的主要因素包括患者的年龄、意识状态、自身基础疾病、血糖、体温、脑出血的位置、血肿体积及血肿扩大、治疗情况、血液中生化标志物如血浆白介素-11水平、脑钠肽水平等。如果出血量较小（<50毫升），患者没有明显的意识障碍或占位效应，经积极治疗后预后较好；若出血量较大（>50毫升），患者的预后欠佳，通常需要评估进行手术治疗。如果血肿清除干净，患者意识清楚，则预后良好；如果患者出现深度昏迷，则预后不良，需要进行特别护理。

小贴士

脑出血的预防

脑出血的预防主要依赖生活习惯的调整和疾病的控制。首先，矫正不良生活习惯，戒烟限酒，合理膳食，加强自身体育锻炼，保持心情舒畅。其次，积极控制影响脑出血的高危因素，如高血压、糖尿病等，定期进行体检。再次，及时检查，早发现、早治疗。最后，避免剧烈运动，保持情绪稳定，以免引发脑出血。

（孙永安）

第四节 SECTION 4 痴呆

痴呆患者的认知功能会逐渐减退，如不能记住新事物、不会理财、性格改变、频繁走失，甚至忘记了自己的家人，进而出现生活不能自理，给社会和患者家庭带来了巨大影响。2020年世界卫生组织发布的《2019年全球卫生估计报告》显示，在过去20年，全球十大死因中，仅阿尔茨海默病为代表的痴呆症就跻身全球十大死因之第五位。因此，本节将介绍痴呆的概念、病因、临床表现、诊断与防治方法，让大众认识痴呆、预防痴呆，发现痴呆的早期征象后尽早就医、早诊早治，不让疾病带走属于我们的美好记忆。

一、何为痴呆?

痴呆，是一种以获得性认知功能损害为核心，导致患者日常生活能力、学习能力、工作能力和社会交往能力明显减退的综合征。患者的认知功能损害涉及记忆、学习、定向、理解、判断、计算、语言、视空间功能、分析及解决问题等能力，在病程的某一阶段常伴有精神、行为和人格异常。

二、导致痴呆的病因和危险因素

1. 痴呆的病因有哪些?

痴呆是一类综合征，按照引起痴呆的病因来分类，可以分为变性病痴呆和非变性病痴呆，其中，阿尔茨海默病就是最常见的变性病痴呆的病因，也是所有痴呆中最常见的类型，占所有类型痴呆的50%~70%；血管性痴呆则是非变性病痴呆中最常见的病因。其他的变性病痴呆还包括路易体痴呆、帕金森病痴呆和额颞叶痴呆等，非变性病痴呆还可能是由于感染、中毒、外伤、肿瘤、免疫或代谢性因素所导致。因此，并不是说诊断了痴呆，就一定不可逆，没有治疗的机会。还有很多可治性的痴呆，需要尽早发现，针对病因进行治疗，可以逆转患者的结局。

小贴士

不同年龄段的痴呆患者发病的常见原因不同，老年人多需要考虑变性病、血管性痴呆和肿瘤性因素；青中年人多需要考虑感染、外伤、免疫性或代谢性因素。

2. 导致痴呆的危险因素有哪些?

痴呆的危险因素包括年龄、性别及遗传等不可控的危险因素，也包括可控的危险因素如高血压、高脂血症、非胰岛素依赖型糖尿病（又称2型糖尿病）、肥胖、吸烟、饮酒、脑动脉硬化、脑血管病史、高同型半胱氨酸血症、教育水平、头外伤、脑力活动减少、运动减少、视力或听力下降、老年期的独居和社交活动减少、抑郁等。

三、痴呆的临床表现及早期的警示征象

痴呆的临床表现可以概括为“A”“B”“C”3个方面，分别代表着日常活动能力减退（A）、痴呆的精神行为症状（B）以及认知功能下降（C）。不同类型痴呆可以表现为具有不同特点的症状，例如阿尔茨海默病患者通常出现以情景记忆损害为主的记忆力减退，可伴有淡漠或抑郁情绪；额颞叶痴呆的患者主要表现为性格改变，执行功能下降或语言表达异常，可出现情绪淡漠或亢奋，丧失同理心，固执或强迫等表现；路易体痴呆患者则多表现出波动性认知功能障碍、视幻觉、睡眠障碍等，疾病早期记忆力相对保留，同时可出现类似帕金森病的表现；血管性痴呆多出现执行功能的减退，伴随脑血管病的表现，如偏瘫、失语、跌倒等，随着脑血管病的进展，认知功能的损害也呈阶梯式进展。不同的精神行为症状和认知功能下降可用来鉴别痴呆的病因，最终随病程的进展出现日常活动能力减退。

除了记忆、语言、思维判断、计算力、定向力、视空间能力等认知功能减退，老年人出现以下症状时，也需要警惕痴呆，如不爱参加社会活动、不再进行自己平时喜欢的一些兴趣爱好活动、家务活经常做不利索、烦躁易怒、淡漠、不讲卫生、不修边幅、自私多疑、无故吵闹甚至怀疑别人偷自己的东西或要迫害自己等（图6－13）。随着老

年人面临的负面生活事件（如退休、亲人离世、疾病等）的增多，对于这些事件的应激反应也会加速脑老化及痴呆发生发展过程。如果老人出现明显与既往行为和性格不相符的表现，也需要警惕痴呆的发生。

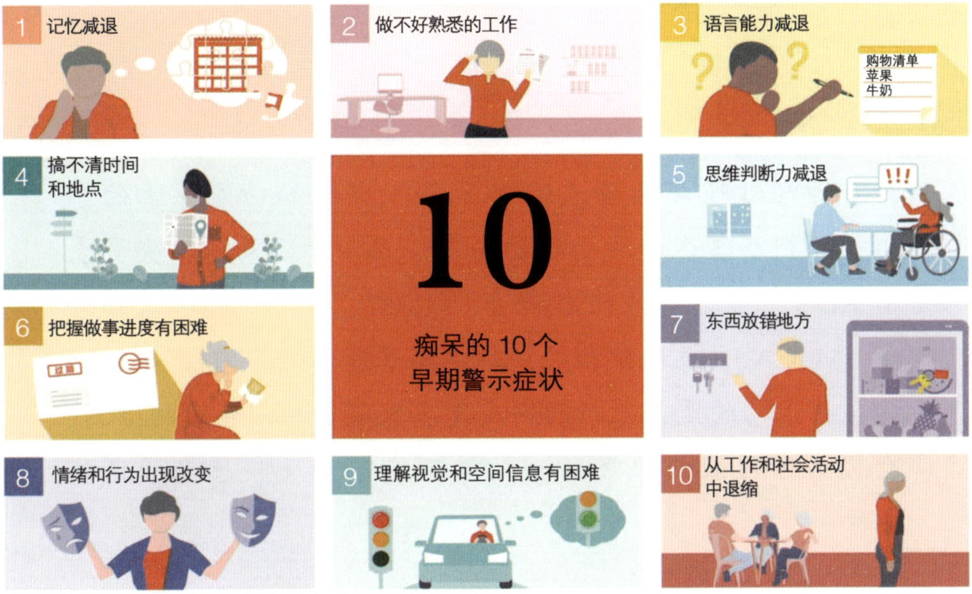

图 6-13　痴呆的 10 个早期警示症状

图片来源：中国老年保健协会阿尔茨海默病分会。

四、痴呆的诊断方法

当老人出现了上述表现，应该及时就医，寻求专业医生的帮助。切勿盲目相信一些所谓的治疗痴呆的收费训练营，也不要盲目服用偏方或保健品。建议尽快就诊于神经内科或精神科，部分医院有专门开设的记忆门诊或临床心理科，也可到老年病科或中医脑病科进行专业的评估和诊治。

就诊时需要患者本人和照料者（或长期生活在一起的人员）一同到场，通过对患者进行病史采集和体格检查了解患者认知障碍起病的形式，通过神经心理检查量表判断患者各认知域损害的情况及日常生活能力受损情况，结合患者病程发展特点、既往史及体格检查提供的线索，确定是否考虑痴呆诊断，如果是，选择合适的进一步辅助检查，以确定痴呆的可能病因，重点注意识别可治性、可逆性痴呆。

小贴士

神经心理评估量表有助于筛查出认知功能异常的患者，并判断各认知域受损的情况。在门诊的简易筛查量表有AD8、简易精神状态检查（MMSE）、蒙特利尔认知评估（MoCA）、画钟试验等，对于痴呆患者的筛查较为敏感。但值得注意的是，短时间内反复多次进行相同量表的检测，会因为学习效应导致所测结果不能真实反映患者的认知水平。

通常需要完善必要的化验和辅助检查进行病因诊断，如血常规、肝肾功能、电解质、甲状腺功能、叶酸和维生素 B_{12} 水平、同型半胱氨酸水平、感染筛查等，头颅磁共振检查可以了解脑萎缩情况并可以评估脑血管情况，明确是否有代谢性、肿瘤性、感染性或中毒性等病因对于脑部产生的损害，导致记忆力减退或其他认知功能减退。

在专科医生评估后，部分患者有必要完成一些特殊检查以明确病因，如脑电图、腰穿脑脊液检查、正电子发射计算机断层显像（PET-CT）或基因测序等。尽管对于一些变性病痴呆来说，确诊的金标准是靠脑活检组织的病理诊断，但随着近年来医学研究的进展，越来越多的无创检查或筛查手段逐步在临床应用，如利用血液中

$A\beta_{42}/A\beta_{40}$、磷酸化 tau 蛋白 181 或磷酸化 tau 蛋白 217 水平诊断阿尔茨海默病。未来可以通过测定血液中特殊的标志物或颅脑分子影像学检查精准诊断，达到早期诊断的目标。对于临床罕见的痴呆类型，无法用非创伤性技术手段明确诊断时，可以采用病理活检，如皮肤活检诊断伴有皮质下梗死伴白质脑病和常染色体显性遗传性脑动脉病、Lafora 小体疾病和线粒体肌病，利用鼻黏膜活检检测朊蛋白等协助诊断克－雅脑病等。

对于合并精神行为异常的痴呆患者，需要明确是痴呆伴发的精神行为异常还是精神障碍疾病导致的认知功能下降。老年期抑郁的患者也可以出现认知功能下降，需要精神科专家明确诊断并进行规范治疗。

五、痴呆的防治策略

1. 诊断为痴呆该怎么办？

如果确诊为痴呆，需要针对病因进行积极治疗。对于一些可治、可逆的疾病进行早期、规范、全程治疗，有助于改善患者的痴呆症状，提高患者的生活质量。目前获批的药物仅能改善一些神经系统变性病痴呆患者的症状，延缓病情的发展，无法根治疾病。痴呆的治疗是世界性的难题，获批的传统的对症药物如多奈哌齐、卡巴拉汀、加兰他敏、盐酸美金刚、美金刚 / 多奈哌齐复合制剂等。近年来，随着对痴呆治疗的进展，疾病修饰治疗对于早期痴呆患者具有跨时代的意义，在痴呆早期阶段使用疾病修饰治疗可以帮助患者消除大脑中的 β 淀粉样蛋白（Aβ）沉积。2023 年，仑卡奈单抗作为 20 年来首款获美国食品药品监督管理局完全批准的抗 Aβ 疾病修饰药物，为痴呆患者带来希望，该药目前已在中国及美国、日本上市。

除了药物治疗，可以尝试非药物治疗，如运动疗法、作业疗法、音乐疗法及经颅磁刺激治疗、认知康复训练等，可以在一定程度上改善患者的认知功能。

痴呆患者应摒弃对此病的偏见，消除病耻感，多与社会接触，尽可能维持记忆和生活功能，减缓疾病进展，从而更长时间独立生活，减少对护理的依赖，减轻家庭及社会的经济负担，减少患者家属的心理与情感负担。

2. 痴呆是否能预防?

2024年《柳叶刀》(*The Lancet*)国际痴呆症预防、干预和护理委员会公布的防治策略提到，全球超过40%的痴呆患者可通过干预危险因素有效预防痴呆。因此，对于45岁左右、有家族史或有认知障碍症状的人群，如果有条件可以到记忆门诊筛查。除了年龄、性别及遗传不可控因素外，血糖、血压、血脂、饮食、睡眠、运动、社会交往等也影响阿尔茨海默病的发病(图6–14)。世界卫生组织发布的《降低认知减退和痴呆风险》提示，中年期高血压与晚年发生痴呆相关；2型糖尿病与痴呆明确相关，患糖尿病时间越长，越易发生认知功能障碍，低血糖发作次数及持续时间也会增加痴呆发病的风险；高甘油三酯、高密度脂蛋白胆固醇降低、低密度脂蛋白胆固醇升高与痴呆相关，低密度脂蛋白胆固醇越高，血管性痴呆的发病风险越高。

随着我国人口老龄化的不断加剧，防治以阿尔茨海默病为代表的老年期痴呆已成为积极应对老龄化的重要课题。希望大众认识痴呆，学会如何防治痴呆，并关爱和理解痴呆患者和家属，愿越来越多美好的记忆能被留存。

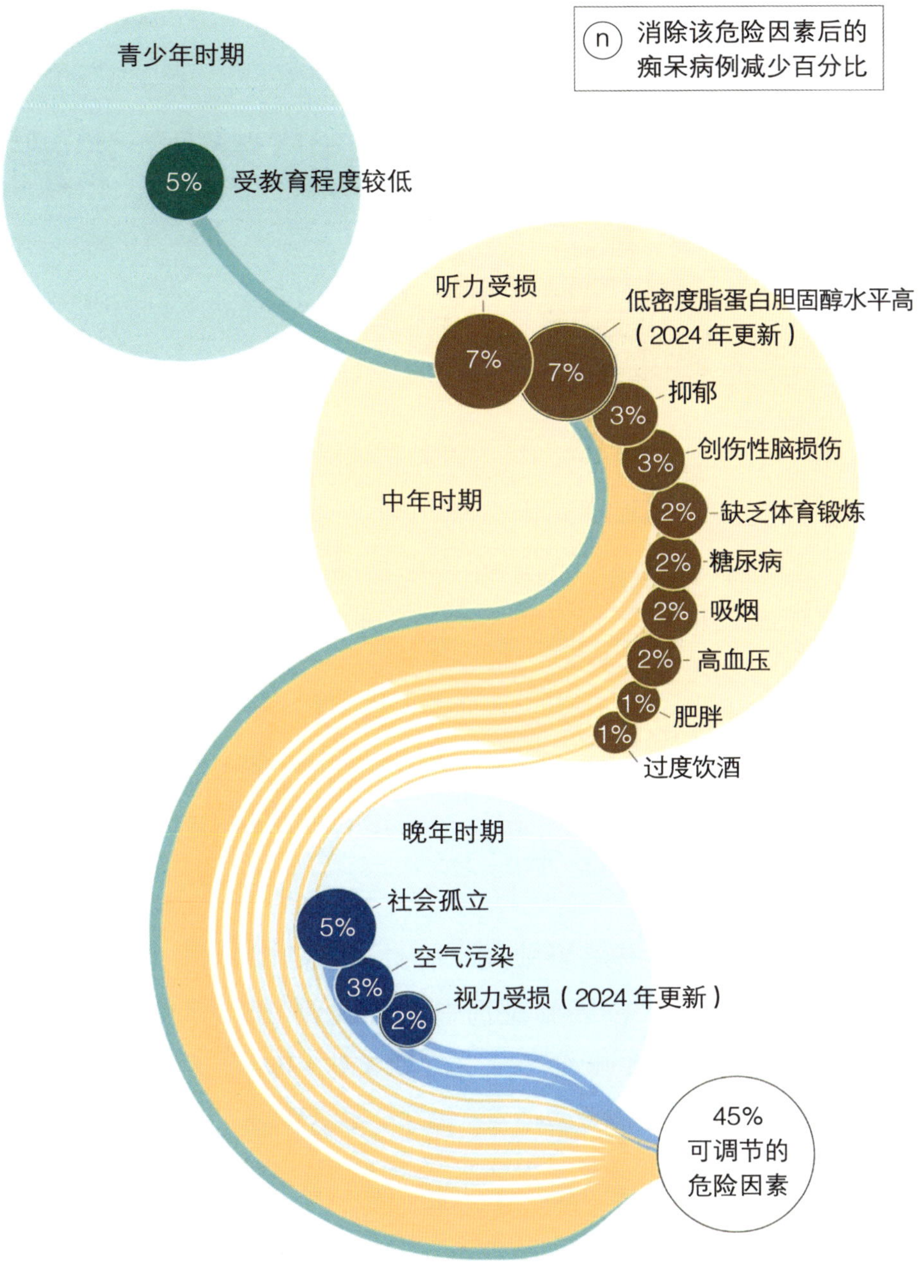

图 6-14　痴呆可控危险因素的人群归因分值

图片来源：Gill Livingston, Jonathan Huntley, Andrew Sommerlad, et al. Dementia prevention, intervention, and care: 2020 report of the Lancet Commission [J]. The Lancet, 2020, 396（10248）: 413–446.

（陈思霨　孙永安）

第七章 常见呼吸系统疾病

第一节 SECTION 1 肺炎

肺炎是发生在肺组织的炎症。肺炎患者肺部的气囊会充满微生物、液体和炎症细胞。根据病因分类，肺炎分为感染性肺炎和非感染性肺炎。引起肺炎的常见感染性微生物有病毒、细菌、支原体、衣原体、真菌等，根据不同的微生物原因和患者因素，肺炎可分为社区获得性肺炎和医院获得性肺炎。非感染性的肺炎常见有过敏性肺炎、放射性肺炎、化学性肺炎等。

一、哪些人容易感染肺炎?

年老、体弱人群容易感染肺炎。肺炎风险随着年龄的增长而上升，65岁以上的老年人，因肺炎而住院的比例是一般人群的3倍。慢性肺病（如慢性阻塞性肺疾病、支气管扩张和哮喘）、心脏病（特别是充血性心力衰竭）、脑卒中、糖尿病、慢性肾病、营养不良、恶性肿瘤和免疫功能损害的患者发生肺炎风险较高。细菌性肺炎常继发于病毒感染，也可以因意识改变（如脑卒中、癫痫、麻醉、药物或酒精使用）或吞咽困难（食管病变或动力障碍引起）增加胃内容物大量误吸和（或）上呼吸道分泌物微量误吸的风险而发生肺炎。

二、哪些表现提示可能患了肺炎?

肺炎的临床表现差异很大，大多数急性起病，可有劳累、受凉、上呼吸道感染等诱因，可出现以发热、咳嗽和呼吸急促为特征的轻症肺炎，也可出现以低血压和呼吸窘迫为特征的重症肺炎。严重程度与机体的抵抗力、致病微生物的毒力以及全身免疫应答的强度直接相关。

肺炎的症状可以大致从肺部症状和全身症状区分。

1. 肺部症状

干咳或咳痰、呼吸困难和与深呼吸相关的胸痛是肺炎最常见症状。痰可以黏稠或稀薄，不易咳出的痰可能堵塞支气管形成痰栓，咳痰无力的患者可能发生痰堵窒息。痰的颜色可以是白色、黄色，有时是铁锈色或砖红色，甚至可能带有血丝。呼吸困难时，患者感觉气短、憋气，严重时会出现口唇或指端发绀。当炎症累及肺表面的胸膜和胸壁内侧的胸膜，会在深呼吸或咳嗽时产生胸痛。

2. 全身症状

绝大多数肺炎患者会发热，其他全身症状常见寒战、疲劳、不适、恶心、腹胀和厌食等。肺炎导致的全身炎症反应可使患者心跳增快而感到心悸、胸闷。重症肺炎可伴发脓毒症和休克，特征是低血压、神志改变以及全身器官功能障碍等表现，如肾功能障碍引起的少尿、肝功能障碍所致的恶心、厌油腻以及血小板减少引起的出血点、瘀斑等。

老年人由于年龄增长，吞咽功能减退，更常见进食、饮水呛咳，误吸率高，往往无明确诱因，肺炎的表现可以极不典型，常无发热、咳嗽等表现，仅仅表现出厌食、乏力、精神差，很快进展为嗜睡、昏迷等。老年人由于经常合并多种慢性病，常由肺炎引发全身各个脏器功能衰退，使治疗非常困难，风险较年轻人更高。

三、怀疑肺炎需要做哪些检查?

大多数疑似肺炎患者，通常需进行全血细胞计数、胸部影像和病原学检查。

（1）全血细胞计数：白细胞计数升高、中性粒细胞计数和中性粒细胞百分比升高提示可能存在细菌感染，单核细胞计数升高提示可能存在病毒感染。老年人由于机体抵抗力下降，可能白细胞计数正常、中性粒细胞百分比升高。严重感染的患者甚至可能出现白细胞计数降低。

（2）拍摄后前位和侧位 X 射线胸片对发现肺炎非常重要，常见胸片表现包括：肺叶实变、间质浸润和（或）空洞形成。尽管某些影像学特征提示肺炎的特定病因（如肺叶实变提示典型细菌感染），但仅凭影像学表现不能可靠区分病因，需要进一步行病原学检查。

免疫功能低下的患者可能出现临床特征疑似肺炎、胸片阴性的情况，建议行胸部 CT 检查；反复在同一部位发生肺炎的患者推荐行胸部 CT 检查，以排除占位引起的阻塞性肺炎或气管和肺的其他改变。

（3）病原学检查通常需要耗费一定时间，对于无合并症的轻症肺炎患者，经验性抗生素治疗往往有效，常见病毒如新型冠状病毒、甲型流感、乙型流感，可以采取抗原试剂盒或核酸进行快速筛查。对于需要住院治疗的肺炎患者，血培养、痰革兰染色和培养可以帮助查找致病微生物，如有条件可进行聚合酶链反应检查。随着测序技术的飞速发展，新一代高通量测序技术如病原宏基因组高通量测序用于感染性疾病的诊断、治疗和监测。

四、哪些肺炎需要住院治疗?

有可疑肺炎症状时，需及时就医，确诊后根据医生的建议选择治疗的药物或方法。部分无基础疾病的年轻轻症肺炎患者，可以考虑门诊治疗。临床或流行病学证据提示与快速进展性肺炎（流感后细菌性肺炎、严重急性呼吸综合征、中东呼吸综合征、禽流感、军团菌肺炎、COVID-19）有关的病原体时，需要进行密切的随访，以监测疾病的严重程度变化。

出现以下症状的患者需要住院治疗：

（1）呼吸室内空气的情况下，外周血氧饱和度 $< 92\%$ 且与基线相比有显著变化的患者。

（2）年龄 > 65 岁，有慢性基础疾病，体温过高或过低，意识不清、呼吸急促、心率过快，血压较基础降低或者一些检查指标异常如血尿素氮升高、动脉血氧分压降低、电解质紊乱，出现胸腔积液、贫血的患者。

（3）有脓毒症早期征象、病情快速进展或疑似感染侵袭性病原体的患者。

（4）无法口服药物，存在认知功能受损，服药依从性降低或无法在病情恶化时及时复诊的患者。

因呼吸衰竭而需要呼吸机支持，需要升压药支持的脓毒症或神志改变，低血压、低体温、呼吸频率过快，吸氧难以纠正的低血氧饱和度、白细胞或血小板降低，以及多叶肺炎是重症监护室治疗的参考指标。

五、肺炎患者应怎样补充营养?

营养支持是肺炎综合治疗的重要措施，应基于营养风险筛查和营养诊断的结果。由于肺炎患者的能量消耗增加及炎症介质作用，蛋白质分解代谢较重，肌肉丢失更加显著，需要更多蛋白质摄入。增加蛋白质摄入是肺炎患者尤其是重症患者营养治疗的重中之重。将每天的蛋白质总量均衡分配到一日三餐中，有利于蛋白质合成。对于重症、长期卧床、合并多种基础疾病的患者，需注意感染后的营养风险，建议在营养师指导下开展营养治疗，减少炎症对患者机体功能水平产生不良影响。

六、肺炎患者如何康复?

规律作息、充足睡眠、均衡膳食及戒烟有助于肺炎患者康复。有效的咳嗽方式可以促进痰液排出。非睡眠时间内可采取靠坐位（床头抬高 60度）或微屈膝长坐位休息，坐位或站立位时保证安全的前提下身体稍前倾，有助于膈肌活动，降低呼吸做功和增加有效肺容量，减轻平卧体位对肺通气和灌注的不利影响。如有痰液潴留，可行体位引流（如单侧肺叶炎症，采取健侧肺在下的体位引流），在陪护人的帮助下叩背起到振动排痰的作用。对于轻症患者，肺炎恢复期可以开始适度的活动，可采用坐位或行进中双上肢前后自然摆动，或进行坐位、立位呼吸操运动。康复过程中需注意监测血氧饱和度及呼吸困难程度，如出现胸闷、气促、头晕、头痛、心悸、大汗等情况，应立即终止康复运动。对于重症肺炎患者，应在专业康复医师的评估和指导下进行康复锻炼。

七、如何预防肺炎?

增强自身对疾病的抵抗力、戒烟、接种流感疫苗以及有风险人群（如老年人）接种肺炎球菌疫苗是预防肺炎的有效手段。

中国疾病预防控制中心在2021年发布了一项来自106个城市、277家哨点医院和92个参考实验室，历时11年的呼吸道传染病监测数据，流感病毒是引起急性病毒性呼吸道感染的首位原因，在成人中占比53.9%，老年人群占比41.7%。肺炎链球菌是引起细菌性肺炎的首位原因，占27.7%。人群对这些病原体普遍易感，老年人、有慢性基础病的人群比一般人群更容易患流感、肺炎等疾病。流感疫苗和肺炎球菌疫苗接种可以减少发生肺炎和严重并发症的机会，减少住院，降低死亡率，减轻医疗费用和相关疾病负担。

虽然肺炎不是传统意义上的传染病，年老体弱人群减少与患者接触、减少人和物的间接接触传播，增加自身抵抗力，避免病原体乘虚而入非常重要。

（孙　丹）

第二节 SECTION 2 阻塞性睡眠呼吸暂停低通气综合征

阻塞性睡眠呼吸暂停低通气综合征（obstructive sleep apnea hypopnea syndrome，OSAHS）是一种以睡眠过程中反复出现上呼吸道完全或不完全阻塞而导致频繁发生呼吸暂停或低通气为特征的睡眠呼吸障碍性疾病。流行病学调查发现，普通人群 OSAHS 的患病率为2%~5%，65岁以上老人患病率高达20%~40%。OSAHS 是呼吸系统疾病，可引起心血管、神经、内分泌等全身多个系统的损害，影响患者的生活质量和寿命。随着肥胖的流行及人口老龄化的加速，OSAHS 已经成为突出的公共健康问题。

一、主要病因

OSAHS 的直接发病机制是上气道的狭窄和阻塞，还有呼吸中枢神经调节因素障碍（图7－1）。引起上气道狭窄和阻塞的原因很多，包括鼻中隔偏曲、息肉、鼻甲肥大、扁桃体肥大、软腭过长、腭弓低平、下颌弓狭窄、下颌后缩畸形、小颌畸形、颞下颌关节强直（尤其是两侧关节强直继发的小颌畸形）、舌体肥大、舌骨后移等。此外，肥胖、上气道组织黏液性水肿以及口咽或下咽部肿瘤等也均为致病因素。

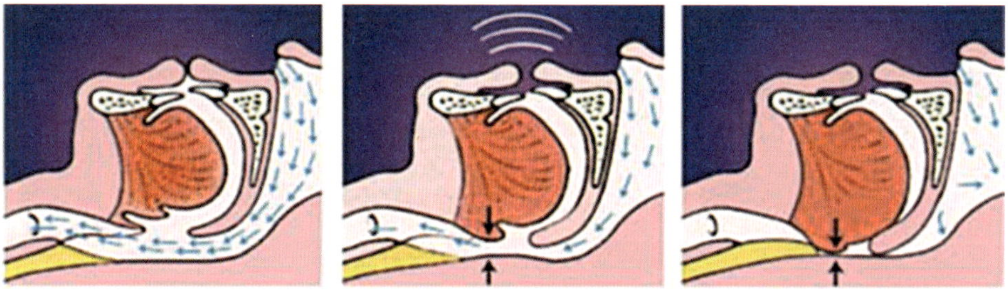

a. 正常气道　b. 上气道部分阻塞造成打鼾　c. 上气道完全阻塞，造成阻塞性呼吸暂停

图 7-1　阻塞性睡眠呼吸暂停的形成机制

二、临床表现

OSAHS 是一组有潜在危险的睡眠呼吸障碍疾病，易并发心律失常、高血压甚至呼吸衰竭或猝死。OSAHS 常见临床表现如下。

1. 打鼾

睡眠中打鼾是由于空气通过口咽部时使软腭振动引起。打鼾意味着气道有部分狭窄和阻塞，OSAHS 的打鼾和单纯性鼾症不同：音量大，十分响亮；鼾声不规则，时而间断，此时为呼吸暂停期。

2. 日间嗜睡

表现为日间发生困倦或嗜睡感，并且无法控制。患者于工作、相互交谈或进食中均可入睡，甚至骑自行车时也可入睡而摔倒。有的患者可能没有意识到过度嗜睡是疾病的表现，误以为是一种生活习惯；有的患者自己不能明确区分困倦和疲劳，常诉易于疲劳、工作和学习能力下降。

3. 睡觉好动、夜尿增多、遗尿和夜间大量出汗

睡眠中呼吸暂停发生时患者常常惊醒，甚至突然坐起，有濒死感。在睡眠中常发生类似拍击样、震颤样四肢运动以及梦游症等。夜尿次数增多也是常见临床表现，在男性易被误诊为前列腺增生。

4. 晨起头痛、口干

因鼻咽部往往是睡眠时呼吸道塌陷闭塞的主要部位，患者需张口呼吸避免窒息，因此会感到口干。糖尿病患者合并 OSAHS 如出现口干、夜尿增多易被解释为糖尿病症状，而忽视了 OSAHS。

5. 性格及认知行为异常

性格变化包括急躁、压抑、敏感、敌视、好动，易发生行为失当、嫉妒、猜疑、焦虑沮丧。认知功能方面可出现注意力不能集中、记忆力减退，久之可导致痴呆。

三、OSAHS 对人体的危害

1. 高血压

临床流行病学表明，OSAHS 是导致高血压的独立危险因素，至少30％ 的高血压患者合并本症，45％~48％ 的本症患者有高血压。OSAHS 相关高血压常失去正常昼夜节律的变化，表现为夜间及晨起时血压高；另外就是表现为顽固性高血压，用药物不易控制，治疗 OSAHS 后多可恢复正常。

2. 冠心病

OSAHS 与冠心病密切相关。经冠状动脉造影确认的冠心病患

者，35％合并本症，心绞痛多在夜间发作，服用硝酸甘油类药物疗效不佳，治疗 OSAHS 后缓解。

3. 心力衰竭

本症可引起或加重心脏病患者的心力衰竭，主要原因为呼吸暂停造成心肌缺血、缺氧和胸腔内压力改变，使心脏负荷加重，心输出量下降。

4. 心律失常

临床研究发现，重度 OSAHS 患者复杂室性异位节律（包括室早二联律、三联律或非持续性室性心动过速）、房性早搏、房颤和房室传导阻滞等多种心律失常明显高于对照组，其中房颤的相对危险度增加4倍，非持续性室性心动过速增加3倍，复杂室性异位节律增加近2倍。心律失常是引起患者猝死的主要原因。

5. 脑卒中

50％以上的脑卒中患者合并有 OSAHS。呼吸暂停发作时血流降低（胸内负压和颅内压增高所致）、高凝状态、动脉粥样硬化和高血压导致脑卒中风险增加、死亡率增高。

6. 猝死

对生前曾接受过多导睡眠监测的112例心源性猝死患者的分析发现，0点至6点睡眠期间猝死者中，46％生前患有 OSAHS，21％生前无 OSAHS。OSAHS 患者睡眠时猝死的原因可能与 OSAHS 诱发或加重心肌梗死或严重心动过缓有关。

7. 对肾脏的损害

OSAHS 可以合并蛋白尿或肾病综合征，引发肾功能损害的原因是由于患者上气道关闭，胸腔负压增高，右心回流增加，缺血，肺血管收缩，右心负荷加大，导致右心房扩张，刺激心房利钠因子分泌增加，肾近端肾小管钠重吸收率降低，尿渗透压和肾小管浓缩功能降低。其临床表现为夜尿增多和浮肿，严重者可出现肾功能不全的一系列表现。病理改变表现为肾小球增大，少量局灶性硬化，故早期蛋白尿是功能性的，随 OSAHS 治疗好转或痊愈，蛋白尿可减少或消失，临床症状也可以好转或消失。

四、OSAHS 诊断及严重程度判断标准

多导睡眠监测（图 7-2）是诊断 OSAHS 的标准手段，可以全面定量评估患者的睡眠结构，睡眠中呼吸紊乱、低血氧情况以及心电、血压的变化。

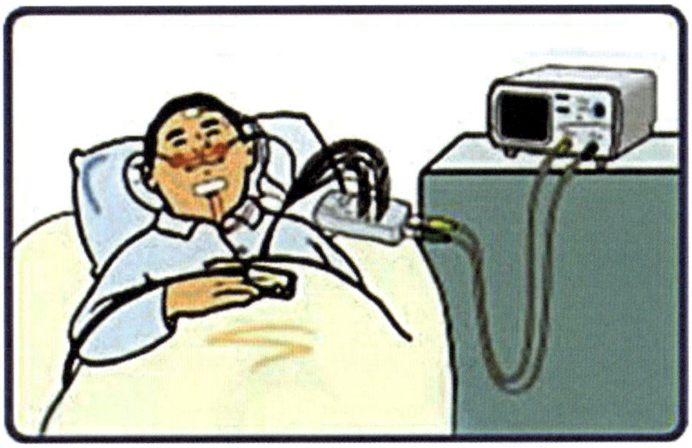

图 7-2　多导睡眠监测

诊断及严重程度判断标准采用呼吸暂停低通气指数（apnea-hypopneaindex，AHI），即每小时睡眠中发生呼吸暂停及低通气的总次数。轻度 OSAHS，AHI 5.0～14.9次/时；中度 OSAHS，AHI 15.0～29.9次/时；重度 OSAHS，AHI ≥30.0次/时。

五、治疗方法

1. 病因治疗

纠正引起 OSAHS 或使之加重的基础疾病，如应用甲状腺素治疗甲状腺功能减退等。

2. 一般性治疗

对 OSAHS 患者均应进行多方面的指导，包括：

（1）减肥、控制饮食和体重、适当运动。

（2）戒酒、戒烟、慎用镇静催眠药物及其他可引起或加重OSAHS的药物。

（3）侧卧位睡眠。

（4）适当抬高床头。

（5）白天避免过度劳累。

3. 治疗方式

持续气道正压通气 经鼻持续气道正压通气（图7－3，图7－4）是成人OSAHS患者的首选治疗方法，犹如一个上气道的空气扩张器，可以防止吸气时软组织的被动塌陷，并刺激颏舌肌的机械感受器，使气道张力增加。经鼻持续气道正压通气可单独作为一种疗法，也可和外科手术配合使用。

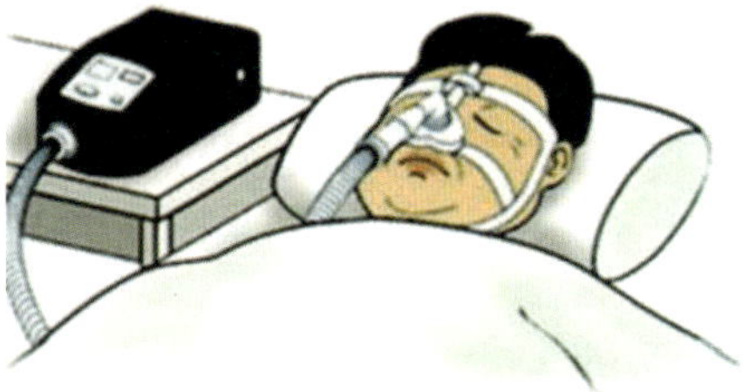

图7-3 经鼻持续气道正压通气

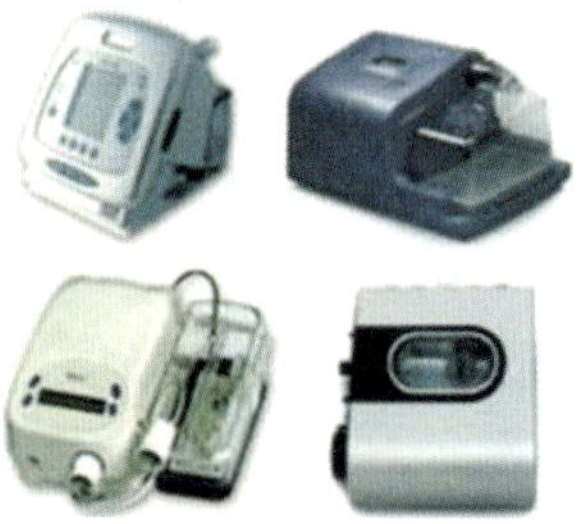

图7-4 各种造型的呼吸机

各种矫治器 睡眠时戴用专用矫治器可以抬高软腭，牵引舌主动或被动向前以及下颌前移，达到扩大口咽及下咽部、改善呼吸的目的，是治疗鼾症的主要手段或非外科治疗的重要辅助手段之一，但对重症患者无效。

手术治疗 需要通过手术解除上气道阻塞的患者，需严格掌握手术适应证。常用的手术方法有以下几种：

（1）扁桃体、腺样体切除术：这类手术适用于青春期前有扁桃体、腺样体增生所致的儿童患者。一般术后短期有效，随着青春期舌、软腭肌发育后，仍然可复发。

（2）鼻腔手术：由于鼻中隔偏曲、鼻息肉或鼻甲肥大引起鼻气道阻塞者，可行鼻中隔成形术，切除鼻息肉或鼻甲，以减轻症状。

（3）腭垂、腭、咽成形术：此手术切除腭垂过长的软腭后缘和松弛的咽侧壁黏膜，将咽侧壁黏膜向前拉紧缝合，以达到缓解软腭和口咽水平气道阻塞的目的。但不能解除下咽部的气道阻塞，因此一定要选好适应证。

（4）正颌外科：包括下颌前徙术、颏前徙术、舌骨下肌群切断悬吊术、双颌前徙和舌骨前徙术等。

药物治疗　目前尚无疗效确切的药物。

（张志刚）

第三节 SECTION 3 慢性阻塞性肺疾病

慢性阻塞性肺疾病简称"慢阻肺"（chronic obstructive pulmonary disease，COPD），是一种常见的、可预防和治疗的慢性气道疾病，其特征是持续存在的气流受限和相应的呼吸系统症状。主要表现为慢性咳嗽、咳痰和呼吸困难，长期发展会引起心肺功能不断下降、衰竭，严重影响生活质量。

一、危险因素

慢阻肺是一种严重危害人类健康的常见病，是导致死亡的重要病因，并给患者及其家庭以及社会带来沉重的经济负担。2018年"中国成人肺部健康研究"调查结果显示，我国20岁及以上成人慢阻肺患病率为8.6%，40岁以上人群患病率高达13.7%，估算我国患者数近1亿。

慢性阻塞性肺疾病的危险因素如下：

（1）烟草：吸烟是慢阻肺最重要的环境致病因素，包括被动吸烟。

（2）燃料烟雾：柴草、煤炭和动物粪便等燃料产生的烟雾中含有大量有害成分，是不吸烟女性发生慢阻肺的重要原因。

（3）职业性粉尘：如氧化硅、煤尘、棉尘和蔗尘等粉尘的浓度过大或接触时间过久，可导致慢阻肺的发生。

（4）空气污染：空气污染物中的颗粒物质和有害气体物质对支气管黏膜有刺激和细胞毒性作用。

二、临床表现

慢阻肺患者的气道变窄且被黏液堵塞，肺泡也可能受损，出现支气管炎和肺气肿（图7－5）。早期慢阻肺患者可以没有明显的症状，随病情进展日益显著。咳嗽、咳痰症状通常在疾病早期出现，而后期则以呼吸困难为主要表现。

（1）慢性咳嗽：咳嗽是慢阻肺常见的症状。咳嗽症状出现缓慢，迁延多年，以晨起和夜间阵咳为主。

（2）咳痰：多为咳嗽伴随症状，痰液常为白色黏液浆液性，常于早晨起床时剧烈阵咳，咳出较多黏液浆液样痰后症状缓解，急性加重时痰液可变为黏液脓性而不易咳出。

（3）气短或呼吸困难：早期仅在劳力时出现，之后逐渐加重，以致日常活动甚至休息时也感到呼吸困难。活动后呼吸困难是慢阻肺的标志性症状。

（4）胸闷和喘息：部分患者有明显的胸闷和喘息，此非慢阻肺特异性症状，常见于重症或急性加重患者。

（5）全身性症状：当慢阻肺并发慢性肺源性心脏病时，可出现食欲不振、腹胀、下肢浮肿等症状；合并气胸时，可表现为突发胸痛和发绀。

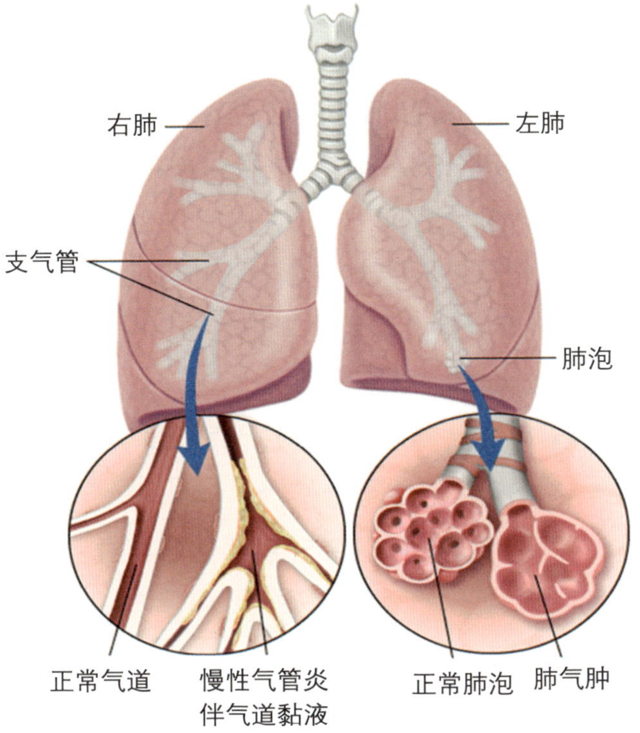

图 7-5　慢阻肺的气道和肺泡改变

图片来源：up to date 患者教育：慢性阻塞性肺疾病（基础篇）。

三、诊断与严重程度

1. 怎样判断自己可能患有慢性阻塞性肺疾病?

以下情况应警惕是否患上慢阻肺：

（1）年龄在40 岁以上。

（2）目前正在吸烟或曾经吸烟。

（3）经常咳嗽，每年会连续咳嗽3个月。

（4）经常有痰，晨起明显。

（5）在爬楼梯、提重物、快步走等日常活动时，比同龄人容易出现气急、气促或胸闷的现象。

2. 慢性阻塞性肺疾病的诊断

在确诊慢阻肺之前，医生会采集相关的病史，如有无慢性咳嗽（持续时间＞8周）和咳痰的症状，是否存在发生慢阻肺危险因素，如吸烟史和职业经历等；然后进行体格检查并进行肺功能检查。肺功能检查是慢阻肺诊断“金标准”，对慢阻肺的确诊、严重度评价、疾病进展、预后及治疗反应等都有重要价值。此外，还会结合胸部X射线片、胸部CT和血气分析综合判断。

3. 慢性阻塞性肺病的综合评估

慢阻肺病情评估应根据临床症状、肺功能受损程度、急性加重风险以及并发症等情况进行综合分析。

症状评估 可采用慢阻肺患者自我评估测试（表7－1）进行症状评估。

表7-1 慢阻肺患者自我评估测试

序号	症状	评分	症状
1	我从不咳嗽	0 1 2 3 4 5	我总是咳嗽
2	我肺里一点痰都没有	0 1 2 3 4 5	我有很多痰
3	我一点也没有胸闷的感觉	0 1 2 3 4 5	我有很严重的胸闷感觉
4	当我在爬坡或爬一层楼梯时没有喘不过气的感觉	0 1 2 3 4 5	当我上坡或爬1层楼时，会感觉严重喘不上气
5	我在家里的任何活动都不受到慢阻肺的影响	0 1 2 3 4 5	我在家里的任何活动都很受慢阻肺的影响
6	尽管有肺病我仍有信心外出	0 1 2 3 4 5	因为我有肺病，我没有信心外出
7	我睡得好	0 1 2 3 4 5	因为有肺病我睡得不好
8	我精力旺盛	0 1 2 3 4 5	我一点精力都没有

慢阻肺患者自我评估测试可量化慢阻肺对患者健康的影响程度，

分值范围0～40分，0～10分为“轻微影响”；11～20分为“中等影响”；21～30分为“严重影响”；31～40分为“非常严重影响”。

可以采用改良版英国医学研究委员会呼吸困难问卷（表7－2）对呼吸困难严重程度进行评估。

表 7-2 改良版英国医学研究委员会呼吸困难问卷

呼吸困难评价等级	呼吸困难严重程度
0 级	只有在剧烈活动时才感到呼吸困难
1 级	在平地快步行走或步行爬小坡时出现气短
2 级	由于气短，平地行走时比同龄慢或需要停下来休息
3 级	在平地行走 100 米左右或数分钟后需要停下来喘气
4 级	因严重呼吸困难以至于不能离开家，或在穿衣服、脱衣服时出现呼吸困难

肺功能评估 可使用慢性阻塞性肺疾病全球创议（global initiative for chronic obstructive lung disease，GOLD）分级（表7－3），按照气流受限严重程度进行肺功能评估，即以 FEV_1 占预计值百分比为分级标准。慢阻肺患者根据气流受限程度分为1～4级。

表 7-3 慢阻肺慢性阻塞性肺疾病全球创议分级

分级	严重程度	肺功能（基于使用支气管舒张剂后 FEV_1）
1 级	轻度	FEV_1 占预计值≥ 80%
2 级	中度	50% ≤ FEV_1 占预计值 <80%
3 级	重度	30% ≤ FEV_1 占预计值 <50%
4 级	极重度	FEV_1 占预计值 <30%

稳定期慢阻肺综合评估与分组 依据症状评估、肺功能分级、上一年急性加重的次数，即可对稳定期慢阻肺患者的病情严重程度

进行综合性评估、分组，以精准指导治疗。

四、治疗和管理

慢阻肺是一种发病率高、死亡率高的疾病，如能充分了解此病，做到早预防、早发现和早治疗，就会极大地改善疾病预后、提高生活质量。

1. 稳定期治疗

稳定期的治疗目标在于减轻当前症状，包括缓解呼吸系统症状、改善运动耐量和健康状况，以及降低未来风险，包括防止疾病进展、防治急性加重及减少病死率。主要措施如下。

预防感染和疫苗接种 预防感染能够减少慢阻肺急性加重风险。疫苗接种是预防相应病原体感染的有效治疗手段，在慢阻肺中，尤其是年龄 > 65岁的患者，推荐每年接种流感疫苗和每5年接种肺炎球菌疫苗。

吸入制剂 吸入制剂是慢阻肺的主要治疗方式，药物吸入可直接达到气道，剂量小、起效快、全身不良反应小。

（1）β_2 受体激动剂：短效如沙丁胺醇等，特点是数分钟内起效，药效可持续 4~6 小时。长效如沙美特罗、福莫特罗、茚达特罗等，特点是药效可持续 12 小时以上。

（2）抗胆碱能药物：短效如异丙托溴铵，特点是10余分钟起效，药效可持续 6~8 小时。长效如噻托溴铵，特点是药效可持续 24 小时以上。规律应用可以改善生活质量、降低 COPD 急性加重风险。

（3）吸入糖皮质激素制剂，如布地奈德等。对于慢阻肺反复急性加重、外周血嗜酸性粒细胞增多或合并哮喘，可联合使用吸入糖皮质激素。

（4）联合制剂：不同作用机制的支气管舒张剂联合治疗优于单一支气管舒张剂治疗，如福莫特罗 / 格隆溴铵、奥达特罗 / 噻托溴铵、维兰特罗 / 乌镁溴铵等。

口服药物 慢阻肺患者可口服药物以控制症状，以下是一些常用的药物类型：

（1）茶碱：茶碱类药物可缓解气道平滑肌痉挛、改善症状，但需要注意心动过速、高血压等药物不良反应，监测血药浓度。

（2）罗氟司特：主要用于重度和极重度慢阻肺的维持治疗，可有效地改善临床症状和肺功能，降低慢阻肺急性加重的发生频率。

（3）祛痰药及抗氧化剂：祛痰药及抗氧化剂的应用可促进黏液溶解，有利于气道引流通畅，改善通气功能。如沐舒坦、羧甲司坦、乙酰半胱氨酸等，用于痰液黏稠的患者。

（4）镇咳药：当出现咳嗽、咳痰时，不要盲目使用镇咳药，尤其应避免应用强力镇咳药，以免诱发痰液潴留，加重病原微生物感染和增加气道阻力。应在医生指导下应用温和镇咳药物。

（5）抗菌药物的使用：使用抗菌药物是治疗慢阻肺细菌感染急性加重的重要措施，但对COPD稳定期无须应用抗菌药物，应避免盲目应用。

长期氧疗 慢性呼吸衰竭的患者进行长期氧疗可以提高静息状态下严重低氧血症患者的生存率。主要用于动脉血氧分压＜55毫米汞柱或动脉血氧饱和度＜88%，有或没有高碳酸血症；动脉血氧分压在55~60毫米汞柱或动脉血氧饱和度＜88%，伴有肺动脉高压、心衰水肿或红细胞增多症的严重慢阻肺患者。

呼吸康复 呼吸康复可减轻患者呼吸困难症状、提高运动耐力、改善生活质量，适用于稳定期慢阻肺患者。运动方式分为有氧训练、阻抗训练、平衡柔韧性训练、呼吸肌训练等。其中呼吸肌训练主要包括缩唇呼吸、腹式呼吸及呼吸肌耐力训练。

2. 急性加重期的治疗

如果感到呼吸困难加重、痰量增多或咳嗽增多、痰由白色黏液或泡沫样变为黄色脓痰，提示慢阻肺可能发生了急性加重，须引起重视。治疗主要是针对感染病原菌选择有效抗生素治疗，加强氧疗和支持治疗。

五、健康教育

1. 危险因素管理

戒烟，避免被动吸烟，改用清洁燃料并加强通风，保持室内空气湿润，减少有害物质对呼吸道的刺激及危害。

2. 吸入药物和吸入装置的正确使用

吸入药物治疗前，建议主动咳嗽、清除痰液后再吸入药物，有利于药物进入效应部位。吸入含有糖皮质激素的制剂后，要加强漱口，保持口腔清洁。

3. 饮食指导

营养不良可以使呼吸肌的肌力和耐力降低，容易发生呼吸肌疲劳，因此，除进食易消化的含碳水化合物的食物以保证热量，还应进食高蛋白食物、补充维生素 A，如绿色新鲜蔬菜、水果、瘦肉、牛奶、鸡蛋等。如血二氧化碳增高，糖的摄入应适当限制，避免过高碳水化合物饮食和过高热能摄入。合并高血压、冠心病等疾病时，应注意低脂饮食。

4. 运动指导

慢阻肺患者常常因活动时呼吸困难而避免活动，甚至卧床。如果长期活动量不足，会使运动耐力下降，呼吸功能障碍更加明显，形成恶性循环。适度的运动训练可以提高肌肉的血流量和氧利用率，规律的运动训练是呼吸康复的核心内容。慢阻肺患者的运动训练计划应根据全面评估结果、康复目标、康复场所以及可提供的仪器设备来决定。稳定期患者康复疗程至少 6~8周，每周至少 2 次。

5. 呼吸训练

（1）腹式呼吸：取立位（体弱者可取半卧位或坐位），左右手分别放在腹部和胸前。全身肌肉放松，静息呼吸。吸气时用鼻吸入，尽力挺腹，胸部不动；呼气时用口呼出，同时收缩腹部，胸廓保持最小活动幅度。缓呼深吸，以增加肺泡通气量。呼吸频率7~8 次/分。反复训练，10~20 分/次。熟练后逐步增加次数和时间，使之成为自觉的呼吸习惯。

（2）缩唇呼吸：用鼻吸气、用口呼气，呼气时口唇缩拢似吹口哨状，持续慢慢呼气，同时收缩腹部。吸与呼时间之比为 1 ∶ 2 或 1 ∶ 3。这样可以在呼气时增加口腔和气道压力，防止小气道过早陷闭，减少肺泡内的过多残气。

（3）咳嗽训练：有效咳嗽咳痰可以帮助患者清除痰液，减少肺部感染。练习频率为每天3次，每次练习2~3次。取坐位或半坐卧位，身体前倾，一只手放于腹部，另一只手放于膝盖外侧，支撑身体，防止跌倒；做几次腹式呼吸后，深吸气；屏住呼吸3秒，然后张口咳嗽；咳嗽时，腹肌用力，腹壁收缩。体质较弱的患者，需要在家属或医护人员陪同下进行练习，以防跌倒。

（张晓琳）

第四节 SECTION 4 支气管哮喘

一、什么是哮喘？

支气管哮喘是由多种细胞以及细胞组分参与的慢性气道炎症性疾病。支气管是负责运送空气进出肺的管道。在一些诱因下，哮喘患者的支气管会出现过度的收缩反应，阻碍空气进出肺部。哮喘发病时患者会感到呼吸困难，还可能发出像吹哨一样的哮鸣音。慢性炎症导致哮喘患者的支气管对外界刺激异常敏感，产生过度收缩。通常脱离外界的刺激环境、使用支气管扩张剂可缓解，有时也可自行缓解。但是如果没有规范的治疗，哮喘会反复发作，支气管会出现不可逆转的结构改变。

二、哮喘有哪些症状?

1. 典型哮喘

反复发作性喘息、气促，可以伴有胸闷或咳嗽，夜间或凌晨多发。常发生于接触过敏原、冷空气或物理化学性刺激后，运动或上呼吸道感染也经常可以诱发哮喘发作。“反复发作”是哮喘症状的重要特点，可以在短时间内（数十分钟、数小时或数日）自行缓解或经治疗后缓解。在过敏原引起的过敏性哮喘发作前，往往还有鼻部和眼部的症状，如打喷嚏、流涕、鼻塞、眼痒、流泪等，然后出现咳嗽、胸闷、呼吸困难、喘息等。

2. 不典型哮喘

有时候哮喘可以没有“哮”，也没有“喘”，只表现为咳嗽（称为咳嗽变异性哮喘）、胸闷（称为胸闷变异性哮喘）。部分人群可以无症状，仅肺功能检查提示气道反应性增高。这部分人群有发展为典型哮喘的可能。

三、哮喘常见的诱因有哪些?

1. 接触过敏原

过敏性哮喘常因接触过敏原诱发。过敏原一般分为吸入性过敏原（如各种气传的花粉、霉菌、尘螨、蟑螂、动物皮毛等）、食物性过敏原（如牛奶、鸡蛋、鱼虾贝类、花生坚果等）、接触性过敏原

（如冷热空气，洗洁精、消毒剂等清洁用品，染发剂、洗发水等护理用品，金属饰品等）等。吸入性过敏原具有明显的地区性和季节性。以北京市为例，过去曾以尘螨、杂草、藜科花粉为主要过敏原，近年来，随着城市工业化及城市绿化的发展，杂草花粉、树木花粉等风媒花取代尘螨成为最主要的过敏原。春季，北京的气传过敏原以圆柏花粉、榆树花粉、柳树花粉和少数杂草花粉为主。夏秋季，过敏原主要以藜科花粉、葎草花粉和蒿属花粉为主。

2. 空气及气候变化

空气质量或空气温度、湿度的变化，如严重的空气污染、冷空气或温度骤变，都可诱发哮喘。

3. 感染

各种类型的呼吸道感染都可能诱发或加重哮喘，尤其是病毒感染与哮喘发作之间存在着密切关系。

4. 剧烈运动

剧烈运动可诱发支气管收缩，有的患者在运动5~10分钟后出现喘息、胸闷、咳嗽，称为运动性哮喘。

5. 药物

有些哮喘患者使用阿司匹林等非甾体抗炎药可诱发哮喘急性发作（阿司匹林哮喘）。某些β受体阻滞剂可导致哮喘加重。

6. 精神因素

剧烈的情绪波动如紧张、激动、悲痛、恐惧等可诱发哮喘发作。

7. 吸烟和饮酒

吸烟和被动吸烟的哮喘患者症状更重、肺功能更差、更容易对治疗产生抵抗。饮酒作为一种非特异性刺激因素，也可以诱发哮喘。

8. 妊娠和月经

女性在妊娠期、月经期时更容易出现哮喘发作，哮喘患者怀孕后应加强对哮喘的控制和监测，不能擅自停药。

四、哮喘患者需要做哪些检查?

1. 肺功能检测

哮喘的诊断依据是典型的症状和肺功能改变。哮喘的肺功能表现为可变的呼气气流受限，临床上通过肺通气功能检测（图7-6）、支气管舒张试验（图7-7）或者激发试验（图7-8）来确定。

肺功能检查是诊断哮喘的重要依据，也是哮喘长期管理中重要的监测指标。建议哮喘患者每3~6个月进行一次肺功能检查，即使长期稳定也建议每1~2年进行一次肺功能检查。

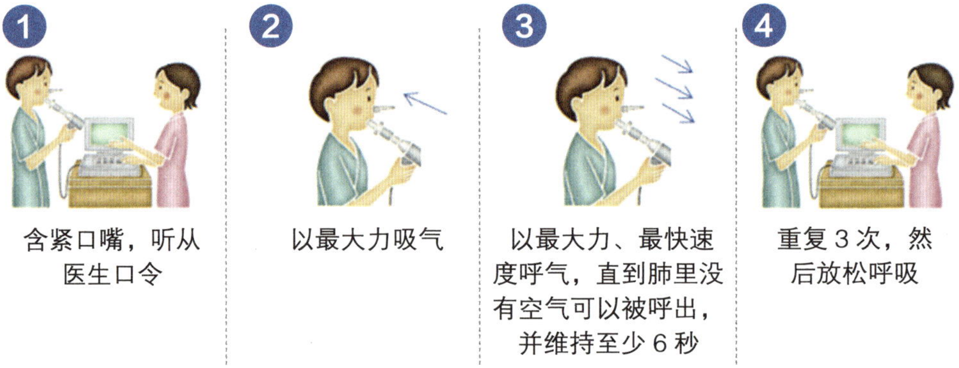

图7-6　肺通气功能检测

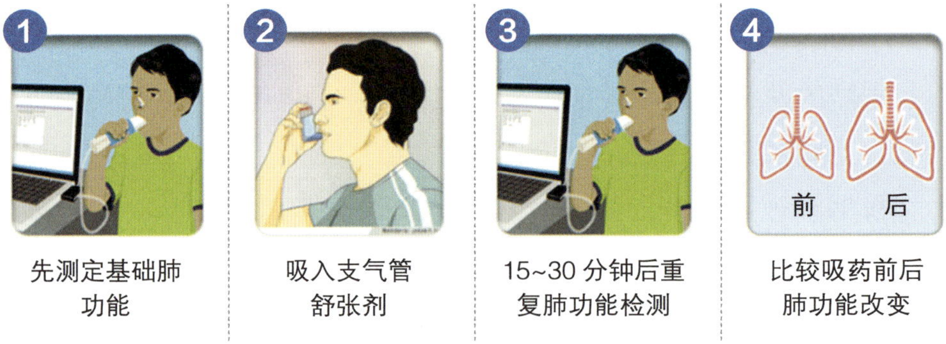

图7-7　支气管舒张试验

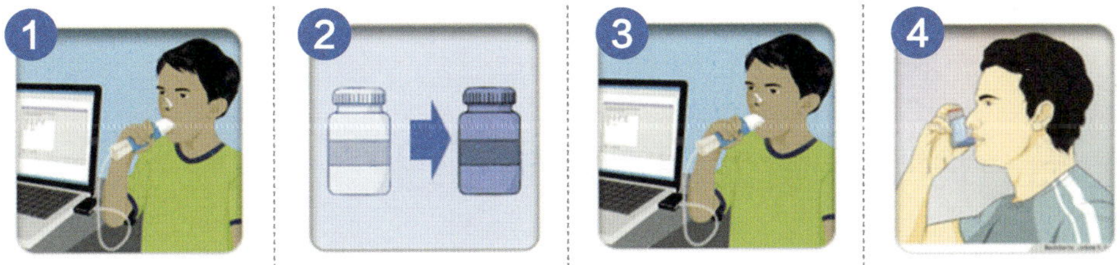

图 7-8 支气管激发试验

2. 过敏原检测

过敏性哮喘是支气管哮喘最常见的类型，大约60%的成人哮喘和80%的儿童哮喘属于过敏性哮喘。查找过敏原可以帮助患者合理避免接触过敏原，也是进行脱敏治疗或抗免疫球蛋白E（immunoglobulin E，IgE）靶向治疗的依据。过敏原检测包括抽血检测过敏原特异IgE以及皮肤点刺试验两种方法，可以检测出最常见的20种左右的过敏原。

3. 呼出气一氧化氮

呼出气一氧化氮（fractional exhaled nitric oxide，FeNO）是气道炎症生物标志物，用于协助哮喘诊断以及监测病情、指导治疗，可以反映气道嗜酸性粒细胞炎症水平。FeNO<25纳克/升为正常，当>50纳克/升应高度怀疑哮喘，同时提示气道炎症较重。

4. 采集痰液

通过雾化高渗盐水使患者产生痰液，收集痰标本，计数其中各种细胞数量。当嗜酸性粒细胞≥2.5%时，提示嗜酸细胞增多，支持哮喘和嗜酸细胞性支气管炎的诊断。

5. 其他

当需要与其他呼吸道疾病鉴别时，有的患者可能需要进行胸部

CT、支气管镜等检查。

五、哮喘患者如何治疗与管理?

哮喘治疗的目标是总体控制哮喘症状并降低再次发作的风险。

1. 脱离过敏原

脱离过敏原是防治过敏性疾病的第一关。如果已经明确过敏原，应尽可能减少过敏原暴露。对于吸入过敏原，花粉过敏季应注意关窗，可安装空气过滤器，尽量减少户外时间，户外暴露时应佩戴医用外科口罩；对霉菌或尘螨过敏，应保持居住环境干燥减少霉菌产生，不使用地毯，定期晾晒衣物，或使用防螨床品；对动物皮屑过敏，应脱离宠物环境，或至少宠物不进卧室；对蟑螂过敏，应监测食物及水源，保证室内干燥，并使用安全的杀虫剂。对于食物过敏原或接触过敏原，应尽可能避免。

2. 药物

分为控制哮喘的药物和缓解哮喘的药物。

控制药物是指需要每天使用并长时间维持的药物，主要目的是整体控制哮喘症状，减少未来急性发作风险，需要长期坚持使用，尽可能避免自行停药。无论是停药或减药，均需医生指导。糖皮质激素是最有效的控制药物，采用吸入给药。吸入激素时，药物直接作用于呼吸道，所需的剂量小，局部抗炎作用强。吸入激素后，规范漱口，则全身吸收的激素量极少，绝大多数情况下不会引起全身不良反应。

缓解药物又称急救药物，是症状忽然加重时紧急情况下使用的短效药物，特点是起效快，多数为短时间内使用，待急性症状缓解后应尽快停药。

对于重度哮喘，或经积极药物治疗仍反复发作的哮喘，目前有许多新型的补充治疗方法，主要包括生物制剂，如抗 IgE 单抗、抗 IL–5单抗、抗 IL–5受体单抗、抗 IL–4受体单抗等，以及支气管热成形术。需要医生充分评估，根据患者的疾病特征选择个体化的治疗方法。

3. 随访

在治疗期间，哮喘患者需要定期随访。在初始治疗阶段，建议每隔2~3个月就诊，复查肺功能检查，评估治疗效果。选择信任的哮喘专业医生，携带全部病历资料、肺功能检查等结果，和医生共同制定下一阶段用药方案和复诊时间。

支气管哮喘是一种无法治愈的慢性呼吸道疾病，绝大多数患者经过科学治疗、规范管理，可以良好控制哮喘，维持正常肺功能水平，生活、工作不受哮喘困扰。这需要医生、患者本人以及患者家人的共同努力。

（胡　艳）

第五节 SECTION 5 间质性肺疾病

一、间质性肺疾病的定义

间质性肺疾病是以肺泡壁为主包括肺泡周围组织及其相邻支撑结构病变的一组非肿瘤、非感染性疾病。这组疾病临床症状、胸部影像学、肺功能和肺部病理及病理生理改变类似，表现为：①劳力性呼吸困难；②影像表现为双侧弥漫性间质性浸润；③限制性通气功能障碍及弥散功能下降；④组织病理特征为肺间质炎症和纤维化。不明原因的间质性肺炎即特发性间质性肺炎是间质性肺病中的一类疾病。

二、间质性肺病的原因和分类

引起间质性肺病的病因很多，可达180种以上；由于该类疾病的异质性，该类疾病的分类方法尚不统一。采用较多的分类方法如表7-4所示。

表7-4　间质性肺病的分类

分类	疾病
已知病因	药物性肺病 职业性肺病 结缔组织疾病相关
特发性间质性肺炎	特发性肺纤维化 非特异性间质性肺炎 隐源性机化性肺炎 急性间质性肺炎 呼吸性细支气管炎间质性肺病 脱屑性间质性肺炎 淋巴细胞性间质性肺炎
肉芽肿性	结节病 外源性过敏性肺泡炎 肉芽肿性多血管炎等
少见性	肺泡蛋白沉积症 肺淋巴管平滑肌瘤病 慢性嗜酸性粒细胞性肺炎等

表中特发性间质性肺炎的“特发”二字意思是“原因不明”。它细分的7种疾病在临床、影像、病理方面具有各自的特征，不同的亚组间有一定程度的重叠。需要由专业医生综合病史、体格检查、辅助检查（尤其胸部影像学、肺功能、血气分析、其他血液学检查），必要

时进行肺组织活检等综合判断。

三、间质性肺病的临床表现

进行性呼吸困难是间质性肺病最重要的症状，干咳、乏力也比较常见。体检检查可在肺底部闻及velcro啰音①，也有的患者有其他湿啰音或干啰音。低氧严重者可有发绀，通常指甲末端、口唇表现得更明显。

四、间质性肺病的影像学表现

胸部X射线检查简单易行，间质性肺疾病通常是在此项检查中被发现的。但是约有10%以上经活检证实的间质性肺疾病患者胸部X射线检查未发现异常。间质性肺疾病在疾病的早期不易被发现，因此需要提高警惕，积极完善胸部CT检查。

间质性肺疾病胸部X射线表现在疾病早期可见磨玻璃样阴影（图7-9），更典型的表现是线（网）状、小结节样、网织结节样影及蜂窝状改变，通常弥漫分布。

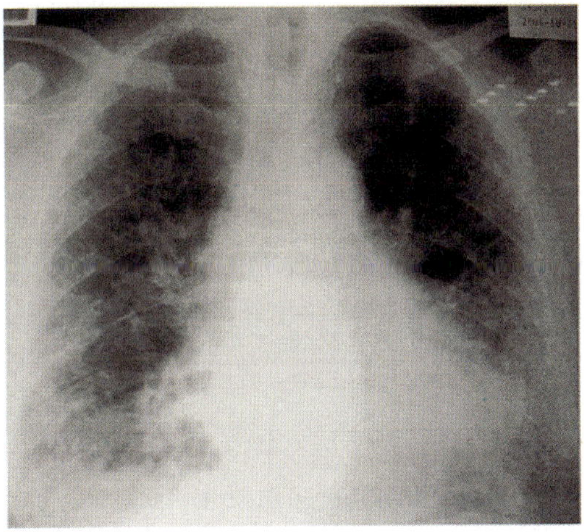

图7-9 特发性肺纤维化的X射线胸片

图片来源：陈荣昌，钟南山，刘又宁．呼吸病学[M]．第3版．北京：人民卫生出版社，2022.

胸部CT在诊断间质性肺疾病方面较胸片更为确切，

① 音频高，近耳颇似撕开尼龙扣带时发出的声音。

有助于间质性肺疾病的早期诊断及评价肺实质病变的性质、程度、范围、伴随改变以及分期、预后和治疗反应的判断。高分辨 HRCT 通过薄层扫描（1～2毫米），减少了影像叠加造成的图形模糊；并通过高空间频率算法图形重建，减少了图像的光滑度，增加了空间分辨率，较常规 CT 更好显示肺内结构，对病变的类型鉴别很有帮助（图7－10）；对经支气管镜透壁或开胸肺活检及行支气管肺泡灌洗时的定位也有帮助。但是应当注意的是，无异常改变也不能除外间质性肺疾病的诊断。除非有明确的指征，一般而言间质性肺疾病不需要行增强 CT 检查。

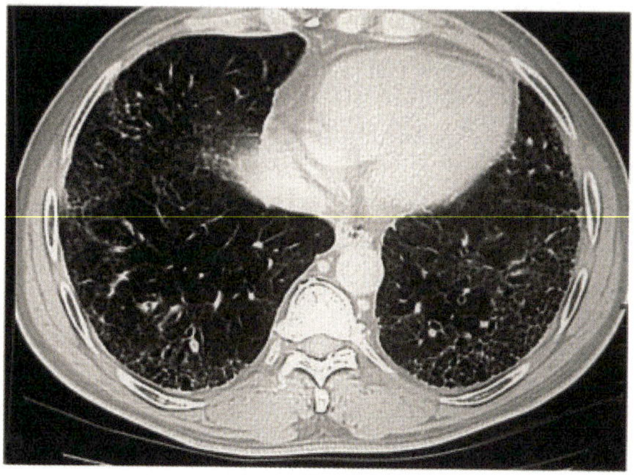

图 7-10　特发性肺纤维化的高分辨 CT 表现

图片来源：陈荣昌，钟南山，刘又宁．呼吸病学[M]．第 3 版．北京：人民卫生出版社，2022.

五、间质性肺疾病的肺功能检查特点

肺功能检查有助于间质性肺疾病的诊断、预后判断、病情变化以及治疗反应的监测，在临床工作中几乎成为间质性肺疾病的常规检查项目。肺功能检查主要表现为限制性通气功能障碍，表现为肺活量下降，肺总量减少，弥散功能减低。

六、特发性肺纤维化

特发性肺纤维化是原因不明的慢性间质性肺疾病中较为常见的代表性疾病，归属于特发性间质性肺炎的分类中，病理表现是普通型间质性肺炎。临床上起病隐匿、表现为进行性呼吸困难伴有刺激性干咳，尤其活动后呼吸困难更为明显，双肺可闻及 velcro 啰音，常有杵状指（趾），疾病晚期可出现发绀。可伴有食欲减退、体重减轻、消瘦、无力等症状。胸部 X 射线或 CT 主要表现为双肺底和周边分布的弥漫性网格状、蜂窝状阴影，肺功能为限制性通气功能障碍。病情一般进行性发展，可导致呼吸衰竭。男性患病率略高于女性，好发于40岁以后，60岁以上者占2/3；老年人易患此病，诊断时平均年龄为67岁。

“特发”的意思是指直接致病因子尚不清楚，遗传、吸烟、环境暴露、病毒感染、胃食管反流可能和特发性肺纤维化有关。

小贴士

病理表现为普通型间质性肺炎，是什么意思？

典型普通型间质性肺炎的病理特点须满足以下4个条件：明显的结构破坏和纤维化伴或者不伴胸膜下蜂窝肺，肺实质可见斑片状纤维化，成纤维细胞灶（图7－11），无不支持普通型间质性肺炎诊断的特征。

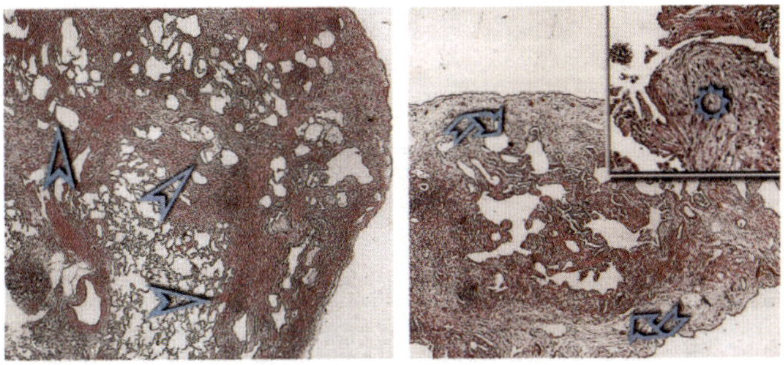

图 7－11　普通型间质性肺炎的组织病理学表现

箭头：肺纤维化；齿轮：成纤维细胞灶

图片来源：陈荣昌，钟南山，刘又宁．呼吸病学 [M]. 第 3 版．北京：人民卫生出版社，2022.

七、治疗特发性肺纤维化的药物

目前，特发性肺纤维化无肯定显著有效的药物，可酌情使用下列药物：

（1）吡非尼酮：吡非尼酮是一种多效性的吡啶类化合物，具有抗炎、抗纤维化和抗氧化特性。在动物和体外试验中，吡非尼酮能够抑制重要的促纤维化和促炎细胞因子，抑制成纤维细胞增殖和胶原沉积。吡非尼酮可延缓用力肺活量下降速率，可能在一定程度上降低病死率。主要不良反应包括光过敏、乏力、皮疹、胃部不适和厌食等。推荐轻到中度肺功能障碍的特发性肺纤维化患者应用吡非尼酮。

（2）尼达尼布：是一种多靶点酪氨酸激酶抑制剂，能够抑制血小板衍化生长因子受体、血管内皮生长因子受体即成纤维细胞生长因子受体。可减少特发性肺纤维化患者用力肺活量下降的绝对值，一定程度上缓解疾病进展。尼达尼布最常见的不良反应是腹泻，部分可出现肝功能异常。推荐用于轻到中度肺功能障碍的特发性肺纤维化患者。

（3）抑酸药物：特发性肺纤维化常合并胃食管反流，胃食管反流可能引起或加重特发性肺纤维化。应用抑酸药物包括质子泵抑制剂或组胺2受体拮抗剂，可降低胃食管反流相关肺损伤的风险。

八、肺移植在肺纤维化中的作用

肺移植可用于药物治疗无效的终末期肺纤维化患者。药物治疗无效的特发性肺纤维化患者预后很差，严重的肺功能改变（肺活量或肺总量 <60% 预计值，或一氧化碳弥散量 <40% 预计值），两年死亡率高达50% 以上。除非有特殊禁忌，对于严重肺功能损害、氧依赖且病情逐渐恶化者，应考虑肺移植。

九、向医生提供以下信息有助于间质性肺疾病的诊断

除了描述您的症状，还需要向医生详细提供以下信息，有助于明确诊断：

（1）既往史及接触史：职业史、环境接触史、吸烟史、药物等对于诊断间质性肺疾病具有重要意义；是否曾经进行过胸部放疗、是否应用过皮质激素或免疫抑制剂、是否接触过容易导致过敏的物质、居住环境近期是否装修过、是否存在发潮霉菌感染的情况、是否饲养过宠物或花草等。

（2）家族史：家族史中可能发现与遗传相关的间质性肺疾病，如家族性肺纤维化、结节性硬化病等。

（3）用药史：药物如呋喃妥因、金制剂、胺碘酮、甲氨蝶呤、博莱霉素和三环类抗抑郁药可能引发间质性肺疾病；是否用过保健品、减肥产品、特殊中成药等等。

（林连君）

第六节 SECTION 6 肺结节

一、什么是肺结节？

肺结节是指胸部CT显示的肺实质内直径≤3厘米、圆形或类圆形密度增高影。更通俗地说，肺结节就是肺内长了个“小疙瘩”。根据胸部CT上的密度，肺结节可以分为实性结节（图7－12a）、部分实性结节（图7－12b）和非实性结节（也称磨玻璃结节，图7－12c）

3大类。绝大多数肺结节是良性的，但也有少部分肺结节是早期肺癌，一般来说，部分实性结节的恶性概率最高，最需要引起关注。

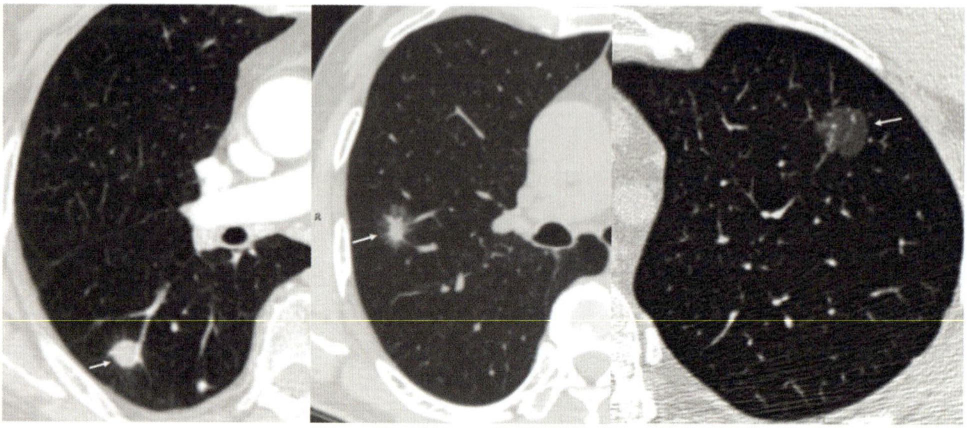

a. 实性结节　　b. 部分实性结节　　c. 磨玻璃结节

图 7-12　肺结节的 CT 表现

二、为什么会得肺结节?

肺结节的形成原因非常多，一般把肺结节分为良性和恶性两大类。恶性肺结节主要是早期肺癌，还包括身体其他部位肿瘤转移到肺部的转移癌。体检发现的肺结节绝大多数为良性，可能的原因包括：①感染：常见于真菌感染（如：组织胞浆菌病、球孢子菌病）和分枝杆菌感染（结核分枝杆菌或非结核分枝杆菌），某些细菌感染也可造成局灶性炎症，影像表现为肺结节；②良性肿瘤：错构瘤最常见，还有一些较少见的，例如纤维瘤、平滑肌瘤、血管瘤、淀粉样瘤等，一般生长极其缓慢；③肺动静脉畸形；④非感染性炎性病变，如局灶性肺纤维化、炎性肿大淋巴结等。

小贴士

为什么肺结节患者越来越多？

很多肺结节，尤其是磨玻璃结节，在胸片上是看不到的。近年来，随着胸部 CT 作为健康体检筛查项目，越来越多的肺部结节被发现了，并非肺结节患者越来越多。

三、肺结节有什么症状？

肺结节本身大多没有症状，一般在做胸部 CT 检查时被发现。因此，不能因为没有任何咳嗽、咳痰、胸闷、憋气等症状，就认为自己肺部没有问题而忽视体检。

四、体检查出肺结节，该怎么办？

体检查出肺结节，建议及时到正规医院就诊。肺结节的诊治涉及呼吸内科、胸外科、医学影像科等多个科室，由上述科室组成的肺结节多学科门诊由多学科专家一起出诊，能更好地根据患者具体情况制定个体化诊治方案。同时，建议尽量在同一家医院进行胸部 CT 的复查随访，以便在医院影像系统上清晰地观察、比较肺结节的动态变化。

特别提示

不同时期多次影像的比较对于肺结节良恶性的判断非常关键，建议肺结节患者妥善保存相关影像资料（CT胶片尽可能阴凉、干燥、避光保存，取得影像资料电子版保存更好）。

五、肺结节会癌变吗?

肺结节其实不是一种病，而是一种影像学表现。绝大多数良性结节不会癌变，恶性结节大部分是肺腺癌，肺腺癌一般遵循以下发展规律：不典型瘤样增生→原位腺癌→微浸润性腺癌→浸润性腺癌。肺腺癌的病理演变在CT上表现为肺结节形态的变化，磨玻璃结节→部分实性结节→实性结节或肿块。所谓的癌变，其实是肺腺癌形成过程的演变（图7－13）。也就是说，恶性结节从一开始就不是正常的细胞形态，是肿瘤性质的，或者是癌前病变。

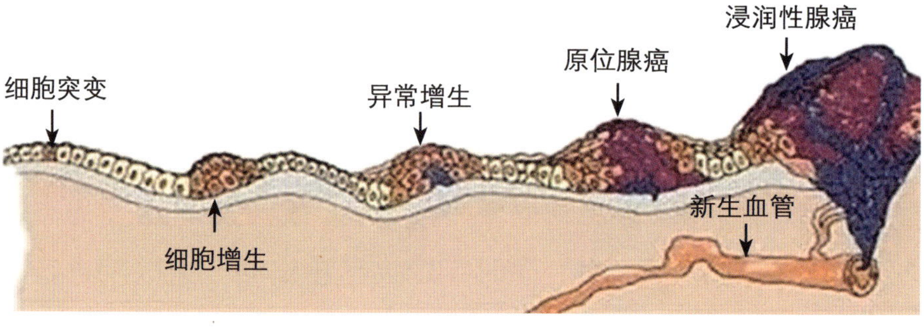

图7-13　肺腺癌形成过程

六、肺结节都需要手术切除吗?

手术切除是治疗早期肺癌首选的治疗手段，但并不是所有肺结节都需要手术切除。随访过程中表现出恶性倾向的肺结节（如：结节增大、形态改变、成分改变等，图7－14)，首选手术治疗。目前，胸外科多采用胸腔镜下微创手术切除早期肺癌。

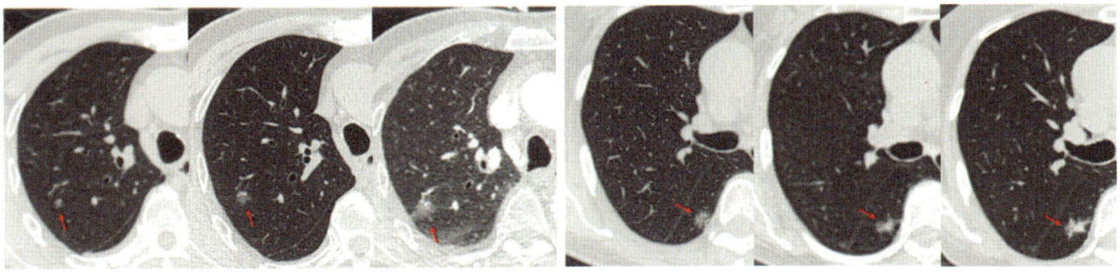

a. 结节增大，实性成分增多　　b. 结节增大，实性成分增多，形状改变

图 7-14　随访过程中表现出恶性倾向的肺结节

七、肺结节需要吃药吗?

绝大多数肺结节不需要吃药，更不需要长期应用抗生素。极少数情况下，对于影像学提示炎症可能的新发肺结节，尤其是部分实性或磨玻璃结节，并且患者此前有发热、咳嗽等呼吸道症状的情况下，医生可能会建议短期(2周内)口服抗生素治疗。不建议患者自行服用抗生素。

八、随访观察相当于没有治疗吗?

体检发现的肺结节，医疗处理的策略不外乎3种：干预治疗、非手术活检、随访观察。高度可疑恶性的肺结节建议干预治疗，首选手术切除，不适合或不愿意手术的患者可考虑放疗或射频消融治疗。怀疑恶性但治疗高风险的患者，可选择非手术活检，明确结节良恶性后再决定下一步治疗方案。绝大部分肺结节患者会被建议随访观察。随访观察不是消极等待，而是按兵不动，静观其变，既能及时发现潜在恶性的肺结节，又能避免过度干预良性肺结节，带给患者不必要的身心负担。

小贴士

反复胸部CT检查辐射危害大吗?

绝大多数肺结节无法通过一次CT影像判定良恶性，往往需要多次的复查、随诊。低剂量CT的总辐射暴露剂量约为1.0毫希，大约是普通CT辐射剂量的1/10。我们生存的自然空间里天然辐射源对成年人造成的年平均有效辐射剂量约为2.4毫希（1.0~3.0毫希）。国际辐射防护委员会的报告认为，辐射剂量低于100.0毫希时没有观察到肿瘤发生率升高的现象。影像科医师的职业暴露，按国际辐射防护委员会的数据，每年在20.0毫希以下都是安全的。所以，肺结节的低剂量CT复查随访是必要的，也是安全的。

九、肺结节患者日常注意事项

对于西医来说，肺结节没有特殊禁忌的食物，建议均衡饮食，保持健康生活方式，戒烟限酒，避免过度劳累。

虽然肺结节绝大多数都是良性的，但肺癌高危人群发现肺结节还是需要提高警惕。肺癌高危人群指年龄40周岁以上，具有以下任一条：①累计吸烟指数≥400年支；②环境或职业暴露；③一级亲属肺癌家族史；④合并慢阻肺、弥漫性肺纤维化或陈旧性肺结核；⑤既往恶性肿瘤史；⑥长期吸入二手烟或长期暴露于厨房油烟中。

（倪莲芳）

第七节 SECTION 7 肺癌

肺癌是常见的恶性肿瘤，2022年，肺癌新发病例及死亡病例均位居我国恶性肿瘤首位，分别占18.1%和23.9%，给国家、社会和家庭带来沉重的负担，严重威胁人们的生命健康。

一、哪些人容易得肺癌?

（1）吸烟：吸烟是公认的肺癌病因中最重要的致病因素。吸烟人群的肺癌发病及死亡风险高于不吸烟人群。吸烟量与肺癌发病风险存在剂量–效应关系，开始吸烟年龄越小、每日吸烟量越大、持续时间越长，肺癌的发病率越高。

（2）二手烟或环境油烟吸入：二手烟暴露显著增加肺癌发生风险。炒、炸等烹饪方式产生的厨房油烟可导致DNA损伤或癌变，是中国非吸烟女性罹患肺癌的重要危险因素之一。

（3）职业致癌物质暴露史：长期接触氡、砷、铍、铬、镉及其化合物等高致癌物质者更易患肺癌。石棉暴露可显著增加肺癌的发病风险。另外，二氧化硅和煤烟也是明确的肺癌致癌物。

（4）个人肿瘤史：恶性肿瘤患者可能携带异常基因突变，其肺癌发病风险增加。

（5）肺癌家族史：有一级亲属（父母、兄弟姐妹、子女）患肺癌的个体，肺癌的风险明显升高。

（6）慢性肺部疾病史：慢性阻塞性肺疾病、肺结核和肺纤维化等慢性肺部疾病患者肺癌发病率高于健康人群。

二、肺癌有哪些种类?

肺癌通常分为非小细胞肺癌和小细胞肺癌两大类。非小细胞肺癌占85%，包括鳞癌、腺癌、腺鳞癌、大细胞神经内分泌癌等。按照肿瘤生长部位的不同，肺癌还可以分为中央型和周围型肺癌两大类（图7－15）。鳞癌与小细胞肺癌多为中央型肺癌，与吸烟关系密切。腺癌多见于女性，与吸烟关系不大，多为周围型肺癌。

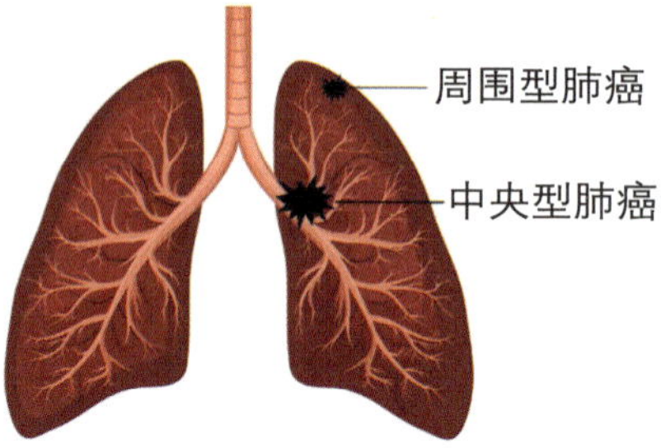

图7-15　肺癌分类

三、肺癌会有什么症状?

周围型肺癌早期常无症状，常于体检或因其他疾病就诊时意外发现。中央型肺癌可出现咳嗽、咳痰、咯血、喘鸣等症状。如出现以下症状时要高度警惕肺癌可能：①持续刺激性干咳，无痰或少痰；②痰中带血或咯血；③气短或喘鸣；④持续发热，抗生素治疗效果不好；⑤体重降低；⑥不明原因游走性关节疼痛、男性乳腺增生、皮肤黝黑或皮肌炎；⑦不明原因声音嘶哑，头面部和上肢肿胀，呼吸困难、咳嗽等。

四、如何发现肺癌?

（1）肺癌筛查：国内外指南均建议肺癌高危人群用低剂量胸部CT进行肺癌筛查。

（2）有呼吸道症状及时就诊：中老年人群新出现咳嗽尤其是痰中带血、体重下降时，要及时到正规医院就诊。

五、怀疑肺癌到哪个科室就诊?

肺癌诊治涉及多个科室，早期肺癌一般就诊胸外科，中晚期肺癌可以就诊呼吸内科、放射治疗科和肿瘤内科。大部分肺癌需要多学科综合治疗，由上述科室组成的肺癌多学科门诊有助于为患者制定最优化的治疗方案。

六、肺癌诊断需要哪些检查?

1. 血液检查

主要包括肺癌相关抗原，如癌胚抗原、神经元特异性烯醇化酶、细胞角蛋白19片段、胃泌素释放肽前体、鳞状上皮细胞癌抗原等，有助于肺癌的辅助诊断。

2. 痰液检查

怀疑肺癌时，可将患者的痰液收集送检，在显微镜下观察是否能找到肿瘤细胞。痰液检查简便易行，没有创伤，适用于中央型肺癌，但阳性率不高，即使是阴性结果也不能排除患肺癌的可能性。

3. 影像学检查

这是发现肺癌、评估肺癌严重程度最重要的一种方法。包括CT、磁共振成像、正电子发射计算机断层扫描、超声、核素显像等。胸部CT可有效检出早期周围型肺癌、明确病变所在的部位和累及范围，是目前肺癌诊断最主要的影像学检查手段。增强磁共振成像检查常用于判定有无脑转移和局部骨转移。正电子发射计算机断层扫描检查是诊断肺癌、分期和预后评估的最佳方法之一。超声检查常用于检查腹部脏器及浅表淋巴结有无转移。核素显像骨扫描是筛查骨转移的首选方式。

4. 组织活检

肺癌的最终诊断需要依靠组织病理学检查，需要获取病灶的标本。对于手术患者，一般是用手术切除的标本进行组织切片病理学检查。不能手术的患者，怀疑中央型肺癌，可通过电子纤维支气管镜（气管镜）检查获取病变组织（图7－16）；周围型肺癌，首选CT或超声引导下经胸壁肺穿刺活检（图7－17）。另外，对于复杂的病例，还可以进行纵隔镜、胸腔镜检查。上述检查是肺癌诊断常规性检查，但均是有创性检查，需要进行麻醉，有一定的风险。

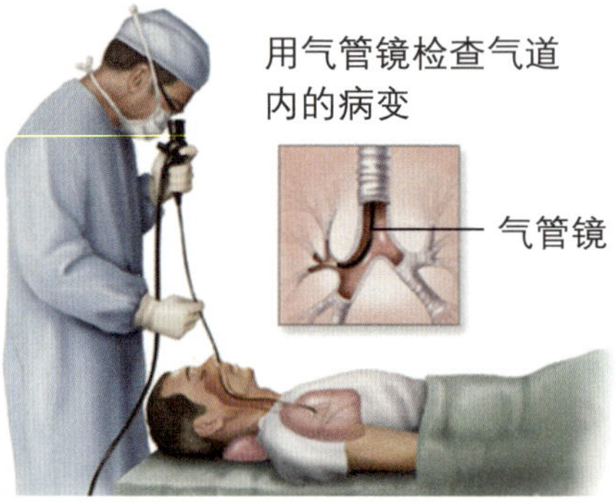

图7-16　电子纤维支气管镜

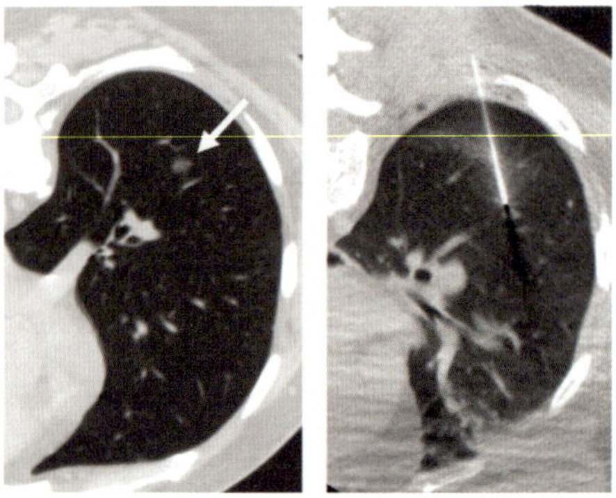
图7-17　CT引导下经胸壁肺穿刺活检

5. 病理学检查

主要包括组织病理学、免疫组化和分子病理学检查。组织病理学检查通过对手术或者活检标本进行石蜡包埋、切片、染色和显微镜观察，确定肺癌的类型、分级和分期。免疫组化和分子病理学检查可以进一步明确肺癌的免疫特征和分子基因改变，指导肺癌治疗方案。一般来说，病理学检查程序多，耗时较长，需要数天完成。

七、肺癌如何治疗?

肺癌的治疗手段包括手术、化疗、放疗、射频消融、靶向和免疫治疗等，这些手段可以单独或联合应用。医生需要根据患者的身体状况、病理类型、临床分期的不同，遵循个体化的原则，制定合理的治疗方案。

早期的非小细胞肺癌首选以手术为主的综合治疗，不适合手术的早期非小细胞肺癌，可选择根治性放疗或射频消融治疗。晚期肺癌则以内科全身治疗为主，包括化疗、靶向和免疫治疗，根据需要辅以放疗或射频消融局部治疗。

小细胞肺癌一般分为局限期和广泛期。局限期可手术的小细胞肺癌，建议手术 + 全身系统性治疗；而对于广泛期小细胞肺癌，治疗原则是以化疗为主，辅以放疗。

靶向和免疫治疗是近20年来肺癌治疗的新方法。不同于化疗药物的全身毒性，靶向药物可以选择性地作用于肿瘤细胞，对正常细胞没有明显的损害，全身毒副作用更小（图7－18）。免疫治疗是调动机体自身的免疫细胞来杀伤肿瘤，抗肿瘤作用更持久，但可能出现全身各器官免疫相关的损害。两种治疗方法均有一定的人群选择，不是所有的肺癌均适用。

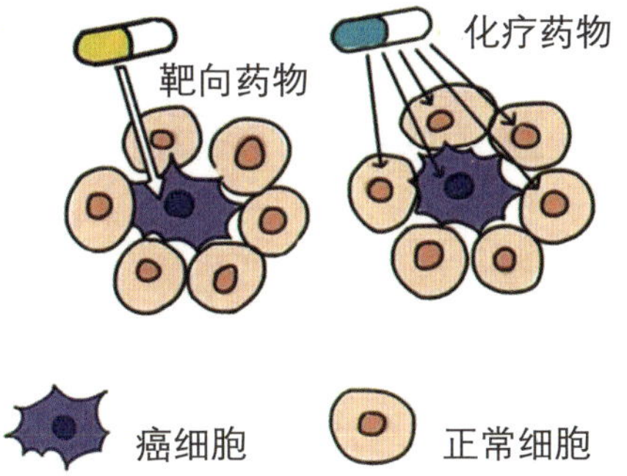

图 7－18　靶向药物精准杀死癌细胞

八、肺癌能治好吗？

肺癌的治疗效果很大程度上取决于其病理类型和临床分期。一般认为，肺小细胞癌恶性程度最高，预后最差。肺癌发现越早，分期越早，治疗效果就越好。目前，我们国家肺癌整体5年生存率为20％左右，也就是说，20％左右的肺癌患者能活过5年。有研究显示，完全切除的早期微浸润腺癌，10 年肿瘤特异性生存为100％，达到治愈；而Ⅳ期肺癌5年生存率为5.27％。所以，早诊断、早治疗，是提高肺癌治疗效果的关键。

小贴士

得了肺癌，生活上需要注意什么？

①保持乐观心态，适当锻炼，戒烟、限酒，健康均衡饮食，加强营养；②肿瘤患者免疫力低下，预防感染、感冒，要避免去人多拥挤的地方；③积极配合治疗，遵照医生建议，定期复查。

九、如何预防肺癌？

肺癌预防最重要的一点就是要避免吸烟。每个公民都应增强控烟意识，不仅要做到自己不吸烟，还要避免吸“二手烟”；减少雾霾暴露，避免吸入油烟、含致癌物质的粉尘；特殊职业者要加强职业防护。

特别提示

长期吸烟者戒烟后更容易得肺癌吗？

这个说法是不科学的，尚没有研究表明戒烟会增加肺癌的概率。如果戒烟后还是得了肺癌，那是由于此前长期吸烟、环境或遗传多种因素影响。研究表明，和持续吸烟者相比，重度吸烟者戒烟5年后肺癌风险降低39%，且随着戒烟时间延长，风险持续降低。但是，和不吸烟者相比，戒烟25年的人群肺癌风险仍然高出3倍以上。因此，戒烟越早越好，在任何年龄戒烟都对健康大有裨益。戒烟后仍需定期体检，早期发现肺部异常，及时治疗。

（倪莲芳）

第八节 SECTION 8 新型冠状病毒感染

一、什么是冠状病毒和新型冠状病毒？

冠状病毒是一大类具有包膜的单股正链RNA病毒，广泛存在于自然界，可分为α、β、γ、δ4个属。冠状病毒呈不规则形状，直径为60～220纳米，由突起蛋白（spike，S）、核衣壳蛋白（nucleocapsid，N）、小包膜蛋白（envelope，E）、膜蛋白（membrane，M）以及RNA组成，其中突起蛋白是病毒与宿主细胞结合的受体结合域和主要抗原位点。突起蛋白的基因突变可能会改变病毒的传染性、致病性，还可影响机体免疫应答、疫苗的抗体转化和单克隆抗体的中和作用。

新型冠状病毒是β属冠状病毒（图7–19），是目前已知的第7种可以感染人的冠状病毒，国际病毒分类委员会将其命名为严重急性呼吸综合征冠状病毒2型（severe acute respiratory syndrome coronavirus 2，SARS–CoV–2），简称“新冠病毒”。病毒颗粒呈圆形或椭圆形，直径60～140纳米，具有快速突变和重组的强大能力，通过突起蛋白与宿主细胞的血管紧张素转化酶2（angiotensin–converting enzyme 2，ACE2）结合进入细胞内，引起组织结构和功能损害。新冠病毒具有强传染性及人群普遍易感性，新冠病毒感染者是主要传染源，在潜伏期即有传染性，发病后3天内传染性最强，可通过呼吸道、接触等途径传播，在相对封闭的环境中可经气溶胶传播，导致新型冠状病毒感染（corona virus disease 2019，COVID–19）。

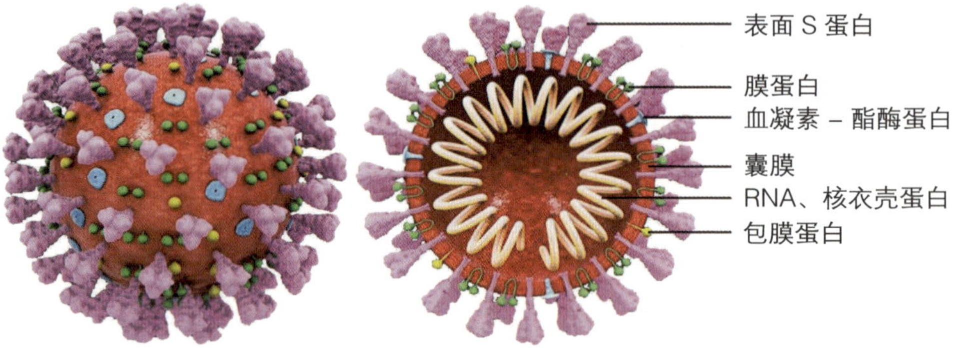

图 7-19　新型冠状病毒示意图

图片来源：陈翔，胡志斌．高等学校新型冠状病毒肺炎防控指南 [M]. 北京：人民卫生出版社，2020.

二、新冠病毒感染的特点

新冠病毒主要侵犯肺泡上皮细胞，多数患者出现发热和流涕、咽喉痛、咳嗽、咳痰等呼吸系统症状。新冠病毒感染者的潜伏期为 1～14 天，在发病早期，上呼吸道病毒载量高，随着时间的推移病毒载量开始降低，重症患者鼻拭子和咽拭子中的平均病毒载量高于轻中症患者，无症状患者病毒载量与有症状患者相似，表明无症状患者同样具有病毒传播的潜力。

感染后或接种新冠病毒疫苗可获得一定的免疫力。老年人及伴有严重基础疾病患者感染后重症率、病死率高于一般人群，接种疫苗后可降低重症及死亡风险。

新冠病毒感染重型 / 危重型高危人群包括：①年龄大于 65 岁，尤其是未全程接种新冠病毒疫苗者；②有心脑血管疾病（含高血压）、慢性肺部疾病、糖尿病、慢性肝脏、肾脏疾病及肿瘤等基础疾病，以及维持性透析患者；③免疫功能缺陷（如艾滋病患者、长期使用皮质类固醇或其他免疫抑制药物导致免疫功能状态减退）者；④肥胖（体重指数≥30 千克 / 米^2）；⑤晚期妊娠和围产期女性；⑥重度吸烟者。

新冠病毒感染临床分型：

（1）轻型：以上呼吸道感染为主要表现，如咽干、咽痛、咳嗽和发热等。

（2）中型：持续高热＞3天或（和）咳嗽、气促等，但呼吸频率＜30次/分，静息状态下吸空气时血氧饱和度＞93%。影像学可见特征性新冠病毒感染肺炎表现。

（3）重型：成人符合下列任何一条且不能以新冠病毒感染以外其他原因解释：①出现气促，呼吸频率≥30次/分；②静息状态下，吸空气时血氧饱和度≤93%；③动脉血氧分压/吸氧浓度≤300毫米汞柱，高海拔（海拔超过1000米）地区应进行校正；④临床症状进行性加重，肺部影像学显示24~48小时内病灶明显进展＞50%。

（4）危重型：符合以下情况之一者：①出现呼吸衰竭，且需要机械通气；②出现休克；③合并其他器官功能衰竭需入重症监护病房治疗。

三、新冠病毒对其他系统的损害

新冠病毒感染主要侵犯肺，表现为呼吸道感染。事实上，ACE2在心血管、肾脏、胃肠道等都有表达，新冠病毒可以累及全身大多数器官，导致严重的肺外并发症。

1. 心血管系统

心脏和血管内存在大量ACE2，心血管是除呼吸系统以外最常受累的系统，新冠病毒感染可引起心肌急性损伤和心血管系统的慢性损害，对心肌炎、冠心病、心律失常、心力衰竭、血栓栓塞事件的发生发展产生影响。其可能的机制包括：病毒对心肌细胞的直接损伤、过度炎症反应及细胞因子风暴、心肌缺血缺氧、应激、内皮功能障碍与血栓形成等。此外，既往存在心血管疾病的患者会增加新冠病毒感染的严重程度，导致心血管疾病的加重和急性发作。

在新冠病毒感染3周内，要保证充分睡眠，不做剧烈运动，避免过度劳累，增加营养摄入，以降低心肌损害的风险及危害。新冠感染合并心肌炎的患者禁止运动3～6个月，运动员康复之后的体育活动应在专业医师指导下进行。治疗新冠病毒感染的同时，要积极处理患者的心血管疾病，加强对新冠感染所致心血管损害的认识并做好对合并心血管疾病患者的管理，制定个体化的治疗方案，最大程度减少新冠病毒感染对心血管系统的危害。

2. 神经系统

新冠病毒对神经系统的影响往往是多因素参与的结果，急性神经系统并发症通常是由于机体对感染的全身反应或免疫紊乱。迟发性或慢性神经系统并发症可能与持续性炎症反应、免疫紊乱或遗传易感性相关。

同样，新冠病毒可以累及胃肠道、肾脏、内分泌、血液系统，引起相应脏器受累。

四、抗病毒治疗

对于轻型和中型且有进展为重症高风险的患者，抗病毒治疗是抑制病毒复制、控制感染及疾病进展的主要治疗措施，在确诊新冠病毒感染后应尽早使用，尤其建议在出现症状后24～48小时内使用。应结合患者的具体病情、基础情况、合并疾病等合理选用抗病毒药物。需要关注药物的不良反应和药物之间相互作用，尤其是老年人群。对于不伴有重症高风险因素的轻型和中型患者不建议使用抗病毒药物。

五、长期新冠后遗症

2023年以来，新冠病毒感染已经大大减少，但感染后的康复者中有一部分会持续出现生理、心理或认知方面的症状，这种情况被称为长期新冠后遗症，简称“长新冠”。长新冠最常见的症状包括乏力、呼吸困难、胸痛、咳嗽、嗅觉味觉减退、失眠、记忆力下降、脑雾和认知障碍等。症状可以持续3~6个月甚至更长时间，其对人体健康的影响可能远超预期。期待有更多的科学研究能够早日发现长新冠治疗的潜在靶点。

（李　虹）

第八章 常见消化系统疾病

第一节 SECTION 1 胃食管反流病

胃食管反流病指胃十二指肠内容物（包括胃酸或胆汁）反流至食管及食管外（口腔、咽喉部或肺等）所致的症状和并发症。

一、发病机制

食管和胃的连接处有道“门”，我们称为贲门。吞咽时，这扇“门”开放，食物从食管进入胃内，其他时间可阻止胃内容物反流入食管。健康人在饱餐、摄入大量碳酸饮料或进食某些特殊食物时也可出现反流、烧心，但通常发生频率低且持续时间短。如果食管－胃连接部功能不全、存在食管裂孔疝或贲门功能障碍，则易发生病理性胃食管反流。老年人由于食管廓清功能下降、食管黏膜防御功能降低，食管黏膜损伤程度更为严重。

二、常见诱因

长期服用某些药物（如钙通道阻滞剂、硝酸酯类、茶碱类、β受体阻断剂、地西泮等）或某些食物（如高脂肪、咖啡、巧克力、浓茶、烈酒等），吸烟，以及存在肥胖、食管裂孔疝、妊娠、哮喘、糖尿病、胃轻瘫、结缔组织疾病（如硬皮病、干燥综合征）、胃泌素瘤等情况的患者患胃食管反流病的发生率增加；饱餐、卧位、弯腰、咳嗽、屏气、持重物等使人体腹内压增高，可诱发食管反流症状。

三、临床表现与诊断

烧心和反流是胃食管反流病的典型症状，表现为胸骨后或剑突下烧灼感，多在餐后出现，卧位、弯腰或腹压增高时可加重。反流物进入食管，甚至达咽喉部，引起咽部不适、异物感、清嗓、慢性咳嗽、声音嘶哑、中耳炎、鼻窦炎等；反流物进入气道，可引起支气管炎和支气管哮喘，表现为夜间阵咳、喘息、反复发作性肺炎及肺间质纤维化。胃食管反流病所致哮喘，多于夜间发作，无季节性，常伴反流症状。胃食管反流病也可加重夜间睡眠呼吸暂停。

特别提示

胃食管反流病引起的胸痛应与心绞痛鉴别诊断。特点为胸痛反复发作，常与体位有关，卧位时明显，坐位、活动、使用抑酸剂时可缓解。老年胃食管反流病患者如有胸痛症状，首先要排除心源性胸痛，同时要重视老年冠心病患者合并胃食管反流病的情况。

通常根据典型症状（如烧心、反流）可临床诊断胃食管反流病。常用的诊断方法有胃镜、食管动态反流监测等。首次出现胃食管反流症状的老年人，首选胃镜检查。症状不典型、无食管黏膜破损或疗效不佳的老年胃食管反流病患者行食管动态反流监测可提供反流证据。

四、治疗

1. 生活方式干预是胃食管反流病的基础治疗

过度肥胖者应减轻体重，戒烟酒，避免食用加重症状的食物（如：咖啡、巧克力、酒精、薄荷或油脂类食物等），餐后不要仰卧，晚餐不宜饱食，睡前3小时不宜进食。床头垫高15～20厘米或床垫下放置楔形泡沫垫。避免长久增加腹压，不穿紧身衣。练习腹式呼吸，增强抗反流屏障功能。

2. 抑酸药物是胃食管反流病的首选治疗

质子泵抑制剂 可快速缓解症状，愈合食管炎。需餐前30分钟服用，1～2次/日。常用药物有：奥美拉唑、艾司奥美拉唑、兰索拉唑、泮托拉唑、雷贝拉唑等。

钾离子竞争性酸阻滞剂 可快速缓解症状，促进黏膜愈合。功效与质子泵抑制剂相当，对重度食管炎疗效有优势，用于胃食管反流病的初始和维持治疗。无须餐前服用，每日服药1次。常用药物有：伏诺拉生、替戈拉生等。

H_2受体阻滞剂 疗效不如质子泵抑制剂，起效慢，对于部分轻症患者可能有效，可发生快速耐药。常用药物有法莫替丁等。

抗酸剂 能够快速中和胃酸，减少反流物对食管黏膜损伤。5分钟内开始缓解烧心，但药效仅维持30～60分钟。可按需用于缓解＜1次/周的轻度胃食管反流病症状。常用药物为铝碳酸镁，能络合胆汁，减轻黏膜损伤。

促动力药 联合抑酸药有助于改善胃食管反流病症状，对于伴随腹胀、嗳气等动力障碍症状者效果更好。常用药物有：莫沙必利、伊托必利、西尼必利等。

黏膜保护剂 附着于食管黏膜表面，抵御反流物，促进黏膜愈合，但作用时间短且疗效有限。常用药物有硫糖铝等。

3. 外科手术和内镜治疗

对有明确反流证据的胃食管反流病患者，尤其是重度反流性食管炎、较大食管裂孔疝、不愿长期使用质子泵抑制剂治疗和（或）难治性反流者，可选择行腹腔镜胃底折叠术，但需严格掌握适应证、权衡风险和获益。内镜抗反流治疗可用于有明确反流证据、质子泵抑制剂有效的轻度胃食管反流病患者。

4. 并发症治疗

胃食管反流病的常见并发症有食管狭窄及巴雷特食管等。轻微食管狭窄，可通过饮食调整及抑酸药物治疗改善；严重者可行扩张器治疗等。巴雷特食管是胃食管反流病严重的并发症，有恶变可能，应进行内镜随访，必要时可行内镜下治疗，甚至手术切除。当有报警症状，应进一步检查。预警症状包括：吞咽困难、吞咽痛、出血、体重减轻或贫血。

（焦红梅）

第二节 SECTION 2 消化性溃疡病

一、概述

消化道在各种致病因子的作用下，黏膜缺损穿透黏膜肌层形成溃疡，严重者可达黏膜下层或更深。位于胃或十二指肠近端的溃疡与胃酸和胃蛋白酶的消化作用有关，因此称为消化性溃疡。食管下段、胃空肠吻合口以及梅克尔憩室出现的溃疡也与胃酸的侵蚀有关，也属于消化性溃疡病。

一般人群消化性溃疡病的终身患病率为5%~10%，年发病率为0.1%~0.3%。消化性溃疡病的发生与患者的生活水平、医疗条件等息息相关。随着20世纪70年代 H_2 受体阻滞剂、80年代质子泵抑制剂、近年来钾离子竞争性酸阻滞剂等抑酸药物的问世以及幽门螺杆菌感染的诊断和治疗方法的不断发展，消化性溃疡病的发病率逐年降低，与溃疡并发症相关的手术和死亡率也显著降低。

二、病因和发病机制

各种原因导致的对胃肠道黏膜侵袭因子超过保护因子均可引起消化性溃疡病的发生。侵袭因子包括胃酸分泌、胃蛋白酶激活、幽门螺杆菌感染、化学损伤（如胆盐、乙醇）、物理损伤（如内镜黏膜切除术、内镜黏膜下剥离术等内镜操作）、药物（如非甾体抗炎药）、糖皮质激素等，应激状态如严重烧伤、脑血管意外、严重感染等。防御因子包括黏膜屏障、黏液和碳酸氢盐分泌、黏膜血流、细胞更新、前列腺素合成、表皮生长因子等。

目前认为，消化性溃疡病的主要病因是幽门螺杆菌感染、使用非甾体抗炎药、高胃酸分泌等。临床上只有部分幽门螺杆菌感染、服用非甾体抗炎药会导致消化性溃疡病，表明个体对细菌毒力和药物毒性的易感性是启动黏膜损伤的重要因素。如果没有幽门螺杆菌感染、未服用非甾体抗炎药等相关药物发生消化性溃疡病为特发性消化性溃疡病，其发病机制不是非常清楚。但要注意幽门螺杆菌感染的假阴性以及可能存在的精神心理应激。

细菌和宿主之间的相互作用决定了幽门螺杆菌感染的结果。幽门螺杆菌菌株产生的不同蛋白质与其毒力及宿主免疫反应有关。幽门螺杆菌感染如何导致胃和十二指肠黏膜不同类型病变尚不完全清楚。全胃炎可导致胃酸分泌不足，与胃溃疡的形成有关。10%~15%的幽门螺杆菌感染患者有胃窦炎伴十二指肠溃疡，其高胃酸分泌与高胃泌素血症和生长抑素含量降低有关。

非甾体抗炎药通过全身和局部机制损害胃和十二指肠黏膜，但系统性抑制环氧合酶－1（COX－1）活性导致前列腺素合成减少是主要机制。黏膜前列腺素水平的降低可导致黏液和碳酸氢盐分泌减少、细胞增殖受抑制和黏膜血流减少，进而破坏黏膜完整性。与非服用者相比，使用非甾体抗炎药（非阿司匹林）发生消化性溃疡病并发症的风险增加了4倍，使用阿司匹林的风险增加了2倍。同时使用非甾体抗炎药与选择性5－羟色胺再摄取抑制剂、皮质类固醇、醛固酮拮抗剂或抗凝血剂可显著增加上消化道出血的风险。

服用非甾体抗炎药的患者可同时伴有幽门螺杆菌感染，幽门螺杆菌感染和非甾体抗炎药的使用都独立地增加了消化性溃疡病的风险。随机对照试验表明，根除幽门螺杆菌对服用非甾体抗炎药的患者预防消化性溃疡病的发生有益。

约20％患者幽门螺杆菌阴性、未服用非甾体抗炎药，这些患者的致病机制尚不清楚。黏膜防御机制和侵袭性因素之间的不平衡，包括高胃酸分泌有一定作用。其他可能的致病因素包括缺血、药物、代谢紊乱、病毒、组胺、放射治疗、嗜碱性和嗜酸性细胞浸润。心理压力与发病率增加有关。严重疾病如重症感染、严重烧伤、心脑血管意外等均可诱发急性溃疡。

三、临床表现

消化性溃疡病的症状缺乏特异性。十二指肠溃疡的患者通常表现为空腹疼痛、饥饿痛或夜间痛醒，进食可以缓解。胃溃疡患者可表现为餐后腹痛、恶心、呕吐和体重减轻。邻近幽门的胃窦溃疡或幽门管溃疡可在空腹时出现症状。未经治疗的消化性溃疡病通常有自愈和复发特征，往往具有季节性。老年消化性溃疡病患者通常无症状或只有轻微的症状。因服用非甾体抗炎药导致相关溃疡的患者症状往往不典型，或没有明显症状而发生消化道出血，内镜下可发现非典型部位的巨大溃疡。

四、并发症

消化道出血、穿孔、幽门梗阻、癌变是消化性溃疡病的主要并发症。消化性溃疡病出血为上消化道出血，表现为黑便或柏油便，可伴有呕血或呕吐咖啡渣样物，同时伴血红蛋白降低、血清尿素氮升高及循环障碍等表现。约50％的患者出现消化道出血时没有任何警告症状。近年来，因患消化性溃疡病出血的住院人数持续下降，但病死率仍稳定在5％~10％，可能与老龄化有关。因患消化性溃疡病穿孔多表现为急性腹痛、急性腹膜炎等，老年患者和有基础疾病的患者死亡率仍高达20％。幽门梗阻患者多表现为腹痛规律消失，呕吐胃内容物甚至隔夜宿食。胃溃疡需要排除恶性溃疡可能。

近年来，随着医疗条件的提高，抑酸药物的广泛应用，消化性溃疡病发病率持续降低，其并发症和需要手术的患者均稳步持续下降。

五、诊断

典型症状患者可临床拟诊，内镜检查是诊断消化性溃疡病的“金标准”。内镜检查可明确诊断、排除恶性疾病，通过组织学或快速尿素酶检测明确幽门螺杆菌感染等。内镜检查可对消化性溃疡病进行明确分期。所有消化性溃疡病患者均应明确有无幽门螺杆菌感染。

对于急性上消化道出血的患者，内镜检查除明确诊断外，可对出血溃疡进行分级，帮助判断再出血风险及预后，并为可能的手术或介入治疗提供参考。有内镜禁忌的患者可进行上消化道造影，直接征象“龛影”有助于消化性溃疡病诊断。

六、治疗

消化性溃疡病的治疗目的是控制症状、促进溃疡愈合、防治并发症、防止溃疡复发。抑酸药物治疗是消化性溃疡病治疗的基石。目前，质子泵抑制剂或钾离子竞争性酸阻滞剂可使绝大多数的溃疡愈合。推荐疗程是十二指肠溃疡4~6周，胃溃疡6~8周。

合并幽门螺杆菌感染的溃疡患者根除幽门螺杆菌，可有效治疗溃疡并防止复发。我国多推荐含铋剂的四联方案，近年来大剂量的质子泵抑制剂或钾离子竞争性酸阻滞剂加阿莫西林的二联方案也越来越受到推崇。对于根除3次以上的难治性幽门螺杆菌感染，建议进行幽门螺杆菌培养和药物敏感试验来指导抗生素的应用。

因服用非甾体抗炎药而导致的消化性溃疡病的患者，推荐联合使用抑制胃酸分泌药物预防。质子泵抑制剂对预防阿司匹林相关的溃疡出血明显有效。

消化性溃疡病急性出血的治疗关键是及时、充分的抑酸药物治疗和急诊内镜诊治。内镜下福里斯特分级对于溃疡出血病变的内镜治疗和再出血风险有重要价值。对于内镜止血失败或反复出血的患者，应考虑介入治疗和手术治疗。对于危重大出血的患者，应组织多学科团队进行诊治。

目前需要手术治疗的消化性溃疡病及并发症越来越少，手术适应证包括：上消化道大出血药物治疗、内镜治疗和介入治疗均失败；溃疡穿孔导致急性腹膜炎；严重幽门梗阻药物治疗失败；胃溃疡癌变。

七、预后

溃疡愈合后预防溃疡复发是降低发病率和死亡率的最重要长期目标。合并幽门螺杆菌感染的患者应根除幽门螺杆菌。即使不维持抑酸药物治疗，根除幽门螺杆菌感染可以治愈相关的消化性溃疡病并防止溃疡复发和复发性出血。

需要使用非甾体抗炎药的患者预防胃十二指肠溃疡及并发症的策略包括：非甾体抗炎药与质子泵抑制剂、H_2受体拮抗剂或米索前列醇联合使用，用环氧合酶－2（COX－2）选择性非甾体抗炎药替代非选择性非甾体抗炎药，或环氧合酶－2选择性非甾体抗炎药与胃保护剂联合使用。

（刘建湘）

第三节 SECTION 3 消化道肿瘤

在我国，消化道肿瘤发病率较高，主要根据肿瘤发病的部位进行划分，包括食管、胃、阑尾、小肠、结直肠等消化道空腔管道脏器的肿瘤。

一、食管癌

我国是世界上食管癌高发地区之一，平均每年病死约15万人。男多于女，发病年龄多在40岁左右。早期通常不会有明显的症状，但随着肿瘤体积不断增大后，可能会对食管造成一定的阻塞，导致食物通道困难，可以出现进行性吞咽困难、胸闷等症状。

1. 病因和危险因素

化学性物理性损伤 亚硝胺等化合物及其前体物等致癌性都很强。在食管癌高发区的膳食、饮水、腌菜甚至患者的唾液中，检测出亚硝酸盐含量均远高于食管癌低发区。

微生物性等感染 在某些食管癌高发区的粮食中、食管癌患者的上消化道中或切除的食管癌标本上，能分离出多种致病性真菌。有些真菌能促使亚硝胺及其前体物的形成，可促进癌肿的发生。

维生素等营养物缺乏 如维生素 A、维生素 B_2、维生素 C 以及某些微量元素钼、铁、锌、氟、硒等在粮食、蔬菜、饮水中含量偏低。缺乏动物蛋白、新鲜蔬菜、水果摄入不足，也是食管癌高发区的一个共同特点。

其他 长期饮烈性酒/烫酒、嗜好吸烟，食物过硬、过热、进食过快，都会对食管造成慢性刺激、产生炎症，创伤或口腔不洁、龋齿等均可能与食管癌的发生有关。

另外，遗传也是易感因素之一。

2. 临床表现和诊断

食管癌早期症状常不明显，可能在吞咽粗硬食物时有不同程度的不适感觉，包括咽下食物哽噎感，胸骨后烧灼样、针刺样或牵拉摩擦样疼痛；需与胃食管反流相鉴别。

中晚期食管癌典型的症状为进行性咽下困难，先是难咽下干的食物，继而是半流质食物，最后水和唾液也不能咽下。常吐黏液样痰，为下咽的唾液和食管的分泌物。患者逐渐消瘦、脱水、无力。持续胸痛或背痛表示为晚期症状，癌已侵犯食管外组织。

当癌肿梗阻所引起的炎症水肿暂时消退，或部分癌肿脱落后，梗阻症状可暂时减轻，常误认为病情好转。若癌肿侵犯喉返神经，可出现声音嘶哑；若侵入气管、支气管，可形成食管、气管或支气管瘘，出现吞咽水或食物时剧烈呛咳，并发生呼吸系统感染。最后出现恶病质状态。若有肝、脑等脏器转移，可出现黄疸、腹腔积液、昏迷等状态。体格检查时应特别注意锁骨上有无增大淋巴结、肝有无包块和有无腹腔积液、胸腔积液等远处转移体征。可通过消化道造影、胃镜、CT 检查等发现病变，进行病理组织活检方可确诊。

3. 治疗

食管癌主要以手术治疗为主；极早期以及早期的患者，大部分通过根治性手术切除肿瘤后，可实现痊愈和康复。但对于中晚期患者而言，则应以手术为基础，同时还需要配合放疗、化疗等方法进行治疗。随着消化内镜技术的发展，消化内镜可早期发现食管早癌及癌前病变，诊断后进行内镜下切除，可以完全治愈早期食管肿瘤。

我国在20世纪50年代末就开始了食管癌防治的研究，在高发区建立了防治研究点。对高发区人群中采取宣教和应用食管细胞学诊断方法开展普查，以求早发现、早治疗，提高治愈率。

二、胃癌

胃癌是起源于胃黏膜上皮的恶性肿瘤，胃癌发病有明显的地域性差别，在我国的西北与东部沿海地区胃癌发病率明显高于南方地区。好发年龄在40岁左右，男女发病率之比为2:1。由于饮食结构的改变、工作压力增大以及幽门螺杆菌的感染等原因，使胃癌呈现年轻化倾向。胃癌可发生于胃的任何部位，其中半数以上发生于胃窦部，胃大弯、胃小弯及前后壁均可受累。绝大多数胃癌属于腺癌，早期无明显症状，或出现上腹不适、嗳气等非特异性症状，常与胃炎、胃溃疡等胃慢性疾病症状相似，易被忽略。因此，我国胃癌的早期诊断需要医患共同努力。胃癌的预后与胃癌的病理分期、部位、组织类型、生物学行为以及治疗措施有关。

1. 病因和危险因素

地域环境及饮食生活因素 胃癌发病有明显的地域差别，我国西北与东部沿海地区胃癌发病率明显高于南方地区。长期食用熏烤、盐腌食品的人群胃远端癌发病率高，与食品中亚硝酸盐、真菌毒素、多环芳烃化合物等致癌物或前致癌物含量高有关；吸烟者的胃癌发病危险较不吸烟者高50％。

幽门螺杆菌感染 我国胃癌高发区成人幽门螺杆菌感染率在60％以上。幽门螺杆菌能促使硝酸盐转化成亚硝酸盐及亚硝胺而致癌；幽门螺杆菌感染引起胃黏膜慢性炎症加上环境致病因素加速黏膜上皮细胞的过度增殖，导致畸变致癌；幽门螺杆菌的毒性产物CagA、VacA可能具有促癌作用，胃癌患者抗CagA抗体检出率较一般人群明显提高。

癌前病变 胃部的一些疾病，包括胃息肉、慢性萎缩性胃炎及胃部分切除后的残胃，这些病变都可能伴有不同程度的慢性炎症过程、胃黏膜肠上皮化生或非典型增生，有可能转变为癌。癌前病变系指容易发生癌变的胃黏膜病理组织学改变，是从良性上皮组织转变成癌的交界性病理变化。胃黏膜上皮的异型增生属于癌前病变，根据细胞的异型程度，可分为轻、中、重3度，重度异型增生与分化较好的早期胃癌有时很难区分。

遗传和基因 遗传与分子生物学研究表明，胃癌患者有血缘关系的亲属其胃癌发病率较对照组高4倍。胃癌的癌变是一个多因素、多步骤、多阶段的发展过程，涉及癌基因、抑癌基因、凋亡相关基因与转移相关基因等的改变，而基因改变的形式也是多种多样的。

2. 临床表现

多数胃癌早期患者无明显症状，少数人有恶心、呕吐或是类似溃疡病的上消化道症状，难以引起足够的重视。随着肿瘤的生长，影响胃功能时才出现较为明显的症状，但均缺乏特异性。

上腹疼痛与体重减轻是进展期胃癌最常见的临床症状。患者常有较为明确的上消化道症状，如上腹不适、进食后饱胀，随着病情进展上腹疼痛加重，食欲下降、乏力。根据肿瘤的部位不同，也有其特殊表现。贲门胃底癌可有胸骨后疼痛和进行性吞咽困难；幽门附近的胃癌有幽门梗阻表现。

当肿瘤破坏血管后，可有呕血、黑便等消化道出血症状；如肿瘤侵犯胰腺被膜，可出现向腰背部放射的持续性疼痛；如肿瘤溃疡穿孔则可引起剧烈疼痛甚至腹膜刺激征象；肿瘤出现肝门淋巴结转移或压迫胆总管时，可出现黄疸；远处淋巴结转移时，可在左锁骨上触及肿大的淋巴结。

晚期胃癌患者常可出现贫血、消瘦、营养不良甚至恶病质等表现。胃癌的扩散和转移有以下途径：①直接浸润贲门胃底癌易侵及食管下端，胃窦癌可向十二指肠浸润，分化差浸润性生长的胃癌突破浆膜后，易扩散至网膜、结肠、肝、胰腺等邻近器官；②血行转移发生在晚期，癌细胞进入门静脉或体循环向身体其他部位播散，形成转移灶，常见的转移器官有肝、肺、胰、骨骼等处，以肝转移为多；③腹膜种植转移最易发生于上腹部，肠系膜上，直肠、膀胱处的种植是胃癌晚期的征象，当胃癌组织浸润至浆膜外后，肿瘤细胞脱落并种植在腹膜和脏器浆膜上，形成转移结节，直肠前凹的转移癌，直肠指检可以发现，女性胃癌患者可发生卵巢转移性肿瘤；④淋巴转移是胃癌的主要转移途径，进展期胃癌的淋巴转移率高达70％左右，早期胃癌也可有淋巴转移，胃癌的淋巴结转移率和癌灶的浸润深度呈正相关，胃癌的淋巴结转移通常是循序逐步渐进，但也可发生跳跃式淋巴转移，即第一站无转移而第二站有转移，终末期胃癌可经胸导管向左锁骨上淋巴结转移，或经肝圆韧带转移至脐部。

3. 相关诊断

上消化道造影检查　上消化道X射线钡餐仍为诊断胃癌的常用方法。常采用气钡双重造影，通过黏膜相和充盈相的观察作出诊断。早期胃癌的主要改变为黏膜相异常，进展期胃癌的形态与胃癌大体分型基本一致。

胃镜检查　胃镜检查可以早期发现胃的癌前病变，获取病变组织作病理学检查，是诊断胃癌的最有效方法。采用超声胃镜，对病变区域进行超声探测成像，有助于了解肿瘤浸润深度以及周围脏器和淋巴结有无侵犯和转移。

腹部超声检查 腹部超声主要用于观察胃的邻近脏器（特别是肝、胰）受浸润及淋巴结转移的情况。

腹部CT检查 腹部CT是无创检查手段，有助于胃癌的诊断和术前临床分期。采用正电子发射成像技术可以判断淋巴结与远处转移病灶情况，准确性较高。

血清检查 肿瘤标志物血清癌胚抗原、CA 50、CA 72－4、CA 19－9等肿瘤相关抗原可升高，但敏感性和特异性均不高，有助于判别肿瘤的预后及化疗的疗效。

小贴士

有下列情况者应及时进行有关胃癌全面检查：

（1）胃溃疡患者经严格内科治疗症状仍无好转。

（2）40岁以上，出现中上腹不适或疼痛，无明显节律性并伴有明显食欲缺乏和消瘦者。

（3）40岁以上，既往有慢性萎缩性胃炎或不典型增生，近期症状加重者。

（4）既往有慢性胃病史，大便潜血阳性，持续2周以上者。

（5）胃息肉大于2厘米者。

通过胃镜检查及活检获得胃癌定性诊断后，还需进行一系列影像学检查，进行胃癌的分期诊断（TNM分期）。准确的分期对制定合理的治疗方案、判断预后、评价疗效甚为重要。

4. 治疗

目前，采用以下方式治疗胃癌：

（1）外科手术治疗。

（2）化疗，用于根治性手术的术前、术中和术后，延长生存期。晚期胃癌患者采用适量化疗，能减缓肿瘤的发展速度，改善症状，有一定的近期效果。

（3）靶向治疗，可针对性地损伤癌细胞，减轻正常细胞损害。胃癌靶向治疗药物种类及作用均有限。靶向治疗药物主要有表皮生长因子受体抑制剂、血管生成抑制剂、细胞周期抑制剂、细胞凋亡促进剂、基质金属蛋白酶抑制剂等。其他治疗胃癌的免疫治疗包括非特异生物反应调节剂如卡介苗、香菇多糖等；细胞因子如白介素、干扰素、肿瘤坏死因子等；以及过继性免疫治疗如淋巴细胞激活后杀伤细胞、肿瘤浸润淋巴细胞等的临床应用。

（4）抗血管形成基因是研究较多的基因治疗方法，可能在胃癌的治疗中发挥作用。

（5）支持治疗，旨在减轻患者痛苦，改善生活质量，延长生存期。支持疗法包括镇痛、纠正贫血、改善食欲、改善营养状态、缓解梗阻、控制腹水、心理治疗等。

5. 健康干预

（1）注意饮食结构，多食蔬菜、水果、豆类食物、牛奶、鲜鱼、肉、蛋。提倡食用大蒜、饮用绿茶。

（2）改变不良饮食习惯，避免暴饮暴食、三餐不定时；进食不宜过快、过烫、过硬；少食熏腌食品，避免高盐饮食。

（3）少饮酒，不吸烟。

（4）做好食物的防霉去霉工作，保护饮用水的卫生。

（5）积极治疗胃溃疡、慢性胃炎，治疗幽门螺杆菌感染。

（6）对高发区及高危人群进行胃癌的普查。

三、结直肠癌

结肠直肠癌在我国不少地区有明显的增加趋势，多发生在中年以上的男性，以40~70岁最为多见，男女两性发病比例约为2:1。可以发生在结肠或直肠的任何部位，但以直肠、乙状结肠最为多见，其余依次见于盲肠、升结肠、降结肠及横结肠。癌瘤大多数为腺癌，少数为鳞状上皮癌及黏液癌。结直肠癌可以通过淋巴、血液循环及直接蔓延等途径，播散到其他组织和脏器。一般病变限于局部肠壁者预后较好，浸润到肠外者预后较差，年轻、癌瘤浸润广泛、有转移者或有并发症者预后不良。

1. 病因和危险因素

已知可能与癌前病变相关的疾病及影响因素有以下5点：

（1）结肠腺瘤性等息肉可以恶变，其中乳头状腺瘤最易恶变，可达40%；家族性息肉病的患者癌变的发生率更高，说明结肠癌与结肠息肉关系密切。

（2）溃疡性结肠炎存在发生结肠癌变的可能，结肠癌的发生率比正常人群高出5~10倍。发生结肠癌的原因可能与结肠黏膜慢性炎症刺激有关。

（3）我国血吸虫病并发结肠癌的病例并不少见，对其因果关系仍有争论。

（4）据世界肿瘤流行学调查统计，结肠癌在北美、西欧、澳大利亚、新西兰等地的发病率高，日本、芬兰、智利等地较低。研究认为，这种地理分布与居民的饮食习惯有关系，高脂肪饮食者发病率较高。

（5）结肠癌的发生可能与遗传因素有关。

2. 临床表现

黏液血便为结肠癌的主要症状，也是直肠癌最先出现和最常见的症状。由于癌肿所在部位的不同，出血量和性状各不相同。可出现局限性腹痛和腹泻，粪便呈稀水样、黏液血样，粪隐血试验多为阳性。随着癌肿的增大，在腹部的相应部位可以摸到肿块。

随着结肠癌的生长，肠道容易发生梗阻。一旦发生完全性肠梗阻，则腹痛加剧、出现恶心、呕吐等症状，全身情况急剧变差。

在肿瘤的晚期：由于持续性小量便血可引起贫血；长期进行性贫血、营养不良和局部溃烂、感染毒素吸收所引起的中毒症状，导致患者消瘦、全身无力和恶病质；急性穿孔可引起腹膜炎；肝脏肿大、腹水、颈部等部位的淋巴结肿大，常提示为肿瘤的晚期并发生转移。

3. 诊断方式

对于近期出现排便习惯改变或血便的患者应进行相关检查。如肛门直肠指诊、X 射线钡剂灌肠、结肠镜等检查。

X 射线造影检查　X 射线钡剂空气双重对比造影可以显示肠腔狭窄、黏膜破坏等征象，从而确定肿瘤的部位和范围。

结肠镜检查　结肠镜检查可以观察到全结肠及直肠黏膜形态，对可疑病灶能够在直视下采取活体组织检查，对提高诊断的准确率，尤其对微小病灶的早期诊断很有价值。

肛门直肠指诊检查　肛门直肠指诊检查是诊断直肠癌的最简单而又非常重要的检查方法，它不仅可以发现肿物，而且可以确定肿块的部位、大小、形态、手术方式及其预后，许多直肠癌患者常因为没有及时检查而被误诊为痔、肠炎等，以致长期延误治疗。

粪便隐血试验　粪便隐血试验是一种简单易行的早期诊断初筛方法，对持续、反复潜血阳性而又无原因可寻者，应警惕有结肠癌的可能性，尤其对右半结肠癌更为重要。

血清学检查　癌胚抗原被认为与恶性肿瘤有关，可以作为诊断的辅助手段，由于癌肿切除后血清癌胚抗原逐渐下降，复发时会再次增高，可以用来判断本病的预后或有无复发。

需要注意的是，对表现为腹泻、粪便隐血试验阳性、右腹部肿块等症状的右半结肠癌应注意与肠结核、局限性结肠炎、血吸虫病、阿米巴病等疾病鉴别；对表现为腹痛、腹泻与便秘交替、血便或脓血便等症状的左半结肠癌应注意与痔、痢疾、溃疡性结肠炎、结肠息肉等疾病鉴别。

4. 治疗

外科治疗 结直肠癌的根治性治疗是外科手术。局部病变广泛，不易彻底切除，但尚无远处转移者可作姑息性切除；局部病变较广泛尚能切除，但已有远处转移时，为解除梗阻、改善症状亦可作姑息性切除；局部病灶广泛、粘连、固定，已无法切除，可以行造口术以解除症状；已有远处转移如肝转移或其他内脏转移，原发灶尚能切除者可根据患者具体情况考虑是否同时切除。

放射治疗 当外科手术解决不了结直肠癌的问题时，可进行外科和放射等综合治疗，包括术前放疗、术中放疗、术后放疗、“三明治”放疗等，各种不同的综合治疗有不同特点。对晚期直肠癌，尤其是局部肿瘤浸润到附近组织（直肠旁、直肠前组织、腹腔淋巴结、膀胱、尿道、耻骨支）以及有外科禁忌证患者，姑息性放射常可获得较满意的疗效。

化学治疗和免疫治疗 对结直肠肿瘤有一定疗效。

5．饮食预防结肠直肠癌

饮食可能与结直肠癌的发生相关，预防结肠直肠癌应注意日常生活中的饮食。多脂肪、少纤维饮食者，罹患结肠直肠癌的概率较高。研究显示，有些地区的膳食偏重蔬菜、果类等含丰富纤维的食物，肠癌患病率较其他地区低。研究表明，高纤维饮食可显著降低患致命癌症的风险，特别是结肠癌及直肠癌。西蓝花等十字花科家族中的蔬菜含有丰富的多种维生素，有一定预防结肠癌的作用。含各种强效抗氧化物质，有助于消除污染，加快自身的排毒过程；此外，还含有硫苷的天然化学物质，能排除各种毒素，包括致癌物质。

因此，建议一周吃3次以上十字花科蔬菜，有助于增强机体对疾病的抵抗力，提高人体的排毒能力。

小贴士

吸烟可导致消化道肿瘤

吸烟产生的有害化学物质可以引起消化系统的直接损伤，可以引起消化道肿瘤，如食管癌、胃癌、结直肠癌等。和不吸烟者相比，吸烟者患结直肠癌的风险会增加15%~20%。建议戒烟，保持良好的饮食习惯和生活方式。

四、常用的筛查方法

1. 粪便检测

分为粪便隐血试验和 DNA 检测，可两项一起做。如果为阳性，应进行消化内镜检查。

2. 幽门螺杆菌检测

我国幽门螺杆菌人群感染率近50%，不同人群感染率在35.4%~66.4%。我国与胃癌相关的幽门螺杆菌感染占胃癌的70% 以上。

3. 肿瘤标志物筛查

肿瘤标志物是癌细胞增殖的产物，主要用于肿瘤筛查。甲胎蛋白、CA242、CA724、CEA、CA199、CA50常用于消化道癌症筛查。肿瘤早期，肿瘤标志物多不会升高，肿瘤标志物升高不等于确诊癌症，不高也不等于没有癌症。与消化道肿瘤相关的肿瘤标志物升高可以作为肿瘤术后复发的监测指标。

4. 内镜筛查

胃肠镜是发现诊断消化道癌症的“金标准”，可以精准发现病变部位，直接处理或获取组织进行病理分析。胃肠镜可观察部位包括咽部、食管、胃、十二指肠、结肠、直肠，是最重要、最直接有效的检查手段，在消化道早癌筛查中，有不可替代的作用。

目前，无痛胃肠镜检查技术成熟，除常规内镜检查之外，还有色素内镜、放大内镜、共聚焦内镜等手段，可以发现普通炎症、溃疡、息肉及中晚期消化道肿瘤，对于早期癌的黏膜细微变化也有很强的甄别能力。

建议有消化道症状的患者一定要进行胃肠镜检查，建议年龄在40岁以上的无症状人群进行一次胃肠镜检查。对于慢性萎缩性胃炎、糜烂、溃疡、息肉等情况，应根据医生建议定期复查。

（王化虹）

第四节 SECTION 4 肠易激综合征

肠易激综合征（irritable bowel syndrome，IBS）指以腹痛、腹胀或腹部不适为主要症状，与排便相关或伴随排便习惯如频率和（或）粪便性状改变，通过临床检查，未发现症状相关的器质性疾病。根据患者排便异常时的主要粪便性状，将肠易激综合征分为腹泻型肠易激综合征（IBS-D）、便秘型肠易激综合征（IBS-C）、混合型肠易激综合征（IBS-M）和未定型肠易激综合征（IBS-U）4种亚型。

一、病因和发病机制

肠易激综合征是由内脏高敏感、胃肠动力异常、肠道低度炎症、肠道微生态失衡等多种因素共同作用引起的肠－脑互动异常。肠易激综合征患者常伴发焦虑、抑郁等表现，急性和慢性应激均可诱发或加重肠易激综合征症状。

饮食因素可诱发或加重肠易激综合征症状。富含发酵性寡糖、双糖、单糖和多元醇的可酵解食物在肠易激综合征的发病中起重要作用（表8－1）。可酵解食物在小肠难被吸收，可升高肠腔渗透压，在结肠中易被发酵产生气体，引起腹痛、腹胀、腹部不适等症状，而低可酵解食物饮食能够缓解这类症状。

肠道感染也是我国人群肠易激综合征的危险因素。

表 8-1　可酵解食物的食物来源

类别	食物
寡糖（果聚糖、低聚半乳糖）	小麦、大麦、黑麦、洋葱、韭菜、葱白、大蒜、青葱、洋蓟、甜菜根、茴香、豌豆、菊苣、开心果、腰果、豆类、小扁豆、鹰嘴豆
双糖（乳糖）	牛奶、蛋奶冻、冰激凌、酸奶
单糖（果糖）	苹果、梨、杧果、樱桃、西瓜、芦笋、糖脆豌豆、蜂蜜、高果糖玉米糖浆
多元醇（山梨糖醇、甘露醇、麦芽糖醇和木糖醇）	苹果、梨、杏、樱桃、油桃、桃子、李子、西瓜、蘑菇、菜花、人工甜味剂口香糖及糖果

二、诊断

肠易激综合征的诊断主要基于症状，针对性检查为辅。中国肠易激综合征诊断标准为：反复发作腹痛、腹胀、腹部不适，具备以下任意 2 项或 2 项以上（①与排便相关；②伴有排便频率改变；③伴有粪便性状或外观改变），诊断前症状出现至少 6 个月，近 3 个月符合以上诊断标准。

对于符合诊断标准的肠易激综合征患者，需全面询问其是否存在警报征象、排除器质性疾病，避免不必要的检查和手术；对有警报征象的患者，应有针对性地选择辅助检查以排除器质性疾病。

警报征象包括：年龄 > 40岁、便血、粪便隐血试验阳性、夜间排便、贫血、腹部包块、腹水、发热、非刻意体重减轻、结直肠癌和炎症性肠病家族史。

三、治疗

肠易激综合征治疗目的是改善症状，提高生活质量，在建立良好医患关系的基础上，根据主要症状采取饮食生活方式调整、药物治疗及精神心理行为干预的个体化综合治疗策略。

（1）调整生活方式，避免诱发或加重症状的因素。低可酵解食物饮食、避免敏感饮食能减轻患者的腹部症状。每周进行3~5次20~60分钟/次的锻炼（跑步、有氧运动和骑自行车等），能显著改善症状严重程度。以运动为基础的自我调节行为疗法（如瑜伽、步行锻炼等）有助于改善整体胃肠道症状、负面情绪和焦虑等。

（2）解痉剂可明显缓解肠易激综合征的腹痛，是改善肠易激综合征腹痛症状的一线用药。常用药物有：匹维溴铵、奥替溴铵、阿尔维林、曲美布汀。选择性作用于平滑肌，缓解肠道平滑肌痉挛。

（3）止泻剂可有效改善腹泻型肠易激综合征患者的腹泻症状，减少排便次数。常用药物有：洛哌丁胺、双八面体蒙脱石。

（4）缓泻剂可改善便秘型肠易激综合征患者的便秘、腹痛、腹胀、腹部不适和总体症状。常用药物有：聚乙二醇、聚卡波非钙、利那洛肽等。

（5）神经递质调节药物可用于以下症状：①肠易激综合征合并

存在精神心理障碍的临床表现（包括抑郁、焦虑和躯体化症状等）；②消化专科常规药物疗效不理想的难治性肠易激综合征。

（6）心理认知和行为学指导是肠易激综合征治疗中的必要环节。益生菌、中医药等对改善肠易激综合征有一定疗效。

（焦红梅）

第五节 便秘

SECTION 5

一、什么是便秘?

便秘是一种（组）症状，表现为排便困难和（或）排便次数减少、粪便干硬。排便困难包括排便费力、排出困难、排便不尽感、肛门直肠堵塞感、排便费时和需辅助排便。排便次数减少指每周排便少于3次。慢性便秘的病程至少为6个月。老年人便秘更为常见。

便秘的诱因有以下3种：

（1）不良生活习惯：过多摄入低纤维素食物、饮水少、运动少、不良的排便习惯等等。

（2）社会与心理因素：工作紧张、精神心理因素（抑郁、焦虑）、生活规律改变、突发事件影响等等。

（3）滥用或不合理应用泻药。

二、便秘的病因

慢性便秘可分为功能性便秘和继发性便秘。

功能性疾病所致便秘主要由于结肠、直肠肛门的神经平滑肌功能失调所致，可分为正常传输型便秘、慢传输型便秘、排便障碍型便秘和混合型便秘。正常传输型便秘多为直肠顺应性和直肠敏感性异常所致；慢传输型便秘多为结肠推进力不足；排便障碍型便秘多为盆底肌协调障碍、排便推进力不足所致。

继发性便秘主要是器质性疾病和药物相关的原因。应仔细询问病史，了解有无器质性疾病或药物相关的原因，进行相关检查排除继发性原因。常见继发性便秘病因见表8－2。

表8-2　便秘的常见诱因

药物相关因素	器质性疾病相关因素
（1）抗胆碱能药物：抗组胺药（苯海拉明），解痉药（双环维林、薄荷油）。 （2）抗精神病药物（氯丙嗪），三环类抗抑郁药（阿米替林），抗帕金森药物（苯托品）。 （3）镇痛药：阿片类物质（吗啡），非甾体抗炎药（布洛芬）。 （4）抗惊厥药：卡马西平。 （5）抗高血压药：钙通道阻滞剂（维拉帕米），利尿剂（呋塞米）。 （6）作用中枢的药物（可乐定），β受体阻滞剂（阿替洛尔）。 （7）抗心律失常药：胺碘酮。 （8）其他抗抑郁药：单胺氧化酶抑制剂。 （9）5-羟色胺受体拮抗剂：昂丹司琼。 （10）胆汁酸螯合剂：考来烯胺，考来替泊。 （11）含阳离子的药物：铝（抗酸剂），钙（抗酸剂），铁（硫酸亚铁），铋，锂。 （12）化学治疗药物：长春花生物碱（长春新碱），烷化剂（环磷酰胺）。 （13）拟交感神经药物：麻黄素，特布他林。 （14）其他。	（1）机械性梗阻：结肠癌，其他肠内或肠外包块，狭窄，直肠前突术后异常。 （2）代谢性疾病：甲状腺功能减退症，糖尿病，高钙血症，低钾血症，低镁血症。 （3）慢性肾功能不全。 （4）妊娠。 （5）肌病：淀粉样变性，硬皮病，皮肌炎，强直性肌营养不良。 （6）神经病变：帕金森病，脊髓损伤，脑血管疾病，截瘫，多发性硬化症。 （7）肠神经病变：先天性巨结肠病，慢性假性肠梗阻。 （8）肛门直肠疾病：肛裂，肛门狭窄。

资料来源：中华医学会消化病学分会胃肠动力学组，中华医学会消化病学分会功能性胃肠病协作组.中国慢性便秘专家共识意见（2019，广州）[J].中华消化杂志，2019，39（9）：577－598.

三、慢性便秘的诊断和评估

慢性便秘的诊断主要基于症状，包括排便次数减少、粪便干硬、排便费力、排便时肛门直肠梗阻或堵塞感、需要手法辅助排便、排便不尽感，部分患者缺乏便意、想排便但排不出、排便量少、排便费时等。排便次数以自发排便频率＜3次/周作为诊断指标。粪便干硬是指布里斯托粪便性状量表（图8－1）中1型和2型粪便，且发生在25％以上的排便中。

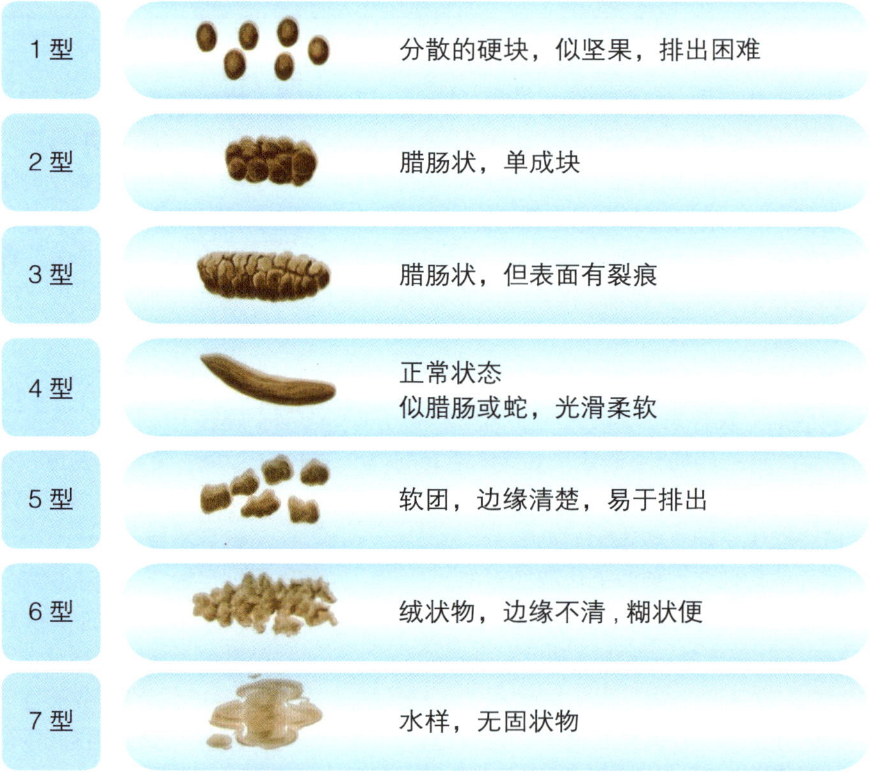

图 8-1　布里斯托粪便性状量表

特别提示

超过40岁的初诊便秘患者，特别是伴有警报征象或在随诊中出现警报征象的患者有针对性地选择辅助检查，包括结肠镜检查，以明确排除器质性疾病。

警报征象包括：便血、粪便隐血阳性、发热、贫血和乏力、消瘦、明显腹痛、腹部包块、血癌胚抗原升高、有结直肠腺瘤史和结直肠肿瘤家族史等。

辅助检查：

（1）肛门直肠指诊，有助于排除肛门直肠器质性疾病，了解、肛门括约肌功能。

（2）结肠传输时间测定，有助于正常传输型便秘的诊断。

（3）排粪造影，能检出慢性便秘患者存在的形态学异常和排出功能异常。

（4）肛门直肠压力测定，能评估肛门直肠的动力和感觉功能，适用于以排便障碍为主要表现的患者。

（5）球囊逼出试验，可反映肛门直肠对球囊的排出能力。

（6）其他：腹部平片、肛门肌电图。

四、慢性便秘的治疗

1. 生活方式调整是慢性便秘的基础治疗措施

建议摄入膳食纤维量20~35克/日，推荐使用可溶性膳食纤维。每天摄入2升水能增强膳食纤维的通便作用。规律的体育运动如步行、骑车等对改善便秘有效。推荐运动量为30~60分/日，至少2次/周。

2. 建立良好的排便习惯

晨起的起立反射可促进结肠运动，有助于产生便意。进餐可促进产生排便反射，建议在晨起和餐后2小时内尝试排便。排便时需集中注意力，避免外界因素干扰。推荐采取蹲位排便姿势，可缩短排便时间，改善排便费力。每次大便时间不宜过长（不超过10分钟）。

3. 药物治疗

轻中度便秘患者可选用容积性或渗透性泻药，必要时联合使用；重度便秘患者经容积性和渗透性泻药治疗无效时，可联合选用促动力药或促分泌药。慢传输型便秘可选用容积性、渗透性、促动力泻药；生物反馈是排便障碍型便秘的主要措施，也可适当使用渗透性、容积性泻药；便秘型肠易激综合征患者常合并心理问题，可选用渗透性泻药，并应重视心理治疗（表8－3）。

表8-3　便秘药物治疗

分类	特点及注意事项	常用药物
容积性泻剂	滞留粪便中的水分，增加含水量和粪便体积，用于轻度便秘，服药时应补充足够液体	欧车前、聚卡波非钙、麦麸
渗透性泻剂	肠内形成高渗状态，吸收水分，增加粪便体积，刺激蠕动，用于轻中度便秘长期治疗	聚乙二醇、乳果糖
刺激性泻剂	作为补救措施可短期、间断使用，增强肠道动力和刺激肠道分泌。长期使用易出现药物依赖、吸收不良和电解质紊乱，损害肠神经系统导致结肠动力减弱，引起结肠黑变病	比沙可啶、蒽醌类药物
促动力药	缩短结肠传输时间，增加排便次数。推荐用于常规泻药无法改善便秘症状的患者	普芦卡必利
促分泌药	增加肠道分泌、加速肠道蠕动，改善慢性便秘患者腹痛、便秘等症状	利那洛肽、鲁比前列酮
微生态制剂	慢性便秘患者的长期辅助用药，调节肠道菌群，部分缓解便秘症状	双歧杆菌、乳杆菌、枯草杆菌等
经肛给药	根据便秘类型、使用人群，选择不同制剂。偶然性便秘可选开塞露。长期慢性便秘可选甘油栓。成年患者可选择栓剂或灌肠剂；年老体弱者选用甘油栓剂	甘油、复方角菜酸酯制剂
中药	对改善慢性便秘症状有一定效果	

4. 非药物治疗

非药物治疗有以下4种：

（1）生物反馈治疗：是功能性排便障碍患者的首选治疗方法。

（2）骶神经刺激：可用于常规内科治疗无效的难治性便秘。

（3）心理干预：对合并焦虑、抑郁等精神心理症状的便秘患者建议先进行相应社会心理评估，再给予相应的治疗。

（4）外科治疗：非手术治疗疗效差和经便秘特殊检查显示有明显异常的慢传输型便秘患者，可考虑手术治疗。

（焦红梅）

第六节 SECTION 6 痔疮

一、痔疮的分类

痔疮是最常见的肛肠科疾病，通常根据解剖部位分为3类。直肠的远端是肛管，两者间有一条锯齿状的分界线，称为齿状线。痔核位于齿状线以上为内痔，齿状线以下为外痔，横跨齿状线的是混合痔（图8-2）。外痔距离肛门较近，一般能够在肛门周围摸到；混合痔含有外痔的成分一般也能摸到；重度内痔脱出肛门外时也可能摸到。

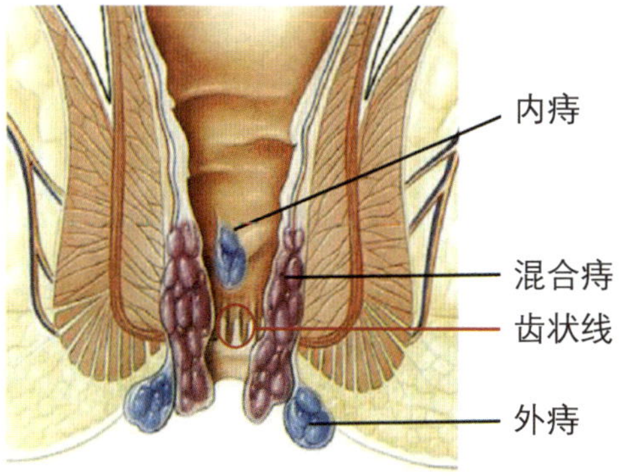

图 8-2 痔疮的分类

二、痔疮的常见症状有哪些?

直肠肛管交接部位齿状线上下方分布神经的类型完全不同，齿状线以下的肛管和肛周皮肤痛觉特别敏感，如发生血栓性的外痔，会引起剧烈疼痛。齿状线以上的直肠黏膜无痛觉神经的分布，内痔通常不引起疼痛，所以内痔常表现为无痛性的便后出血。

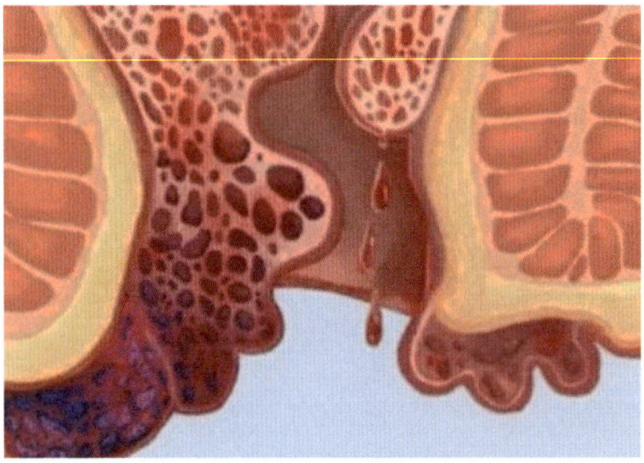

图 8-3　痔疮出血

痔疮实为松弛、下移、脱出于肛门的肛垫组织，其中含有丰富的静脉。大部分痔组织，尤其是内痔的痔核中含有丰富的曲张静脉，当用力排便或大便干结的时候，粪便和痔黏膜发生摩擦，容易使痔疮内血管破裂，导致便血（图8－3）。

三、哪些人容易患痔疮?

在直肠末端存在一圈增厚的富含血管的黏膜衬垫，称为肛垫。如厕时间过长、慢性便秘等会导致直肠末端及肛管长时间承受较大的向下的压力，使肛垫下移导致痔疮。因此，应养成良好的排便习惯，最好将排便时间控制在5分钟以内。

四、痔疮会癌变吗?

痔疮不是肿瘤性的病变，一般不存在癌变的风险，不同于存在恶变风险的肠息肉。出现便血症状时应尽早就诊，明确病因，除外肿瘤性病变（图8–4）。

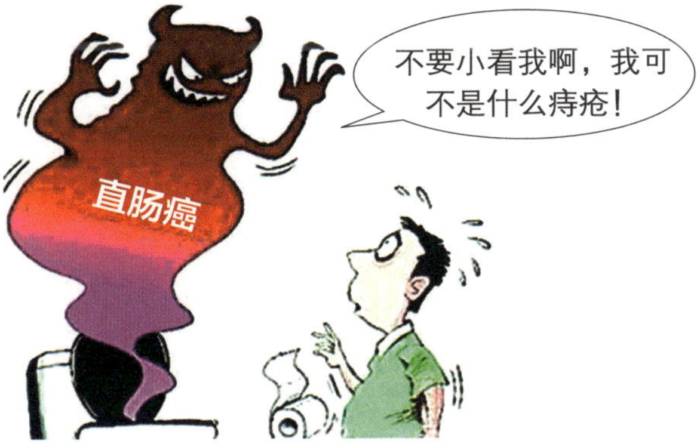

图 8-4　便血需先排除肿瘤性病变

五、内痔的严重程度如何评判？

主要依据痔疮脱出于肛门外的程度评判内痔的严重程度。

Ⅰ度：痔不脱出肛门，患者可出现便血的症状。

Ⅱ度：只在排便时脱出，排便结束后能自行回纳。

Ⅲ度：平时就在肛门外，需要手辅助可回纳肛门。

Ⅳ度：不能回纳肛门。

六、脱出来的痔回不去怎么办？

Ⅳ度痔无法回纳肛门，如果脱出的症状严重影响生活质量，可考虑择期手术切除。如果脱出的痔组织多，未能及时回纳肛门，肛门的括约肌又因为疼痛、水肿、炎症等刺激呈现一种持续收缩的状态，阻断了痔的血运，使痔组织发生缺血甚至坏死，称为嵌顿痔。嵌顿痔患者常伴有肛周剧烈的疼痛，需要尽早到医院就诊，手术切除缺血坏死的痔组织，以免发生严重的感染。

七、痔疮的治疗

通常，没有症状的痔无需治疗。作为一种良性疾病，在痔的生长过程中不会破坏毗邻的组织，不会发生远处转移。一些小外痔外观上如同小皮赘，不痛不痒，不流血、不肿胀，无需治疗，可与痔共存。

当痔疮严重影响患者的生活质量、便血导致严重贫血、痔脱出无法回纳且发生嵌顿时，经过规范的保守治疗无效，应考虑手术治疗。手术的目标是引起主要症状的痔核，手术治疗重在减轻或消除症状，而非根治。

（陈泽洋）

第七节 SECTION 7 脂肪肝

一、疾病知识

脂肪肝是由各种原因引起的以肝细胞弥漫性脂肪变（即肝细胞内脂肪增多）为特征的疾病；根据脂肪肝的原因不同，分为酒精性脂肪性肝病和非酒精性脂肪性肝病。平时我们所说的“脂肪肝”，一般指非酒精性脂肪性肝病。随着肥胖和2型糖尿病等代谢性疾病的患病率升高，非酒精性脂肪性肝病患病率也明显上升，目前已经超过25％。

各种原因引起脂肪产生增多和（或）代谢减少，均可导致肝脏脂肪沉积，当肝内总脂肪超过肝脏重量的5％，即为脂肪肝。脂肪肝常与肥胖、高血压、糖尿病及代谢综合征同时存在并相互影响。正因如此，近年来国内外很多专家建议用“代谢相关脂肪性肝病”来代替非酒精性脂肪性肝病。不良的生活方式，如饮食习惯不健康（暴饮暴食、摄入高脂肪高糖食物）、运动量减少及机体代谢遗传因素共同参与，最终导致肝细胞内脂肪增多。

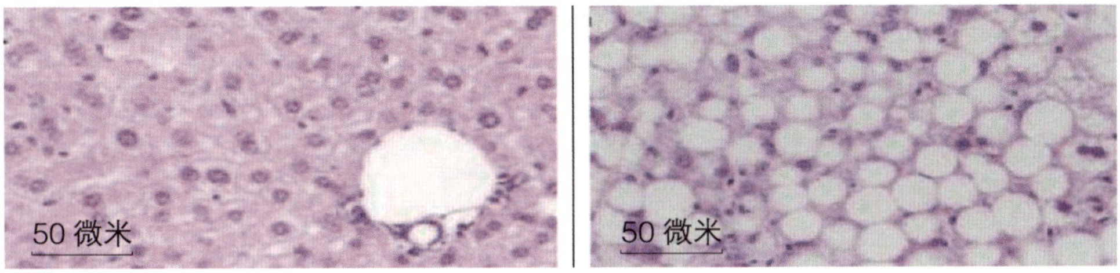

a. 正常小鼠肝组织　　b. 肝细胞脂肪变性

图 8-5　脂肪肝的病理表现

图片来源：陈袁，赵倩，康琪，等．川陈皮素对非酒精性脂肪肝大鼠降肝脂作用 [J]. 中国公共卫生，2020, 36（11）：1574–1578.

二、临床表现及诊断

非酒精性脂肪性肝病患者多无症状，亦可伴随乏力、右上腹痛、食欲减退、腹胀等症状，大部分非酒精性脂肪性肝病在体检时初次诊断，起病隐匿且发展缓慢。肝细胞脂肪变性持续进展，将引起肝脏炎症改变，因此分为无肝脏炎症的非酒精性脂肪肝和存在肝脏炎症变化的非酒精性脂肪性肝炎。未经干预及治疗的非酒精性脂肪性肝炎，可进一步发展为肝硬化、肝癌。

非酒精性脂肪性肝病的诊断需要有肝细胞脂肪病变的证据，同时酒精、药物及其他引起肝脏病变的原因除外。肝脏活检病理学检查是肝细胞脂肪变性最可靠和直接的证据，但是存在着可能导致出血等并发症的风险，因此难以广泛在临床应用。随着影像技术发展，临床中可应用无创的超声、肝瞬时弹性成像（FibroScan）、CT 及磁共振等技术来发现肝脏脂肪变性。通过详细询问病史（饮酒、用药史）、家族史，检查常见嗜肝病毒、自身抗体谱等，排除其他病因。非酒精性脂肪性肝病诊断后，下一步需评估疾病处于非酒精性脂肪肝阶段还是非酒精性脂肪性肝炎阶段，临床可结合转氨酶检查（包括丙氨酸转氨酶、天冬氨酸转氨酶）进行初步评估，但这些指标敏感性欠佳，非酒精性脂肪性肝炎的早期阶段可不伴有转氨酶的异常。在非酒精性脂肪肝病患者中，γ-谷氨酰转移酶可正常或增高，γ-谷氨酰转移酶增高往往提示发展为肝纤维化/肝硬化的风险增加，还与多种糖脂代谢异常、心脑血管事件高发相关。

三、治疗

非酒精性脂肪性肝病有发展为肝硬化、肝癌风险，且心脑血管疾病（如ASCVD）发病率明显升高，早期诊断有利于预防心血管疾病和肝硬化的发生。

逆转肝脏脂肪变性和阻止非酒精性脂肪性肝病进展最重要的举措是改善不良生活方式，同时要避免其他引起肝脏损伤的因素，包括戒酒、接种肝炎疫苗、避免使用有肝脏毒性的药物等。非酒精性脂肪性肝病肥胖患者应减重5%~10%；保持健康生活方式，限制饱和脂肪、碳水化合物的摄入；结合个人情况进行运动锻炼。非酒精性脂肪肝的多项药物研究仍在进行中，临床中可选用药物包括天然维生素E等。合并2型糖尿病时可用胰岛素增敏剂（吡格列酮）、胰高血糖素样肽-1（glucagon-like peptide-1，GLP-1）受体激动剂（利拉鲁肽、司美格鲁肽）、二甲双胍等药物。降脂类药物（包括他汀、非诺贝特、依折麦布、ω-3脂肪酸）在改善肝脏脂肪病变上疗效不确定，但有证据表明非酒精性脂肪性肝病患者使用他汀类药物的风险并不高于无非酒精性脂肪性肝病的患者。由于非酒精性脂肪性肝病患者心脑血管疾病患病率高，如无禁忌，可使用他汀类药物。对于伴有过度肥胖的非酒精性脂肪性肝炎患者，若经生活方式调整不能达到减重目标，必要时考虑服用减重药物或手术治疗。

四、预后

在非酒精性脂肪肝阶段时，非酒精性脂肪性肝病呈良性病程，经积极干预，可完全缓解；部分未经干预的非酒精性脂肪肝患者，可进一步发展至炎症阶段，进而可导致肝硬化、肝癌，引起不良预后。

（梁荣月　徐京杭）

第八节 SECTION 8 肝囊肿

一、什么是肝囊肿?

肝脏囊性病变是一组病因、患病率和临床表现不同的异质性疾病。我们常说的“肝囊肿”，一般指单纯性肝囊肿，是最常见的一种良性肝脏囊性病变：肝脏组织内出现的含澄清液体的囊性结构，类似于“水泡”，不与肝内胆管树相通。肝囊肿大多数为先天性，少数为后天性。

肝囊肿的患病率为4.5%~7.0%，常见于肝右叶，好发于女性，大小从几毫米到占据整个上腹部不等，大囊肿几乎仅见于50岁以上的女性患者。

肝囊肿患者多无症状，多在体检时被发现。部分患者可因不同的囊肿位置、大小、数量及有无并发症等出现不同临床症状。囊肿位置表浅，与膈肌或腹膜摩擦可引起腹部不适或疼痛；巨大囊肿挤压周围脏器可出现腹部不适、呼吸不畅、消化不良等症状；囊肿合并感染、出血、扭转等并发症，可出现发热、疼痛等表现。

二、诊断

1. 超声

呈圆形或椭圆形的无回声区，伴后方回声增强（图8－6），超声常作为首选检查。超声也可以区分单纯性囊肿与其他囊性病变。但肝囊肿存在出血等并发症时，超声可能难以鉴别单纯性囊肿与其他肝脏囊性病变。

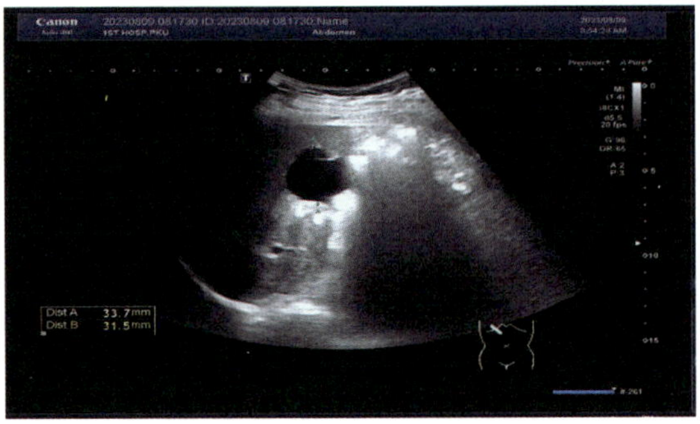

图 8-6　肝囊肿的超声表现

2. CT

呈边界清楚的液性衰减病灶，增强扫描病灶无强化（图8－7a）。

3. 磁共振成像

呈边界清楚的液性衰减病变，增强扫描病灶无强化。囊肿在 T_1WI 呈低信号，在 T_2WI 呈极高强度信号（图8－7c）。

4. 组织学

具有典型影像学表现的肝囊肿，通常不需要针吸活检来进行组织学检查。

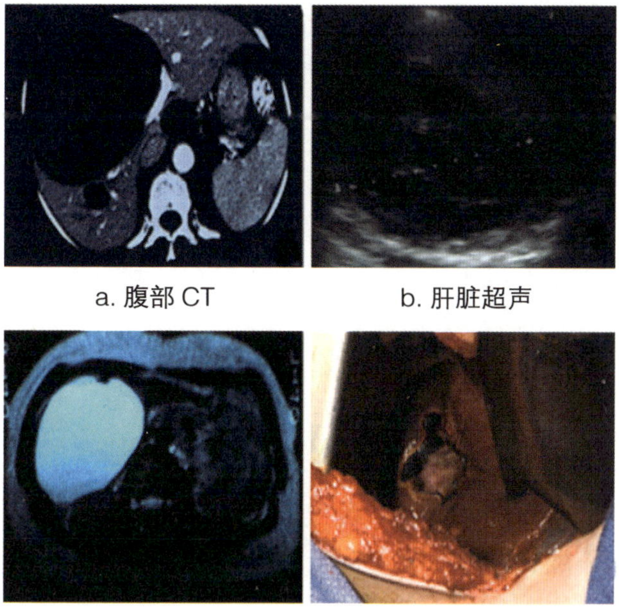

a. 腹部 CT　　b. 肝脏超声

c. 磁共振 T_2WI　　d. 手术视角

图 8-7　肝囊肿的影像学及术中形态

图片来源：Regev A, Reddy KR, Berho M, et al. Large cystic lesions of the liver in adults: A 15-year experience in a tertiary center［J］. J Am Coll Surg, 2001（193）：36.

三、治疗

目前研究认为肝囊肿没有恶变潜能，大多数肝囊肿患者无症状，无需治疗和随访，仅有5％需要治疗。

肝囊肿体积较大（直径≥4厘米）且存在明确相关性的症状时，需考虑进行治疗，干预措施须结合部位、大小、医疗条件和患者情况制定个体化干预方案，主要包括囊肿抽吸/囊肿注入硬化剂、囊肿去顶术、囊肿切除术。

（梁荣月　徐京杭）

第九节 SECTION 9 胆石症与胆囊炎

一、什么是胆石症？

肝内胆管起自肝脏的毛细胆管，汇集成小叶间胆管、肝段、肝叶胆管及肝内部分的左、右肝管。左、右肝管出肝后，在肝门部汇合形成肝总管，其下端与胆囊管汇合形成胆总管（图8–8）。胆囊呈梨形，位于肝的胆囊窝内。长 5~8 厘米，宽 3~5厘米，分为底、体、颈、管4部分。颈上部呈囊性扩大，称哈德门氏袋，胆囊结石常滞留于此处（图8–9）。

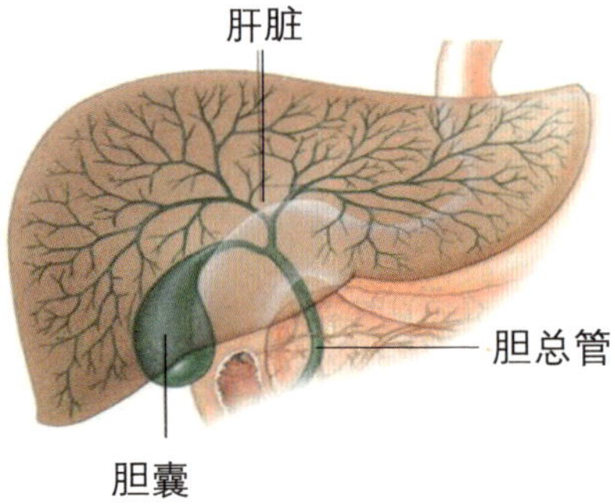

图 8–8　胆总管与胆囊位置

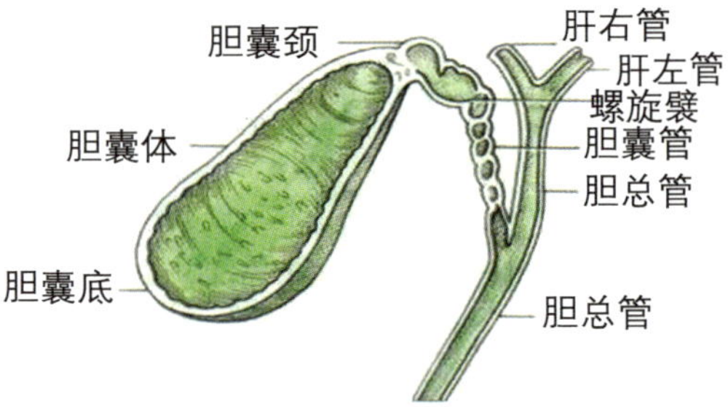

图 8–9　胆囊结构

胆囊的功能主要是储存和浓缩胆汁。胆汁由肝细胞产生，经肝管排出后在胆囊内贮存，进食后，尤其在摄入高脂肪食物后，胆囊收缩排出胆汁，胆汁进入肠道促进脂肪的消化。

胆石症指发生在胆囊和肝内、肝外胆管的结石，其中胆囊结石约占全部结石的80%。胆石症是常见病，女性多于男性，发病率在10%左右，随年龄增长而增高。随着我国人民生活条件及营养状况的改善，胆石症的发病率有逐年增高的趋势，尤其是胆囊结石的发病率显著增高。胆结石按所含成分分为3类：胆固醇结石、胆色素结石和混合型结石，其中以胆固醇结石最为多见。胆固醇结石的主要成分为胆固醇，X 射线平片上不显影；胆色素性结石成分以胆红素钙为主，X 射线平片上多不显影；混合性结石由胆固醇、胆色素和钙盐等两种以上成分组成，因含钙质较多，在X射线平片上有时显影（即称阳性结石）。

胆囊结石的病因与多种因素有关，有家族遗传倾向。任何影响胆固醇与胆汁酸的浓度比例改变和造成胆汁淤积的因素都能导致结石形成。

胆管结石分为原发性胆管结石和继发性胆管结石。原发性胆管结石可能与胆道感染、胆管狭窄、胆道寄生虫感染（尤其蛔虫感染）有关；继发性胆管结石主要由于某些原因所致胆囊结石下移至胆总管，多发生在胆囊结石病程长、胆囊管扩张、结石较小的患者。

二、胆石症的临床表现

胆囊结石的典型症状是胆绞痛，仅少数人出现典型症状；多数患者无典型症状，仅在例行的健康检查、手术时偶然发现，称为静止性胆囊结石。

1. 胆囊结石

胃肠道症状 很多患者仅表现为对脂肪和食物的不耐受，出现过度嗳气或腹部膨胀、餐后饱胀及烧心等消化不良症状。

胆绞痛 部分患者出现上腹部或右上腹部绞痛，呈阵发性，常放射到右肩胛区、后背中央或右肩头，多伴恶心与呕吐。

胆囊炎症状 少数患者会发展为胆囊炎，表现为上腹或右上腹剧烈绞痛，可放射至右肩背部，持续时间长，可伴有不同程度的发热。

2. 肝外胆管结石

肝外胆管结石是指发生在肝总管及胆总管内的结石，胆总管结石最多见，约有15％的胆囊结石与胆总管结石并存，随着患者年龄增加，二者并存的比例增高。胆石引起胆总管梗阻可产生典型症状与体征，胆绞痛、寒战、高热及黄疸，称为胆总管结石的三联征，即夏洛特征。约75％的胆总管结石在患者发作胆绞痛后，因并发胆道细菌感染而引起寒战与高热，体温可达 40℃。少数胆总管结石可发展为急性化脓性胆管炎或称为重症急性胆管炎，出现低血压、中毒性休克及败血症等全身中毒的临床表现时，往往预示病情严重，如不及时处理可威胁生命，导致患者短时间内死亡。

3. 肝内胆管结石

肝内胆管结石是指原发于左右肝管分叉处以上部位的结石。结石可广泛分布于肝内胆管系统，也可散在于肝内胆管的某一分支内。左外叶及右后叶肝内胆管结石多见。主要临床表现有：

（1）上腹部疼痛：症状常不典型，散在于肝内胆管的较小结石通常不引起症状或仅表现为右上腹和胸背部的持续性胀痛或钝痛。

（2）黄疸：当结石阻塞双侧或左、右叶的胆管时，出现黄疸。

三、胆石症的诊断

胆囊结石诊断主要依据临床典型的胆绞痛病史和 B 超结果。胆管结石引起胆管梗阻时，血清总胆红素增高，其中主要是结合胆红素增高，尿中胆红素含量显著增加，而尿胆原则减少或缺如，粪胆原亦减少或消失。梗阻性黄疸时碱性磷酸酶和 γ－谷氨酰转移酶明显增高，血清转氨酶（丙氨酸转氨酶、天冬氨酸转氨酶）轻中度升高。

B 超检查具有方便、无创、诊断准确率高等优点，是诊断胆石症的首选方法，诊断胆囊结石的准确率接近 100％（图8－10）。位于胆总管下端的结石受胃肠道气体的干扰时，B 超检查常难以显示。经 B 超检查未能发现病变时，可进一步作 CT 或磁共振成像检查。

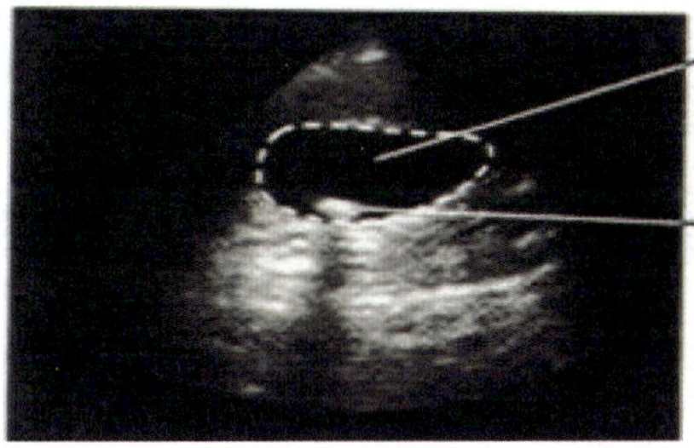

图 8-10　B 超显示胆囊结石伴声影

CT 对含钙的结石敏感性很高，常可显示直径为2毫米的小结石，CT 诊断胆石的准确率可达 80%~90%；磁共振成像诊断技术对胆石的诊断准确率高，尤其是磁共振胆胰管成像可取代经内镜逆行胆胰管成像和经皮穿刺肝胆道成像。

经内镜逆行胆胰管成像是用纤维十二指肠镜经十二指肠乳头插管，注入造影剂，显示胆道系统及胰管的方法，对胆石症的诊断价值高。造影后可清晰显示整个胆管系统及胆囊，观察胆管及胆囊有无结石、胆管有无扩张或狭窄等改变，诊断胆总管结石的阳性率可达 95% 左右。

经皮穿刺肝胆道成像属损伤性检查，适于诊断原因不明的梗阻性黄疸，胆道结石、狭窄并与其他胆管疾病鉴别。可出现出血、胆漏、感染或胆管炎等并发症。

四、胆石症的治疗

胆石症的治疗在于缓解症状，减少复发，消除结石，避免发生并发症。急性发作期宜非手术治疗，待症状得到控制后，进一步检查明确诊断。如病情严重、非手术治疗无效，应在初步诊断的基础上及时进行手术治疗。

1. 非手术治疗

主要适应证为：初次发作的青年患者，经非手术治疗症状迅速缓解者，临床症状不典型者，发病已逾 3 天，无紧急手术指征且在非手术治疗下症状改善者。常用的非手术治疗包括：卧床休息、禁食或低脂饮食、输液、纠正水电解质和酸碱平衡紊乱、抗感染、解痉止痛和支持对症处理。经上述治疗后症状多能缓解，待度过急性期后再确定是否行胆道手术，常见胆道手术包括以下3种：

（1）经皮肝穿刺胆道引流术：对胆管严重梗阻或化脓性胆管炎者，可行经皮肝穿刺胆道引流术，以引流胆道、降低胆道压力、控制感染、减少病死率、赢得手术时间等。

（2）内镜下十二指肠乳头切开术：适用于直径 <1.5厘米的胆总管结石、乳头狭窄经皮肝穿刺胆道引流术证实伴有胆总管扩张、淤胆等。术后可自行排石或以取石器械取出结石，同时可在胆总管内放置鼻胆管引流。

（3）口服溶石药物治疗：服用鹅去氧胆酸和熊去氧胆酸可增加胆汁中胆酸的浓度并减少肝内胆固醇的分泌，对胆固醇性结石有效，对胆色素性结石和含钙的结石基本无效，如连续治疗 9 个月，仍未见明显溶石效果，常提示结石不易溶解。含钙阳性结石、合并较重肠炎、肝病或糖尿病者不宜应用。

2. 手术疗法

胆囊切除术 对于有症状的胆囊结石患者，胆囊切除术是目前治疗胆囊结石的最佳选择，有开腹胆囊切除和腹腔镜胆囊切除两种方法。目前，主要采用腹腔镜胆囊切除术。

内镜下十二指肠乳头切开取石 对肝外胆管结石患者，可行内镜下十二指肠乳头括约肌切开取石，近 90%的肝外胆管结石可通过内镜下十二指肠乳头切开术清除，内镜下十二指肠乳头切开术治疗胆总管结石的最佳适应证是胆囊已切除、不伴有明显胆管狭窄的中老年患者。如果结石较大，无法行内镜下十二指肠乳头切开术取石，可行胆总管切开取石术，术后留置 T 形引流管。

3. 对肝内胆管结石患者的治疗原则

（1）取净结石：需直接暴露肝内胆管。

（2）去除病灶：行局部肝段、叶切除。

（3）解除狭窄：切开（除）狭窄、扩大胆管成形。

（4）通畅引流：采用各种胆肠内引流。进行包括肝内胆管结石病灶在内的肝段、叶切除术是治疗肝内胆管结石的最佳选择。

五、胆石症的预防

1. 胆囊结石的预防

由于胆囊结石的形成与胆汁中胆固醇浓度过饱和有关，在日常生活中应合理调整膳食结构，少食富含胆固醇的脂肪类食物，多食富含高蛋白的食物、蔬菜及新鲜水果。

2. 肝内外胆管结石的预防

首先，要积极治疗肝外胆管结石，同时，预防发生肝内胆管结石，明确诊断后应尽早手术探查胆总管，取净结石，通畅胆汁引流。早期应用敏感抗生素，积极有效地控制胆道感染。其次，要防治胆道蛔虫症。

六、什么是胆囊炎？

胆囊炎是细菌性感染或化学性刺激引起的胆囊炎性病变，为胆囊的常见病，95％ 由胆囊结石所致。本病多见于 35～55 岁的中年人，女性多于男性，尤其多见于肥胖且多次妊娠的妇女。

急性胆囊炎的症状主要有右上腹疼痛、恶心、呕吐和发热等。慢性胆囊炎是最常见的胆囊疾病，患者一般同时伴有胆结石，但无结石的慢性胆囊炎患者并不少见。由于胆囊长期发炎，胆囊壁会发生纤维增厚，瘢痕收缩，造成胆囊萎缩，囊腔可完全闭合，导致胆囊功能减退，甚至完全丧失胆囊功能。

七、胆囊炎的治疗

（1）一般治疗：卧床休息，摄入易消化的流质饮食，忌油腻食物，严重者禁食、胃肠减压，静脉补充营养、水及电解质。

（2）解痉、镇痛药物治疗：阿托品（0.5毫克）或山莨菪碱（5毫克）肌注；严重者可用杜冷丁，不宜用吗啡。

（3）抗感染治疗：最好根据细菌培养及药敏试验结果选择抗生素。

（4）利胆治疗：发作缓解后可服用曲匹布通、消炎利胆片等。

（5）外科治疗：发生坏死、化脓、穿孔、嵌顿结石者，应及时进行外科手术治疗，行胆囊切除术。

小贴士

胆囊炎的预防

（1）规律进食（一日三餐）。

（2）营养适度、限制饮食中脂肪和胆固醇摄入量。

（3）保证足够的蛋白质摄入。

（史继荣）

第十节 SECTION 10 胰腺炎

胰腺炎可分成急性胰腺炎和慢性胰腺炎。急性胰腺炎是常见的消化内科急腹症，具有起病急、病情重、变化快等特点，不积极救治可危及生命。慢性胰腺炎病因复杂，主要表现为腹痛、腹泻及消化不良等症状。

一、病因和危险因素

急性胰腺炎的病因主要有暴饮暴食、胆囊胆管病变等。胰腺炎症可造成胰腺消化酶激活，引起胰腺的自身消化，导致胰腺细胞和间质水肿、脂肪坏死及出血。正常胰腺分泌十几种酶，其中以胰淀粉酶、蛋白酶、脂肪酶、弹性硬蛋白酶等为主，这些酶平时多以无活性的胰酶原颗粒的形式存在于腺泡细胞内，外裹一层磷脂膜与胞浆隔绝。胰腺还产生胰蛋白酶抑制物质，如 α1–抗胰蛋白酶、抗糜烂蛋白酶等，均可抑制胰蛋白酶的活性，避免胰腺被自身消化。在各种致病因素作用下，当胰腺自身消化的防卫作用被削弱，加上胰腺细胞受损，导致多种酶被释放、激活。其中，磷脂酶 A 使卵磷脂变成具有细胞毒性的溶血卵磷脂，引起胰腺坏死；弹性硬蛋白酶使血管壁弹力纤维溶解，致胰血管受损、破裂、出血与坏死；胰血管舒缓素可使血中激肽原转变为激肽和缓激肽，使血管扩张，并增加血管通透性、液化作用。消化酶与坏死组织液又可通过血循环及淋巴管途径输送到全身，引起全身脏器损害，产生多种并发症。

1. 胆道疾病

胆道疾病为我国最常见的病因，据统计约2/3人群中胆总管和胰管共同汇合于乏特氏壶腹，汇合后进入十二指肠，胆管炎症、结石、寄生虫、水肿、痉挛等病变使壶腹部发生梗阻，加之胆囊收缩，胆管内压力升高，胆汁通过共同通道反流入胰管，激活胰酶原，导致胰腺自身消化而引起胰腺炎。此外，胆石、胆道感染等疾病尚可造成奥狄括约肌功能障碍，引起十二指肠液反流入胰管，激活胰腺消化酶诱发急性胰腺炎。胆源性胰腺炎的发生与结石患者的性别及年龄无关，但与胆囊结石的大小、数量有关，结石直径 < 1 厘米时更容易排入胆总管，引起胆总管结石，导致急性胆源性胰腺炎。胆总管下端的结石较上端更容易引起胰腺炎。

2. 胰管梗阻

蛔虫、结石、水肿、肿瘤或痉挛等原因可使胰管阻塞，胰液排泄受阻，当暴饮暴食导致胰液分泌过多时，胰腺内压力增高，致使胰泡破裂，胰酶原进入间质，被组织液激活引起胰腺炎。

3. 十二指肠乳头邻近部病变

如十二指肠憩室炎、球部溃疡并发炎症、肠系膜上动脉综合征等常有十二指肠内压力增高及奥狄括约肌功能障碍，致十二指肠液反流入胰管引起胰腺炎。

4. 酗酒

乙醇导致的胰腺损伤，考虑有以下两点原因：①乙醇或代谢物的细胞毒性作用对胰腺细胞造成进行性损伤；②酒精作为一种刺激物，使胃酸分泌增多，乙醇可引起奥狄括约肌痉挛、兴奋迷走神经，使胃泌素、胰泌素和胆囊收缩分泌，促使胰腺外分泌旺盛，由于胰管引流不畅，造成胰液在胰胆管系统压力增高并淤积，致使高浓度的蛋白酶排泄障碍、胰腺泡破裂而发病。有研究提示，烈酒比清酒和啤酒更能增加急性胰腺炎的风险。

5. 不良饮食习惯

暴饮暴食及高脂饮食增加急性胰腺炎的发生率，暴饮暴食时食物刺激分泌胰液与胆汁，当排泄不畅时引发急性胰腺炎。不良饮食习惯是导致高血脂的重要因素，食用畜肉类和油脂消耗过多就会引起血脂异常。研究表明，急性胰腺炎的发生与甘油三酯升高相关，高血脂导致血液黏稠，促进微血栓形成，导致胰腺微血管受阻，微循环发生障碍而发生急性胰腺炎；胰腺和胰腺周围过量的甘油三酯水解产物直接对胰腺细胞造成毒性损伤。分解产物加速激活胰蛋白酶原，促进胰腺腺泡的“自相残杀”。

6. 手术与损伤

胃、胆道等腹腔手术中，腹部钝伤挤压胰实质或逆行胰胆管造影注射造影剂过多或压力过高时，也可引起胰腺炎。

7. 其他

高钙血症与甲状旁腺机能亢进可诱发急性胰腺炎。血清钙升高导致钙在碱性胰液中沉淀形成结石，甲状旁腺激素直接影响胰腺或钙的代谢，可促使胰蛋白酶原转变为胰蛋白酶。肾上腺糖皮质激素、噻嗪类、磺胺类等药物可使胰液分泌及黏稠度增加。某些传染性疾病如流行性腮腺炎、病毒性肝炎等可伴有胰腺炎。此外，尚有遗传因素或原因未明的特发性胰腺炎。

二、临床表现和诊断

急性胰腺炎按病变不同可分为急性水肿性胰腺炎及急性出血坏死性胰腺炎。急性水肿性可发展为急性出血坏死性胰腺炎，重者可不经过水肿阶段，在发病开始即发生胰腺组织出血及坏死。

（1）急性水肿性胰腺炎：病变可累及部分或整个胰腺，以尾部为多见。胰腺肿大变硬，组织学检查间质中有充血、水肿和炎细胞浸润，可发生轻微的局部脂肪坏死，但无出血。

（2）急性出血坏死性胰腺炎：胰腺肿大变硬，腺泡及脂肪组织坏死以及血管坏死出血。肉眼可见胰腺内有灰白色或黄色斑块的脂肪组织坏死病变，出血严重者胰腺呈棕黑色并伴有新鲜出血。脂肪坏死可累及肠系膜、大网膜后组织等。组织学检查见胰腺坏死病变呈间隔性小叶周围分布，坏死灶外周有炎性细胞包绕。常见静脉炎、淋巴管炎和血栓形成。此外尚可有胰腺脓肿、假性囊肿等。

急性胰腺炎的临床表现轻重不一，出血坏死性比水肿性严重，常伴有休克及多种并发症。

（1）腹痛：为本病的主要症状，大多为突然发作，常于饱餐和饮酒后1～2小时发病，疼痛为持续性，有阵发性加剧，呈钝痛、刀割样痛或绞痛，常位于上腹或左上腹，亦有偏右者，可向腰背部放散，仰卧位时加剧，坐位或前屈位时减轻。发生腹膜炎时，疼痛弥漫全腹。少数老年体弱患者可无腹痛或疼痛极轻微。急性水肿性胰腺炎患者体征较轻，可有腹胀及上腹部压痛，无腹肌紧张及反跳痛，压痛往往与腹痛程度不相称。出血坏死性胰腺炎患者上腹压痛显著，出现腹膜炎时，压痛可遍及全腹并有肌紧张及反跳痛；并发肠麻痹时则明显腹胀，肠鸣音少而弱。

（2）发热：大部分胰腺炎患者有中度发热。急性水肿性的发热在3～5天内可自退；出血坏死性呈高热或持续不退，多表示胰腺或腹腔有继发感染。

（3）恶心、呕吐与腹胀：起病时会有恶心、呕吐的症状，有时较频繁，呕吐物为当日所进食物，剧烈者可吐出胆汁或咖啡渣样液，多同时伴有腹胀。出血坏死性伴麻痹性肠梗阻则腹胀显著。

（4）黄疸：较少见，发病后第2～3天可出现轻度黄疸，数天后即消退，此系胰头部水肿压迫胆总管引起，亦可因并发胆管结石或感染所致。

（5）休克：仅见于急性出血坏死性胰腺炎，休克可逐渐发生或突然出现。休克的原因除呕吐使大量消化液丧失或麻痹性肠梗阻时大量消化液积于肠腔、腹腔及胰腺后间隙造成低血容量外，血管通透性增加，周围血管扩张，大量的渗血、出血可使循环血容量更为不足。此外，胰腺还可能分泌抑制心肌的多肽导致休克。

（6）腹水及其他：胰液渗入腹腔或经腹膜后途径进入胸导管时，可出现胸腹水，呈血性或紫褐色，淀粉酶浓度显著增高。严重病例渗出物透过腹膜后途径渗入腹壁，可见胁腹皮肤呈灰紫斑（格雷·特纳征）或脐周皮肤青紫（卡伦征）。患者如患有低血钙，可引起手足抽搐。低血钙是由于脂肪坏死时分解的脂肪酸与钙形成脂肪酸钙所致，还与胰高糖素释放，刺激甲状腺分泌降钙素相关。

水肿性胰腺炎一般一周左右症状可消失，病愈后胰腺结构和功能恢复正常。出血坏死性病情重，常需2至3周症状开始消退，部分患者病情迅速恶化导致死亡。少数病例起病急骤，突然进入休克而猝死。假性囊肿多在病后3至4周形成，系胰腺组织经胰酶消化坏死后液化或脓肿内容物与胰管相通排出所致，多位于胰腺体尾部，囊壁为坏死、肉芽及纤维组织而无上皮覆盖，囊壁破裂或有裂隙。如急性重症胰腺炎治疗不及时、不规范，可转变为慢性胰腺炎。

急性出血坏死性胰腺炎除胰组织局部出血、坏死外，还可造成多脏器功能障碍，如成人急性呼吸窘迫综合征、肾功能衰竭、心律失常、心力衰竭、败血症、肺炎、糖尿病、血栓性静脉炎及弥漫性血管内凝血等，死亡率极高。

三、实验室及其他检查

以下为判断急性胰腺炎的检查及指征：

（1）血常规：多有白细胞增多，重症患者因血液浓缩红细胞压积可大于50%。

（2）淀粉酶测定：血淀粉酶一般在发病后8小时开始升高，

48～72小时后下降，3～5天内恢复正常。正常血清淀粉酶为40～180苏氏单位。血清淀粉酶超过500苏氏单位有诊断价值。急性胆囊炎、胆石症、胃穿孔、肠梗阻等血淀粉酶也可升高，一般不超过500单位。血淀粉酶升高程度与病情轻重并不一致，急性水肿性可以明显升高，出血坏死性可正常或降低。尿淀粉酶在发病后8～12小时开始升高，维持时间较长，连续增高时间为1～2周。正常尿淀粉酶为80～300单位／升，超过300单位／升有诊断价值。胰原性胸腹水的淀粉酶含量明显增高。

（3）血清脂肪酶测定：较尿淀粉酶升高晚，常在起病后48～72小时开始增高，可持续1～2周。正常值为0.2～0.7单位／升，急性胰腺炎时常超过1.5单位／升。

（4）血清正铁血白蛋白：急性胰腺炎时，血中胰蛋白酶活力升高，分解血红蛋白产生正铁血红素，后者与白蛋白结合成正铁血白蛋白。最早在发病后12小时内即可呈阳性，于4～6天达高峰，曾被用于鉴别水肿性和出血坏死性胰腺炎，但特异性不强，假阳性多，仅有参考价值。

（5）生化检查及其他：血糖可为暂时性升高，与胰岛细胞破坏、胰岛素释放减少、胰高血糖素增加及肾上腺皮质的应激反应相关。血清胆红素、谷草转氨酶可一过性升高。出血坏死性血钙降低，低于1.75毫摩尔/升提示预后不良，15%～20%的患者血清甘油三酯增高。如患者发生低氧血症，即动脉血氧分压低于60毫米汞柱，需警惕成人急性呼吸窘迫综合征。心电图检查可见ST段、T波的异常改变。

（6）影像学检查：B超、CT扫描、X射线平片检查有助于排除其他急腹症。B超检查及腹部增强CT观察胰腺的大小、形态并发现假性囊肿等。

四、鉴别诊断

1. 急性胆道疾病

常有绞痛发作史，疼痛多在右上腹，常向右肩、背放散，墨菲氏征阳性，血尿淀粉酶正常或轻度升高。需注意胆道疾病可与胰腺炎并存。

2. 急性胃肠炎

发病前常有不洁饮食史，主要症状为腹痛、呕吐及腹泻等，可伴有肠鸣音亢进，血、尿淀粉酶正常等。

3. 消化性溃疡穿孔

有长期溃疡病史，突然发病，腹痛剧烈可迅速波及全腹，腹肌板样强直，肝浊音界消失，X 射线透视膈下可见游离气体，血清淀粉酶轻度升高。

4. 急性心肌梗死

可表现为上腹部疼痛，伴恶心、呕吐、血淀粉酶多不升高，有典型的心电图改变。

5. 急性肠梗阻

高位绞窄性肠梗阻时可有剧烈腹痛、呕吐与休克现象，腹痛为阵发性绞痛，早期可伴有高亢的肠鸣音，或大便不通、无虚功。X 射线显示典型机械性肠梗阻，血清淀粉酶正常或轻度升高。

6. 其他

需与肠系膜血管栓塞、脾破裂、异位妊娠破裂及糖尿病等相鉴别。

五、治疗

1. 禁食及胃肠减压

食物及胃液进入十二指肠可刺激胰腺分泌，疼痛明显的患者一般需禁食，病情重者除延长禁食时间外，还须胃肠减压。胃肠减压用于有麻痹性肠梗阻及严重腹胀的患者。目前认为，进食可促进肠道黏膜屏障功能的恢复，主张在患者胃肠动力能够耐受的情况下及早（48小时内）实施肠内营养，重症胰腺炎患者常先施行肠外营养。

2. 应用抑制胰腺分泌的药物

生长抑素及其类似物（奥曲肽）通过直接抑制胰腺外分泌而发挥作用，可对抗全身炎症反应（SIRS），对于预防经内镜逆行胆胰管成像术后胰腺炎也有积极作用。质子泵抑制剂通过抑制胃酸分泌间接抑制胰腺分泌并预防发生应激性溃疡。蛋白酶抑制剂（乌司他丁、加贝酯）抑制胰蛋白酶、糜蛋白酶、弹性蛋白酶、磷脂酶 A 等释放和活性，稳定溶酶体膜，改善胰腺微循环，减少急性胰腺炎并发症，主张早期足量应用。

3. 解痉止痛治疗

可选用阿托品或消旋山莨菪碱等。

4. 抗生素

急性重症胰腺炎应合理使用抗生素。

5. 抗休克及纠正水电解质平衡失调

急性胰腺炎，特别是重症胰腺炎要积极进行液体复苏及补充电解质（钾、镁、钠、钙离子）以维持有效血循环量。对休克患者可酌情予以输全血或血浆代用品，必要时加用升压药物。

6. 其他

有血糖升高者可给予小剂量胰岛素治疗，有急性坏死性胰腺炎伴休克或成人急性呼吸窘迫综合征者，可酌情短期使用肾上腺皮质激素，如氢化可的松200～300毫克/日。

小贴士

胰腺炎不可小觑

积极治疗胆道疾病等容易引起胰腺炎的疾病，戒烟及避免暴饮暴食。少食油炸食品和高脂肪食品，注意不饮酒或少饮酒。轻度的胰腺炎一周左右可以自行康复，重症胰腺炎的死亡率高达15%以上。胰腺炎常见症状是发热、腹痛、恶心、呕吐，如不及时就诊，可发生休克甚至猝死。急性胰腺炎处理不当可能变成慢性胰腺炎，也可能不经过急性胰腺炎过程就发生慢性胰腺炎。当调整饮食仍然有腹痛腹泻等症状时，可加用消化酶等改善症状。保持日常饮食控制和健康生活方式更重要，高甘油三酯血症患者应服用降脂药物治疗。

（王化虹）

第十一节 SECTION 11 胰腺癌

胰腺癌恶性程度极高，进展迅速，被大家称为“癌中之王”。2019年中国国家癌症中心数据显示，胰腺癌位列中国恶性肿瘤的发病率第十位，恶性肿瘤死亡率的第六位，给人民群众带来了巨大的疾病负担。根据2022年统计数据，胰腺癌患者5年生存率只有9%，是预后最差的恶性肿瘤之一。大多数胰腺癌患者诊断时多是晚期，不可切除，55%的患者确诊时已经出现远处转移。但如果能早期发现胰腺癌，5年生存率可达到80%。因此，早期识别与诊断胰腺癌尤为重要（图8－11）。

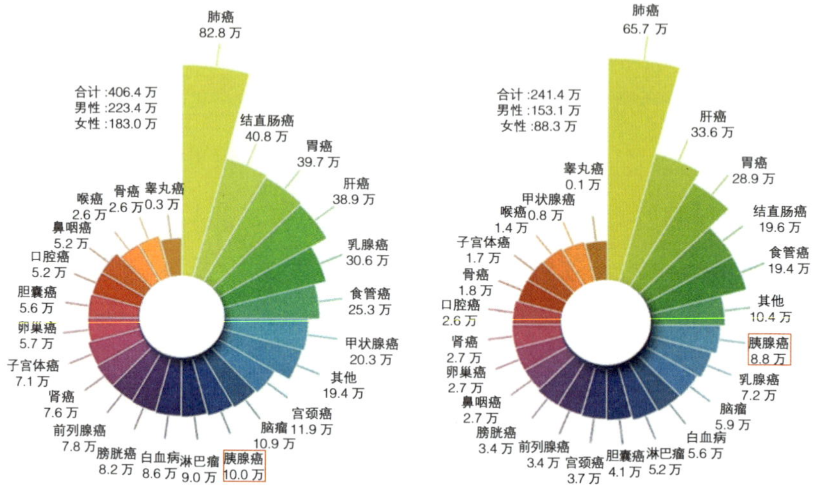

图 8-11　我国癌症发病人数（左）及病死人数（右）（单位：人）

一、胰腺癌的症状

1. 腹部不适或腹痛

腹部不适或腹痛是胰腺癌最常见的初期症状，表现为上腹部的不适、隐痛、钝痛、胀痛等。刚开始可以间歇性出现，之后逐渐变为持续性，有时患者也可出现腰背部疼痛。疼痛多在夜间严重，并且在患者进行仰卧、伸懒腰、蜷缩等伸展脊柱的运动时，疼痛会加重；当进行趴、蹲、蜷缩等弯曲脊柱的动作时，疼痛可在一定程度上缓解。

2. 黄疸

胰腺肿瘤压迫胆管，导致胆汁排出受阻，引起梗阻性黄疸，表现为皮肤及巩膜变黄、小便深黄、大便白陶土样，并且可伴有皮肤瘙痒。

3. 血糖升高

胰腺可以分泌胰岛素，起调节血糖的作用，因此胰腺癌的患者初期可以出现血糖突然升高，被诊断为糖尿病。因此，对于年龄超过50岁，无明显诱因（肥胖、家族史）出现糖尿病症状（多饮、多食、多尿）的人，一定要高度怀疑是否有胰腺癌的出现。

4. 消化道症状

胰腺作为消化系统的一部分，功能下降会引起食欲下降、腹胀、消化不良、腹泻等症状。如果近期出现这些不典型的消化症状，胃肠镜检查无明显异常，应警惕胰腺癌。消化道症状伴随消瘦、乏力、体重下降，也可能是胰腺癌的早期信号。

胰腺位于胃的后方，被肝脏、十二指肠等器官“藏”在腹腔后面，一方面使诊断难度加大，另一方面也让很多患者早期没有明显症状，单靠胰腺癌早期信号不足以发现所有胰腺癌，还需要借助一些检查手段。

二、胰腺癌的检查手段

1. 肿瘤标志物

胰腺癌患者的几种常见肿瘤标志物可升高，包括癌胚抗原、CA199、CA125等，尤其是CA199，但指标升高并不意味着一定是肿瘤。肿瘤标志物可以用于胰腺癌筛查，但并不足以确诊，还需要进一步通过影像学检查明确诊断。

2. 常用影像学检查

B超、CT、磁共振成像都是诊断胰腺癌的重要工具。增强CT最准确，是较为常用的方式，能清晰显示肿瘤大小、位置、密度及血供情况。磁共振成像不作为诊断的首选方法，可以作为增强CT的有效补充。B超价格便宜、简单易行，但由于胰腺被胃遮挡，准确度不如CT和磁共振成像高。

3. 超声内镜

目前，超声内镜是诊断胰腺肿瘤的“神兵利器”，是将超声检查和电子内镜结合的一种新的诊疗技术（图8－12）。利用胃镜上的超声探头从消化道内部探测胰腺有没有“长东西”，可明显提高胰腺检查的敏感性，对于＜1厘米的病变也能够清晰显示。此外，在超声引导下还能对发现的胰腺病变穿刺活检，是诊断胰腺癌的“金标准”。超声内镜检查操作技术要求高，有一定创伤，需要专业人员在专业医生的指导下进行。

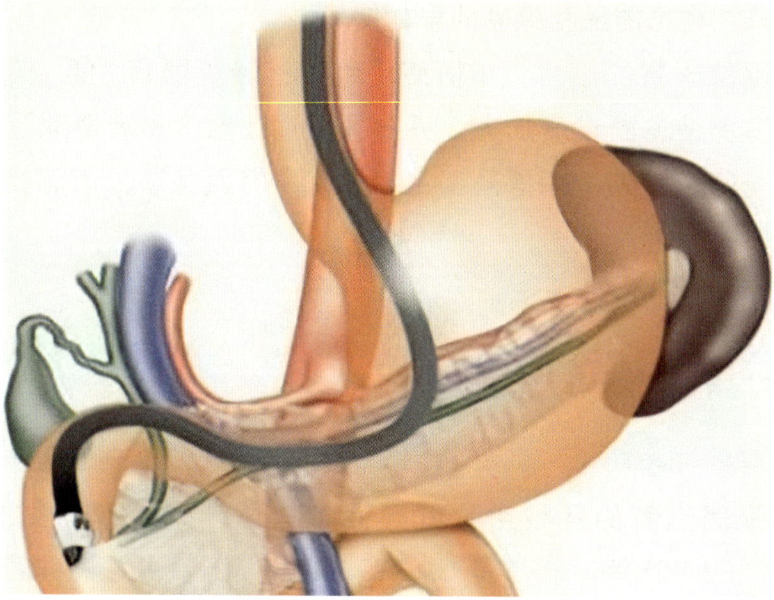

图 8-12　超声内镜检查胰腺示意图

4. 其他新技术

近年来，科学家不断探索新的胰腺癌早期高效筛查方式，寻找血液循环中的肿瘤细胞、循环肿瘤 DNA 或胰腺癌独有的蛋白质和肿瘤代谢物，目前多处于实验探索阶段。

三、胰腺癌的高危因素

胰腺癌的发病率逐年升高，日常生活应该做好预防，避免胰腺癌的危险因素。

1. 长期吸烟

烟草中含有大量的致癌物质，吸烟数量与胰腺癌的发病率、死亡率呈正相关。

2. 肿瘤、胰腺癌家族史

由于肿瘤发病与基因的相关性，胰腺癌有一定遗传倾向，有相关家族史的人群更易患胰腺癌。

3. 不良饮食习惯

长期大量饮酒、高脂肪饮食、高蛋白饮食会刺激胰腺分泌，诱发胰腺炎，导致胰腺癌患病风险的增加。

4. 胰腺慢性损伤

慢性胰腺炎反复发作、病史超过10年的糖尿病患者，胰腺癌的风险可能增加。

对于胰腺癌的高危人群，出现不明原因的乏力、消瘦、食欲不振、糖尿病等症状需高度重视，一定要到正规医院进行细致检查，以便早期发现和诊治胰腺癌。

（马永蔌　杨尹默）

第九章 常见内分泌系统疾病

第一节 SECTION 1 糖尿病及糖耐量异常

糖尿病是由于胰岛素分泌不足或利用障碍导致血中葡萄糖水平升高的代谢性疾病，血糖持续升高可导致心脑血管病、外周血管病、糖尿病肾病、视网膜病变和神经损害等，引起器官功能不全或衰竭。严重的急性血糖升高患者可发生酮症酸中毒或高渗昏迷而危及生命。因此，糖尿病又称为“甜蜜”的杀手。

近年来，我国糖尿病患病率显著增加。1980年，我国14省市30万人的调查资料显示糖尿病患病率为0.67%；2015—2017年，我国31省市调查资料显示糖尿病患病率已上升至11.2%。

一、糖尿病诊断标准

糖尿病诊断标准见表9-1，对于有典型糖尿病症状(多饮、多食、多尿、不明原因体重下降)的患者只需下述一项检验指标异常即可诊断；对于无典型糖尿病症状患者需改日复查确认。

表9-1　糖尿病的诊断标准

诊断标准	静脉血浆葡萄糖或 HbA_1c 水平
典型糖尿病症状	
加上随机血糖	≥ 11.1 毫摩尔/升

（续表）

诊断标准	静脉血浆葡萄糖或 HbA_1c 水平
或加上空腹血糖	≥ 7.0 毫摩尔 / 升
或加上 OGTT 2 小时血糖	≥ 11.1 毫摩尔 / 升
或加上 HbA_1c	≥ 6.5%
无糖尿病典型症状者，需改日复查确认	

注：随机血糖指一天中任意时间血糖，空腹血糖指至少8小时未进食热量，OGTT 为口服葡萄糖耐量试验，HbA_1c 为糖化血红蛋白。

资料来源：中华医学会糖尿病学分会．中国2型糖尿病防治指南（2020年版）[J]. 中华糖尿病杂志，2021，13（4）：315－409.

二、糖尿病症状

糖尿病的典型症状是口渴多饮、多尿、多食和消瘦，常称为“三多一少”，血糖越高，症状越明显。糖尿病早期，血糖较低时往往无任何明显症状，很多患者是通过体检发现，或因其他症状如皮肤瘙痒、反复发生感染或视力下降、模糊等发现。

长期血糖升高可导致多种并发症，出现视物模糊，严重者失明；蛋白尿，肾功能不全；肢体麻木、皮肤感觉异常或间歇性跛行，足溃疡和肢体坏疽等；糖尿病患者易发生冠心病、脑卒中。

三、糖尿病分型

糖尿病分1型糖尿病、2型糖尿病、妊娠糖尿病及其他特殊类型糖尿病。其中，2型糖尿病占比达到95％左右。

1 型糖尿病是由于胰岛素绝对缺乏引起。发病年龄通常小于30岁，“三多一少”症状明显，常以酮症或酮症酸中毒起病，非肥胖体型，空腹或餐后的血清C肽水平明显降低，出现胰岛自身免疫标志物。

2型糖尿病是由于胰岛素抵抗伴胰岛素分泌相对缺乏引起。多发生于40岁以上人群，多数患者肥胖或超重，起病较缓慢，高血糖症状较轻，长期病程中可出现各种慢性并发症。

四、糖尿病高危人群筛查

半数以上2型糖尿病患者疾病早期无明显临床表现，糖尿病筛查有助于早诊断、早治疗，提高糖尿病及其并发症防治效率。

在成年人（>18岁）中，具有下列任何一个及以上危险因素者，即为糖尿病高危人群，具体包括：①有糖尿病前期史；②年龄≥40岁的人群；③体重指数≥24千克/米^{2}和（或）向心性肥胖（男性腰围≥90厘米，女性腰围≥85厘米）；④一级亲属有糖尿病史；⑤缺乏体力活动者；⑥有巨大儿分娩史或妊娠期糖尿病病史的女性；⑦有多囊卵巢综合征病史的女性；⑧有黑棘皮病者；⑨有高血压史，或正在接受降压治疗者；⑩高密度脂蛋白胆固醇<0.9毫摩尔/升和（或）甘油三酯>2.22毫摩尔/升或正在接受调脂药治疗者；⑪有动脉粥样硬化性心血管疾病史；⑫有类固醇类药物使用史；⑬长期接受抗精神病药物或抗抑郁症药物治疗。推荐的筛查及干预流程见图9–1。

发生糖尿病风险分层：

低风险人群：空腹血糖受损（impaired fasting glucose，IFG）或糖耐量降低（impaired glucose tolerance，IGT）；

高风险人群：IFG合并IGT，IFG或IGT+一项危险因素；

极高风险人群：HbA_1c > 6%。

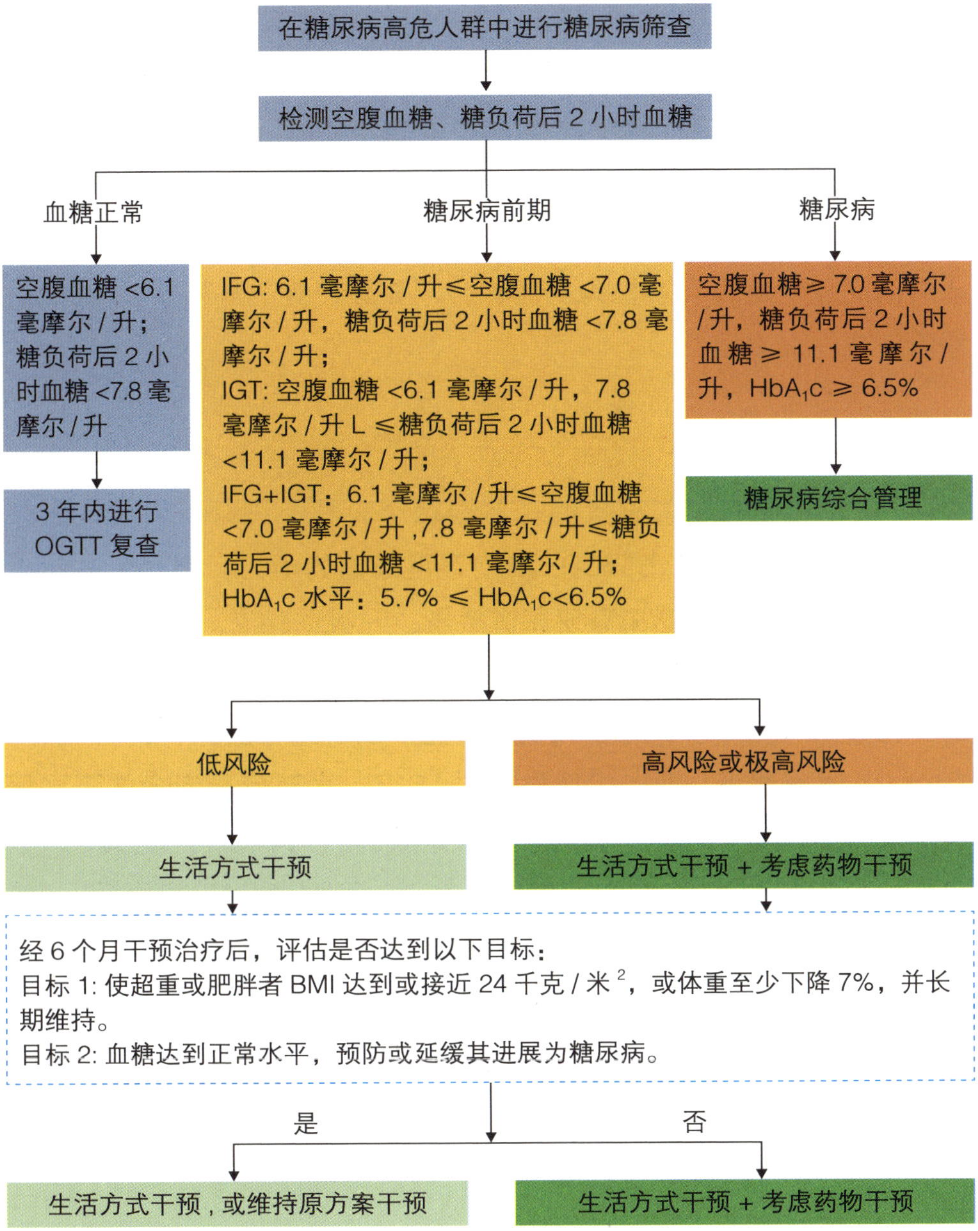

图 9-1　糖尿病的筛查及干预流程

图片来源：中华医学会内分泌学分会，中华医学会糖尿病学分会，中国医师协会内分泌代谢科医师分会 . 中国成人糖尿病前期干预的专家共识（2023 版）[J]. 中华糖尿病杂志，2023, 15（6）: 484–494.

五、糖尿病并发症

糖尿病并发症分为急性并发症和慢性并发症。

糖尿病急性并发症多由于短时间内胰岛素缺乏、严重感染、降糖药使用不当引起，血糖过高或过低时出现急性代谢紊乱，包括糖尿病酮症酸中毒、高渗性高血糖状态、乳酸性酸中毒和低血糖昏迷，需急诊或住院治疗。

糖尿病慢性并发症多由于长期血糖控制不佳所致。糖尿病的慢性并发症有：

（1）感染：糖尿病患者的高血糖状态有利于细菌在体内生长繁殖，同时高血糖状态也抑制白细胞吞噬细菌的能力，使患者的抗感染能力下降，常见的感染有泌尿道感染、呼吸道感染、皮肤感染等。

（2）糖尿病肾病：糖尿病肾病是糖尿病常见且难治的微血管并发症。轻者出现蛋白尿，重者发生肾功能不全、尿毒症。

（3）眼部病变：糖尿病病程超过15年，大部分患者合并不同程度的视网膜病变、虹膜睫状体炎、青光眼、白内障等，可导致失明。

（4）大血管病变：糖尿病患者发生动脉粥样硬化和动脉钙化的风险明显升高，可引起冠心病、缺血性脑血管病、高血压、夹层动脉瘤、下肢动脉闭塞等，2型糖尿病患者60%~80%死于大血管病变。

（5）神经病变：血糖异常导致神经系统损害，临床表现为四肢自发性疼痛、麻木感、感觉减退，部分患者出现肌无力、肌萎缩、腹胀、腹泻、便秘、尿潴留、阳痿以及汗腺分泌异常等。

（6）糖尿病足：因末梢神经或血管病变，导致下肢供血不足，容易并发细菌感染引起足部疼痛、溃疡、肢端坏疽等病变，统称为糖尿病足。

（7）糖尿病皮肤病变：较常见的有糖尿病大疱病、糖尿病皮肤病、糖尿病类脂质渐进性坏死。

六、糖尿病治疗

糖尿病的治疗要点包括：宣传教育、饮食治疗、运动疗法、药物治疗、自我监测，被称为糖尿病治疗的“五驾马车”。

1. 宣传教育

糖尿病患者应了解该疾病的相关知识，掌握自我管理所需的技能，以乐观积极的心态进行治疗，有利于提高生活质量和预后。

2. 饮食治疗

饮食治疗是糖尿病治疗最重要的措施，无论病情轻重和使用何种药物治疗，均应长期坚持饮食控制。

基本原则是：控制总热量摄入，进餐尽量定时定量（尤其是注射胰岛素患者），适当增加非淀粉类蔬菜、水果、全谷类食物，减少精加工谷类的摄入；适当增加单不饱和脂肪酸和 n–3 多不饱和脂肪酸，限制饱和脂肪酸、反式脂肪酸摄入；保证优质蛋白（如鱼肉、瘦肉、鸡蛋、牛奶、大豆）占总蛋白摄入一半以上；增加膳食纤维的摄入；不饮酒；盐的摄入量应小于5克/日（图9–2）。

3. 运动疗法

糖尿病患者要避免久坐，坚持适当的体育锻炼，合理适量的运动对于病情控制十分有利。建议所有患者运动前进行必要的健康评测和运动能力评估，以保证安全性和科学性。建议至少每周150分钟中等强度（运动时有点费力，呼吸心跳加快）有氧运动，如健步走、太极拳、骑车等。如无禁忌证，每周最好进行2~3次（间隔≥48小时）抗阻运动。运动前后加强血糖监测，避免低血糖。运动中注意及时补充水分。

4. 药物治疗

在饮食和运动治疗基础上选用合适的降糖药物，使血糖维持在基本正常水平。药物治疗应根据患者的具体情况给予全面、个体化

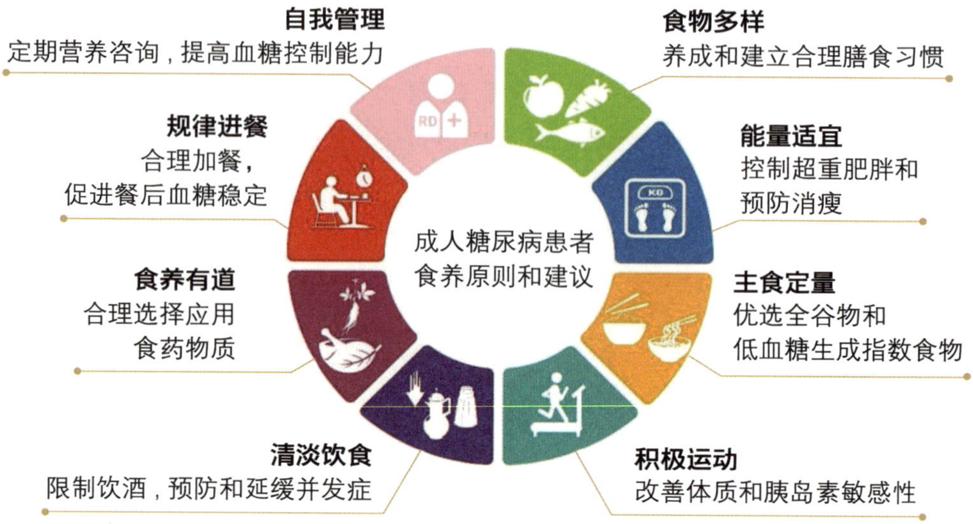

图 9-2　成人糖尿病患者食疗原则和建议

图片来源：中华人民共和国国家卫生健康委员会. 成人糖尿病食养指南（2023 年版）[J]. 全科医学临床与教育，2023, 21（5）: 388-391.

的治疗方案。

（1）二甲双胍：通过减少肝脏葡萄糖的输出和改善外周胰岛素抵抗而降低血糖，是多数糖尿病患者的首选基础药物。单独用药一般不会发生低血糖；二甲双胍本身不增加肝肾功能损害的风险；最常见的不良反应为胃肠道反应，从小剂量开始并逐渐加量是减少其不良反应的有效方法。建议采用二甲双胍治疗的糖尿病患者每年测定一次血清维生素 B_{12}。

（2）SGLT2 抑制剂：通过抑制肾脏对葡萄糖的重吸收，从而促进尿糖的排出。在一系列大规模临床研究中显示了心血管及肾脏获益。单独用药不会发生低血糖；常见不良反应为泌尿生殖系统感染与血容量不足；罕见不良反应包括糖尿病酮症酸中毒。服用时每日饮水量应在 2000 毫升以上，并观察泌尿系症状。代表药物：达格列净、恩格列净、卡格列净、恒格列净。

（3）α－葡糖苷酶抑制剂：通过抑制碳水化合物在小肠上部的吸收而降低餐后血糖。单独用药不会发生低血糖；常见不良反应为胃肠道反应（如腹胀、排气等）。代表药物：阿卡波糖、伏格列波糖。

（4）磺脲类药物：通过促进胰岛素分泌降低血糖。常见不良反应为低血糖和体重增加。代表药物：格列美脲、格列吡嗪、格列齐特、格列喹酮。

（5）格列奈类：通过刺激胰岛素的早时相分泌降低餐后血糖，降血糖作用快而短暂。常见不良反应为低血糖和体重增加。代表药物：那格列奈、瑞格列奈。

（6）噻唑烷二酮类：通过增加靶细胞对胰岛素作用的敏感性降低血糖。单独用药一般不会发生低血糖。常见不良反应为体重增加和水肿。代表药物：罗格列酮、吡格列酮。

（7）二肽基肽酶Ⅳ抑制剂：通过抑制二肽基肽酶Ⅳ而增加内源性GLP－1水平，随血糖水平调节胰岛素释放并降低胰高糖素水平，血糖高时作用强，血糖低时作用弱。单独用药不会发生低血糖，胃肠耐受性良好。代表药物：西格列汀、利格列汀、维格列汀、沙格列汀、阿格列汀。

（8）GLP－1受体激动剂（GLP－1RA）：通过激活GLP－1受体随血糖水平调节胰岛素释放并降低胰高糖素水平。降糖效果明显，低血糖发生率低，并能减轻体重。GLP－1RA周制剂明显提高了患者依从性。最常见的不良反应为轻中度的胃肠道反应；多见于治疗初期，随着使用时间延长，不良反应逐渐减轻。代表药物：利拉鲁肽、度拉糖肽、司美格鲁肽。

（9）胰岛素：适应证：1型糖尿病、有糖尿病严重并发症者、围手术期、妊娠和分娩、口服降糖药不能控制的2型糖尿病等。常见的副作用为低血糖和体重增加。

药物应用目前多采用的流程见图9－3，在无GLP－1RA或

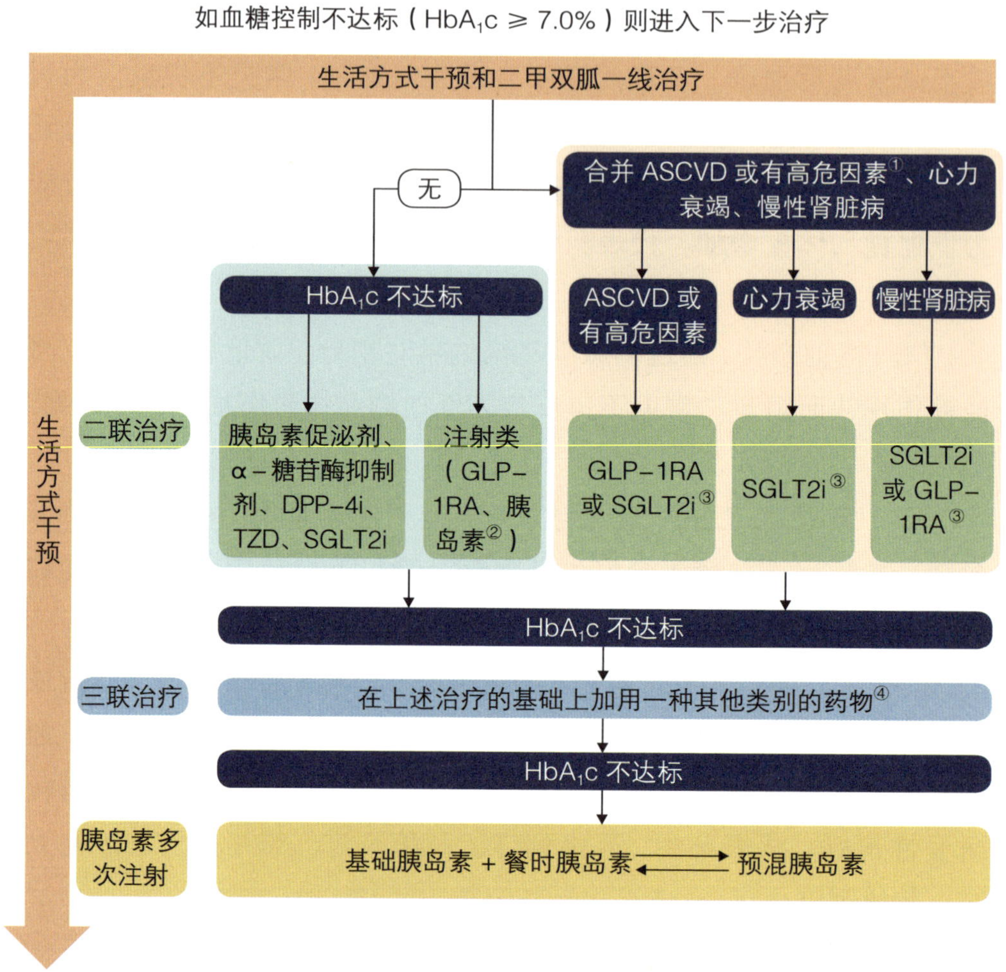

注：DPP－4i 为二肽基肽酶Ⅳ抑制剂；TZD 为噻唑烷二酮类药物；SGLT2i 为 SGLT2 抑制剂。

①高危因素指年龄≥55 岁伴以下至少 1 项：冠状动脉或颈动脉或下肢动脉狭窄≥50%，左心室肥厚；②通常选用基础胰岛素；③加用具有 ASCVD、心力衰竭或慢性肾脏病获益证据的 GLP－1RA 或 SGLT2i；④有心力衰竭者不用 TZD。

图 9-3　糖尿病药物治疗流程

图片来源：中华医学会糖尿病学分会．中国 2 型糖尿病防治指南（2020 年版）[J]. 中华糖尿病杂志，2021, 13（4）: 315－409.

SGLT2抑制剂心肾保护强适应证的情况下，建议二甲双胍作为2型糖尿病的首选一线降糖药物并一直保留在治疗方案中。对于合并动脉粥样硬化性心血管疾病、心力衰竭或慢性肾脏病的患者，按照流程图优选使用GLP-1RA或SGLT2抑制剂。

小贴士

2型糖尿病的综合控制目标

2型糖尿病常合并高血压、血脂异常、肥胖等，使并发症的发生风险、进展速度及危害显著增加，因此科学、合理的控制策略是综合控制，综合控制目标见表9-2。

表9-2　2型糖尿病的综合控制目标

测量指标	目标值
毛细血管血糖（毫摩尔/升）	
空腹	4.4~7.0
非空腹	<10.0
糖化血红蛋白（%）	<7.0
血压（毫米汞柱）	<130/80
总胆固醇（毫摩尔/升）	<4.5
高密度脂蛋白胆固醇（毫摩尔/升）	
男性	>1.0
女性	>1.3
甘油三酯（毫摩尔/升）	<1.7
低密度脂蛋白胆固醇（毫摩尔/升）	
未合并动脉粥样硬化性心血管疾病	<2.6
合并动脉粥样硬化性心血管疾病	<1.8
体重指数（千克/米^2）	<24.0

5. 自我监测

糖尿病患者应长期进行自我监测，及时了解病情，早期发现和防治并发症。

七、2 型糖尿病的三级预防

1. 一级预防

是对整个人群进行的非选择性预防，主要是改变环境因素和生活方式，将导致糖尿病发生的各种因素降至最低。糖尿病的发生与热量摄入过多、营养过剩、肥胖、缺少运动等因素密切相关，在日常生活中应注意减少热量摄入，养成“三低一高”（低盐、低糖、低脂、高纤维）的饮食习惯。多食新鲜蔬菜和水果，米面不要吃得太精，多吃五谷杂粮。此外，每天要进行适度的体育锻炼。

2. 二级预防

对于 2 型糖尿病的高危人群（主要包括有糖尿病家族史、高血压、血脂异常、40 岁以上肥胖及曾患妊娠糖尿病等）要定期检测血糖，尽早发现隐性的 2 型糖尿病（即只有血糖升高而患者无明显症状）及糖耐量受损，做到早发现、早治疗。糖耐量受损是指血糖高于正常，但尚未达到糖尿病的诊断标准，这部分患者经过饮食或药物治疗有可能转为正常，如果不加控制有可能发展为糖尿病。

3. 三级预防

糖尿病如果长期得不到良好控制，会引起心、脑、肾、神经、眼睛等重要器官的并发症，甚至导致残疾或者死亡。三级预防即对已经确诊的糖尿病患者通过饮食治疗、运动治疗、药物治疗、心理治疗、糖尿病教育等各种手段，力求达到预防或者延缓糖尿病的并发症（主要是慢性并发症）的发生与发展，以最大限度地减轻糖尿病患者的痛苦，提高生活质量。

（张　晶）

第二节 SECTION 2 甲状腺疾病

甲状腺位于颈部气管前，即喉结下方2~3厘米处。它的形状像“蝴蝶”，吞咽时可随气管上下移动，主要功能是合成甲状腺激素。甲状腺虽小，但会影响新陈代谢及生长发育，对大脑、心脏、肾脏、生殖系统等都有重要的调节功能，是重要的内分泌器官。

甲状腺疾病很常见，包括甲状腺功能异常如甲状腺功能亢进（简称“甲亢”）、甲状腺功能减退（简称“甲减”），以及甲状腺结节（良性和恶性）等。

一、甲状腺功能亢进

甲亢患者的甲状腺激素分泌增多。甲状腺激素能促进人体的新陈代谢，分泌增多则表现为心慌、心动过速、乏力、怕热、多汗、食欲亢进、消瘦、易激动、大便次数增多或腹泻、失眠、眼睑水肿、女性月经稀少等，部分患者可有甲状腺肿大及突眼，严重者还会出现甲亢性心脏病，甚至损伤心脑血管、消化、生殖、骨骼肌肉系统等。有些老年甲亢患者表现为厌食、消瘦、精神萎靡、嗜睡等，临床称为“淡漠型甲亢”，容易被误诊。

甲亢的病因主要包括毒性弥漫性甲状腺肿、毒性结节性甲状腺肿、自主性高功能性甲状腺腺瘤等。

患者出现心慌、乏力、体重下降，应该到医院抽血进行甲状腺功能检测。甲状腺功能检测项目通常包括三碘甲状腺原氨酸（T_3）、四碘甲状腺原氨酸（T_4）、游离T_3（FT_3）、游离T_4（FT_4）、促甲状腺素（thyroid-stimulating hormone，TSH）。TSH由垂体分泌，促进甲状腺细胞的增殖、甲状腺激素的合成和分泌，常常在甲状腺激素变化前发生改变，因此是判断原发于甲状腺的甲亢或者甲减的最敏感的指标。如果T_3、T_4、FT_3、FT_4升高，提示“甲亢”；TSH降低，提示问题在甲状腺；如果T_3、T_4、FT_3、FT_4降低，提示“甲减”，TSH升高，提示是甲状腺的原因导致甲状腺激素分泌减少。

得了甲亢，还需要检查促甲状腺激素受体抗体。促甲状腺激素受体抗体是毒性弥漫性甲状腺肿的标志性抗体，数值升高，支持毒性弥漫性甲状腺肿的诊断。甲亢有多种病因，治疗需要个体化。因此要对甲亢病因进行鉴别。

甲亢的治疗方法常有以下3种：

（1）抗甲状腺药物：疗效确切、安全、无创伤，缺点是疗程长，一般服用一年半到两年，复发率高。

（2）放射性^{131}I治疗：疗效好，但易发生甲减，多数患者需终身服用左甲状腺素钠治疗以维持甲状腺功能正常。

（3）手术治疗：存在手术并发症的风险，易出现甲减。

甲亢控制不佳时，需要低碘饮食，保持良好睡眠，避免精神紧张。目前，碘营养与甲亢的关系，国内外研究结论不一。碘缺乏和碘过量都是甲亢的危险因素，有研究证明毒性弥漫性甲状腺肿患者禁碘对甲亢的缓解无益，并且增加甲亢的复发率。因此，甲状腺功能控制稳定后，可以科学、合理地食用加碘食盐。

二、甲状腺功能减退

甲减患者的甲状腺激素合成分泌减少。甲减可以发生在各个年龄段，表现为畏寒、心跳减慢、食欲减退、少言乏力、表情淡漠、胸闷、脱发、皮肤干燥、体重增加、腹胀便秘、记忆力减退等。女性可能出现月经周期紊乱，月经量多，严重时还会导致不孕；男性可能造成阳痿、性功能减退等症状。严重者还会出现水肿、昏迷。

甲减的病因主要有桥本甲状腺炎、甲状腺切除术后、放射性^{131}I治疗后以及过量服用抗甲状腺药物等。

甲减的症状常缺乏特异性，因此确诊需通过甲状腺功能检查。确诊为甲减后，治疗相对比较简单，即给患者补充适量的左甲状腺素钠，使患者甲状腺功能恢复并维持正常。

引起甲减的病因有很多。其中只有少部分甲减（如亚急性甲状腺炎、药物性甲减）可能是暂时的；大多数甲减（如桥本甲状腺炎、甲状腺手术或放疗后）都是永久性的，需要终身服药。左甲状腺素钠主要用于补充甲状腺激素，需要终身服用的患者在适宜的剂量下维持甲状腺功能正常则没有明确的危害；过量使用则有可能出现甲亢的相关症状，因此需要定期监测甲状腺功能。

小贴士

怀孕是不是要停止服用左甲状腺素钠?

不可以停药。备孕的甲减女性，停止甲状腺激素治疗会导致排卵异常进而更不易受孕。怀孕的前12周是胎儿大脑发育的关键时期，孕20周以前胎儿自身甲状腺尚未发育成熟，如果孕妇甲减没有及时治疗，会导致胎儿缺少母体甲状腺激素的供给，从而导致智力发育受损和生长发育障碍。

三、甲状腺炎

甲状腺炎是各种原因（自身免疫、感染、放射性损伤等因素）引起的甲状腺炎症性疾病，包括急性甲状腺炎、亚急性甲状腺炎、无痛性甲状腺炎、桥本甲状腺炎、慢性侵袭性纤维性甲状腺炎等。甲状腺炎多见于中青年女性，患者多有甲状腺肿大。亚急性甲状腺炎，伴有甲状腺明显疼痛及发热，甲状腺质地坚硬，触痛明显，疼痛可向颌下、耳后放射。伴有或不伴有甲状腺功能异常。不同类型的甲状腺炎临床表现各异，因此需要及时就医进行诊治。

甲状腺自身抗体包括甲状腺过氧化物酶抗体、甲状腺球蛋白抗体和促甲状腺素受体抗体等。甲状腺过氧化物酶抗体和甲状腺球蛋白抗体强阳性提示甲状腺存在自身免疫性炎症。

如果化验单上甲状腺球蛋白抗体和甲状腺过氧化物酶抗体很高，医生却说不需要治疗，这是因为患有桥本甲状腺炎等甲状腺自身免疫疾病的患者可能甲状腺自身抗体持续阳性，这预示着患者发生甲状腺功能异常的风险增加，因此需要定期随访监测。目前，针对桥本甲状腺炎的治疗，是维持甲状腺功能正常。因此，即使甲状腺自身抗体呈阳性，但是甲状腺功能正常，患者仅需要定期随访观察。

小贴士

患有桥本甲状腺炎，可以吃碘盐吗?

甲状腺功能正常的情况下，正常进食含碘盐即可，避免碘过量。

四、甲状腺结节和甲状腺癌

甲状腺结节是甲状腺内部出现了一个或者多个团块状的占位性改变，可以触及或在超声检查中发现，是目前最常见的一种甲状腺疾病。大多数甲状腺结节没有临床症状，一般通过甲状腺超声发现；少数甲状腺结节和晚期甲状腺癌患者可出现局部肿块疼痛，常可压迫气管、食管等，出现憋气、吞咽困难等症状。

大部分甲状腺结节为良性结节，包括结节性甲状腺肿、甲状腺腺瘤、甲状腺囊肿等，一般在医生指导下进行观察，但是如果结节长得过大或过快，对周围组织造成了压迫症状，一定要及时就诊。

8%~16%的甲状腺结节为恶性。甲状腺癌是发病率增长最快的恶性肿瘤之一，主要包括甲状腺乳头状癌、滤泡状癌、未分化癌和髓样癌等。甲状腺乳头状癌和滤泡状癌属于分化型甲状腺癌，占甲状腺癌的绝大部分。大部分甲状腺癌可以通过手术得到根治，晚期病变需要积极的综合治疗，防止肿瘤远处转移。

甲状腺结节中只有一小部分是恶性。医生会根据患者症状、查体、甲状腺功能、甲状腺超声等综合评估结节的良恶性，必要时通过甲状腺细针穿刺活检进行病理学检查和BRAF等基因检测，来确定结节是良性还是恶性。CT和磁共振成像检查对于发生在甲状腺内的病变，检测效能并不优于超声，甲状腺手术前可以选择性进行颈部CT或磁共振成像检查，协助术前临床分期及制定手术方案。

目前甲状腺彩超分级有TI-RADS和C-TIRADS两种，中国版甲状腺影像报告与数据系统（C-TIRADS）为中国版甲状腺结节超声恶性危险分层标准。对于彩超显示4级以上结节的患者均考虑有恶性可能。但C-TIRADS 4A类结节恶性率为2%~10%，因此不用过于紧张。此类甲状腺结节最大直径≥1.5厘米时可考虑进行细针穿刺活检，明确结节良恶性后决定治疗方案。

不是所有的甲状腺结节都需要治疗，只有对身体造成危害（或有潜在危害）才需要治疗。多数的良性结节在医生指导下可以继续观察，定期随访；另一部分良性结节，例如有压迫症状、位于特殊位置（胸骨后或纵隔内）、怀疑恶变倾向等，则需要进一步治疗。如果结节是恶性的，大多情况下需要手术进行切除。每位甲状腺结节患者都有自身的特点，因此治疗需要个体化，不可一概而论。

适当补充碘能降低甲状腺结节的患病率，因此甲状腺结节患者应该保证适量碘盐摄入。

小贴士

甲状腺是我们人体重要的内分泌腺，对我们的健康有着极大的影响。正常情况下，甲状腺很小，看不见、摸不着，甲状腺疾病早期症状往往比较隐匿且缺乏特异性。因此，在日常生活中我们一定要注意保护甲状腺，发现甲状腺肿大，或者出现甲亢、甲减等相关症状，需要及时就诊。

（易圣果　高　莹）

第三节 SECTION 3 肥胖与代谢综合征

肥胖是指可能损害健康的异常或过多的脂肪堆积过多，是一种由遗传、环境和代谢等因素共同引起的慢性疾病。随着社会经济的快速发展，居民生活方式和膳食结构发生了显著变化，中国居民超重及肥胖的患病率呈明显上升趋势。2023年发表的研究显示，我国超重和肥胖的患病率分别为34.8%和14.1%，我国超重/肥胖的患病率呈现北方高于南方，男性高于女性的流行特点，超重男性占41.1%，女性占27.7%，肥胖男性占比18.2%，女性占比9.4%。

代谢综合征是一组以肥胖、高血糖（糖尿病或糖调节受损）、血脂异常（高甘油三酯血症、低高密度脂蛋白胆固醇血症）、高血压、高尿酸以及高血黏稠度等聚集发病，影响机体健康的临床征候群，是一组在代谢上相互关联的危险因素的组合。代谢综合征患者是发生心脑血管疾病的高危人群。2022年发表的研究报告显示，我国35岁及以上人群代谢综合征的患病率在21.0%~32.3%，代谢综合征在55～64岁人群最为常见。

一、测量方法

1. 体脂肪含量

正常成人男性脂肪组织重量约占体重的10%~20%，女性约占20%~25%。可以采用生物电阻抗法测量人体脂肪的含量（即体脂率）。随着年龄的增长，体脂所占比例增加，一般当男性脂肪量大于25%体重为肥胖，女性脂肪量大于30%体重时即为肥胖。

2. 体重指数

体重指数与肥胖相关疾病的危险相关性较好，但对肌肉很发达的运动员或有水肿的患者，可能会过高估计其肥胖程度。而老年人的肌肉组织减少较多，体重指数可能过低估计其肥胖程度。

3. 腰围

腰围是指腰部周径的长度，是目前公认的衡量脂肪在腹部蓄积程度的最简单、实用的指标。腰围测量方法为被测量者取立位，测量腋中线肋弓下缘和髂嵴连线中点的水平位置处体围的周长。

男性腰围大于90厘米，女性腰围大于85厘米为肥胖。腰围超标者可诊断为向心性肥胖（即腹型肥胖）。向心性肥胖以脂肪主要蓄积于腹部为特征，内脏脂肪增加，腰部增粗，呈现“梨形”肥胖，向心性肥胖者更易患糖尿病等代谢性疾病。

4. 相对体重（肥胖度）

肥胖度＝（实际体重－标准体重）/标准体重 ×100%。若计算值为 ±10%属正常范围，≥10%为超重，≥20%为肥胖。也可采用最简单的粗算法：理想体重（千克）＝身高（厘米）－105。

二、诊断标准

1. 肥胖的诊断标准

通过测量 BMI 和腰围值，可以初步评判患者是否肥胖(表9-3)。

表 9-3 肥胖的诊断标准

分类	BMI 值(千克/米²)	腰围(厘米)
肥胖	≥ 28.0	—
超重	24.0~27.9	—
向心性肥胖	—	男性：≥ 90 女性：≥ 85

2. 代谢综合征的诊断标准

权威组织有多个对代谢综合征的诊断标准，我国关于代谢综合征的诊断标准如下，具备3项或更多项即可诊断为代谢综合征：

(1)向心性肥胖：男性腰围≥90厘米，女性腰围≥85 厘米。

(2)高血糖：空腹血糖≥6.1毫摩尔/升 或糖负荷后2小时血糖≥7.8 毫摩尔/升 和(或)已确诊为糖尿病并治疗者。

(3)高血压：血压 ≥130/85毫米汞柱和(或)已确诊高血压并治疗者。

(4)空腹甘油三酯≥1.70 毫摩尔/升。

(5)空腹高密度脂蛋白胆固醇血症 <1.04 毫摩尔/升。

三、肥胖与代谢综合征的发病机制

代谢综合征患者多见向心性型肥胖，存在胰岛素抵抗。肥胖是多基因遗传和环境因素综合作用的结果。高脂肪、高碳水化合物的膳食结构及运动量少的生活方式，导致能量摄入大于消耗，过剩的能量便以脂肪的形式积存于体内。

胰腺是胰岛素抵抗受累的主要器官，在应激状态下，存在糖尿病遗传易感因素的个体胰腺β细胞的凋亡速度加快，容易出现高血糖，甚至发展为糖尿病。胰岛素抵抗及相关的高胰岛素血症、高血糖以及脂肪细胞因子还会启动炎症反应，损害内皮功能，加速动脉粥样硬化进程并引起凝血和纤溶状态的失衡，导致高凝状态而容易形成血栓。

四、预防与治疗

健康生活方式是预防肥胖与代谢综合征的基石。减轻体重是关键，可改善胰岛素敏感性，降低各种危险因素，提高生活质量和寿命。通过减重预防和治疗肥胖相关并发症，改善患者的健康状况。肥胖患者体重减轻5%~15%即可改善高血压、血脂异常、非酒精性脂肪肝、2型糖尿病患者的血糖，降低2型糖尿病和心血管并发症的发生率。

通过改善代谢综合征患者的腰围、高甘油三酯、低HDL、高血糖、高尿酸和胰岛素敏感性等，有助于预防心血管疾病及2型糖尿病，减少心血管疾病者心血管事件的发生风险。

1. 生活方式干预

饮食干预是生活方式干预的核心。核心原则是基于能量的精准评估，使患者的能量代谢保持负平衡。

合理的饮食方案包括合理的膳食结构和摄入量。减重膳食包括低能量、低脂肪、适量蛋白质、新鲜蔬菜和水果，避免进食油炸食物，尽量采用蒸、煮、炖的烹调方法，避免加餐及含糖饮料。建议患者限制食盐摄入，戒烟限酒。推荐每日能量摄入平均降低30%~50%或降低500千卡，也可以将摄入量限制在1000~1500千卡。保持每日摄入蛋白质为20%~25%、脂肪供能比为20%~30%、碳水化合物供能比为45%~60%。饮食干预需个体化，应在医生的指导下进行，多种膳食方案均有利于体重控制，包括限能量膳食、高蛋白膳食、间歇式断食膳食、营养代餐、低碳水化合物膳食等。

2. 运动疗法

运动在减重治疗中不可或缺，长期规律运动有利于减轻向心性肥胖，控制血压，进而降低心血管疾病风险。运动前应在医师指导下进行评估，尤其是心肺功能和运动功能的医学评估（如运动负荷试验等）。运动项目的选择应结合兴趣爱好、年龄、并存疾病和身体承受能力，运动量和强度应当逐渐递增。建议中等强度的运动（50%~70%最大心率，运动时心跳和呼吸加快），包括快走、打太极拳、骑车、乒乓球、羽毛球、高尔夫球和游泳等。鼓励患者在身体条件允许的情况下参与任何程度的活动，不能锻炼的患者减少久坐仍有益于健康。

3. 减重药物

药物治疗是减重的重要手段。减重药物种类繁多，由于减肥药存在不同程度的副作用，不应盲目滥用。应在医生指导下制定科学的运动和膳食方案，辅以药物治疗，才能取得较好的减重效果。

减重药物治疗指征有以下几点：

（1）食欲旺盛，餐前饥饿难忍，每餐进食量较大。

（2）合并高血糖、高血压、血脂异常和脂肪肝。

（3）合并负重关节疼痛。

（4）肥胖引起呼吸困难或有阻塞性睡眠呼吸暂停综合征。

（5）BMI ≥24 千克/米^{2}合并上述疾病。

（6）BMI ≥28 千克/米^2，经过3个月的单纯饮食方式改善和增加活动量仍不能减重5%，甚至体重仍有上升趋势者。

减重药物分为以下几种：

（1）作用于肠道的减重药：我国批准用于肥胖治疗的药物只有奥利司他，通过抑制胃肠道脂肪酶减少食物中大约30%脂类物质的消化和吸收，减少热量生成，达到减重目的。所引起的脂肪泻等不良反应限制其广泛使用。药物治疗3个月后如果非糖尿病患者体重下降>5%，糖尿病患者体重下降>3%，可以视为有效，继续药物治疗。无效患者则需停药，并对整体治疗方案重新评估。

（2）兼具减重作用的降糖药：

二甲双胍：明显减少肝脏葡萄糖的输出和糖异生，使内脏脂肪减少、体重下降约2.5%，减重效果有限，二甲双胍是2型糖尿病合并肥胖患者的优选药物。

SGLT2抑制剂：主要通过抑制肾脏近曲小管SGLT2功能，减少葡萄糖重吸收而降低血糖。主要通过热量损失及渗透性利尿减轻体重，减重效果在治疗初几周最明显，而后逐渐趋缓，BMI越大，体重减轻越多。代表药物有达格列净、恩格列净、卡格列净、艾托格列净、脯氨酸恒格列净。

GLP-1受体激动剂：呈葡萄糖依赖性地促进胰岛素分泌并减少胰高血糖素分泌，可通过中枢性抑制食欲、减缓胃排空、增加饱腹感、降低食欲、减少糖类摄取和吸收，从而达到控制血糖及减重的作用，很少引起低血糖。GLP-1受体激动剂可分为短效及长效制剂，短效制剂包括利拉鲁肽、艾塞那肽及利司那肽，每日1~2次皮下注射；长效制剂包括度拉糖肽、司美格鲁肽、艾塞那肽周制剂及聚乙二醇洛塞那肽，每周1次皮下注射。国家药监局只批准此类药物治疗2型糖尿病患者，尚未批准用于肥胖患者的减肥治疗。司美格鲁肽于2021年6月被美国食品药品监督管理局批准用于成人肥胖症的治疗，目前在我国使用司美格鲁肽治疗肥胖属于超说明书用药。

SGLT2 抑制剂与 GLP-1 受体激动剂联用时，具有叠加减重作用。

4. 减重手术

减重手术是针对重症肥胖患者的治疗手段。通过外科或内镜方式改变胃肠道的解剖和(或)连接关系，调整营养摄入、吸收、代谢转化，以及肠道激素分泌从而减轻体重，逆转肥胖相关代谢紊乱，延长预期寿命。当 BMI ≥37.5 千克/米^2，经生活方式干预和药物治疗难以控制体重时，推荐手术治疗。术式包括腹腔镜胃袖状切除术、腹腔镜 Roux-en-Y 胃旁路术、胆胰转流十二指肠转位术。由于手术减重存在副作用，必须严格掌握手术指征。

5. 管理心血管危险因素

代谢综合征患者发生心血管事件的风险较高，应重视心血管危险因素的综合管理，有效控制血压、血脂、血糖。降糖药物优先选择降糖并兼顾减重的药物如二甲双胍、SGLT2 抑制剂和 GLP-1 受体激动剂。其中，SGLT2 抑制剂兼具降糖、降压、降尿酸和减重的作用，有利于代谢综合征的防治。

（周伟炜）

第四节 SECTION 4 高尿酸血症与痛风

一、什么是高尿酸血症?

尿酸是嘌呤代谢的产物，体内尿酸总量约为 1200 毫克，每天新产生尿酸约 750 毫克，排出 800~1000 毫克，其中 30% 从肠道和胆管排泄，70% 经肾脏排泄。尿酸经过肾小球滤过，近端肾小管重吸收、分泌及分泌后再吸收，最终6%~12%的尿酸随尿排出。正常情况下，人体每天尿酸的产生和排泄基本上保持动态平衡，当尿酸生成增加和（或）排泄减少时导致高尿酸血症。

二、哪些原因引起高尿酸血症？

外源性嘌呤摄入过多（食用富含嘌呤的食物、饮酒等）和内源性嘌呤代谢失调是导致高尿酸血症和痛风的重要原因。

此外，高血压、糖尿病、代谢综合征、心力衰竭、肾功能异常等，会导致肾小球滤过率下降及肾小管尿酸分泌功能降低，从而使尿酸排泄障碍；使用利尿剂、抗结核药（吡嗪酰胺、乙胺丁醇）、免疫抑制剂环孢霉素A等，不仅可增加高尿酸血症发病率，还可诱发痛风急性发作。

三、高尿酸血症如何诊断？

在正常嘌呤饮食状态下，非同日两次空腹血尿酸水平>420微摩尔/升时可诊断为高尿酸血症。根据病因可分为尿酸排泄减少型、生成过多型及混合型。对于肾功能正常（肌酐清除率>60毫升/分）的患者，若采用普通饮食时尿酸排泄<800毫克/日，摄入低嘌呤饮食时尿酸排泄<600毫克/日，可定义为排泄减少型；>800毫克/日可诊断生成过多型；部分患者排泄减少与生成过多并存，称为混合型。对于肾功能不全患者，分型诊断时可根据肾功能进一步校正。

四、高尿酸血症有何危害？

高尿酸血症无临床症状，尿酸盐结晶在关节及关节周围组织沉积可引起痛风性关节炎；以尿酸盐结晶为核心可在耳郭、皮下组织、关节等部位形成异物结节，即痛风石；尿酸在尿路可引起尿路结石（多为尿酸性结石）；尿酸结晶在肾脏沉积发生尿酸性肾病，可导致肾功能不全，反过来又引起血尿酸升高，形成恶性循环。此外，尿酸结晶可直接损伤血管内皮功能，激活血小板诱发血栓形成，沉积在血管壁内促进炎症反应，促进脂质过氧化，增加氧自由基，促进动脉硬化发生发展。

五、痛风性关节炎有何临床表现?

痛风性关节炎常为急性起病，以第一跖趾关节受累为多见（图9–4），也可累及踝、手、腕、膝、肘及足部小关节。受累关节有剧烈疼痛，伴有组织红肿、皮温升高和活动受限，常为单个关节受累，反复发作后可有多关节受累。

老年患者的痛风性关节炎疼痛症状可不剧烈，多以亚急性或慢性多关节炎的形式起病，主要累及手的小关节，部分患者易被误诊为骨关节炎或其他关节炎。长期服用利尿剂和非甾体抗炎药的高尿酸血症伴有肾功能不全患者，在早期就可出现痛风石沉积，而没有急性痛风性关节炎发作的病史。

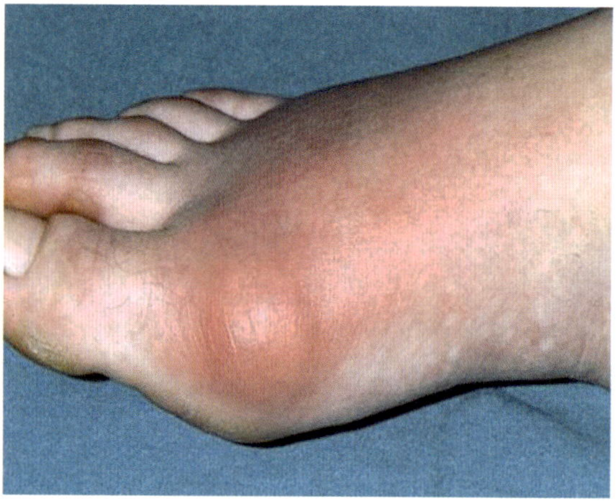

图9-4　右侧第一跖趾关节痛风急性期关节炎

六、高尿酸血症如何治疗?

治疗高尿酸血症可以预防痛风，生活方式干预是高尿酸血症治疗的基础，低嘌呤、低果糖饮食，限酒，运动及减重等有助于降低血尿酸水平。应避免使用抑制尿酸排泄的药物（如利尿剂、抗结核药等），积极治疗各种影响尿酸代谢的疾病。常根据血尿酸水平及合并的临床情况，确定尿酸管理目标值及降尿酸药物。

1. 饮食控制

（1）低嘌呤饮食（避免食用动物内脏、海鲜等）。

（2）避免饮用酒精饮料。

（3）低果糖饮食。

（4）多吃新鲜蔬菜、水果。

（5）多饮水：每天维持2000～3000毫升液体摄入，以保证尿量在2000毫升以上。

2. 药物治疗

应根据高尿酸血症的分型和个体特点选择降尿酸药物。

黄嘌呤氧化酶抑制剂 黄嘌呤氧化酶是介导尿酸生成的重要酶，能够抑制其活性的黄嘌呤氧化酶抑制剂是临床常用的降尿酸药物。

（1）别嘌呤醇：是高尿酸血症患者的一线用药，尤其适用于尿酸生成过多的高尿酸血症。起始剂量50毫克/次，每日或隔日1次，逐渐增加至100～300毫克/日。用药期间应注意监测不良反应，不良反应包括发热、过敏性皮疹、腹痛、腹泻、肝功能损害、白细胞及血小板减少，少见但严重的不良反应是剥脱性皮炎。携带HLA-B*58:01基因的患者更易出现超敏反应，我国汉族人群携带HLA-B*58:01基因的概率为10%～20%，建议有条件者在使用别嘌呤醇前进行基因检测，阳性者慎用。

（2）非布司他：为新型的黄嘌呤氧化酶抑制剂，主要通过肝脏代谢，尤其适用于肾功能不全的患者，推荐的起始剂量为20~40毫克/日。美国食品药品监督管理局曾发布非布司他增加死亡风险的黑框警示，治疗过程中应注意相关不良反应，除肝功能损害、恶心、皮疹等，亦须密切关注心血管事件。

促尿酸排泄药物 抑制尿酸盐在肾小管的主动再吸收，增加尿酸尿的排泄，从而降低血中尿酸盐的浓度，缓解尿酸盐结晶的生成，减少关节损伤，促进已经形成尿酸盐的结晶溶解。

苯溴马隆：通过促进尿酸排泄降低血尿酸水平，有肾结石风险和肾功能不全患者不推荐使用。服用剂量为25~100毫克/次，每日1次。治疗期间，每日的饮水量至少为2000毫升，使尿量保持在每日2000毫升以上，以降低尿酸性肾结石的发生风险。部分患者服用后会发生胃肠道不适，如恶心、呕吐、胃内饱胀感和腹泻等，也可能出现皮疹和肝功能损害等，部分患者可诱发肾绞痛及急性痛风性关节炎发作。

新型降尿酸药物 尿酸氧化酶能催化尿酸氧化变成尿囊酸，不被肾小管吸收直接排出。可用于重症难治痛风患者，快速降低血尿酸水平。目前国内尚未上市。

碱化尿液 碱化尿液有助于预防和溶解尿酸结石，尿液pH 6.2~6.9有利于尿酸盐结晶溶解和从尿液中排出，减少尿酸结石形成。对于高尿酸血症合并尿酸结石的患者，碳酸氢钠可用于调节尿液酸碱度，一般服用剂量为0.5~1克/次，每日3次。近年，欧美指南不推荐碱化尿液用于高尿酸血症的治疗。

七、痛风发作时如何治疗?

1. 非甾体抗炎药

具有抗炎作用，可缓解急性痛风的疼痛症状，应根据医嘱使用，消化性溃疡患者应慎用。

2. 秋水仙碱

主要控制痛风的急性炎症，缓解疼痛症状，治疗的安全范围小，用药过程中应密切监测不良反应。常见的不良反应为腹泻、呕吐，可引起肝、肾、心功能不全，心律失常，骨髓抑制，周围神经病变，偶见横纹肌溶解。

3. 糖皮质激素

上述药物疗效不佳，痛风累及多关节、大关节或合并全身症状，可以考虑使用糖皮质激素，应由有经验的医师决定是否使用，使用前必须先排除细菌性关节炎。糖皮质激素存在水钠潴留、低血钾、高血压、血糖异常、骨质疏松等不良反应，使用时应注意监测血糖、血压、电解质、精神神经症状等。

八、痛风患者如何使用降尿酸药物?

急性痛风性关节炎发作期服用降尿酸药物会影响痛风症状的控制甚至加重痛风症状，建议在疼痛缓解后2周开始降尿酸治疗。如患者在痛风发作前已经服用降尿酸药物，应继续服用。病情稳定的痛风患者，血尿酸水平控制在360微摩尔/升以下可预防痛风发作，控制在300微摩尔/升以下有助于痛风石吸收。

九、各类食物嘌呤含量

根据嘌呤含量，将食物分为低嘌呤食物（每100克食物含嘌呤＜25毫克）、中嘌呤食物（每100克食物含嘌呤25～150毫克）、高嘌呤食物（每100克食物含嘌呤150～1000毫克）三类（表9－4，表9－5）。

表 9-4　常见动物性食物嘌呤含量　　单位：毫克 /100 克

食物名称	嘌呤含量	食物名称	嘌呤含量
鸭肝	397.9	河蟹	147.0
鹅肝	376.9	猪肉（后臀尖）	137.8
鸡肝	317.0	草鱼	134.4
猪肝	275.2	牛肉干	127.4
牛肝	250.6	黄花鱼	124.3
羊肝	227.8	驴肉加工制品	11.74
鸡胸肉	208.0	羊肉	109.1
扇贝	193.4	肥瘦牛肉	104.7
基围虾	187.4	猪肉松	76.3

表 9-5　常见植物性食物嘌呤含量　　单位：毫克 /100 克

食物名称	嘌呤含量	食物名称	嘌呤含量
紫菜（干）	415.3	豆浆	63.2
黄豆	218.2	南瓜子	60.8
绿豆	195.8	糯米	50.4
榛蘑（干）	186.0	山核桃	40.4
猴头菇（干）	177.7	普通大米	34.7
豆粉	167.5	香米	34.4
黑木耳（干）	166.2	大葱	30.7
腐竹	159.9	四季豆	23.3
豆皮	157.3	小米	20.1
红小豆	156.5	甘薯	18.6
红芸豆	126.4	红萝卜	13.2
内酯豆腐	100.1	菠萝	11.5
花生	85.5	白萝卜	11.0
腰果	71.3	木薯	10.5
豆腐块	68.6	柚子	8.4
水豆腐	67.6	橘子	4.1

（韩晶晶　刘梅林）

第十章 常见肾脏与泌尿系统疾病

第一节 SECTION 1 慢性肾脏病的防治

我国成年慢性肾脏病患者已超过1.3亿人，相当于每10位成年人中就有1位慢性肾脏病患者。不少人不了解慢性肾脏病有什么症状，或将其与中医的“肾虚”“肾亏”相混淆；还有人将慢性肾脏病视同“尿毒症”，认为得了肾病就必然会透析，在“谈肾色变”的同时存在讳疾忌医的心理，没有及时就诊，反而导致病情的加重。

因此，了解慢性肾脏病的基本知识非常重要。本章介绍慢性肾脏病相关的知识，以期让大家提前了解肾脏健康的知识，主动进行肾脏健康检查，防患于未然。

一、认识我们的肾脏

正常人有两个肾脏，位于脊柱两侧、肋骨的下方（图10－1）。肾脏形似蚕豆，比拳头略长。肾脏是人体最重要的排泄器官，24小时不间断地过滤血液，生成尿液，排出多余水分，代谢有害物质，维持人体的电解质和酸碱平衡。此外，肾脏还兼具内分泌功能，可分泌肾素、前列腺素，是调节血压的能手；肾脏分泌促红细胞生成素，刺激骨髓造血；分泌活性维生素 D_3，调节血钙血磷平衡。

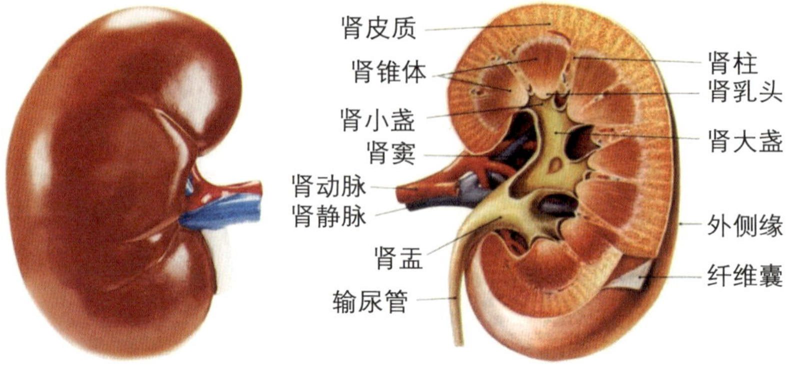

图 10-1 肾脏示意图

图片来源：https://www.tukuppt.com/index/about/company.

二、什么是慢性肾脏病?

慢性肾脏病是指时间超过3个月、各种病因导致的肾脏结构或功能的异常。包括出现肾损伤标志（白蛋白尿、尿沉渣检查异常、肾小管功能障碍、组织病理学异常及影像学检查异常、肾移植病史）伴有或不伴有肾小球滤过率<60毫升/分/1.73米^2。

慢性肾脏病的病因是多样的。高血压、糖尿病、药物损伤、自身免疫性疾病、肾小球肾炎、肾血管病变以及先天遗传性疾病都可以导致慢性肾脏病，需要进一步判断。

三、慢性肾脏病有哪些症状?

1. 水肿

肾脏是排出体内多余液体的器官。肾病可能导致部分水分滞留在组织中，从而引起水肿。肾病水肿最常见于颜面部和下肢，用手指按压后，形成的凹陷不容易恢复原状，称为“可凹性水肿”。

2. 尿液异常

肾脏病患者可伴有不同形式的尿液异常。蛋白尿指尿液中有过多的蛋白质，血尿是指尿液中有红细胞成分。肉眼观察尿的性状、颜色改变并不可靠，某些食物、药物会使尿液变红或者出现泡沫，误认为是肾脏病。怀疑尿液异常时，应及时就诊行尿液检查进行甄别。部分患者排尿次数和尿量有变化。在正常饮食情况下，如果24小时尿量大于2500毫升或小于400毫升，提示尿量异常。

3. 高血压

肾脏病是导致高血压的原因之一，特别是年轻人出现高血压需要特别警惕是否患有肾脏病。

4. 慢性肾衰竭

可出现食欲不振、恶心呕吐、疲惫乏力、全身瘙痒等症状。

慢性肾脏病是“沉默杀手”，早期症状不明显，容易被忽视。仅依靠症状判断可能导致诊疗延误。积极进行筛查对预防和控制慢性肾脏病至关重要。早发现、早诊断、早治疗能够有效控制疾病进展，降低慢性肾脏病对健康的影响。

四、哪些人容易得肾脏病?

1. 糖尿病患者

糖尿病肾病是糖尿病的常见并发症，患病率随着人口老龄化和不良生活饮食习惯持续上升。糖尿病肾病是西方国家及我国部分大城市尿毒症的首要病因。糖尿病肾病经历从微量白蛋白尿，到大量蛋白尿，直至后期导致水肿、影响肾功能，最终发展至肾衰竭的过程。确诊2型糖尿病的患者，特别是伴有视网膜病变或者周围神经病变者，1型糖尿病病史超过5年的患者，都是糖尿病肾病的高危人群。

2. 高血压患者

肾脏病可以导致高血压，高血压也可导致肾损害。高血压和肾脏病早期症状均不明显，定期进行血压和肾功能检查非常重要，以便及时发现、诊断和治疗。应尽早就医检查的高血压患者如下：①高血压病史长的患者；②血压长期控制不佳，或既往血压控制良好、近期控制不佳的患者；③高血压伴有心脏、脑血管、眼底等器官损害的患者；④ 突然出现的高血压，特别是年轻患者；⑤伴有尿检异常的高血压患者等。

3. 老年患者

年龄（高于65岁）是慢性肾脏病的独立危险因素。随着年龄的增加，肾脏会发生“老化”，对内环境变化和外界损伤等的适应能力下降，肾脏更容易受到伤害。另外，老年人群本身患有较多全身性疾病，例如高血压、糖尿病等，罹患继发性肾脏病的机会增加。相较于年轻人，老年人出现肾损伤的机会增加4～7倍。

除了以上人群，心血管疾病、肥胖、有肾脏病家族史和长期服用“肾损伤”药物（如长期大量服用止痛剂）是慢性肾脏病的易患人群。此外，环境因素如空气污染、环境温度过高也可能影响肾脏健康。

肾脏病风险常受到多个因素的影响，而不是由单一因素决定，慢性肾脏病“风险预测模型”通过对个体的年龄、性别、血压、血糖、肾功能等多方面因素进行综合分析，预测其未来发生慢性肾病风险。预测模型不同于传统的“一刀切”方式，提供了量化评估疾病风险的工具，医生可以为患者制定个性化的预防策略，从而降低肾脏病的发生风险。

五、高危人群如何及时发现肾脏病?

定期筛查是帮助高危人群及时发现慢性肾脏病的最有效途径。

筛查内容包括尿蛋白检测和肾功能检测。

1. 尿蛋白检测

（1）尿常规检查：是最简便、经济的方法，可初步筛查蛋白尿。

（2）尿白蛋白检测：晨尿的微量白蛋白/肌酐比值（uACR，参考范围为30~300毫克/克）是指南推荐的方法。随着人工智能的飞速发展，基于计算机视觉算法的尿液智能检测和分析套件（图10－2）方便患者自行居家定量检测 uACR。

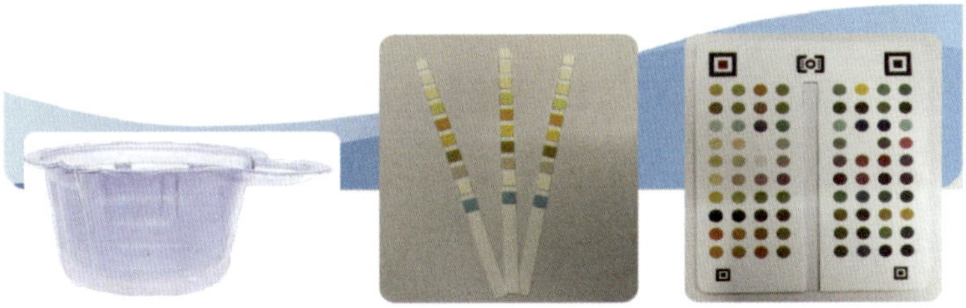

图 10-2　北大信息技术高等研究院自主研发的尿液智能检测与分析套件设备

2. 肾功能检测

推荐使用标化的血清肌酐水平计算估测肾小球滤过率。

目前的指南建议高危人群每年至少筛查一次上述指标，慢性肾脏病风险预测模型也可以为高风险人群设定筛查频率提供依据。

六、慢性肾脏病的进展防治

1. 针对慢性肾脏病的病因进行治疗

对因治疗是延缓肾脏病进展的根本方法，应针对不同病因、不同病理类型的肾脏病进行特异性治疗。例如，原发性肾小球肾炎或继发于自身免疫病的继发性肾小球肾炎患者，已有循证医学证据的免疫抑制治疗方案控制病情。对于糖尿病肾病患者，严格的血糖控制，优化联合用药，降低蛋白尿，可以延缓病情进展。

2. 积极控制危险因素

控制血压 慢性肾脏病患者应积极控制血压。对于伴有蛋白尿的患者，血压应控制在130/80毫米汞柱以下。血管紧张素转化酶抑制剂和血管紧张素Ⅱ受体阻滞剂是肾脏病患者的首选降压药种类。

控制血糖 糖尿病合并慢性肾脏病的患者，应保持糖化血红蛋白<7%。二甲双胍、钠－葡萄糖共转运蛋白2抑制剂、胰高糖素样肽－1受体激动剂、二肽基肽酶－4抑制剂在控制血糖的同时，还可以减少尿蛋白，改善糖尿病肾病患者的预后。

正确使用药物 肾脏病患者应正确使用药物，对于有潜在肾损伤可能的药物，例如造影剂、解热镇痛药等，应咨询医生，在充分权衡利弊后使用。

及时补充水分 在大量出汗、腹泻后及时补充水分，以避免由于肾脏灌注不足进一步加重肾脏缺血。

3. 生活方式干预

健康饮食 饮食管理贯穿慢性肾脏病的全过程。肾脏病患者的饮食应保证充分的热量供给（30～35卡/千克/日）；每天摄入的钠元素应保持在2.3克（相当于食盐6克/日）以下；慢性肾脏病患者应避免高蛋白饮食（>1.2克/千克/日）。对于肾小球滤过率小于60毫升/分/1.73米^{2}的患者，推荐蛋白质摄入限制在0.6克/千克/日，可联合使用酮酸制剂；对于伴有高钾、高磷等合并症的慢性肾脏病患者，应根据化验结果给予饮食控制。

适度规律运动 推荐慢性肾脏病患者每周至少锻炼5次，每次持续30分钟。

戒烟 吸烟对血管影响很大，会影响肾脏血流动力学和组织学结构，加重尿蛋白。因此，慢性肾脏病患者须戒烟。

小贴士

3 个控盐小技巧

（1）在饭菜准备出锅时再放盐，这样可以尽可能地让盐留在食物表面，更容易吃出咸味。

（2）使用葱、姜、醋等调味品调味，从而减少食盐的摄入。

（3）自己动手做饭，减少食用预制菜、半成品食品。

4. 慢性肾脏病并发症的防治

中晚期慢性肾脏病患者会逐渐出现并发症，需要进行“一体化”治疗，如改善贫血、纠正钙磷代谢紊乱和高钾血症等。慢性肾脏病是心血管疾病的独立危险因素，心血管疾病是导致慢性肾脏病患者生活质量下降，甚至过早死亡的重要原因。对中晚期慢性肾脏病患者心血管疾病的监测与防治，也是“一体化”治疗中不可或缺的一环。

5. 肾脏替代治疗

当肾脏无法完成其基本功能时，就需要肾脏替代治疗。目前常用的方法包括血液透析、腹膜透析和肾移植。透析模式的选择需从患者病情、经济条件及医疗设备综合考虑。

（姚星辰　王　芳　赵明辉）

第二节 SECTION 2 泌尿系统感染

一、定义与分类

泌尿系统感染也称尿路感染，是指病原体侵犯尿路黏膜或组织引起的尿路炎症。多种病原体如细菌、真菌、支原体、衣原体、病毒、寄生虫等均可引起尿路感染。根据临床症状有无分为有症状泌尿系统感染和无症状细菌尿。根据感染发生的部位，分为上尿路感染和下尿路感染，前者为肾盂肾炎，后者主要为膀胱炎。根据有无基础疾病，分为复杂性泌尿系统感染和非复杂性泌尿系统感染。

二、临床表现

育龄女性易感，患病男女比例约为1∶8。常见类型有以下3种：

（1）膀胱炎：即通常的下尿路感染。典型症状包括尿频、尿急、尿痛等尿路刺激症状，偶可见血色尿。常无明显发热。

（2）急性肾盂肾炎：除了尿路刺激症状，常表现为腰痛、寒战、发热（体温常超过38℃）。血常规化验常有白细胞计数升高及C反应蛋白明显升高。

（3）无症状性细菌尿：患者无尿路刺激症状及发热，仅是在体检时发现白细胞尿，尿细菌培养发现细菌菌落计数≥10^5个菌落形成单位/毫升，血白细胞及C反应蛋白正常。

三、诊断

1. 确定是否为泌尿系感染

对于疑诊患者可做血常规、血C反应蛋白、尿常规及中段尿细菌培养检查。当患者满足下列条件之一者，可确诊为泌尿系感染：①典型泌尿系感染症状 + 白细胞尿（尿常规白细胞 >5个/高倍视野）+ 尿亚硝酸盐试验阳性；② 尿白细胞数 >5个/高倍视野（或泌尿系感染症状）+ 中段尿细菌定量培养菌落数≥10^5个菌落形成单位/毫升；③连续两次尿细菌计数≥10^5个菌落形成单位/毫升，且两次培养的细菌相同。

2. 判断是上尿路感染还是下尿路感染

具有明显发热、肾区叩击痛、血白细胞计数及C反应蛋白明显升高等表现，提示为上尿路感染。

3. 是否为复杂性泌尿系感染

具有留置导尿管、尿路结石、泌尿系梗阻等基础疾病且泌尿系感染反复发作，提示为复杂性泌尿系感染。

特别提示

鉴别诊断

需要与肺炎、急性胆囊炎、泌尿系结石、阴道炎（女性患者）、前列腺炎（男性患者）、肾结核、IgA肾病相鉴别。需要由专业医生作出判断。

四、治疗

1. 急性膀胱炎

常采用3日疗法治疗，即口服环丙沙星，每次0.25克，一日2

次；或左氧氟沙星，每次0.25克，一日1次；阿莫西林克拉维酸，一次500毫克，一日2次；头孢地尼，一次100毫克，一日3次。也可以使用磷霉素氨丁三醇3克口服，单剂治疗。

2. 急性肾盂肾炎

建议使用抗生素治疗7～14天 。对于重症病例或不能口服药物者，可静脉使用喹诺酮类药物或广谱的头孢类抗生素治疗。2～3天后，可参考尿培养结果选用敏感的抗生素口服治疗。

3. 无症状细菌尿

对于绝经前、非妊娠、糖尿病、老年、脊髓损伤及留置导尿管的无症状细菌尿的患者不需要治疗。由于妊娠期间无症状细菌尿可在妊娠期出现急性肾盂肾炎，建议妊娠期无症状细菌尿者予抗生素治疗5～7天。

五、泌尿系统感染的预防

采取多喝水、勤排尿、注意会阴部卫生等措施可减少泌尿系感染。 对于性生活相关的感染，可在性生活后2小时内服用抗生素预防。对于绝经后泌尿系感染患者可以阴道局部应用雌激素软膏预防。

（周福德）

第三节 SECTION 3 泌尿系结石

泌尿系结石是指发生在肾、输尿管、膀胱等泌尿系统内的结石。泌尿系结石是常见的泌尿系统疾病，可由代谢异常（尿液酸碱度、高血钙、高尿钙、高草酸尿、低枸橼酸尿等）、先天发育异常、尿路梗阻、感染或某些药物因素导致。

泌尿系结石的人群庞大，我国尿路结石新发病率为15～20人/万人，总体人群发病率为1%～5%，南方地区发病率甚至高达10%。

一、疾病知识

1. 泌尿系结石的发生部位

泌尿系各部位均可发生结石。根据结石所在部位不同，分为上尿路结石和下尿路结石。

（1）上尿路结石：指肾结石和输尿管结石。其中肾结石包括肾盏（肾盏憩室）结石、肾盂结石、鹿角状结石（铸型结石）；输尿管结石包括输尿管上段结石、输尿管中段结石、输尿管下段结石。

（2）下尿路结石：指膀胱结石和尿道结石。其中尿道结石分为前尿道结石和后尿道结石。

2. 泌尿系结石的成分

常见的泌尿系统结石有4种：含钙结石、感染性结石、尿酸结石及胱氨酸结石。

草酸钙或草酸钙、磷酸钙混合结石表面呈桑葚状，或有突起的晶体呈毛刺状（图10－3a），也可以是光滑的类圆形结石，质地坚硬，多被血染成褐色。磷酸镁胺、磷酸钙混合结石呈灰白色，表面粗糙易碎，常为鹿角形（图10－3b）。尿酸结石质硬，表面光滑或粗糙，呈黄色或红棕色（图10－3c）。胱氨酸结石表面光滑为黄蜡样（图10－3d）。

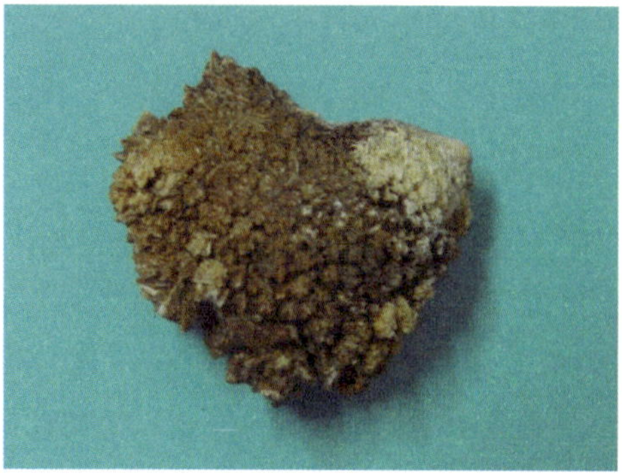

a. 草酸钙结石

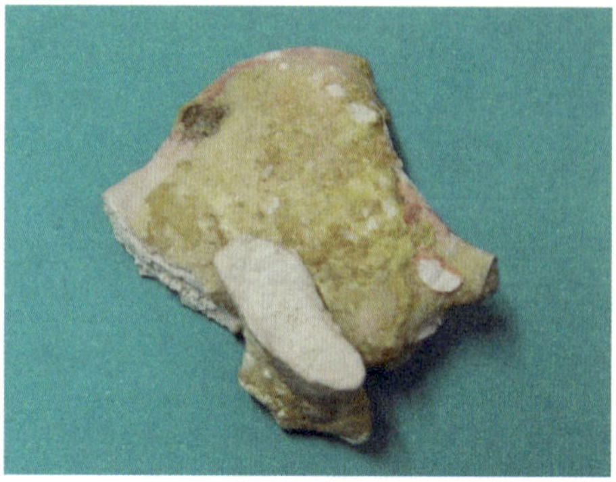

b. 磷酸镁胺、磷酸钙混合结石

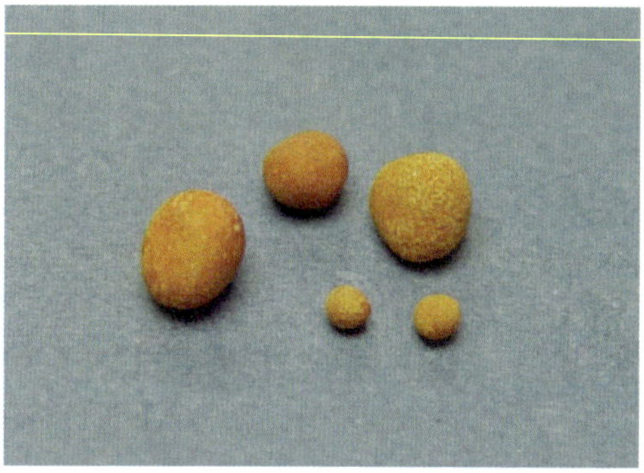

c. 尿酸结石

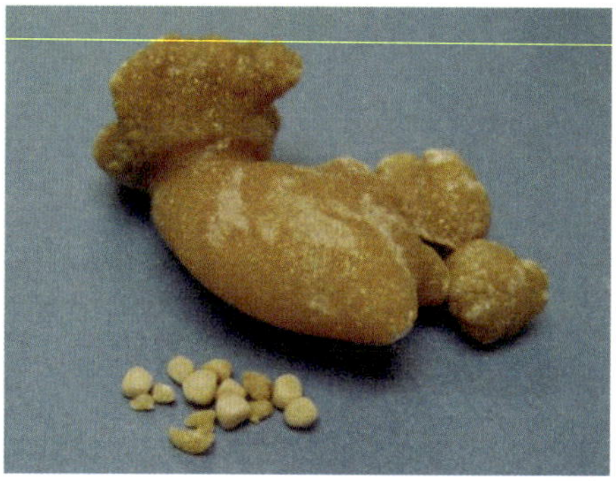

d. 胱氨酸结石

图 10-3　常见泌尿系结石

3. 泌尿系结石的形成因素

导致结石形成的因素很多，年龄、性别、种族、遗传、环境因素、饮食习惯和职业对结石形成均有一定影响。其中，代谢异常、尿路梗阻、感染、异物和药物是结石形成的常见病因。

二、临床表现

1. 上尿路结石

疼痛　肾盂、肾盏内结石可无明显临床症状，或活动后出现上腹或腰部钝痛。输尿管结石可引起肾绞痛，表现为疼痛剧烈难忍，位于腰部或上腹，并可沿输尿管走行放射至腹股沟、同侧睾丸或阴唇。

血尿 通常为镜下血尿，部分患者可见肉眼血尿。通常为活动后出现。

恶心、呕吐 常与肾绞痛伴发。

膀胱刺激症状 输尿管下段、膀胱壁内段结石或结石伴感染时，可有尿频、尿急、尿痛、尿不尽感等膀胱刺激症状。

2. 下尿路结石

下尿路结石可有排尿突然中断、排尿困难、血尿和感染引起的尿路刺激等症状。

3. 继发、伴随症状

泌尿系感染 长期存在的结石可导致细菌侵入泌尿系统，引发尿路感染，如结石合并肾积水继发上尿路感染，可出现急性肾盂肾炎甚至肾积脓，患者会有畏寒、发热、寒战，甚至感染中毒性休克表现。

肾积水 结石导致上尿路梗阻可继发肾积水。如双侧输尿管结石梗阻或孤立肾输尿管结石梗阻可能会导致患者无尿和急性肾功能不全。

三、诊断及治疗

1. 相关检查

实验室检查 包括尿液检查和结石成分分析。

（1）尿常规：镜下血尿最为常见，伴随感染时可见尿白细胞升高。

（2）结石成分分析：经由手术、碎石和自主排石收集后的结石标本做定性分析，可确诊结石性质，是制定结石预防措施和溶石治疗的重要依据。

影像学检查　可通过B超、X射线平片和CT检查发现结石。

（1）B超：是临床最常用的检查手段。通常可发现2毫米以上结石并可评估尿路梗阻及肾积水情况。

（2）X射线平片：是最便捷的检查，可发现约90%X射线阳性结石。

（3）CT检查：分辨率高，可发现大于1毫米的结石，可评估结石形态、部位及尿路梗阻情况。平扫CT通常作为肾绞痛患者的首选检查。增强CT还可进一步评估双侧肾脏功能，分辨率和准确性更高，可作为复杂结石评估或鉴别其他疾病的有效检查方法。

2. 非手术治疗

药物排石　通常用于直径0.6厘米以下的结石。患者需每日饮水2000~3000毫升，多活动，以促进结石排出。非甾体抗炎药常用于输尿管结石患者，不仅能减少疼痛发作风险，还能减轻输尿管水肿，促进结石排出。输尿管下段结石患者可服用坦索罗辛，使输尿管下段平滑肌松弛，促进输尿管结石排出。对于特定成分的结石，如尿酸结石和胱氨酸结石，可口服枸橼酸氢钾钠或碳酸氢钠片碱化尿液，有一定的溶石和预防结石的效果。

体外冲击波碎石术　通过X射线或超声对结石进行定位，利用高能冲击波聚焦后作用于结石，使结石粉碎成细沙，并随尿液排出体外。体外冲击波碎石术适用于直径不大于2厘米的肾盂内结石及全段输尿管结石。

3. 手术治疗

输尿管镜碎石取石术　输尿管镜由尿道经膀胱进入输尿管内，在直视下利用气压弹道、激光或超声弹道等碎石设备精确碎石，结合套石网篮或取石钳将击碎后结石取出（图10－4）。

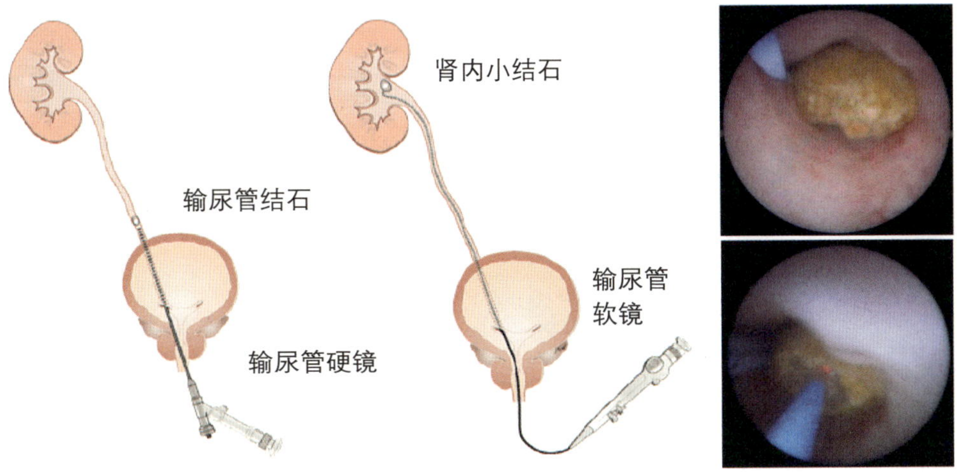

图 10-4　输尿管镜碎石取石术

经皮肾镜碎石取石术　在超声或X射线定位下，经腰部细针穿刺直达肾盏或肾盂，扩张并建立皮肤至肾内的通道，在肾镜直视下应用超声、激光或气压弹道等方法将结石粉碎后冲出（图10–5）。

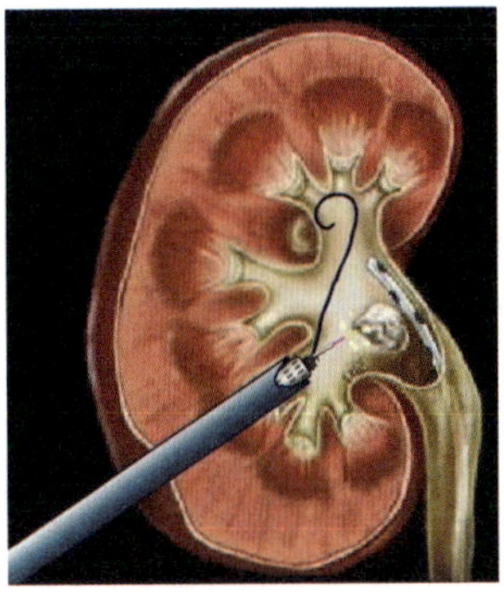

图 10-5　经皮肾镜碎石取石术

四、泌尿系结石的预防

泌尿系结石形成的影响因素多，发病率和复发率高，肾结石治疗后约1/3患者会在5年内复发，故采用合理的预防措施意义重大。

大量饮水可增加尿量，稀释尿液减少晶体形成和沉积，预防结石形成。成人每天尿量应维持在2000毫升以上。

均衡饮食，避免某一种营养成分的过度摄入。对于尿酸和胱氨酸结石患者，推荐经常检查尿液 pH 值，维持尿 pH 值在6.5以上可预防结石复发。对于感染性结石患者，需关注尿常规中炎症指标，必要时应用抗生素治疗。

（米　悦　王　刚）

第四节 SECTION 4 肾囊肿

一、什么是肾囊肿

肾囊肿是指肾脏表面或内部出现单个或多个内含液体的囊肿，通常起源于肾脏中浓缩尿液的管状显微结构——肾小管，肾小管管壁细胞增殖、管腔扩张、积聚原始尿液或细胞分泌液、周围结构重排最终形成不与尿液排出通道（即集合系统）相通的“水泡样”结构。肾囊肿在未成年人中的发病率平均为0.22%，在成人中的发病率随年龄增加而增加，50岁以上发病率可达25%以上。本病需注意与多囊肾、髓质海绵肾、多囊性肾发育不良、髓质囊性肾病等遗传性或先天性肾囊性疾病区分。泌尿系统增强CT或磁共振检查可以确定肾囊肿的分型以指导治疗，但这些检查存在造影剂过敏和肾损害的风险，超声造影检查一般可以规避上述风险。

肾囊肿的Bosniak分级见表10－1。

表10-1　肾囊肿的Bosniak分级

分型	病变性质	增强CT表现	恶性概率
Ⅰ级	良性单纯性囊肿	囊肿壁薄、光滑，没有分隔、增厚、钙化或实性成分，没有强化，囊液密度均匀，为水样密度	0~2%

（续表）

分型	病变性质	增强 CT 表现	恶性概率
Ⅱ级	良性复杂性囊肿	有少许细小分隔，囊壁或分隔处可有少量钙化，增强扫描不强化；或小于 3 毫米的均质高密度囊肿	5%~10%
ⅡF 级	含较多纤细分隔的囊性交界性病变（需随访）	纤细分隔及囊壁可有轻微强化，可有结节样钙化灶，但没有强化的软组织成分；或大于 3 毫米且边界清楚的均质高密度囊肿	5%~20%
Ⅲ级	不能定性的囊性肿物（需手术）	有厚而不规则的分隔或囊壁，可伴钙化，强化较明显	20%~50%
Ⅳ级	恶性囊性病变（需手术）	囊肿壁厚，内有实性肿块，有增强的软组织成分	75%~90%

二、肾囊肿的治疗

对于 Bosniak Ⅰ级的单纯性肾囊肿，如无不适症状、无出血或感染且未造成尿液引流的梗阻，通常无须干预，对于压迫肾盂或输尿管造成梗阻者，通常可采取腹腔镜肾囊肿去顶减压术治疗。

对于 Bosniak Ⅱ~ⅡF 级的复杂性肾囊肿，需定期复查影像学检查密切随访。

对于 Bosniak Ⅲ~Ⅳ级疑有恶性的肾囊肿，则需视情况尽早行肾部分切除术乃至肾切除术，术中需要尽力避免囊肿破裂以免肿瘤播散种植。

（王天昱　何志嵩）

第五节 SECTION 5 前列腺增生

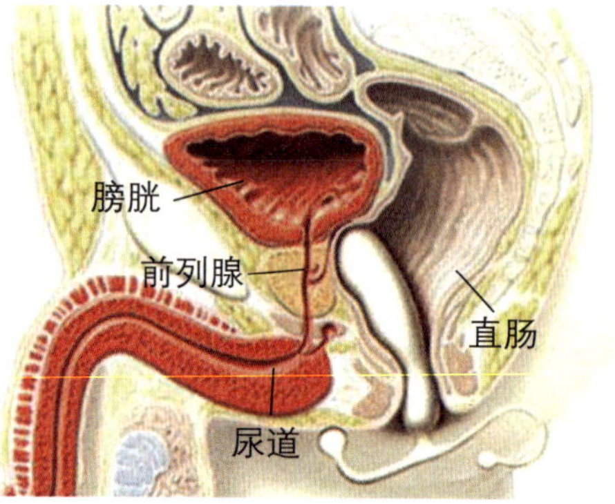

图 10-6　前列腺的位置和它的“邻居”

前列腺外形似倒锥体，正常大小与板栗相仿，上方邻接膀胱颈(膀胱出口)，内有尿道穿行，后方邻近直肠(图10-6)。

良性前列腺增生是老年男性常见疾病，可造成下尿路症状，主要表现为组织学上的前列腺间质和腺体成分的增生、解剖学上前列腺体积增大以及尿动力学上的膀胱出口梗阻。前列腺增生的确切病因尚不清楚，但必须具备年龄的增长和有功能的睾丸两个条件。组织学前列腺增生通常发生于40岁以后，发病率随年龄增长而增高：41～50岁为13.2%～14%，51～60岁为20%～24%，61～70岁为43%～50%，71～80岁为40%～57.1%，80岁以上者则可高达83.3%～88%。

一、前列腺增生的表现

1. 储尿期症状

又称刺激症状，包括尿频、尿急、夜尿和急迫性尿失禁，通常在疾病早期即可出现，由于增生的前列腺挤压尿道造成排尿阻力增加，为维持排尿功能，膀胱收缩压力代偿性增加，劳损积累而发生不稳定、过度活动和弹性降低，于是出现上述症状。患有泌尿系感染时也常出现这些症状。

2. 排尿期症状

又称梗阻症状，包括排尿等待、尿线变细、排尿困难和尿流中断，通常在疾病发展一定时间后出现，由于排尿阻力持续增加和膀胱收缩力衰退，也可能叠加了饮酒、未得到良好控制的糖尿病、长时间憋尿所致膀胱过度充盈等其他因素，造成排尿困难。

3. 排尿后症状

排尿后滴沥、有尿不尽感等。

4. 疾病进展和并发症

前列腺增生如不及时治疗，膀胱长时间无法排空尿液可以导致膀胱结石形成、反复泌尿系统感染、肉眼血尿，膀胱收缩功能逐步受损并形成憩室（局部肌肉纤维丧失收缩力而向外膨出），出现急迫性尿失禁（原理见储尿期症状）和充盈性尿失禁（膀胱不能自主排尿，新生尿液注入后不自主地溢出），尿潴留（无法自主排尿）。长期尿潴留可能导致肾和输尿管扩张积水，损害肾功能而出现肾衰竭。长期借助腹压排尿可能导致腹股沟疝、痔疮和脱肛的发生、加重或复发。

二、前列腺增生的相关常用检查

（1）询问病史及症状评分量表：国际前列腺症状评分包含7个问题，用于评估储尿期症状、排尿期症状和排尿后症状的严重程度和对生活质量的影响。

（2）体格检查：主要通过直肠指诊了解前列腺的大小、质地和有无结节，需注意这项操作可能影响其后血清前列腺特异性抗原（prostate-specific antigen，PSA）检测的准确性。

（3）尿液常规分析：检查有无血尿和泌尿系感染。

（4）血肌酐检测：检查有无肾功能异常。

（5）血清 PSA：帮助排查前列腺癌，但结果也会受到泌尿系感染、尿潴留、直肠指诊、前列腺按摩、前列腺穿刺、留置尿管、服用某些前列腺增生治疗用药的影响，需具体分析综合判断。

（6）泌尿系统超声检查：检查前列腺的大小和形态、向膀胱凸出的程度，膀胱有无结石、憩室形成，双肾和输尿管有无扩张积水。

（7）尿流率测定：评估排尿的通畅性。

（8）残余尿测定：通常在排尿后即刻用超声检查测量，评估膀胱内残留的尿量。

（9）尿动力学检查：评估膀胱的感觉功能、收缩能力、弹性和稳定性。

三、前列腺增生的治疗

1. 等待观察与行为治疗

对症状不明显的患者，可暂不施加药物或手术干预，保持健康的生活习惯，在特定场所和时段（如夜间）减少饮水，避免咖啡、茶、酒的摄入，适度体育锻炼，避免久坐、着凉和过度憋尿，练习放松和分散注意等心理调适技巧。

2. 药物治疗

α 肾上腺素受体阻滞剂　包括坦索罗辛、多沙唑嗪、特拉唑嗪、阿夫唑嗪、赛洛多辛等，通常在几天内即开始改善储尿期症状和排尿期症状，常见副作用为体位性低血压，服药期间需注意缓慢起身。

5α－还原酶抑制剂　包括非那雄胺、依立雄胺、度他雄胺等，减少睾酮向活性更强的双氢睾酮转化，缩小前列腺的体积，但药效通常在持续服药数月才开始显现，主要副作用包括性欲下降和勃起功能障碍，另外会降低血 PSA 水平，在监测过程中需考虑药物影响。

毒蕈碱受体阻滞剂　包括托特罗定、索利那新等，可减轻尿频、尿急等症状，禁用于闭角型青光眼、重症肌无力、中毒性巨结肠等患者，主要副作用包括口干、眼干、便秘、视物模糊和排尿困难。

β_3受体激动剂 包括米拉贝隆等，可减轻尿频、尿急等症状，主要副作用为可能增高心率和血压，但一般不会引起排尿困难的加重和尿潴留的发生。

5型磷酸二酯酶抑制剂 包括他达拉非等，可同时改善下尿路症状和勃起功能障碍，主要副作用为头痛、腰背痛和眩晕，禁用于不稳定心绞痛、近期发生心肌梗死、脑卒中、心功能不全、低血压、重度肝功能不全、服用硝酸酯类药物的患者。

植物提取药 包括锯叶棕果实提取物、舍尼通（花粉提取物）等。

3. 手术治疗

外科手术治疗的适应证包括：①症状严重，已明显影响生活质量，经正规药物治疗无效或拒绝药物治疗；②反复尿潴留（至少在一次拔导尿管后不能排尿或两次尿潴留）；③反复血尿，5α－还原酶抑制剂治疗无效；④反复泌尿系统感染；⑤膀胱结石；⑥继发性上尿路积水（伴或不伴肾功能损害）；⑦合并膀胱大憩室、腹股沟疝、严重的痔疮或脱肛，临床判断不解除下尿路梗阻难以达到治疗效果者。

主要的手术方式包括：经尿道前列腺电切术、经尿道前列腺切开术、经尿道等离子双极前列腺电切术、经尿道前列腺激光剜除术、经尿道前列腺激光气化术、经尿道前列腺段尿道悬扩术、经尿道柱状水囊前列腺扩开术、前列腺支架治疗等。

（王天昱　何志嵩）

第六节 SECTION 6 前列腺癌

在世界范围内，前列腺癌发病率在男性恶性肿瘤中位居第二位；在亚洲，发病率远低于欧美国家，但近年来增长迅速；在我国，位居男性恶性肿瘤的第七位，在大城市的发病率显著高于农村地区。前列腺癌患者主要是老年男性，65岁以上患者约占60％，并且具有遗传倾向，一级亲属（兄弟或父亲）患有前列腺癌，本人患前列腺癌的风险增加约1倍，发病年龄也更早。

一、前列腺癌的诊断

1. 症状

早期前列腺癌通常没有症状，许多患者是在体检时通过直肠指诊或血清PSA检查时发现异常就诊，也有在前列腺增生手术中被发现。肿瘤阻塞尿道或侵犯膀胱颈时，会带来下尿路症状，表现为尿频、排尿困难、尿线变细、尿不尽感、夜尿增多等，严重者也可出现尿潴留、尿失禁、血尿、肾积水、肾功能不全等。前列腺癌也可能因侵犯输精管、精囊而引起血精、睾丸疼痛、射精痛等症状；肿瘤压迫直肠时，可能出现便秘、腹痛、便血等症状。骨骼是前列腺癌最好发的转移器官，骨转移可能会引起骨骼疼痛、病理性骨折、贫血、脊髓压迫症状甚至瘫痪。盆腔淋巴结转移如压迫髂静脉可导致下肢和阴囊水肿，腹膜后淋巴结转移压迫输尿管可引起肾积水、腰痛、肾功能不全等。内脏转移则可因转移器官不同而出现相应症状，晚期会出现恶病质、体重下降、弥散性血管内凝血、多器官功能衰竭等威胁患者生命。

2. 直肠指诊

细致的直肠指诊有助于前列腺癌的早期诊断和分期，典型的前列腺癌征象是前列腺质地坚硬、边界不清、可触及不规则结节、活动度差。

3. 血清前列腺特异性抗原

通常建议50岁以上男性每年例行检测，对有前列腺癌家族史的男性，则应从45岁开始进行年度检查。血清总 PSA（tPSA）>4纳克/毫升提示患前列腺癌风险更高，如 tPSA 在4~10纳克/毫升这一所谓“灰区”，游离 PSA（fPSA）与 tPSA 的比值（f/t）<0.16提示前列腺癌的风险更高，此外 PSA 密度或 PSA 速率等衍生参数的升高也指向更高的患癌风险。

4. 多参数前列腺磁共振成像

多参数前列腺磁共振成像不但可以显示前列腺周围组织及器官是否受侵、盆腔淋巴结及骨骼有无转移从而帮助分期，前列腺影像报告与数据系统 V2评分（1~5分）也可帮助判断有临床意义前列腺癌的可能性大小，分数越高对应有临床意义的前列腺癌概率越高。

5. 经直肠超声

前列腺癌的典型超声图像是外周带的低回声结节，但超声检查对前列腺癌的诊断效能较差，目前是穿刺活检的标准引导方式。

6. 前列腺穿刺活检和病理诊断

诊断前列腺癌最可靠的方式，通常采用局部麻醉下经直肠 B 超引导下的系统穿刺，也有超声－磁共振融合引导的靶向穿刺以提高检出率。

格里森评分系统以前列腺癌分化程度为依据对肿瘤进行分级，评分越高，肿瘤恶性度越高。

7. 放射性核素全身骨扫描

用于发现前列腺癌骨转移病灶，但特异性较差。

8. 前列腺特异性膜抗原探针标记的正电子发射电子计算机显像

用于评估全身原发和转移前列腺癌的范围和肿瘤活性，组织特异性良好，但较为昂贵，结合 FDG 或胆碱标记的 PET–CT 仍可进一步提高诊断准确性。

9. 基因检测

同源重组修复基因突变的存在提示更差的预后以及更可能从 PARP 抑制剂等靶向治疗中获益。

10. 前列腺癌 TNM 分期和局限性前列腺癌的危险度分级

综合前述，查体和辅助检查的结果可确立前列腺癌的临床分期（表 10－2）和危险度分级（表 10－3，表 10－4），用以判断疾病预后并指导治疗方案的制定。

表 10–2　前列腺癌 TNM 分期

分期	细分
T：原发肿瘤	T_x：原发肿瘤无法评估 T_0：无原发肿瘤证据 T_1：临床上不可触及的不明显肿瘤 　T_{1a}：偶发肿瘤，体积≤所切除组织体积的 5% 　T_{1b}：偶发肿瘤，体积＞所切除组织体积的 5% 　T_{1c}：通过穿刺活检发现的肿瘤（如因 PSA 升高） T_2：可扪及并局限于前列腺内的肿瘤 　T_{2a}：肿瘤限于单叶的 1/2（≤ 1/2） 　T_{2b}：肿瘤超过单叶的 1/2，但限于该单叶 　T_{2c}：肿瘤侵犯两叶 T_3：肿瘤突破前列腺包膜* 　T_{3a}：肿瘤侵犯包膜外（单侧或双侧），包括微小膀胱颈受累 　T_{3b}：肿瘤侵犯精囊 T_4：肿瘤固定或侵犯精囊外的其他邻近组织结构：如尿道外括约肌、直肠、肛提肌和（或）盆壁
N：区域淋巴结	N_x：区域淋巴结无法评价 N_0：无区域淋巴结转移 N_1：区域淋巴结转移

（续表）

分期	细分
M：远处转移	M_0：无远处转移 M_1：有远处转移 M_{1a}：区域淋巴结以外的淋巴结转移 M_{1b}：骨转移 M_{1c}：其他器官症状组织转移

注：*表示侵犯前列腺尖部或前列腺包膜但未突破包膜的定为 T_2，非 T_3。

表 10-3 局限性和局部晚期前列腺癌的界定标准

危险度	标准	危险度	标准
低危	PSA < 10 纳克 / 毫升 和 GS < 7（ISUP 1 级） 和 cT_1~cT_{2a}	高危	PSA > 20 纳克 / 毫升 或 GS > 7（ISUP 4/5 级） cT_{2c}
中危	PSA 10~20 纳克 / 毫升 或 GS7（ISUP 2/3 级） 或 cT_{2b}	局部晚期	任何 PSA 任何 GS cT_3~cT_4 或 cN_+

注：GS：格里森评分；ISUP：国际泌尿病理学会。

表 10-4 格里森评分与 ISUP 分级的对应关系

格里森评分	ISUP 2014 分级
2~6	1
7（3+4）	2
7（4+3）	3
8（4+4 或 3+5 或 5+3）	4
9~10	5

二、前列腺癌的治疗

1. 等待观察和主动监测

等待观察 对于高龄体弱或不愿意接受积极治疗的前列腺癌患

者，可通过密切观察、随诊，至出现症状再采取一些姑息性治疗的保守性策略。

主动监测 对于有接受根治性治疗可能的低危前列腺癌患者，选择严密随访检测，至肿瘤进展达预先设定的阈值时再主动治疗的暂缓性策略。

2. 局部治疗

根治性前列腺切除术 对预期寿命≥10年、一般身体状况良好的患者，可采取以下治疗方式：①局限性（T_1~T_2期）前列腺癌：行根治术；②局部进展性（T_3~T_4期）前列腺癌：严格筛选（未侵犯尿道括约肌、未与盆壁固定）后行根治术并辅以内分泌治疗或放疗，部分术前T_{3a}期前列腺癌术后病理证实为T_2期，则可通过手术获得根治；③淋巴结转移（N_1期）：有学者主张根治术后辅助治疗。手术切除范围包括完全的前列腺、双侧精囊和输精管壶腹段，对中高危前列腺癌患者行盆腔淋巴结切除术可获得更准确的分期信息并去除潜在的微小转移灶。主要手术并发症包括出血、直肠损伤、勃起功能障碍、尿失禁、膀胱尿道吻合口狭窄等。

放射治疗 包括外照射放疗和近距离照射治疗，可以用于：①局限性和局部进展性前列腺癌的根治性放疗；②术后辅助放疗和术后挽救放疗；③转移性前列腺癌的姑息性放疗。主要并发症包括尿路刺激症状、血尿、腹泻、便血等。

近距离治疗包括短暂插植和永久粒子植入治疗，碘－125粒子和钯－103粒子更常用。

其他局部治疗 包括冷冻治疗、高能聚焦超声、组织内肿瘤射频消融等，主要目的是减少副作用，肿瘤控制效果仍有待评估和提高。

3. 全身治疗

内分泌治疗 去除和阻断雄激素可以延缓前列腺癌的进展，用于转移性前列腺癌的治疗和高危局限性、局部进展性前列腺癌根治性局部治疗的新辅助/辅助治疗。主要包括：①雄激素剥夺治疗：手术切除睾丸，注射黄体生成素释放激素拟似物（如亮丙瑞林、戈舍瑞林、曲普瑞林）或拮抗剂（如地加瑞克）；②雄激素合成抑制剂（以醋酸阿比特龙为代表）：抑制睾丸、肾上腺和前列腺癌细胞的雄激素合成；③抗雄激素药物：传统抗雄药物以比卡鲁胺、氟他胺为代表，新型抗雄药物以恩扎鲁胺、阿帕他胺、达罗他胺为代表，在转移性前列腺癌或去势抵抗性前列腺癌（即对雄激素剥夺治疗的耐药状态）阶段作为雄激素剥夺治疗的补充阻断雄激素的作用，从而延缓肿瘤进展。

化学治疗 主要包括紫杉醇衍生物多西他赛、紫杉烷类卡巴他赛等，用于转移性前列腺癌患者。

靶向治疗 以奥拉帕利、尼拉帕利为代表的PARP抑制剂对于携带BRCA1/2等HRR基因突变的晚期前列腺癌患者可与雄激素剥夺治疗联用以取得更好疗效。

放射性核素治疗 镭-223和镥-177为代表的放射性核素治疗对于转移性前列腺有一定疗效，锶-89则可以减少骨转移造成的疼痛和骨相关事件。

免疫治疗 Sipuleucel-T在美国获批用于转移性去势抵抗性前列腺癌治疗，CTLA-4抗体、PD-1和PD-L1抗体等用于临床实践也显示一定疗效。

（王天昱　何志嵩）

第十一章 常见风湿免疫系统疾病

第一节 SECTION 1 系统性红斑狼疮

一、什么是系统性红斑狼疮?

系统性红斑狼疮是一种自身免疫性疾病，好发于育龄期女性，产生以抗核抗体为代表的多种自身抗体攻击自身健康细胞，出现多器官和系统的症状。系统性红斑狼疮发病机制复杂，尚不完全清楚。

二、系统性红斑狼疮的患者有哪些表现?

不同系统性红斑狼疮患者临床表现各异，可以只有一个系统受累，也可以多系统受累；同一患者在不同病程阶段可以出现不同的临床表现。自然病程多为病情的加重与缓解交替。

（1）全身症状：包括发热、疲乏和体重下降。发热通常为系统性红斑狼疮疾病活动的标志，疲乏是患者最常见的主诉。

（2）皮肤黏膜受累：皮肤黏膜受累可有典型的面颊部蝶形红斑，亦可表现为网状青斑、雷诺现象等。另外，系统性红斑狼疮患者也常出现光过敏、脱发、口腔黏膜溃疡等。

（3）肌肉骨骼受累：常为对称分布的非侵蚀性关节痛和关节炎，还可以出现系统性红斑狼疮相关肌炎。

（4）肾脏受累：狼疮性肾炎可以表现为血尿、蛋白尿、少尿及肾功能不全等，提示系统性红斑狼疮患者预后不良。

（5）神经系统受累：中枢神经系统或外周神经系统受累，称为神经精神狼疮，包括多种神经系统和精神表现，如脑卒中、癫痫发作、认知功能障碍、谵妄、精神症状和（或）周围神经病，严重影响生活质量。

（6）血液系统受累：血液系统受累较常见，主要表现包括白细胞减少、贫血、血小板减少和淋巴结肿大。

（7）肺受累：胸膜炎最为常见，部分系统性红斑狼疮患者可出现胸腔积液，表现为咳嗽、呼吸相关的胸痛、呼吸困难等。

（8）心脏受累：系统性红斑狼疮最常见心包炎，心脏瓣膜病变可表现为瓣膜增厚和疣状心内膜炎，多无症状；患者动脉粥样硬化和冠心病的发生率显著增高。

（9）消化系统受累：胃肠道症状包括腹痛、呕吐、腹泻及假性肠梗阻等，影像学可见肠壁水肿（典型的 CT 表现为“靶征”或“齿梳征”）。肝脏受累表现多为肝酶升高，无临床症状，部分患者可合并自身免疫性肝炎。

（10）眼部受累：所有眼结构都可能受累，常见继发性干燥综合征引起的干燥性角膜结膜炎，其次为视网膜血管病变。

三、怀疑患有系统性红斑狼疮时需进行的检查

1. 一般检查

包括血、尿、便常规；肝肾功能、血糖、电解质、红细胞沉降率、C 反应蛋白、补体、免疫球蛋白等常规检查。

2. 诊断性检查

抗核抗体、抗 ENA 抗体（包括一系列针对细胞核中抗原成分的自身抗体）。其中，抗 Sm 抗体对系统性红斑狼疮诊断具有高度特异

性；抗双链 DNA 抗体与系统性红斑狼疮活动有关。患者常出现抗磷脂抗体阳性，包括狼疮抗凝物、抗心磷脂抗体和抗糖蛋白抗体。

3. 病理检查

皮肤受累时可行皮肤组织活检。肾脏受累时，可行肾组织活检，用于明确诊断、指导治疗及预后判断。

四、系统性红斑狼疮的治疗

系统性红斑狼疮治疗的目标为控制疾病活动、改善临床症状，减少复发和药物不良反应，长期持续缓解，预防器官损害，降低致残率和病死率，提高生活质量。

1. 一般治疗

生活方式改变包括防晒、防寒、戒烟、适当体育锻炼、控制体重、规律作息和补充维生素 D。辅助治疗主要包括必要的疫苗接种、血压和血糖的药物控制以及抗磷脂抗体阳性患者的抗栓治疗。

2. 药物治疗

应根据病情轻重程度、器官受累及合并症情况，进行个体化药物治疗。主要的治疗药物包括糖皮质激素、抗疟药、免疫抑制剂和生物制剂。

五、系统性红斑狼疮患者的随访

患者应规律随访，及时发现病情变化及药物不良反应，减少疾病活动风险。当出现新发症状或原有症状加重时，至少每个月门诊随访1次；如没有新发症状或原有症状稳定，每3~6个月门诊随访1次，并请风湿科医生评估疾病活动性、药物毒性及系统性红斑狼疮合并症。

六、系统性红斑狼疮妊娠影响

狼疮患者生育风险较高，但仍可生育健康的孩子。备孕前一定先告知风湿科医生，进行备孕评价并采取措施后再备孕，必须等狼疮症状消失至少6个月后再尝试怀孕并停用影响妊娠的药物等。

（李嘉欣）

第二节 SECTION 2 类风湿关节炎

一、什么是类风湿关节炎?

类风湿关节炎是一种自身免疫性疾病，主要表现为侵蚀性的关节炎症，逐渐出现关节软骨和骨破坏，最终导致关节畸形和功能丧失，病程越长，致残率越高。可并发肺部疾病、心血管疾病、恶性肿瘤、骨折及抑郁症等。目前发病机制尚不明确。常见于40~60岁女性，老年人患病率有增高趋势。

二、类风湿关节炎的患者有哪些表现?

类风湿关节炎可有关节表现和关节外表现。

1. 关节表现

典型的关节表现为不同程度的关节疼痛肿胀，可以伴活动受限，晨僵（长达1小时以上）。关节受累多为对称性，以近端指间关节、掌指关节、腕、肘、肩、膝、踝和足趾关节受累多见。长病程患者可以发生关节畸形，如掌指关节尺侧偏斜、手指的“天鹅颈”和“纽扣花”畸形等（图11－1）。

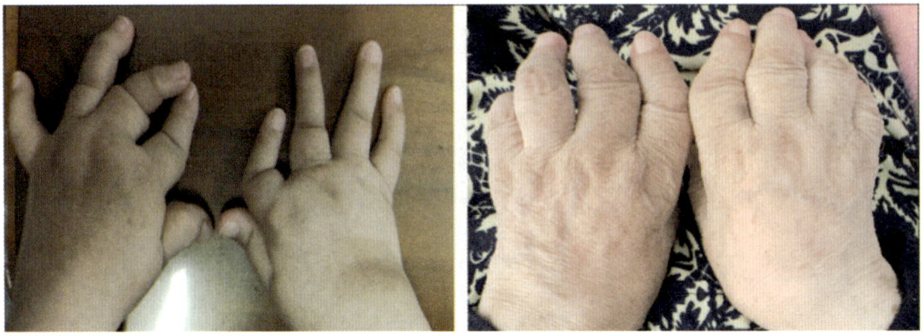

图 11-1　类风湿关节炎的关节畸形

2. 关节外表现

内脏器官也可以受累，表现为肺间质病变、类风湿结节、皮肤溃疡及神经系统、心脏、眼部病变等，常继发干燥综合征、骨质疏松症等。此外，类风湿关节炎可能导致患者出现乏力、体重下降、低热等全身表现。

三、怀疑患有类风湿关节炎时需要做哪些检查?

1. 血液检查

血常规可以帮助发现贫血、血小板计数增多、红细胞沉降率和C反应蛋白等提示疾病活动情况。自身抗体中，类风湿因子和抗环瓜氨酸多肽抗体对诊断类风湿关节炎有重要价值。抗角蛋白抗体抗核周因子等对诊断也有帮助。

2. 影像学检查

X射线是检测类风湿关节炎患者关节骨破坏最经典的影像学方法，但发现早期骨破坏的敏感性差，不能显示滑膜炎、骨髓水肿等炎性病变。关节超声可以发现多种类风湿关节炎常见的病变，可以在非常早期发现骨侵蚀，借助关节超声可以明显提高类风湿关节炎的诊断率及判定类风湿关节炎活动性。关节磁共振成像还可以发现骨髓水肿，提示早期炎症，为类风湿关节炎的早期诊断、判定疾病活动性和评估预后提供重要依据。

四、类风湿关节炎如何治疗?

类风湿关节炎治疗的总体目标是改善关节肿痛的症状、控制疾病进展、降低致残率，改善生活质量。

类风湿关节炎治疗主要依赖药物，甲氨蝶呤、来氟米特等是治疗类风湿关节炎的关键药物。近20年来，类风湿关节炎的治疗有了更多的选择，如肿瘤坏死因子 α 抑制剂、白细胞介素 –6受体拮抗剂、Janus 激酶抑制剂等，可显著提高疗效，达到治疗目标，改善预后。

类风湿关节炎患者出现关节外受累（如肺、眼、神经系统等）或重叠其他结缔组织病时，在改变病情抗风湿药治疗方案基础上，需要根据受累部位及其严重程度，个体化应用糖皮质激素治疗。

伴有不同程度焦虑、抑郁情绪的患者，应及时进行心理评估及干预。物理康复治疗可以帮助缓解关节症状，外科手术可以矫正功能受限的关节，提高生活质量。

五、类风湿关节炎患者生活及就医注意事项

需要禁烟禁酒，控制体重，适当运动，合理饮食，避免感染。根据不同的疾病活动情况，规律随诊，主动配合诊治方案，实现达标治疗。

（李嘉欣）

第三节 干燥综合征

SECTION 3

一、什么是干燥综合征?

干燥综合征（sicca syndrome，SS）是一种以淋巴细胞增殖及外分泌腺体损伤为特征的慢性炎症性自身免疫病。多见于40～50岁女性，也见于老年人。根据是否伴发其他结缔组织病，干燥综合征分为原发性SS（primary SS，pSS）和继发性SS（secondary SS，sSS），继发性SS常继发于系统性红斑狼疮、类风湿关节炎等。

二、干燥综合征的患者有哪些表现?

干燥综合征的患者临床表现轻重不一，有些患者仅有局部表现，如口干、眼干等；有些患者伴有系统表现，如肺间质病变、血液系统、肾脏受累等。

1. 局部表现

（1）口干：由于唾液分泌减少、唾液黏蛋白缺少所致。表现为因口干而频繁饮水，夜间因口干而醒来喝水，食用饼干、馒头时常需饮水送服，更容易出现蛀牙和某些口腔感染，严重时出现进食困难、片状牙齿脱落及多发猖獗龋。

（2）眼干：由于泪腺分泌功能低下所致。表现为眼部干涩、磨砂感、眼部充血等，严重时出现角膜上皮糜烂和溃疡形成等并发症，甚至出现角膜穿孔、失明。

2. 系统表现

可有皮肤干燥、皮肤血管炎、关节症状、原发性SS相关肌炎、肺间质病变、毛细支气管炎、胃食管反流病、胰腺外分泌功能障碍、肾间质病变、间质性膀胱炎、周围神经病变、白细胞减少、免疫性血小板减少症、冷球蛋白血症等。部分患者会出现发热、乏力等全身症状。

三、怀疑患有干燥综合征时需进行的检查

1. 血液检查

血常规可以发现白细胞减少、血小板减少和贫血等血液受累；尿常规可发现蛋白尿和(或)血尿，尿 pH 值增高等肾脏受累；免疫球蛋白检查可以发现高球蛋白血症；自身抗体检查中抗 Ro/SSA 抗体和抗 La/SSB 抗体、类风湿因子阳性等对于诊断有帮助。

2. 口腔科检查

评价口腔情况，干燥综合征患者可能出现唾液流率减退、腮腺造影异常、唇腺活检病理检查提示灶性淋巴细胞浸润性唾液腺炎等。

3. 眼科检查

眼科检查包括泪液流率(Schirmer 试验)、泪膜破裂时间及角、结膜染色3部分。如果上述检查提示干眼症(干燥综合征的征象)，可帮助诊断。

4. 其他检查

依据症状和器官受累情况进行相应的辅助检查，如胸部高分辨 CT 提示肺间质受累等。

根据上述检查及风湿科专业医生评估后，方可作出诊断。

四、治疗

1. 一般治疗

戒烟酒，保持口腔清洁，勤漱口，减少龋齿和口腔继发感染的可能，尽量避免使用加重口干、眼干的药物，如阿托品类的药

物等。

2. 局部治疗

（1）口干燥症：原发性SS患者需定期监测和护理口腔健康，预防牙周病，外用含氟化物的洁齿剂和凝胶预防龋齿。根据腺体功能受损情况，选择不同的治疗方式，如咀嚼无糖口香糖、口服药物增加涎液流率、人工涎液替代治疗等。

（2）眼干燥症：尽量避免服用减少泪液产生的全身性药物，保持良好的睑缘卫生，当症状仍不能控制时，每天至少使用两次人工泪液。

3. 系统治疗

根据不同的系统受累情况及严重程度，个体化选择糖皮质激素及免疫抑制剂，甚至生物制剂、血浆置换等治疗方案。

（李嘉欣）

第四节 SECTION 4 系统性血管炎

血管炎是一组以血管壁内的炎症为主要表现的异质性疾病，可按照受累血管的大小进行分类（图11－2）。系统性血管炎可出现发热、体重下降、乏力、关节痛或关节炎等系统性症状，典型临床表现如表11－1所示。其中，巨细胞动脉炎好发于50岁以上成年人，显微镜下多血管炎是中老年人常见的小血管炎。

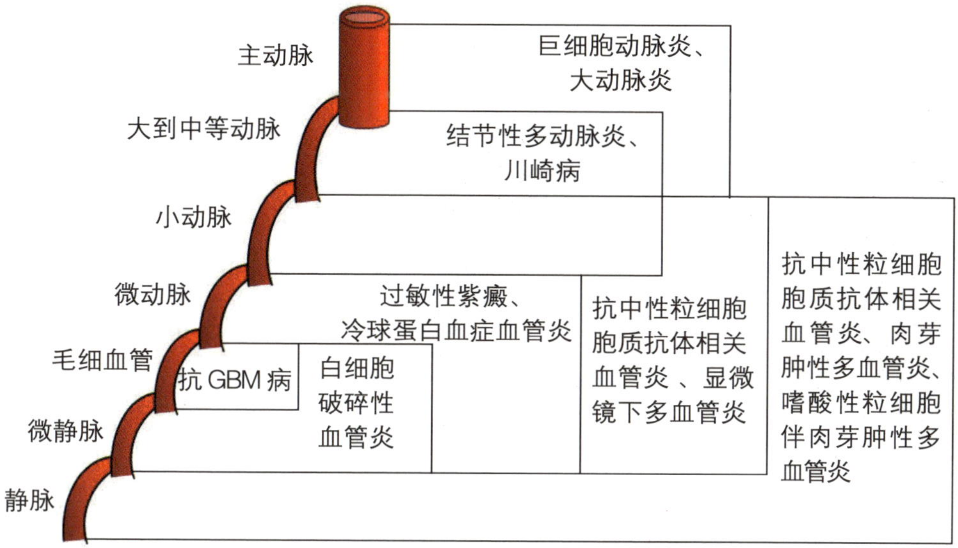

图 11-2 根据血管大小对系统性血管炎进行分类

表 11-1 不同类型血管受累血管炎的临床表现

类型	表现
大血管	肢体跛行、双侧血压不对称、无脉、血管杂音、主动脉扩张、肾血管性高血压
中等大小血管	皮肤结节、溃疡、网状青斑、肢端坏疽、多发性单神经炎、微动脉瘤、肾血管性高血压
小血管	紫癜、水疱性病变、荨麻疹、肾小球肾炎、肺泡出血、皮肤血管外坏死性肉芽肿、甲下线状出血、葡萄膜炎 / 巩膜外层炎 / 巩膜炎

系统性症状：发热、体重下降、乏力、关节痛 / 关节炎（各种类型血管炎均可出现）。

一、巨细胞动脉炎

巨细胞动脉炎是一种病因不明的系统性血管炎，颞动脉受累最为常见，又称为颞动脉炎，全身其他部位血管也可受累。

1. 临床表现

多数患者首先出现发热、乏力、体重减轻等全身症状，但常被忽视。典型表现是颞部（太阳穴周围）的疼痛、间歇性下颌运动障碍和视力下降。

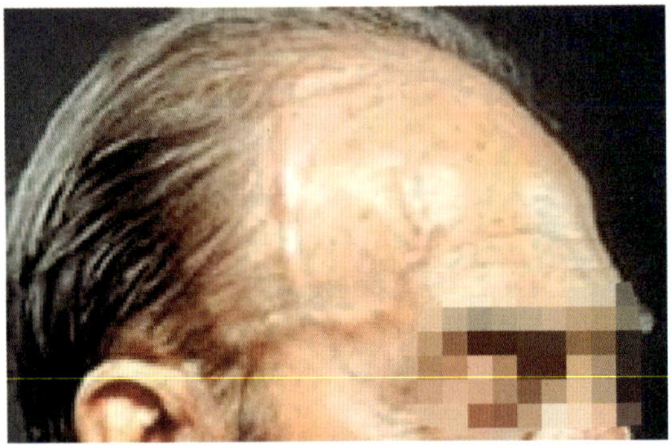

图 11-3 巨细胞动脉炎

（1）头痛：头痛是巨细胞动脉炎最常见的症状，为一侧或两侧太阳穴、额头及脑后的剧烈疼痛，可伴有头皮触压痛。典型的颞动脉受累表现为动脉屈曲、怒张、搏动增强（图11－3），也可因为血管闭塞而搏动减弱或无波动。

（2）间歇性下颌运动障碍：是指咀嚼时出现咀嚼肌的疼痛或疲劳，下颌不能活动，进而影响患者进食、说话。

（3）视力下降：视力下降初始为波动性，后为持续性，可为单侧或双侧，严重的患者甚至发展为失明。

2. 诊断与治疗

50岁以上老年人新近发生头痛、间歇性下颌运动障碍和视力模糊等症状，化验检查提示红细胞沉降率增快，应考虑是否患上了巨细胞动脉炎。颞浅动脉活检是确诊巨细胞动脉炎最可靠的手段，但因病变呈“跳跃式”分布，活检阴性亦不能排除诊断。

巨细胞动脉炎的治疗首选糖皮质激素，部分重症患者需要联合免疫抑制剂和（或）生物制剂。

二、风湿性多肌痛

风湿性多肌痛是一种以四肢近端和躯干疼痛为特征的综合征，好发于50岁以上人群，与巨细胞动脉炎关系密切。巨细胞动脉炎患者中40%~60%合并风湿性多肌痛，风湿性多肌痛患者中约15%合并巨细胞动脉炎。

1. 临床表现

半数以上患者有疲倦、低热、体重下降等全身症状。典型表现为颈部、肩胛带和骨盆带肌肉的疼痛和晨僵。肌痛呈对称性，常先累及肩部，部分患者亦可以髋部和颈部为首发症状区域，出现起床、穿衣困难，上肢抬举受限、下肢不能抬举，不能下蹲，上下楼梯困难等。

若患者出现颞动脉怒张、搏动增强或减弱并伴有触痛，伴有头皮痛、头痛或视觉异常等，应注意排除合并巨细胞动脉炎。

2. 诊断与治疗

风湿性多肌痛无特异性实验室检查指标及病理学改变，更多是排除性诊断。50岁以上人群有不明原因发热，血沉显著增快（大于40毫米/时），C反应蛋白升高，排除其他与风湿性多肌痛有相似临床表现的疾病，如类风湿关节炎、炎性肌病、恶性肿瘤、慢性感染等，可考虑诊断为风湿性多肌痛。

激素为首选用药，多数患者需服用激素1~2年。使用激素有禁忌证、激素疗效不佳、复发风险高或激素减量困难或出现激素不良反应者，可联用免疫抑制剂治疗。

三、显微镜下多血管炎

显微镜下多血管炎常见于男性，血清中多数能检测出抗中性粒细胞胞质抗体（antineutrophil cytoplasmic antibody，ANCA），属于ANCA相关性血管炎。显微镜下多血管炎对内脏的破坏更重，很容易出现肾功能不全和肺脏出血。

1. 临床表现

（1）肾脏损伤：肾脏损伤是显微镜下多血管炎最常见临床表现，

几乎所有患者的肾脏都会受到轻重不等的破坏，轻时仅为尿液检查异常，如镜下血尿；严重时可以出现急性肾功能衰竭。

（2）肺部损伤：50% 的患者有肺部受累，可出现咳嗽、咯血和憋气，影像表现为浸润影、间质病变、小结节和气道改变等。

（3）全身症状：显微镜下多血管炎的患者也会出现发热、乏力、体重下降等全身症状。

2. 诊断与治疗

显微镜下多血管炎的诊断主要依靠临床症状、血液检查和病理检查。肾脏受累的患者，需要配合医生接受肾脏穿刺检查。当出现咯血、尿液检查异常、血中 ANCA 抗体阳性，病理发现小血管炎症时，应当考虑诊断显微镜下多血管炎。

显微镜下多血管炎的初始治疗常采用激素联合免疫抑制剂，待病情稳定后，逐渐减量激素并维持免疫抑制剂治疗避免复发。对于出现急性肾功能衰竭的患者，需要进行血浆置换或血液透析治疗。

（韩晶晶）

第五节 SECTION 5 皮肌炎

皮肌炎是一种病因不明的自身免疫病，多在45~65岁发病，会有不同程度的皮肤、肌肉和内脏器官受累，部分可伴发恶性肿瘤。

一、皮肌炎有哪些临床表现?

1. 皮肤表现

（1）向阳性皮疹（Heliotrope 征）：表现为双上眼睑和眶周紫红

斑（图11－4a），可伴有水肿。

（2）Gottron 丘疹：为掌指关节和指间关节伸侧红色或紫红色丘疹（图11－4b），有时覆有鳞屑，常对称分布。

（3）Gottron 征：分布于掌指关节、指间关节、肘关节、膝关节、踝关节和足跟的对称、融合的红斑或紫红斑。

（4）披肩征：上背部红斑或紫红斑（图11－4c）。

（5）V 字征：颈前和上胸部红斑或紫红斑（图11－4d）。

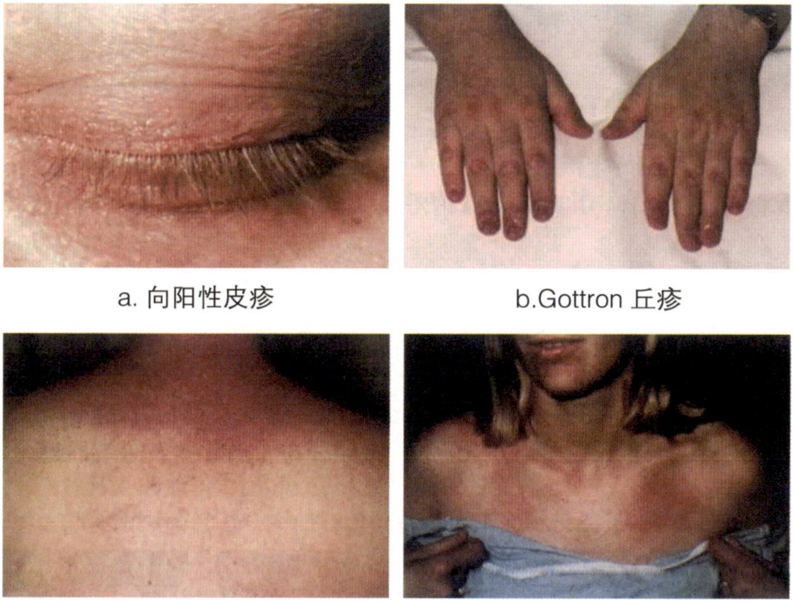

a. 向阳性皮疹　b.Gottron 丘疹

c. 披肩征　d.V 字征

图 11-4　皮肌炎的特征性皮肤改变

2. 肌肉表现

为进行性加重的对称性肌无力，主要累及四肢近端肌群，约50%的患者可出现肌痛或肌压痛。上肢近端肌肉受累时，可主诉举手、梳头、穿衣困难；下肢近端肌肉受累时，可主诉下蹲、起立、爬楼梯困难；颈屈肌受累时，表现为头呈后仰体位，平卧时抬头困难；喉部肌肉受累时，可造成发声困难、声嘶、鼻音；膈肌受累时，可造成呼吸表浅、呼吸困难或急性呼吸功能不全。

3. 其他表现

皮肌炎常有肺部损害，表现为肺间质病变、肺纤维化，常表现为咳嗽、呼吸困难甚至窘迫、低氧血症，肺部可闻及湿啰音，胸部影像学可见磨玻璃影、网状影、蜂窝影和实变影等，还可有心脏损害、消化道损害和肾脏损害。

约1/3的皮肌炎患者伴发恶性肿瘤。肿瘤可在皮肌炎诊断之前、之后或者同时发生，发病高峰是皮肌炎诊断时和诊断后1年内，后续5年随访期间风险逐渐降低。

二、皮肌炎如何诊断?

皮肌炎的诊断较复杂，需结合患者临床表现和辅助检查结果，可伴随血清肌酶升高、肌电图示肌源性损害和肌肉活检异常。此外，皮肌炎患者常有特异性抗体，如抗核小体重塑和组蛋白脱乙酰酶蛋白复合物抗体、在抗黑素瘤分化相关基因5抗体、抗氨基酰转运RNA 合成酶抗体等，这些特异性抗体的出现也有助于诊断。

三、皮肌炎的治疗

系统应用激素是皮肌炎治疗的首选方案，其治疗可分为初始阶段、减量阶段、维持阶段。多数患者还需使用免疫抑制剂，通常在开始激素减量前后加用免疫抑制剂，以减少激素的累积用量并降低复发率。部分患者亦可考虑加用静脉输注免疫球蛋白、生物制剂等。

（韩晶晶）

第六节 SECTION 6 强直性脊柱炎

强直性脊柱炎是一种主要侵犯骶髂关节、脊柱和外周关节的慢性炎症性疾病，可伴发关节外表现，严重者可发生脊柱畸形和强直。我国强直性脊柱炎的患病率初步调查为0.3%左右，男女患病比例为2∶1至4∶1，发病高峰年龄在18~35岁。

一、强直性脊柱炎有哪些临床表现?

腰背痛是强直性脊柱炎患者常见的症状，起病隐袭，患者逐渐出现腰背部或骶髂部疼痛和(或)僵硬，可有半夜痛醒、翻身困难，晨起或久坐后起立时下腰部僵硬明显，但活动后减轻。多数患者的病情由腰椎向胸、颈椎发展，出现相应部位疼痛、活动受限或脊柱畸形。附着点炎是强直性脊柱炎的典型特征，表现为附着点疼痛、僵硬和压痛，通常无明显肿胀。但跟腱附着点出现炎症时，肿胀可能是突出特征。足底筋膜、髌骨、肩部、肋软骨连接、胸骨柄关节、胸锁关节及髂上嵴等附着点部位的压痛常提示附着点炎。

强直性脊柱炎的关节外表现包括前葡萄膜炎、银屑病及炎症性肠病。25%~35%的患者发生葡萄膜炎，多呈急性发作、单侧发病，亦可双侧交替发作，局部疼痛难忍、充血、畏光、流泪及视物模糊。多为自限性，有复发倾向，但不影响视力。约50%的患者经肠道组织学检查可检出回肠和结肠黏膜炎症，通常无症状。显性炎症性肠病如克罗恩病和溃疡性结肠炎的发生率分别约为6.4%和4.1%。约10%的患者发生银屑病，伴银屑病者比无银屑病者病情更严重。

二、强直性脊柱炎如何诊断？

强直性脊柱炎需结合临床表现和辅助检查诊断。我国强直性脊柱炎患者 HLAB 27 阳性率达 90％ 左右。骶髂关节和椎旁肌肉压痛为疾病早期的阳性体征。骶髂关节 X 射线改变具有确诊意义，显示为骶髂关节软骨下骨缘模糊、骨质糜烂、关节间隙模糊、骨密度增高及关节融合，晚期称为“竹节样脊柱”。骶髂关节磁共振成像可显示急性炎症性改变和结构损伤改变，从而更早发现患者的骶髂关节病变。

三、强直性脊柱炎的治疗

主要通过非药物和药物等综合治疗控制或减轻炎症，缓解疼痛和僵硬，保持良好姿势，防止脊柱或关节变形，必要时矫正畸形关节，以达到改善和提高患者生活质量的目的。

非甾体抗炎药可改善患者腰背部疼痛和晨僵，减轻关节肿胀、疼痛并增加活动度。非甾体抗炎药治疗后病情仍持续活动的患者可考虑使用生物制剂。

（韩晶晶）

第十二章 常见血液系统疾病

第一节 SECTION 1 贫血

贫血是指外周血血红蛋白浓度低于正常值。按病因和发病机制，贫血又可分为因红细胞生成减少、破坏过多或因失血导致的贫血。铁是红细胞生成最重要的“原料”，因铁缺乏而导致的缺铁性贫血是最常见的贫血类型。

一、缺铁性贫血

我们的血液之所以呈红色，是由于红细胞的主要成分血红蛋白含有红色的铁离子。铁是合成血红蛋白的重要原料，如果体内缺铁，血红蛋白就会合成不足，就会造成缺铁性贫血。

每天制造红细胞所需铁20~25毫克，制造红细胞所需的大多数铁来自体内衰老和破坏的红细胞（内源性铁）。正常人每天从食物（外源性）中吸收的铁量1~1.5毫克，动物食品铁吸收率高，植物食品铁吸收率低。食物中以三价铁为主，必须在酸性环境中或有还原剂如维生素C存在下还原成二价铁才便于吸收。铁主要在十二指肠和空肠上段肠黏膜吸收，吸收量由体内储备铁调节，如果体内储备铁多，则吸收量少，反之吸收量多。铁与转铁蛋白结合后转运到组织或幼红细胞，参与形成血红蛋白。多余的铁以铁蛋白和含铁血黄素形式储存于肝、脾、骨髓等器官的单核巨噬细胞系统。人体每天排铁不超过1毫克，主要通过肠黏膜脱落细胞随粪便排出，少量通过尿、汗液排出，哺乳妇女还可以通过乳汁排出。

铁吸收不良、丢失过多和需要增加时可以导致缺铁性贫血，主要有以下原因：

（1）不良饮食习惯和胃肠道病变导致铁吸收不良：如嗜饮浓茶、咖啡等可以造成铁的吸收障碍；胃大部切除术后，胃酸分泌不足且食物快速进入空肠，绕过铁吸收的主要部位（十二指肠），使铁吸收减少；各种原因导致的胃肠疾病，如慢性萎缩性胃炎、克罗恩病等炎症性肠病均可因铁吸收障碍而发生缺铁性贫血。

（2）铁丢失过多：主要见于月经过多、消化道出血、血红蛋白尿等。缺铁性贫血是育龄期女性常见疾病，绝大多数是由于月经过多导致，常合并有子宫肌瘤。男性和绝经后女性缺铁性贫血的主要病因是慢性胃肠道出血，痔疮、胃及十二指肠溃疡、食管裂孔疝、消化道息肉、恶性肿瘤等是出血的常见原因，一定要提高警惕除外消化道肿瘤。

（3）铁摄入不足而需要量增加：主要见于小儿生长发育期及妊娠和哺乳妇女。

小贴士

常喝浓茶、咖啡为什么会导致缺铁性贫血？

过量嗜饮咖啡与浓茶，可导致缺铁性贫血。这是因为茶叶中的鞣酸和咖啡中的多酚类物质，可与铁形成难以溶解的盐类，抑制铁吸收；由于人体所必需的铁、维生素等物质，通常在日常饮食中摄取，饱餐后，食物尚在胃中，餐后饮浓茶鞣酸更容易和铁结合，阻碍铁的吸收。

二、临床表现

血红蛋白把氧输送到身体的各个部位，再把身体产生的二氧化碳带回肺部，周而复始。缺铁性贫血的主要临床表现是组织缺氧，轻者乏力、易倦、头晕、头痛、眼花、耳鸣、纳差等，中重度者出现气短、心悸甚至心衰、昏迷，伴有面色苍白、心率加快。组织缺铁还可导致细胞内含铁酶和铁依赖酶活性降低相关的临床表现，常见有口炎、舌炎、咽下困难或咽下时梗阻感、皮肤干燥、毛发无泽、反甲（指、趾甲变平，甚至凹下呈匙状，图12－1）；精神行为异常如烦躁、易怒、注意力不集中，甚至发生异食癖；易感染；儿童生长发育迟缓、智力低下等。

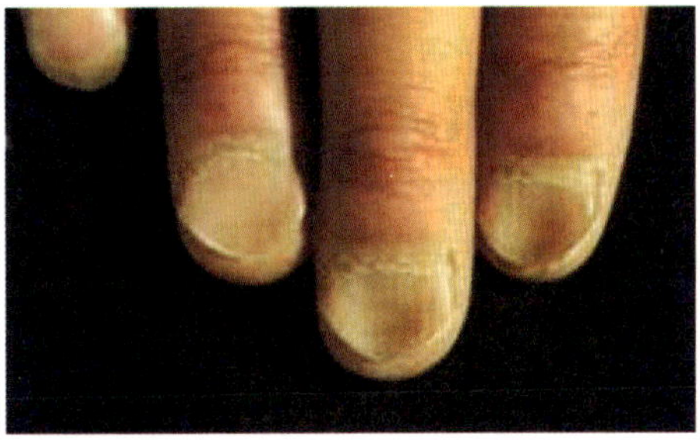

图 12-1　匙状指

图片来源：http://netclass.csu.edu.cn.

三、诊断与治疗

1. 诊断

首先根据患者的临床表现判断是否存在贫血，再根据血常规化验观察红细胞指数是否符合小细胞、低色素的特点（缺铁性贫血的典型表现是红细胞血红蛋白含量低，故红细胞“个小”“颜色浅”），初步判断患者可能为缺铁性贫血，再通过铁代谢的化验（主要包括血清铁蛋白、血清铁和血清总铁结合力）确定诊断。如果患者血清铁蛋白降低、血清铁降低、总铁结合力升高，则可以诊断为缺铁性贫血。必要时行骨髓检查及骨髓铁染色以协助诊断。铁剂试验性治疗可以有助于诊断。确诊后必须查清引起缺铁的原因，对于老年男性或绝经后女性，特别要除外消化道肿瘤。

2. 治疗

确诊为缺铁性贫血，就可以开始补铁治疗。

常用口服铁剂有：琥珀酸亚铁（速力菲，含铁35%）、硫酸亚铁（含铁20%）、富马酸亚铁（富血铁，含铁33%）、多糖铁复合物（力蜚能，含铁46%）等。铁剂应选择含铁量高、容易吸收、胃肠道反应小的铁剂。口服铁剂后5～10天网织红细胞开始上升，7～12天达高峰，其后开始下降，2周后血红蛋白开始上升，平均2个月恢复，待血红蛋白正常后，再服药3～6个月以补充储存铁。

以下情况可选用注射用铁剂如右旋糖酐铁深部肌内注射：①口服铁剂有严重消化道反应，如恶心、呕吐、腹痛等，无法耐受；②消化道存在明显吸收障碍，使口服铁剂无法吸收；③存在严重消化道疾病，服用铁剂后会加重病情；④妊娠晚期、手术前、失血量较多时，亟待提高血红蛋白者。需要强调的是，应用注射铁剂一定要根据公式计算出患者的“缺铁量”，再按需给予相应补充，以免因补充过量造成铁在体内过多沉积而致机体损伤。

四、病因治疗及预防

只有明确缺铁性贫血的病因才有可能联合补铁治疗，从而治愈缺铁性贫血。饮食摄入不足者应均衡饮食、忌浓茶咖啡。肉食是铁最好的来源，蔬菜纤维、磷酸盐、糠、制酸药等能与铁结合而使铁的吸收减少，而维生素C能增加铁的吸收。对于育龄女性请到妇科解决月经出血过多问题，必要时补充铁剂；老年男性或绝经后妇女若患有消化道肿瘤，肿瘤治疗是关键。

特别提示

老年缺铁性贫血的特点

缺铁性贫血占老年人贫血的 20% ~ 50%。诊断时首先应注意有无明显或隐匿的慢性失血并仔细排除胃和结肠肿瘤，老年妇女可因妇科肿瘤而失血。在消化道慢性失血中，以胃和十二指肠溃疡病及痔疮出血较多见。老年缺铁性贫血也可由胃酸缺乏或营养不良引起，应用铁剂治疗可有良好反应，但也必须考虑到在缺铁的同时，常有维生素 B_{12} 及叶酸的缺乏，宜联合治疗。

小贴士

含铁量高及辅助铁吸收的食品

（1）含铁量丰富的动物性食品有：瘦肉、血液制品（血豆腐）、肝、肾、舌，以及鸭肫、乌贼、海蜇、虾米、蛋黄等；植物性食品有：芝麻、海带、黑木耳、紫菜、发菜、香菇、黄豆、黑豆、腐竹、红腐乳、芹菜、荠菜、大枣、葵花子、核桃仁等。

（2）多吃富含维生素 C 的食物，如新鲜绿叶蔬菜和水果，以促进肠道内铁的吸收。

（3）要注意蔬菜纤维会影响铁的吸收，铁的补充以动物来源最容易吸收。

（王文生）

第二节 SECTION 2 骨髓增生异常综合征

一、疾病知识

骨髓如同制造血细胞的工厂，成熟的血细胞好比是加工好并检验合格出厂的零件，造血干细胞相当于零件的毛坯，要经过骨髓中一系列加工程序后才能成为合格的零件出厂。如果毛坯本身有问题，由其加工而成的零件就是不合格产品，出厂前会被检验员检出，在厂内销毁，不得出厂。骨髓增生异常综合征的本质就是骨髓造血干细胞（毛坯）发生了异常，由其分化发育而来的血细胞（不合格产品）在骨髓中发生了破坏（厂内销毁），而导致外周（出厂的）血细胞减少，常表现为红细胞、白细胞和血小板均减少，最终引起贫血、感染、出血等临床表现。患者骨髓造血虽然很活跃，但造血细胞发育异常（病态造血），外周血细胞减少（无效造血），骨髓中病态发育的造血细胞往往来自同一祖先（克隆造血），如果病态造血细胞形成增殖优势，就可能占据整个骨髓并侵犯骨髓外器官组织即演变为急性髓系白血病。

骨髓增生异常综合征可发生于任何年龄组，主要发生于老年人。有些发病原因不明称为原发性骨髓增生异常综合征。长期接触毒物、射线等可造成造血干细胞和造血微环境的损伤，增加了发生骨髓增生异常综合征的危险性。可以找到明确病因的称为继发性骨髓增生异常综合征，主要与应用化疗药物特别是烷化剂治疗有关。

二、临床表现

骨髓增生异常综合征患者可因红细胞减少、血红蛋白下降而出现贫血症状，与其他病因导致的贫血表现相似，表现为苍白、乏力、气短、心悸，严重时可致心衰、昏迷；也可因白细胞减少而发生各种感染，以呼吸道感染最为常见；患者血小板降低时可表现为出血，以皮肤黏膜出血最常见，严重时可发生颅内出血而死亡。

三、诊断与治疗

医生根据患者贫血、感染及出血的病史和临床表现，首先会让患者查血常规，如果血常规显示血红蛋白下降同时红细胞体积大，伴或不伴有白细胞或血小板计数减少，提示骨髓增生异常综合征的可能性，需进一步化验血清叶酸及维生素 B_{12} 水平以排除巨幼细胞贫血，还会建议患者进行骨髓穿刺细胞学、流式细胞学、染色体核型及荧光原位杂交以及相关基因突变测序、骨髓活检组织病理学等多项检查，以确定诊断并排除其他具有类似表现的血液系统疾病。确诊为骨髓增生异常综合征后，医生会进行分型并根据相关预后积分系统评分，以确定患者属低危、中危或高危，进一步预测患者预后并指导选择治疗措施。

骨髓增生异常综合征的治疗和管理需根据患者的风险类别而定，目标是降低并发症，改善生活质量并延长生存期。对于没有症状和低危的患者，可密切监测疾病进展。存在相关症状和预后评分较高的患者需要治疗。

骨髓增生异常综合征患者的治疗通常包括：

（1）支持治疗：是所有患者管理的重要组成部分。包括输注红细胞及血小板悬液；治疗血细胞减少；应用抗生素治疗感染；当血清铁蛋白 > 1000 微克 / 升，给予祛铁治疗等。

（2）低强度治疗：包括促造血治疗（造血生长因子、雄激素等），改善病态造血克隆的造血效率如免疫抑制剂（糖皮质激素、环孢素 A

等）、免疫调节剂（沙利度胺、来那度胺等）以及去甲基化治疗（阿扎胞苷或地西他滨等）。除了去甲基化治疗，通常只引起轻微的治疗相关副作用，通常不需要住院治疗。

（3）高强度治疗：包括联合化疗（类似于治疗急性髓系白血病）和异基因造血干细胞移植。因出现严重并发症甚至危及生命的风险更高，需要住院治疗。

通常低危患者一般给予低强度治疗或支持治疗。高危患者的治疗因患者的年龄、体能状况和个人意愿而异，年龄小于70～75岁且其他方面健康的患者可以给予高强度治疗。年龄在70～75岁以上或体能状态较差的患者给予低强度治疗或支持性治疗。

四、预防

随着人们生活水平的不断提高，家庭装修材料的污染，电脑、手机的低量辐射，频繁进行的CT等X射线检查等，均可能是骨髓增生异常综合征等血液系统肿瘤性疾病发生的危险因素，应尽量避免过多接触。因其他肿瘤性疾病接受过化疗、放疗的患者应定期复查血常规，以发现早期征象。确诊为骨髓增生异常综合征的患者，应尽量保持平静心态，积极与医生配合，养成良好的生活习惯，注意个人卫生，根据天气变化及时增减衣物以预防感染；血小板减少患者应保持血压平稳、避免剧烈运动和情绪波动，自我监测出血表现（皮下出血点、瘀斑、口腔血泡等），如有不适或发现异常情况及时就医。

（王文生）

第三节 SECTION 3 白血病

一、疾病知识

白血病确切病因至今未明，是血液系统的恶性肿瘤，是由于造血干细胞中的一些细胞形成了“恶性克隆”，由其分化而来的白血病细胞，停滞在细胞发育的某一阶段并大量增殖、不按程序衰老死亡，占据骨髓并侵犯其他器官和组织，导致正常造血受抑制、正常血细胞明显减少，进而引发贫血、感染、出血及器官浸润等一系列临床表现。如不积极治疗，常因出血、感染而死亡。

白血病约占恶性肿瘤总发病率的3%，是儿童和青年中最常见的恶性肿瘤。我国白血病的发病率为每年2.76/10万。根据白血病细胞分化停滞的阶段和自然病程，可分为急性和慢性白血病；根据白血病细胞的不同来源，又分为髓系白血病和淋巴细胞白血病。通常，白血病分为急性髓系白血病、急性淋巴细胞白血病、慢性髓系白血病与慢性淋巴细胞白血病4种类型。

二、临床表现

急性白血病的临床表现有以下4点：

（1）发热：发热主要是由感染所致，最常见口腔、肛周及肺部感染。

（2）出血：早期可有皮肤黏膜出血，严重时内脏出血，急性早幼粒细胞白血病常合并弥散性血管内凝血。

（3）贫血：呈进行性加重，其症状与其他原因导致的贫血相似。

（4）白血病细胞浸润：淋巴结、肝、脾肿大，胸骨压痛；胸腔积液、腹腔积液或心包积液；中枢神经系统浸润（头痛、恶心、呕吐等颅内压升高的表现）及睾丸浸润等。有些类型白血病可出现牙龈增生。

慢性白血病进展较缓慢，早期患者没有明显症状，随着疾病的进展，白血病细胞破坏骨髓正常造血功能，浸润器官，可出现类似于急性白血病的临床表现。

三、诊断及治疗

医生根据患者病史和贫血、出血、感染等临床表现，结合外周血常规及血涂片检查作出“疑诊白血病”的初步判断，进一步会建议进行骨髓穿刺检查，具体项目包括细胞学、细胞化学、流式细胞学、染色体核型分析及荧光原位杂交、融合基因、基因突变测序、骨髓活检病理学等，以确定诊断及具体分型。明确诊断及分型后即可开始治疗。

对于急性白血病患者，应在充分支持治疗（水化尿液；抗感染；输注红细胞及血小板）的条件下尽早开始化疗，使白血病细胞迅速减少至化疗前的万分之一以下而达到完全缓解（急性白血病患者在临床诊断时，其体内的白血病细胞大约有1万亿个，经化疗达到完全缓解时，其体内的白血病细胞可降至1亿个）。达到完全缓解后，骨髓正常造血功能得以恢复，患者的血细胞数可基本恢复正常，贫血、感染、出血也明显缓解，随后需要进行巩固和强化治疗。急性淋巴细胞白血病巩固治疗后通常需要进行2~3年的维持治疗。为预防和治疗中枢神经系统白血病，还应选择适当化疗药物进行腰椎鞘内注射。

从理论上讲，单靠化疗不可能将白血病细胞完全消灭，而白血病一旦复发，往往对多种药物耐药而使治疗方案无从选择。此时，“免疫治疗”可以杀灭白血病细胞。近年来，免疫治疗具有代表性的是嵌合抗原受体T细胞免疫治疗和双特异性抗体疗法。嵌合抗原受体T细胞是一种基因修饰的自体T淋巴细胞，将这些细胞在体外进行基因改造，然后回输至患者体内，可以直接杀伤 B 淋巴白血病细胞。贝林妥欧单抗是一种双特异性抗体，可以直接连接 T 淋巴细胞和 B 淋巴白血病细胞，介导 T 淋巴细胞直接杀伤白血病细胞。异基因造血干细胞移植也可以理解为免疫治疗，不但可以通过“预处理”的超大剂量化疗或放疗最大限度地杀灭白血病细胞，还可以通过植入的健康供者造血干细胞所重建的免疫系统进一步杀灭受者体内残存的白血病细胞（移植物抗白血病效应），使2/3的有条件接受异基因造血干细胞移植的白血病患者得以治愈。

随着分子生物学和分子遗传学研究的不断深入，各种针对发病机制的分子靶向治疗也应运而生。最著名的伊马替尼是酪氨酸激酶抑制剂，可以阻断慢性粒细胞白血病细胞 Ph 染色体上 bcr/abl 融合基因产物 P210融合蛋白的信号传导作用，从而抑制了白血病细胞的增殖。伊马替尼使多数慢性粒细胞白血病患者，成为像高血压、糖尿病一样的慢性病患者，需要长期服药。近年来，越来越多的分子靶向药物不断问世，包括治疗慢性粒细胞白血病及急性淋巴细胞白血病的新一代酪氨酸激酶抑制剂如尼罗替尼、达沙替尼、博舒替尼、普纳替尼等；治疗急性髓系白血病的靶向药物如米哚妥林和吉瑞替尼（针对 FLT3基因突变）、维奈克拉（针对 Bcl-2抗凋亡蛋白）、艾伏尼布（针对 IDH1突变）、恩西地平（针对 IDH2突变）等。相信将来会有更多的分子靶向药物为白血病患者带来福音。

四、预防

由于白血病的致病因素与骨髓增生异常综合征的致病因素基本相同，预防措施也基本相同。需要强调，白血病患者在发病时、化疗过程中尤其是在造血干细胞移植过程中及移植后，免疫防御功能非常低下，非常容易合并感染，甚至发生危及生命的感染。因此，要特别注意环境、个人与饮食卫生，患者本人及家属要佩戴口罩并做好手部消毒，居住环境要经常用紫外线消毒，做好口腔和肛周的清洁护理，做好食品的消毒措施等。

（王文生）

第四节 SECTION 4 血小板减少性紫癜

一、疾病知识

血小板减少性紫癜的确切病因迄今仍不清楚，是指因血小板减少而引发的以紫癜为主要表现。因发病涉及免疫机制，称为免疫性血小板减少性紫癜，如果找不到其他诸如系统性红斑狼疮、抗磷脂综合征等继发因素，称为原发免疫性血小板减少症，是常见的血液系统出血性疾病。由于免疫系统功能紊乱导致产生了针对自身血小板的抗体和淋巴细胞，破坏血小板而致血小板寿命缩短，同时伴有骨髓代偿性生成血小板的功能不良，最终导致外周血循环中血小板数量减少。当减少到一定程度时，可引发出血，轻者皮肤黏膜出血（紫癜和瘀斑），重者可致内脏出血，甚至因颅内出血而死亡。免疫性血小板减少性紫癜的年发病率为3.8~9.5/10万人口。

二、临床表现

血小板下降到一定水平以下（$<30\times10^9$个/升），会有出血倾向；当血小板计数$<10\times10^9$个/升甚至$<5\times10^9$个/升时，会发生严重出血。临床出血主要表现为皮肤黏膜出血，如皮下出血点、

紫癜、瘀斑、鼻出血、牙龈出血等，严重者可以有口腔血疱及血尿。女性患者可以表现为月经增多。严重血小板减少患者可因颅内出血死亡。有明确病毒感染的患者，随病毒感染的自限病程可能自然恢复。免疫性血小板减少性紫癜患者一般无脾肿大。

三、诊断与治疗

医生结合患者出血表现及血常规化验显示的“只有血小板减少而血红蛋白及白细胞计数正常”的特征，会初步诊断免疫性血小板减少性紫癜，需进一步进行骨髓穿刺、腹部 B 超、抗核抗体谱、免疫球蛋白定量、类风湿因子、各项病毒指标、幽门螺杆菌检测等检查以确定诊断、除外相关疾病、明确有无基础疾病（如系统性红斑狼疮等自身免疫病）及感染诱因等。诊断确立后即可以开始治疗。

当患者血小板计数 $\geqslant 30 \times 10^9$ 个 / 升时，往往没有明显出血表现，可随诊观察，进行相关知识的健康教育。当患者出血症状非常明显，血小板计数 $< 10 \times 10^9$ 个 / 升甚至 $< 5 \times 10^9$ 个 / 升时，常给予较大剂量糖皮质激素（简称“激素”）、静脉输注丙种球蛋白结合血小板输注等紧急治疗措施，以期将血小板计数迅速提高至安全水平，随后过渡到常规治疗。常规治疗首选激素，医生会根据患者体重，按每千克体重 1 毫克计算出泼尼松的初始剂量，嘱患者每日口服，当血小板计数恢复后逐渐减量直至停药，目标是维持血小板计数 $\geqslant 30 \times 10^9$ 个 / 升且无出血表现。如果达不到上述标准，则考虑应用二线治疗方案，包括促血小板生成素受体激动剂、利妥昔单抗、脾切除、环孢素 A、达那唑、长春新碱等。对于某些难治病例，要积极寻找潜在诱因如病毒（丙肝病毒、乙肝病毒、艾滋病病毒、EB 病毒等）感染和幽门螺杆菌感染的证据，如果确系存在上述感染因素并控制后，血小板可能恢复正常水平。

四、预防

应通过增强体质、注意个人卫生和饮食卫生、根据天气变化及时增减衣物、改变不良生活习惯、杜绝吸毒及不安全性行为等预防感染。妊娠可作为免疫性血小板减少性紫癜诱发因素，患者妊娠期间常常加重，应监测血小板计数。患者在血小板计数极低（$<10\times10^9$个/升）并有出血倾向时应绝对卧床休息，避免情绪波动，保持血压稳定在安全范围。在激素及其他免疫抑制治疗过程中应做好卫生防护以避免各种感染，注意激素对血压、血糖的影响。可常规服用抗酸药物预防消化性溃疡。免疫性血小板减少性紫癜患者常因感染使病情加重，发生感染时应监测血小板计数，及时发现、及时治疗。

（王文生）

第五节 SECTION 5 粒细胞减少症

一、疾病知识

粒细胞减少症主要是指成人外周血中性粒细胞计数低于1.8×10^9个/升。根据中性粒细胞减少的程度可分为轻度（$1.0\times10^9\sim1.8\times10^9$个/升）、中度（$0.5\times10^9\sim1.0\times10^9$个/升）和重度（低于$0.5\times10^9$个/升），重度粒细胞减少症也称“粒细胞缺乏症”。粒细胞减少症可见于健康无症状人群，自身免疫性疾病（类风湿关节炎、系统性红斑狼疮等）的人群更多见。

中性粒细胞在骨髓中产生并迁移到血循环、血管内皮、脾脏和感染/炎症部位。粒细胞减少症的发病机制如下：①骨髓中性粒细胞生成减少，一般由某些药物、感染、营养缺乏等所致；②中性粒细胞由血循环中重新分布至血管内皮或脾脏；③药物反应或自身免疫性疾病导致的免疫破坏所致。

某些遗传性或获得性疾病可能导致粒细胞减少症：

（1）Duffy-null 相关中性粒细胞计数（DANC）：以前称为“良性种族性中性粒细胞减少症”，表现为轻度 / 中度粒细胞减少症，发生于非洲人后裔和某些其他种族群体中，遗传因素所致，不会导致感染风险增加。

（2）家族性粒细胞减少症：某些家族性的不明原因的轻度粒细胞减少症。

（3）先天性粒细胞减少症：先天性粒细胞减少症偶尔在成人中首次被发现，由于常存在感染或躯体表现（如头发过早变白、指甲或骨骼异常等），通常在儿童时期被发现。

（4）感染：中性粒细胞减少可发生于病毒（如肝炎病毒、人类免疫缺陷病毒、EB 病毒等）感染，以及某些细菌、寄生虫和立克次体感染中。

（5）某些药物：细胞毒性抗肿瘤药或免疫抑制剂（如环磷酰胺、硫唑嘌呤等）可以通过“骨髓抑制作用”导致中性粒细胞减少，是药物相关性中性粒细胞减少的最常见原因。药物往往同时引起血小板减少和贫血，通常停用相关药物后是可逆的。某些药物可能导致严重的孤立性粒细胞减少症，与诱发自身免疫机制破坏中性粒细胞有关。

（6）营养：饮食中维生素和矿物质（如维生素 B_{12}、叶酸、铜）的缺乏可导致粒细胞减少症，常伴有其他血细胞减少。

（7）恶性血液病：大颗粒淋巴细胞白血病、毛细胞白血病、其他淋巴细胞增生性疾病、骨髓增生异常综合征或其他恶性血液病偶尔表现为孤立的中性粒细胞减少，但更典型的表现为全血细胞减少。

（8）风湿性疾病：类风湿关节炎、系统性红斑狼疮和其他风湿性疾病可能导致粒细胞减少症。

（9）自身免疫性粒细胞减少症：自身免疫性粒细胞减少症可以单独发生（原发性自身免疫性粒细胞减少症），也可能与其他自身免疫性疾病伴发。

（10）再生障碍性贫血：中性粒细胞减少可能是初始或主要表现，但再生障碍性贫血通常表现为全细胞减少。

（11）慢性特发性粒细胞减少症：以不明原因的长期中性粒细胞减少为特征。临床表现多种多样，从无症状到口腔溃疡、牙龈炎和频繁感染。

二、临床表现

轻度粒细胞减少症患者多数无症状。部分患者诉头晕、乏力、疲劳，但并不常有感染。少数易感染者，多为上呼吸道感染。粒细胞缺乏症者，80％以上是由药物引起，应详细询问有关服药史。起病急，常表现为寒战、高热、全身酸痛、头痛、咽痛、口腔溃疡等，呈严重的菌血症或败血症。常见的感染部位为呼吸道、泌尿道、肠道、皮肤、肛周等。

三、诊断及治疗

1. 诊断

根据临床表现及实验室检查结果明确诊断。血常规检查时应同时注意红细胞、血红蛋白、网织红细胞及血小板计数，必要时需进行骨髓检查以了解粒系细胞的增生与成熟情况，有无形态异常并除外其他血液病。

2. 治疗

对于轻中度粒细胞减少症易反复感染者，应注意预防感染，特别是呼吸道及皮肤黏膜感染。一旦发生感染，应根据感染部位和（或）细菌学检测结果，选用抗菌药物。在选择药物时，应避免应用致白细胞减少药物。对于原因不明、症状轻、病程长、骨髓象基本正常者，宜增强体质锻炼，定期随访，不过多依赖药物。药物治疗可选用盐酸小檗胺、利血生、咖啡酸片、氨肽素、鲨肝醇、维生素B_4等中的1～2种，但疗效多为暂时性。中药螺旋藻、贞芪扶正颗粒等亦可应用。

对于重度粒细胞减少症即粒细胞缺乏症患者，首先应停用可疑药物，尽可能采取隔离措施。对于合并感染的患者，应积极以足量、广谱、强效抗菌药物抗感染治疗。可应用粒细胞集落刺激因子（G–CSF）或粒细胞－巨噬细胞集落刺激因子（GM–CSF），或二者联用，每日5～10微克/千克，皮下注射，一般5～7天后粒细胞恢复正常。感染严重者还可予大剂量丙种球蛋白静脉滴注。

积极治疗导致中性粒细胞减少的基础疾病及诱发因素。

四、预防

易反复感染轻中度粒细胞减少症的患者，应养成良好的生活习惯，注意个人卫生，根据天气变化及时增减衣物以预防感染，特别是呼吸道及皮肤黏膜感染。对于原因不明、症状轻、病程长、骨髓象基本正常者，宜适当进行体质锻炼，使免疫系统处于平衡状态。对于曾经发生过药物相关中性粒细胞减少或缺乏的患者，应避免再次暴露于相同药物，暴露于同类药物时亦应密切监测。

（王文生）

第十三章 常见骨科疾病

第一节 SECTION 1 骨质疏松症

一、什么是骨质疏松症?

骨质疏松症是一种以骨量低下、骨组织微结构损坏导致骨脆性增加、易发生骨折为特征的全身性骨病。骨骼对身体提供了重要的支撑作用，骨质疏松症导致骨骼的强度变小，脆性增加，相对应的支撑质量减弱。疏松的骨骼就像被白蚁蛀空的房屋，外边看似完好，里面早已千疮百孔(图13－1)。轻微跌倒、颠簸、打喷嚏或突然运动都可能导致骨折。

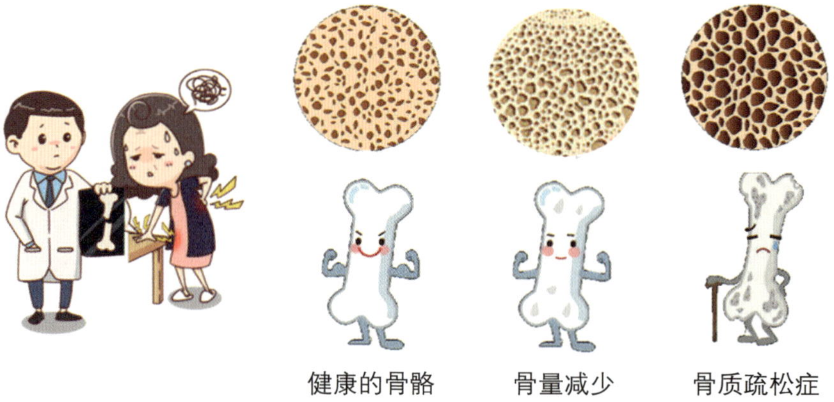

图 13-1　健康骨骼、骨量减少与骨质疏松

二、骨质疏松患病率

随着我国人口老龄化加剧，骨质疏松症患病率快速攀升，成为重要的公共健康问题。全国骨质疏松症流行病学调查显示：50 岁以上人群骨质疏松症患病率为19.2％，其中女性为32.1％，男性为6.9％；65 岁以上人群骨质疏松症患病率为32.0％，其中女性为51.6％，男性为10.7％。根据流行病学资料估算，目前我国骨质疏松症患者数约为9 000 万，其中女性约7 000 万。

三、为什么会出现骨质疏松？

人体骨骼的进行新陈代谢离不开破骨细胞和成骨细胞。成骨细胞负责生成骨量，像是盖房子；而破骨细胞负责破坏并吸收骨量，像是拆房子。当建房速度小于拆房速度时，会导致骨量减少，骨强度下降，骨脆性增加就会产生骨质疏松，“骨大厦”处于极其脆弱的状态（图13－2）。

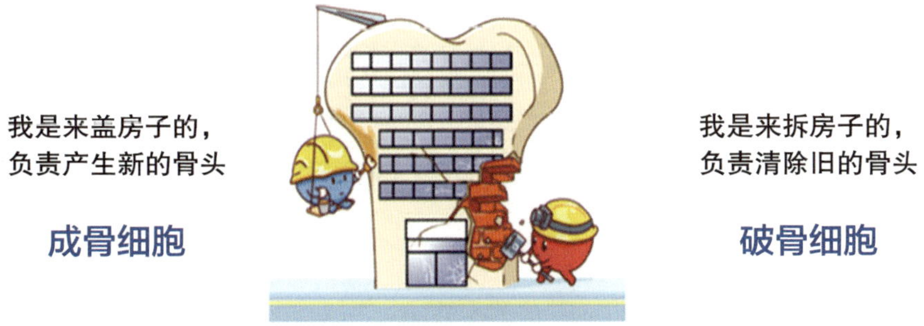

图 13-2　为什么会出现骨质疏松

引起破骨细胞与成骨细胞功能失衡最常见的原因为高龄及女性绝经（图13－3），其次为影响骨代谢的疾病、药物或其他病因。

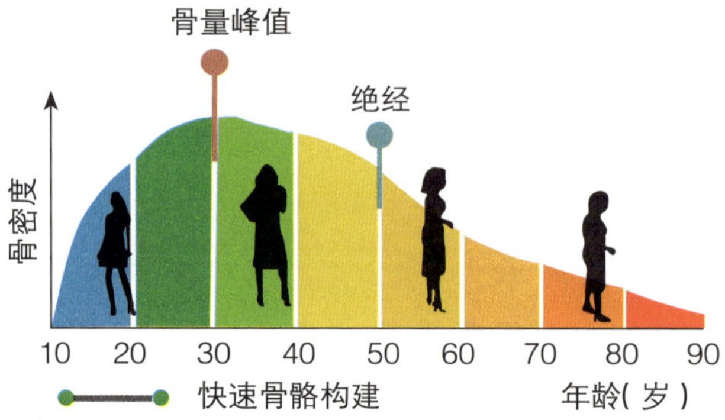

图 13-3　绝经后女性骨量减少加速

四、如何发现骨质疏松?

多数骨质疏松症患者没有明显的临床症状，因此被称为“沉默的骨骼杀手”。随着骨量丢失、骨微结构破坏、骨骼力学性能下降及微骨折的出现等，患者可出现腰背疼痛的症状，严重者可出现脊柱变形，甚至出现骨质疏松性骨折等严重后果（图13－4）。

骨质疏松最常用的检查方法是骨密度检测。常用的骨密度测量方法有双能X射线吸收检测法、定量计算机断层、外周双能X射线吸收、单能X射线骨密度、外周定量CT和定量超声等。目前，国内外公认的骨质疏松症诊断标准是基于双能X射线吸收检测法检测的结果。

双能X射线吸收检测法是临床和科研最常用的骨密度测量方法，用于骨质疏松症的诊断、骨折风险性预测和药物疗效评估。双能X

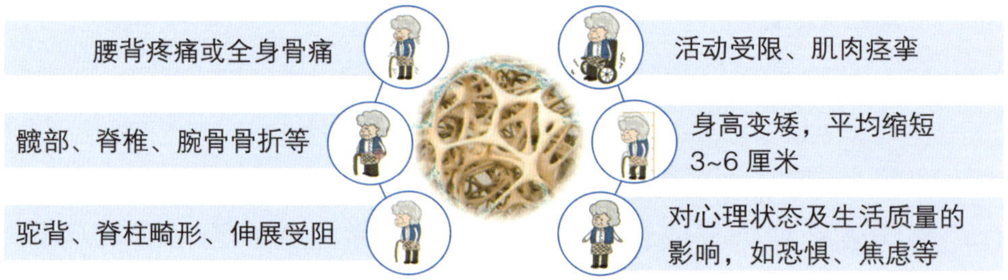

图 13-4　骨质疏松的常见表现

射线吸收检测法主要测量部位是中轴骨，包括腰椎和股骨近端。基于双能 X 射线吸收检测法测定的骨密度结果，可将骨量分为4类（表13－1）。

表 13-1　基于双能 X 射线吸收检测法测定的骨密度的分类标准

T 值	诊断
T 值≥ -1.0	正常
-2.5<T 值 <-1.0	骨量减少
T 值≤ -2.5	骨质疏松
T 值≤ -2.5+ 脆性骨折	严重骨质疏松

五、骨质疏松有严重危害吗?

骨质疏松最严重的危害是引起骨质疏松性骨折。骨质疏松性骨折是指受到轻微创伤（相当于从站立高度或更低的高度跌倒）即发生的骨折。骨质疏松性骨折的常见部位包括椎体、前臂远端、髋部、肱骨近端和骨盆等，其中椎体骨折和髋部骨折最常见（图13－5）。

骨质疏松性骨折的危害巨大，是老年患者致残和致死的重要原因。发生髋部骨折后一年内，20％患者可能死于各种并发症；约50％患者致残，生活质量明显下降。骨质疏松症及骨折的医疗和护理，还会造成沉重的家庭和社会负担。预计至2035年，我国用于主要骨质疏松性骨折（腕部、椎体和髋部）的医疗费用将达1320亿元；而

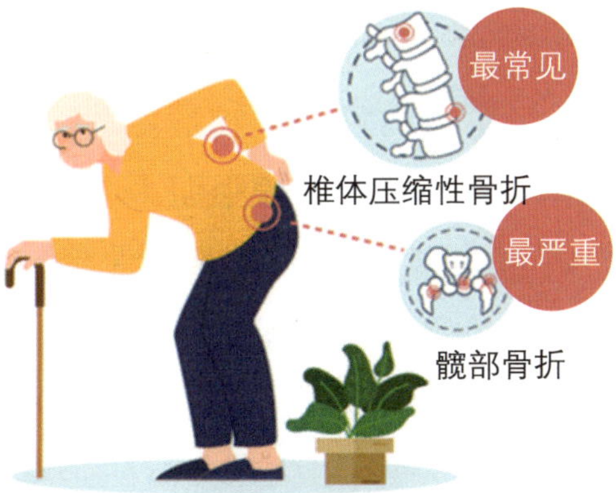

图 13-5　骨质疏松的危害

至2050年，该部分医疗支出将攀升至1630亿元。

六、骨质疏松症如何治疗？

骨质疏松症的防治措施包括基础措施、药物干预和康复治疗。

1. 基础措施

基础措施包括调整生活方式和使用骨健康基本补充剂。建议摄入富钙、低盐（5克/日）和适量蛋白质（每日蛋白质摄入量为1.0~1.2克/千克，日常进行抗阻训练的老年人每日蛋白质摄入量为1.2~1.5克/千克）的均衡膳食。动物性食物摄入总量应达到平均120~150克/日，推荐摄入牛奶300~400毫升/日或蛋白质含量相当的奶制品。充足日照、规律运动，戒烟限酒、避免过量饮用咖啡及碳酸饮料及避免跌倒等措施均有利于维持骨量。

2. 药物干预

药物干预分为骨健康基本补充剂和抗骨质疏松药物。骨健康基本补充剂主要包括钙剂和维生素D。抗骨质疏松药物种类众多，临床广泛应用的有双磷酸盐、地舒单抗、降钙素、甲状旁腺激素类似物、罗莫佐单抗等。在药物的使用上，应该根据骨折风险分层，考虑药物应用疗程、联合和序贯使用等问题。

3. 康复诊疗

针对骨质疏松症的康复治疗主要包括运动疗法、物理治疗、作业疗法及康复工程等。运动疗法简单实用，不但可增强肌力与肌耐力，改善平衡、协调性与步行能力，可改善骨密度、维持骨结构，降低跌倒与脆性骨折的发生风险等。运动疗法需遵循个体化、循序渐进、长期坚持的原则。治疗性运动包括：有氧运动（包括慢跑、游泳、太极拳、五禽戏、八段锦和普拉提等）、抗阻运动（包括举重、下蹲、俯卧撑和引体向上等）、冲击性运动（如体操、跳绳）和振动运动（如全身振动训练）。

（潘利平　曹永平）

第二节 SECTION 2 骨关节炎

俗话说“人老先老腿”。多数老年人会出现关节疼痛，尤其是下肢的膝关节疼痛最为常见。导致老年人膝关节疼痛最常见的罪魁祸首就是“膝骨关节炎”。

一、什么是骨关节炎?

骨关节炎是一种以关节老化、关节软骨磨损为表现的疾病，严重影响患者生活质量。膝骨关节炎临床最常见，主要表现为膝关节疼痛和活动受限。我国膝关节症状性骨关节炎的患病率为8.1%，与国外流行病学调查相比，国内膝骨关节炎发病率明显高于髋骨关节炎，呈现明显的地域差异，即西南地区及西北地区明显高于华北地区和东部沿海地区。从区域特征来看，农村地区膝关节症状性骨关节炎患病率高于城市地区。地域、性别与活动对膝骨关节炎发病率有重要影响。

二、哪些原因可以引起骨关节炎?

老年人的软骨老化，即退行性改变，是造成老年人骨关节炎高发的第一位原因。其他原因如遗传、关节创伤、关节疾病、慢性劳损、体重过高以及气候潮湿寒冷等因素都可以导致骨关节炎。

三、骨关节炎患者有哪些症状?

1. 疼痛

疼痛是绝大多数骨关节炎患者就诊的原因，初期为轻中度疼痛，非持续性，受凉时可诱发或加重疼痛；随着疾病的进展，疼痛可能首先影响上下楼梯或蹲下起立动作，且与活动呈明显相关性。疾病进展到中期时疼痛症状会进一步影响到平地行走。晚期可出现持续性疼痛、明显影响活动甚至影响睡眠及非负重活动。

2. 活动受限

膝骨关节炎早期不明显影响膝关节活动，多表现为膝关节长时间固定姿势后改变体位时短时间不灵活感。晚期关节活动可能明显受限，甚至导致残疾。髋骨关节炎多表现为髋关节疼痛，活动受限及关节僵硬。

3. 关节畸形

早期畸形不明显，随着疾病进展、软骨层变薄、半月板损伤脱落或骨赘增生等变化都可导致膝关节出现明显内翻、外翻或（和）旋转畸形（图13－6）。

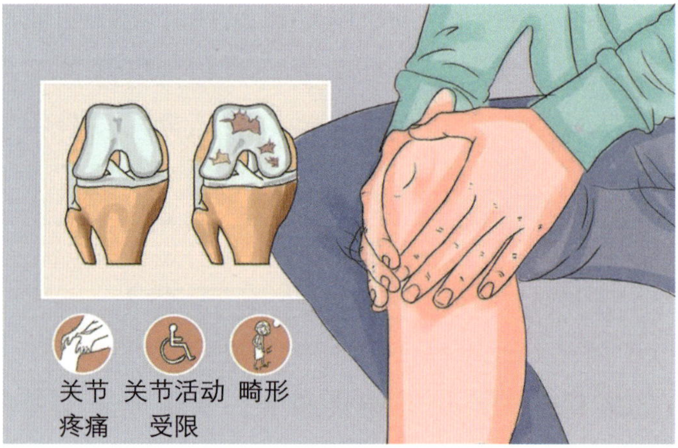

图 13-6　骨关节炎的常见症状

四、诊断骨关节炎需要做哪些检查?

医生除了常规的“视、触、动、量”以外，一般会要求拍一张X射线片。X射线是骨科疾病的最基本检查手段，也是骨关节炎影像学诊断的“金标准”。通常对于骨关节炎的影像学检查，往往无须CT、磁共振，一张简单的X射线平片即可明确。当然，磁共振可显示关节软骨、半月板、交叉韧带、滑膜等关节软组织的情况，可以早期诊断和准确评价软组织的变性与损伤，是对X射线检查的进一步补充（图13－7）。

图13－7是膝骨关节炎典型的X射线片，图中所示膝内侧间隙较外侧间隙明显狭窄，软骨下骨硬化；股骨、胫骨平台、髌骨上级边缘有增生的骨赘。

图 13-7　骨关节病的 X 射线检查

五、骨关节炎如何治疗?

骨关节炎的治疗原则是阶梯治疗。根据患者疼痛程度及影像学严重程度，将骨关节炎分为4级，每一级对应不同的治疗（图13－8）。

（1）基础治疗：包括患者教育、运动和生活指导、科学合理的关节肌肉锻炼、中医理疗等。

（2）药物治疗：根据药理作用分为糖皮质激素、非甾体抗炎药、慢作用抗炎药物、镇痛药、抗焦虑药、中成药，以及透明质酸钠、几丁糖、富血小板血浆等关节内注射药物。

（3）修复性治疗：关节镜清理术，软骨修复术及膝关节周围截骨术。重建治疗包括膝关节部分置换和全膝关节置换。

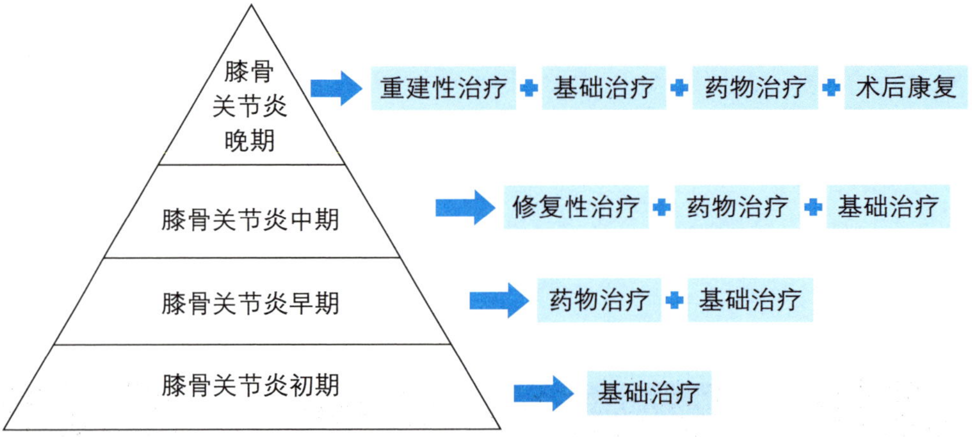

图 13-8 骨关节病的治疗

（潘利平 曹永平）

第三节 SECTION 3 颈肩痛

随着现代生活、工作节奏的加快，我们面对手机、电脑的时间越来越长。低头伏案、缺乏锻炼，导致颈肩痛的患病比例逐年上升，发病年龄也呈“年轻化”趋势。特别是教师、办公室职员、电脑操作员、司机、重体力劳动者等，因长时间保持固定姿势导致肩颈痛比较常见。

颈肩痛多指肩周炎、颈椎病所引起的不适。肩部疼痛有时也可能是一些疾病的征兆，例如左肩痛，可能是冠心病的放射痛；右肩痛，可能是胆囊炎的牵涉痛；莫名的夜间疼痛，要警惕肿瘤的可能。因此，当感到明显的肩部疼痛时，最好先到医院进行专业诊断。

一、颈肩痛常见病因

1. 颈背肌筋膜炎

长时间保持颈肩一个固定姿势，例如伏案、开车、工作、玩手机，都会使颈肩部位的肌肉一直处于紧张状态得不到放松，长此以往会造成肌肉慢性劳损，诱发肌肉等软组织的无菌性炎症，出现肩膀酸胀、疼痛的症状。年轻职场人士的肩膀酸痛多属于这一类。

2. 颈椎病

颈椎与肩膀相邻，颈椎病发作时，颈椎和肩膀酸痛常“结伴”出现。如果颈椎病较严重，压迫了神经根，还可出现肩膀或手臂的疼痛、麻木，甚至是走路不稳、走路有踩棉花感等。

3. 肩周炎

50岁左右是肩周炎高发期，老年人的肩膀痛约有60％是肩周炎导致的。例如颈肩部夜间疼痛、上举手臂疼痛、肩关节活动受限，或在劳累、受凉后出现疼痛，很可能是肩周炎。

4. 肩袖损伤

肩是全身最灵活的大关节，也是容易“累”的关节。肩袖是指肩关节周围包绕的一系列肌肉肌腱，对于维持肩关节稳定至关重要。猛提重物、摔倒时肩部支撑、外来暴力牵拉，可能造成急性肩袖撕裂；长期打网球、棒球，经常游泳的人，慢性肩袖劳损比较常见。60岁以上的人群，约30％患有不同程度的肩袖损伤。

二、急性颈肩痛的治疗

避免不良的生活、工作方式，在医生指导下使用外用镇痛膏药、口服镇痛药物或选择性肌松药物缓解肩颈疼痛。热敷、物理治疗、中医按摩及针灸等也有一定疗效。如果患者既往存在颈椎病（如颈椎管狭窄、颈椎间盘突出），应避免颈部按摩加重不适。如果出现肢体力量下降、走路不稳、脚踩棉花感、大小便功能障碍等表现，需要及时到医院就诊确定进一步治疗方案。

三、颈肩痛的预防

颈肩痛的预防比治疗更应该得到重视。首先学会“坐如钟，站如松”，双肩放松，避免头颈过度前屈或后仰，以减轻长时间端坐引起的颈部疲劳。每工作1小时，应该有一次颈部的放松活动，让头颈部向前后左右，轻柔、缓慢地活动数次。同时，避免长时间使用电子设备，对于预防颈肩痛有重要意义。

睡觉时枕头不可过高、过硬或过低。最理想的枕头应中央略凹，使颈部充分接触枕头并略后仰。寒冷刺激会造成血管收缩，加重炎症反应，颈肩痛患者应该避免受凉并远离潮湿环境，可以适当进行局部热敷改善不适。

进行颈部肌肉力量和活动度练习，可以增加颈部的稳定性，缓解颈肩痛症状并延缓自然病程。骑行、游泳、球类运动以及太极拳，都是锻炼颈部肌肉较好的运动方式。

（徐贝宇　李淳德）

第四节 SECTION 4 腰背痛

近年来，腰背痛发病率逐年增加，严重影响了人们的生活质量。其病因多样，中青年腰肌劳损、腰椎间盘突出、肌筋膜炎以及老年人骨质疏松、脊柱退变等都可以诱发腰背痛。了解腰背痛发生的病因，尽早预防、正确治疗，才能减轻痛苦，提高生活质量。

一、腰背痛常见病因

1. 急性腰背损伤

俗称“闪腰”，多数致伤原因为抬重物或用力扭腰动作，肌肉收缩过猛、负荷过重，导致肌肉拉伤。腰背部有酸胀、灼热、牵扯痛感觉，咳嗽、打喷嚏、腰部用力时可加重，严重者不能起身、转身。

2. 腰背肌筋膜炎

常见于职场青壮年和体力劳动者，多发生于反复轻微损伤的积累，肌肉急性损伤后未痊愈、长期不良姿势或固定姿势、过度提重物造成了腰背肌劳损。腰背部长期酸胀痛，严重时常常半夜痛醒，或者起床时觉得腰背僵硬，需要局部叩打或走动后才能缓解。腰背痛间歇性发作，与天气变冷、劳累、坐姿等有关。

3. 腰椎间盘突出

椎间盘位于两节椎体之间，后面紧贴着脊髓与延伸到下肢的神经根。当腰部用力不当时，腰部椎间盘会破裂或突出，在坐着、站着、走路时椎间盘会被挤压向后膨出，引起一侧或双侧的腰背痛，可放射到臀部或腿部，严重时出现麻木、下肢无力、大小便失控等，躺下来疼痛会缓解，咳嗽、打喷嚏、大便等用力动作时会加重。

4. 神经病理性痛

神经病理性痛主要是感觉神经炎引起。感觉神经炎包括：病毒性带状疱疹神经痛、免疫性反应性神经炎、感染性神经炎、创伤后的敏化性神经炎等。出现神经支配区即腰背中央向外下，放射如带状的针刺痛、烧灼痛、闪电样痛，甚至皮肤被衣服轻触或风吹都痛。

5. 内脏及血管源性腰背痛

部分内脏疾病，比如肾结石、腹膜后肿瘤也会造成持续性的腰背痛，但此类疾病往往合并其他伴随症状。腹主动脉瘤或周围血管疾病也会引起腰背疼痛，需要仔细鉴别。

二、急性腰背痛的治疗

在急性腰背痛影响活动时，应遵医嘱外用镇痛药膏，适当口服镇痛药物，以保证基本生活质量。配合物理治疗（如针灸按摩、冲击波治疗），多数轻症患者可以缓解疼痛，恢复正常的生活。对于部分重症患者可能需要依靠神经阻滞治疗、椎间孔镜治疗等来解除中重度的疼痛感，避免引起严重的后果。

三、腰背痛的预防

腰背痛的预防和治疗同样重要。预防腰背痛的前提是防止出现腰背肌肉与脊柱损伤，保持正确的坐位及站立姿势，久坐、久站时需变换姿势，避免长期让腰部处于固定姿势过久，提拿重物时要使用正确动作。此外，主动适当锻炼腰背部肌肉力量、保持合适的体重等都能减少发生腰背痛的概率。一旦出现腰背痛，应及时就诊，防止发展成慢性疼痛。

小贴士

如何进行腰背肌肉锻炼？

加强腰背核心肌群的力量，是保护腰椎最重要的方式。强大的腰背肌可以增加腰椎的稳定性、平衡性和协调性，可以减慢脊柱退变的速度。

“小燕飞”、平板支撑以及游泳等，都是锻炼腰背核心肌群的有效方式。有条件也可以去医院康复医学科学习锻炼方法。在急性疼痛期不要盲目锻炼，此时需要休息，等炎症消退、疼痛缓解后再进行适度锻炼。

（徐贝宇　李淳德）

第十四章 常见眼科疾病

第一节 SECTION 1 白内障

白内障是全球第一位致盲眼病，根据2021年第74届世界卫生组织大会的数据，全世界有超过1亿人因患白内障而致中重度视力障碍。随着社会老龄化的加剧，这个数字还在增加，而新增的白内障患者中只有17％的人有机会接受高质量的手术。

一、什么是白内障？

外界的光线要经过眼球的3个“镜片”——从前至后分别是角膜、晶状体和玻璃体——方可达到视网膜（图14－1），形成清晰的物像

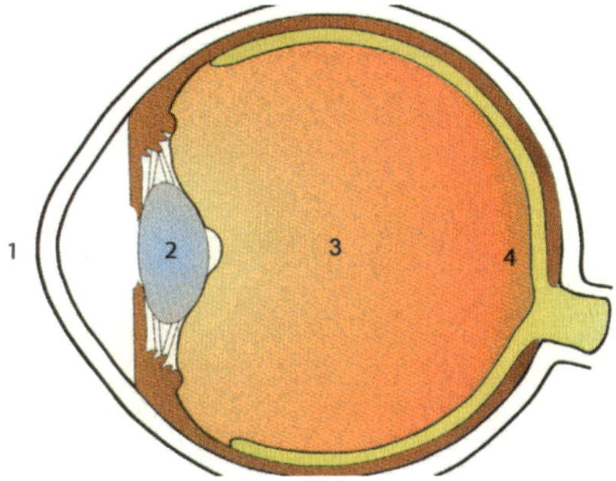

1为角膜，2为晶状体，3为玻璃体，4为视网膜

图14-1　眼球的3个“镜片”

并传递至大脑。角膜即“黑眼球”，其位于体表，损伤和感染性炎症性疾病较为多见；晶状体位于瞳孔后方，任何原因导致的晶状体混浊即为白内障；玻璃体位于晶状体与视网膜之间，炎症或血性混浊是玻璃体最常见的疾病。

二、白内障的病因和预防

1. 白内障的发病机制

白内障是多种因素导致的晶状体蛋白变性而致晶状体失去透明性的疾病。年龄、遗传、局部营养障碍、代谢性疾病、外伤、中毒、电击、辐射等都是白内障的病因。以下人群更容易患上白内障：

（1）年龄增加。

（2）高度近视。

（3）糖尿病特别是血糖控制不佳的糖尿病患者。

（4）青光眼患者。

（5）紫外线过度暴露人群。

（6）肥胖或营养不良。

（7）吸烟、酗酒。

（8）眼部外伤、内眼手术史或葡萄膜炎病史。

（9）全身或局部使用糖皮质激素，局部使用毛果芸香碱等缩瞳药物。

2. 白内障的预防

没有绝对避免白内障的方法，延缓白内障发生的主要方法包括：

（1）避免紫外线过度照射：紫外线强的环境中佩戴可以阻挡紫外线的太阳镜、带沿的帽子或者使用遮阳伞。

（2）不吸烟，吸烟者尽早戒烟。

（3）控制血糖。

（4）避免外伤，减少糖皮质激素等不必要药物的使用。

三、白内障的症状与诊断

患上白内障会出现以下症状：

（1）视力下降：晶状体混浊部位和程度不同，对中心视力影响各异。可以表现为视物模糊、朦胧感、雾状遮挡等。

（2）对比敏感度下降：主要表现为暗光下视力下降更为明显，特别注意下楼梯时高度差判断障碍可能导致跌倒风险增加。

（3）屈光改变：晶状体核心混浊（核性白内障）或者晶状体不均一混浊可以表现为近视度数增加或者散光度数增加。

（4）畏光：某些白内障（比如后囊下性白内障）在强光照射、瞳孔变小时，进入眼内的光线被主要位于瞳孔中央区域的白内障遮挡，患者表现为强光下视力更差，进而出现畏光症状。

（5）色觉改变：晶状体随着年龄的增长会逐渐变黄，核性白内障还会加重变黄的程度，由于这种变化是逐渐发生的，患者并不会有直观感受。一只眼接受了白内障手术，患者会明显感受到双眼有色差（大部分患者感觉未做手术眼视物偏黄）。

（6）其他症状：如单眼复视、眩光等。

眼科医生通过裂隙灯显微镜检查结合患者症状就可以诊断白内障。通常，为了对患者视功能以及对眼球结构及功能进行评估，要进行系统的眼科检查。

四、白内障的治疗

1. 药物治疗

药物治疗对大部分白内障患者无效。在多数情况下，眼药和全身用药不能达到治疗、预防或延缓白内障的目标。

2. 手术治疗

手术治疗是治疗白内障唯一有效的手段。手术指征包括以下4种情况：

（1）白内障影响视觉质量，患者有愿望改善。

（2）有屈光不正或者双眼屈光参差，无法接受眼镜矫正。

（3）白内障影响了眼底疾病的诊断或治疗，如糖尿病视网膜病变患者无法完成激光治疗。

（4）白内障继发其他眼病，比如青光眼、葡萄膜炎等。

主流的白内障手术方式是白内障超声乳化联合人工晶体植入手术。超声乳化手术可以通过1.8~3.2毫米的切口将混浊的晶状体吸除，人工晶体植入可以改善屈光状态并为视网膜提供阻挡紫外线的屏障。近年来，飞秒激光辅助的白内障超声乳化手术更加精确、可重复性更好。

小贴士

白内障“成熟”（视力完全丧失）了才能手术，是数十年前基于落后手术方式的认知，已被眼科学界摒弃。严重的晚期白内障会带来严重并发症，增加手术的风险，白内障患者不宜等到很严重时才接受手术。

（杨松霖）

第二节 SECTION 2 青光眼

青光眼是造成失明的第二大原因，是世界范围内第一位不可逆性致盲眼病。据世界青光眼协会研究报道，我国青光眼患者数在2000万左右。除了患病率高，我国也是青光眼致盲率较高的国家。青光眼的漏诊率很高，调查发现，在发达国家有50%的患者不知道自己患有青光眼，发展中国家估计可达90%。

青光眼发病隐匿，相关的视功能损害不可逆，很多青光眼到晚期因视野缺损才被发现，可导致失明。所以青光眼又被称为视力的"小偷"（图14-2）。

青光眼的视神经损伤虽不可逆，却可控制、可预防。有效的治疗可以减缓疾病的发展，使患者终身保留有用的视力。

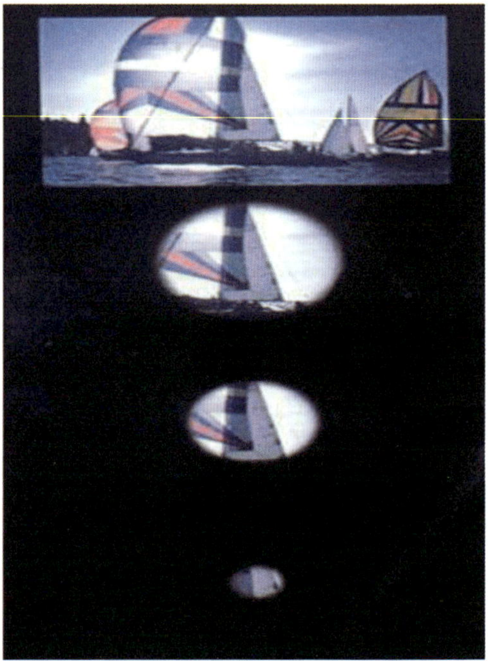

图 14-2　青光眼患者的视野改变

一、青光眼是怎样形成的？

眼球维持正常的功能，必须保持一定的压力，我们称为眼压。眼压的维持主要依靠眼球内一种透明液体（房水）的不断产生和排出。如果房水排出不畅，眼压就会升高，视神经、视功能就会受损，甚至导致失明（图14-3）。另外，由于视神经对眼压的耐受性下降，尽管患者眼压始终不高，也可导致青光眼。

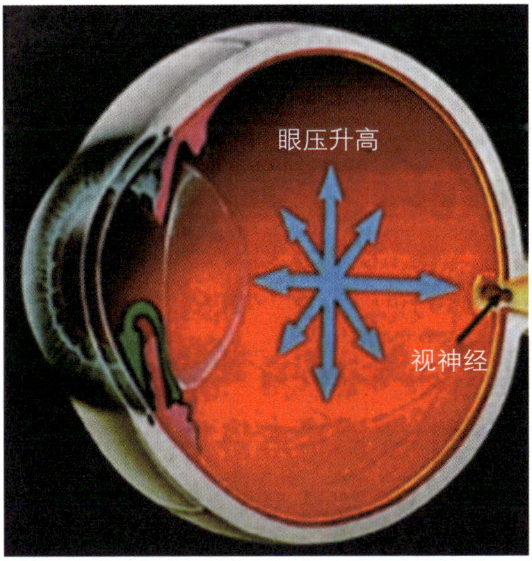

图 14-3　眼压升高压迫视神经

二、青光眼如何诊断?

有症状的青光眼常因眼压高，导致剧烈的眼痛、头疼，从而引起患者的注意并得到诊断和治疗。

无症状的青光眼需要患者和医生配合才能早期发现。建议40岁以上者进行常规眼科裂隙灯检查、眼底和眼压检查，有青光眼家族史者更应该提高警惕。

三、青光眼点眼药有技巧吗?

点好眼药水是药物治疗的关键。不同抗青光眼药物于不同时间点药其效果不同，应按医生告知时间点药。点眼药后泪液会在5分钟内将点入的眼药水排掉，如需连续滴入两种眼药水时，至少要间隔5分钟再滴另一种眼药水。

人眼结膜囊的最大液体容量为20~30微升，除去10微升泪液，最多能容纳20微升药液，多余的药液在与泪液混合前即已大部溢出眼外，每滴眼药的容积因眼药瓶的设计不同，约为30～80微升，所以每次滴1滴即可，多滴只是浪费。留在结膜囊内的药液经角膜或结膜、巩膜进入眼内而发挥药效。经鼻泪管引流药物的80％由鼻黏膜血管吸收进入全身血循环，直接到达心脏，并不经过肝脏灭活和全身血浆的稀释。尽管局部用药剂量不大，但血浆的浓度仍相对较高。因此，滴眼药后应即刻按压泪囊部，尽量减少眼药进入鼻泪管。尤其对于一些可引起严重全身副作用的药物，如美开朗、噻吗洛尔等β受体阻断剂类药物尤应特别注意。

滴眼药前应先洗手。取坐位或仰卧位，睁眼向上看，用左手食指和拇指分开上下眼睑，将眼药水滴在白眼珠与下睑结膜之间的结膜囊内。此时勿将上下眼睑松开，以防挤眼而将药液挤出。数秒钟后轻轻向前拉上下眼睑并使之闭合，将眼液尽可能多地留在结膜囊内。闭眼，用棉签或食指压迫内眼角与鼻梁之间即泪囊部2～3分钟。使药液尽量少地流入鼻泪管，减少全身副作用（图14－4）。

一般眼药水都含有防腐剂，不可频繁滴用，以免损伤眼表组织或引起干眼。

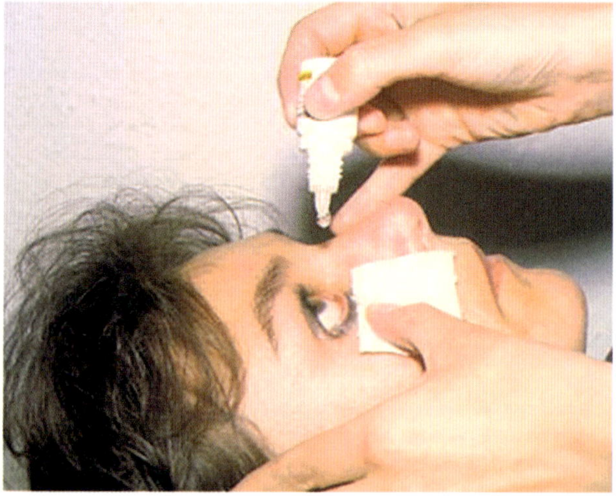

图14-4　青光眼患者点药姿势

小贴士

青光眼早期诊断、治疗是关键。医生常根据不同的病种及不同的病情选择不同的治疗方案，包括药物治疗、激光治疗、手术治疗等。我们相信，“人人看得见”的目标最终可以实现。

（才　瑜）

第三节 SECTION 3 干眼

干眼又称为干眼症，随着手机、电脑等智能设备以及办公环境中空调设施的广泛应用，办公室工作人员、学龄前儿童，甚至年逾花甲的老人，都可能被干眼“眷顾”，造成眼睛各种不适症状，影响日常工作和生活。

一、干眼是什么？

我们常说的“皓齿明眸”，黑色的眼眸正是指透明的角膜组织，好比照相机的镜头，要维持干净透明，而眼睛表面覆盖的一层几微米厚的泪膜，正是保护眼睛的“镜头”湿润清晰的重要物质。虽然泪膜只有几微米厚，但却有着3层“夹心”结构（图14－5），最外层接触空气的是脂质层，如同一碗汤表面的油脂，阻止水分过快蒸发，以达到保湿的作用；最内层接触角膜的是黏液层，缓冲眨眼时的摩

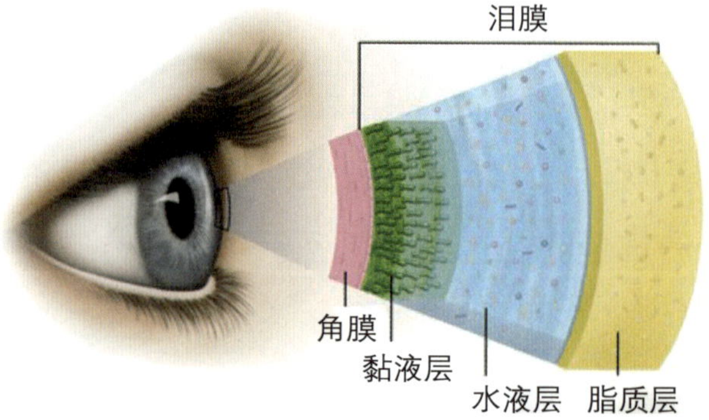

图 14-5　泪膜的结构

图片来源：https://www.southwesthealth.org/2017/01/tis-the-seasonfor-dry-eyes/.

擦，起到“固水”的作用；中间则是水液层，起到滋润角膜的作用。当这3层泪膜结构出现异常时，则会发生眼表干燥，引发一系列不舒服的症状。

二、干眼的症状有哪些?

干眼的症状多种多样，轻重不一。常见的症状有眼干涩感、异物感、眼部刺痛感、灼热感，以及眼酸胀、疲劳感等，还有些患者会出现眼部疲劳、视物模糊，少数情况还有诱发恶心、头痛等眼外症状，严重者可影响正常生活，甚至导致抑郁症的发生。

三、什么习惯会加重干眼?

首先，不良的用眼习惯会诱发和加重干眼的症状，比如长时间看手机、电脑，会导致眨眼频率下降，泪膜刷新减少，造成眼表干燥；第二，年龄增长、体内激素水平变化，会导致泪液分泌量下降，泪膜不稳定；第三，饮食过于油腻，造成泪膜的脂质层容易凝固，导致泪膜不稳定；第四，环境干燥、粉尘、雾霾等可能影响泪液的蒸发速度，引起眼表干燥；第五，心理压力过大，会使控制泪液分泌的神经系统功能紊乱，导致泪液分泌量减少；第六，眼部的炎症也可能导致黏液层分泌异常，影响泪膜稳定性，造成干眼。

四、干眼如何治疗?

干眼和不良的用眼习惯息息相关，所以在工作生活中，减少手机、电脑的使用时长很有必要。建议每看屏幕30分钟，休息5~10分钟；此外，增加有效的眨眼频率，可以更新泪膜，湿润眼球，眨眼练习的具体做法为：闭眼2秒→睁眼2秒→挤眼2秒→睁眼放松2秒，如此每天进行数次；如果周围环境空气过于干燥，可以使用加湿器来增加湿度，预防眼干涩；长期佩戴隐形眼镜会导致角膜缺氧，造成眼干涩，所以减少隐形眼镜的佩戴可以减轻干眼的程度。此外，均衡清淡饮食，多吃富含维生素的食物，保持充足的睡眠时间，保持愉悦的心情，都有助于干眼的恢复。

治疗干眼常用的药物为人工泪液，如玻璃酸钠滴眼液、羧甲基纤维素钠滴眼液、聚乙二醇滴眼液等，这些药物可以模拟人体产生的眼泪，达到润滑眼表的效果。如果合并炎症，则需要经过专业医生的检查后，遵医嘱加用糖皮质激素、免疫抑制剂或非甾体抗炎药物进行抗炎治疗。此外，热敷双眼睑，可以加速眼睑血液循环，促进泪膜脂质层液化，可以更好地锁住泪膜中的水分。近些年出现的强脉冲光治疗，是一种治疗脂质异常型干眼的新方法。对于水液缺乏型干眼，还可以采用泪道栓塞或泪点封闭的方法。此外，湿房镜可以用来治疗常规方法效果不佳的干眼，治疗性角膜接触镜可以用来治疗伴角膜上皮损伤的干眼。对于泪液分泌明显减少，干眼程度重到可能导致视力严重受损，则可考虑睑缘缝合等手术治疗。

（张　婧　杨　柳）

第四节 SECTION 4 视疲劳

视疲劳可以出现在各个年龄段，为超负荷用眼后产生的一组主观不适症状，包括视物模糊、流泪、眼眶酸痛、头痛、恶心呕吐、肩颈酸痛、失眠、记忆力减退、精神萎靡等。随着手机、电脑等电子设备的广泛使用，视疲劳发生率明显上升。

一、为什么会视疲劳?

我们看近处需要动用眼睛内部的肌肉——睫状肌的调节功能，以及眼球外部肌肉牵动双眼内聚来配合，使双眼分别成的像能够在大脑顺利融合成一个像。当这种融合功能不足时，长时间看近处就会导致视疲劳。如果近视、远视、散光没有矫正，或是佩戴的眼镜和瞳孔间距不匹配，长时间看近处会使眼内外的肌肉持续处于紧张状态。很多人为了能看得更清楚喜欢眯眼，这样也会诱发眼睑肌肉疲劳。此外，光线过强会导致强烈缩瞳反射，光线过弱则会导致视物对比度下降，增加睫状肌工作强度，引起疲劳。另外，由于眼表缺乏泪液滋润而产生的干眼、眼表的炎症，也会刺激眼表的神经，产生不适感觉，加重视疲劳的症状。除了眼部因素，精神焦虑、紧张、工作生活压力过大、更年期综合征、睡眠不足等，都与视疲劳的产生有一定关联。另外，年龄的增长也会导致肌肉力量减弱，睫状肌调节能力下降，从而出现视疲劳。

二、视疲劳如何治疗和预防?

在大家了解视疲劳的产生原因后，便会发现视疲劳是一种多因素、多系统相关的病症，所以针对不同的发病诱因，采取对因对症治疗是关键。

首先，如果有屈光不正，也就是远视、近视和散光，配镜矫正后再近距离用眼可以减少不必要的眼肌劳损；注意近距离用眼的时长不能太久，一般看近处超过30分钟要积极休息，可远眺、闭目养神来放松眼部肌肉；注意照明光线亮度应适中，手机或电脑屏幕也应调节至合适亮度，屏幕字体不应过小，使自己处在舒适的用眼环境中，以减少疲劳感的产生。如存在融合功能异常，则可进行融合训练，改善临床症状。此外，眼表的疾病，如干眼、眼表炎症，也应同时进行治疗，避免加重视疲劳。若合并全身疾病，也需积极治疗，并积极调节情绪，维持正常的作息规律。另外，出现视疲劳症状首先要除外一些器质性病变的因素导致的相似症状。

除了解除导致视疲劳的眼部和全身因素，使用一些药物，如七叶洋地黄双苷滴眼液、睫状肌麻痹剂、养肝明目或补肾益精的中药，也可以在一定程度上缓解视疲劳的症状。

（张　婧　杨　柳）

第五节 SECTION 5 年龄相关性黄斑变性

年龄相关性黄斑变性，又称老年性黄斑变性，是指随着年龄增长，视网膜的黄斑区出现的老化变性疾病。老年性黄斑变性是导致中老年人视力损伤的重要原因，是仅次于白内障和青光眼的第三大致盲眼病。发病年龄在45岁以上，总患病率接近10%。

一、年龄相关性黄斑变性的发病机制及分类

视网膜感受光线并将光线转换为神经信号传导至大脑，形成视觉。黄斑区是中心视网膜区域，负责中心注视点的视力，是视网膜中最重要的区域，若黄斑区发生病变，则会造成视力下降、视物变形等症状。视网膜下有两层非常重要的结构：视网膜色素上皮层和脉络膜层。和视网膜相贴附的是色素上皮层，可以消化老化的视网膜组织，并传递其下方血管组织——脉络膜提供的营养给视网膜，维持视网膜的正常功能（图14－6a）。老年性黄斑变性根据发病机制的不同，分为干性和湿性两种。干性老年性黄斑变性是由于色素上皮代谢功能下降，导致代谢废物堆积从而形成玻璃膜疣，当疾病进展则会导致色素上皮功能进一步下降，视网膜失去营养支持从而出现萎缩，出现严重的视力下降（图14－6b）。湿性老年性黄斑变性则是随着色素上皮功能的退化，出现了组织缺氧，机体为了维持视网膜的供氧，代偿性产生了新生血管（图14－6c），虽然新生血管产生

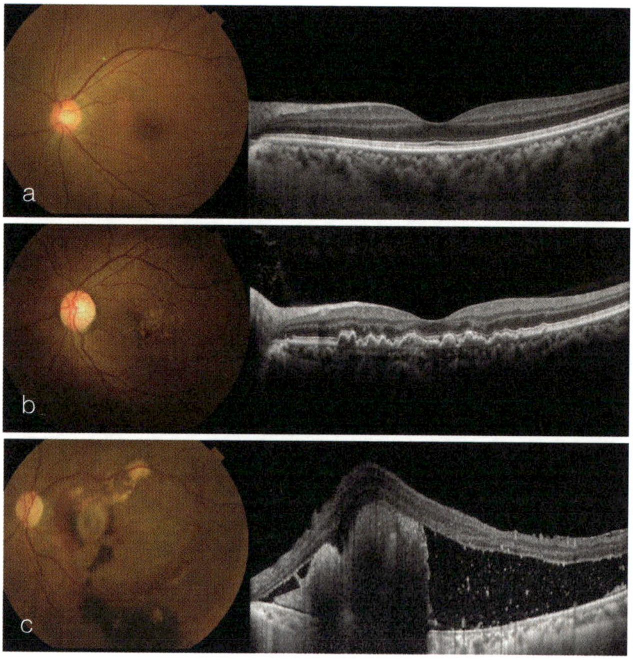

a. 正常黄斑

b. 干性老年性黄斑变性

c. 湿性老年性黄斑变性

图 14-6　视网膜黄斑

的“初衷”是好的，但因为新生血管是不成熟的血管，不仅不能像正常血管一样给视网膜提供营养支持，而且容易出现渗漏和出血，破坏正常的视网膜结构和功能，进而导致黄斑功能严重下降。

二、主要症状

老年性黄斑变性的常见症状包括视力下降、视物变形、视野中心出现暗点、闪光感等（图 14－7）。一般不会伴随眼红、眼痛等不

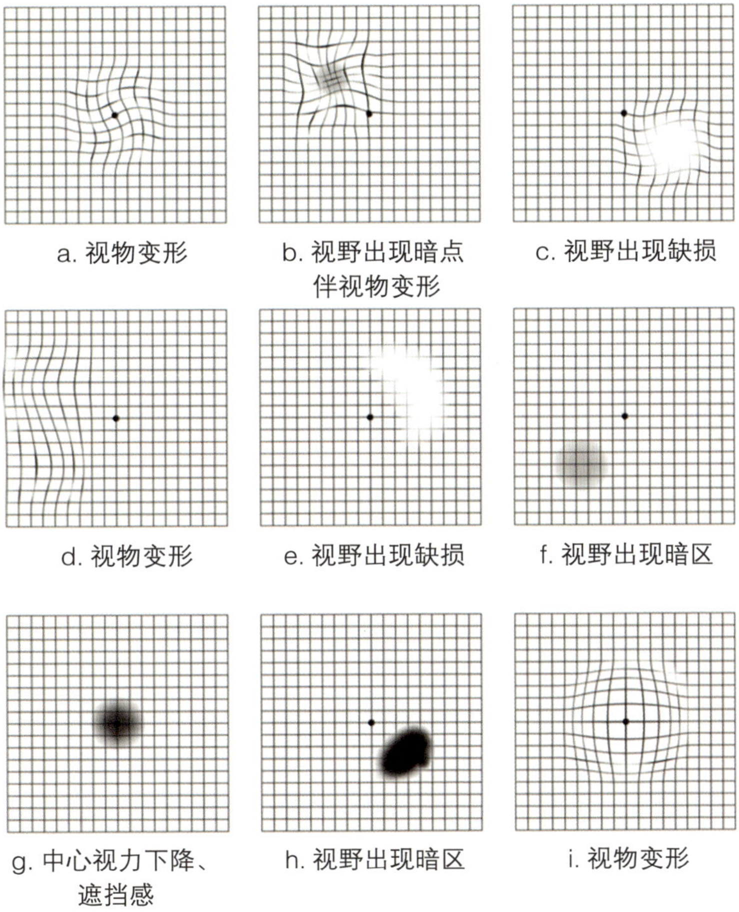

图 14－7　老年性黄斑变性的视觉异常

图片来源：https://dryamd.eu/diagnosis-and-monitoring.

适症状。

三、危险因素

老年性黄斑变性最大的危险因素为年龄，随着年龄的增长，黄斑变性的发病率和严重程度均明显升高。此外，吸烟、高血压也与其有一定关联；肥胖及高脂饮食也会增加患病风险。

四、治疗与预防

若早期老年性黄斑变性未发生视力损伤，可以适当补充抗氧化维生素（维生素C、维生素E）、矿物质（锌、铜），也可以补充叶黄素、玉米黄素等。此外，均衡丰富的饮食也很重要，食物中加入深色蔬菜（如西蓝花、紫甘蓝）以及黄色蔬菜（如玉米、南瓜）等，均有益于维持黄斑区的正常功能。

对于湿性老年性黄斑变性，则采用抗血管内皮生长因子药物治疗，通过眼内注射这种药物可以抑制新生血管的生长，阻止新生血管对视网膜的破坏。常见的抗血管内皮生长因子的药物包括：雷珠单抗、康柏西普和阿柏西普等。常见的给药方式为3+PRN方案，即初始治疗每月眼内注射一针，连续进行3个月，之后若病灶或视力有所改变，包括好转和下降，则需继续每月一次的抗血管内皮生长因子药物注射治疗；如果病灶稳定或视力稳定，不必继续注射。

老年性黄斑变性的诊断依靠医生对黄斑区结构进行详细、专业的检查，定期到眼科就诊，对于疾病的发现和治疗都非常重要。平时养成自查视力的习惯，即遮挡一只眼，使用另外一只眼注视，若出现视力下降，视物变形、视物遮挡的症状，务必尽快就诊。比较简便有效的自查，可以使用阿姆斯勒方格表进行（图14－8）。

建议湿性老年性黄斑变性患者每月随访一次，根据病情选择治疗或继续观察。干性老年性黄斑变性可以半年到一年随访一次。

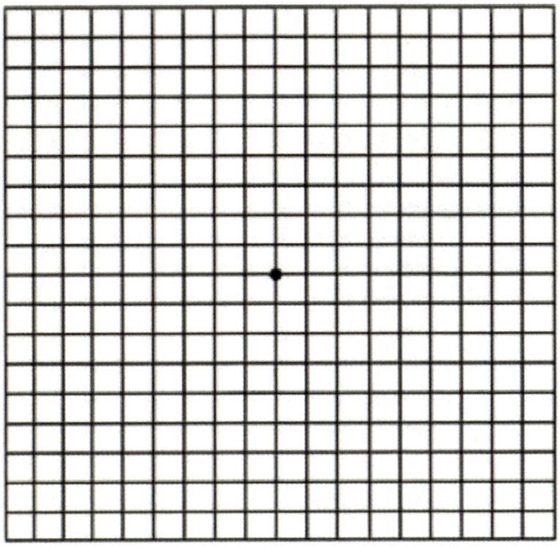

图 14-8　阿姆斯勒方格

图片来源：https://www.webeyeclinic.com/age-related-macular-degeneration/amsler-grid.

（张　婧　杨　柳）

第十五章 常见耳鼻喉科疾病

第一节 SECTION 1 听力损失

一、突发性听力损失

突发性听力损失即突发性聋，是指突然发生的原因不明的一种感音神经性聋，简称“突聋”。患者的听力通常在数分钟或数小时内下降至最低点，少数患者在 3 天以内下降至最低点。可伴有耳鸣及眩晕，除有第Ⅷ脑神经症状外，无其他脑神经症状。近 30 年来临床所见发病率有明显上升，多为单侧性，双侧者少见。

1. 发生突聋的危险因素

突发性耳聋的病因虽然未明，但目前公认与病毒感染和（或）内耳血循环障碍有关，疲劳、精神紧张等可作为诱因，自主神经系统功能失调、循环系统疾患易导致内耳供血障碍，也可诱发本病，反复发作者应考虑与自身免疫反应因素有关。

病毒感染 常在感冒等上呼吸道感染后，病毒颗粒由血循环直接进入内耳血循环中，引起耳蜗毛细胞、神经节细胞及微血管等结构的破坏，病毒亦可经圆窗侵入内耳引起迷路炎等病损。

据临床观察，不少患者在发病前曾有感冒史；许多病毒都可能与本病有关，如流感病毒、副流感病毒、腮腺炎病毒、麻疹病毒、风疹病毒、巨细胞病毒、带状疱疹病毒等。

内耳供血障碍 由于内耳血供来自内听动脉分支的终末支，无侧支循环，因此一旦某支受阻，他支不能代偿，将立即导致其分布区内耳出现功能障碍。中老年人特别是合并动脉硬化、高血压和糖尿病者，可因内听动脉的某一终末支出现血栓或栓塞而导致突聋。各种可引起自主神经功能紊乱的原因，如受寒、受热、焦虑状态、精神抑郁、情绪激动、过度劳累，可致血管痉挛，引起内耳供血障碍，导致突聋。虽然突聋病因未明，但应积极寻找病因，以排除听神经瘤或其他颅内占位病变所致突然听力下降。

2. 突聋的症状

突聋的发病年龄多在中年，男女发病率无明显差异。冬季及初春发病较多。多为单侧耳罹病，极少数可同时或相继侵犯两耳。

病情发展迅速，发病多在凌晨或起床后不久，患者常可诉及确切日期、时间。耳聋一般病情较重，听力损失为感音神经性。80％患者伴耳鸣，且多于耳聋前数分钟或数小时出现，大多耳鸣强烈，常为噪声或潮水般，使患者难以忍受。耳内可有胀满感或压迫感，约 1/3 患者可在听力下降前或听力下降发生后出现眩晕。这种眩晕多为旋转性眩晕，少数为颠簸、不稳感。大多伴有恶心、呕吐，出冷汗，卧床不起。

3. 突聋的治疗

治疗突发性耳聋一定要及时。突发性耳聋是急症，治疗效果直接与就诊时间有关，一般不能超过3天。如果一直延误治疗的话，会对听力造成严重的损伤，甚至可能导致全聋。患病 3 日内如能及时到医院就诊治疗，治疗的有效率可以高达 80％ 以上。

对突发性耳聋的治疗方法有：

（1）改善微循环：主要使用血管扩张剂，增加内耳血流量，降低血液黏度。

（2）激素：具有抗炎、抗病毒和免疫抑制的作用，从而缓解血管内皮水肿，增加内耳供血。

（3）抗凝剂：具有溶栓、降低血液纤维蛋白原，从而改善内耳供血。突聋治疗开始的早晚和预后有一定的关系，应当尽一切可能争取早期治疗。一旦诊断清楚，治疗立即开始。根据不同类型突聋的特性选用各种不同药物的组合，以达到最好的治疗效果。

4. 突聋的预防

（1）避免接触噪声或过大的声音。

（2）季节交替时预防感冒：由于早晚温差大，人力消耗较大，免疫力下降，病毒容易乘虚而入。尤其是有基础病如高血压、糖尿病、心血管功能不好的老人要注意保暖。

（3）情绪稳定，忌暴怒狂喜：这些均可使人体内神经体液调节失去平衡，造成耳部血循环障碍，从而出现耳聋现象。

（4）养成良好的生活习惯：劳累、熬夜、紧张、吸烟、喝酒、咖啡因等都对耳朵有很大影响，如吸烟可导致血管痉挛，影响内耳血液供应而出现功能障碍等。

（5）清淡饮食至关重要：耳朵保健与饮食的关系非常大。饮食清淡、营养均衡，可减少肥胖及高血脂、冠心病等的发病可能，使脑、耳的血液供应尽可能保持在正常水平，而听力的退化就可能得到延缓。平时见到一些高龄老人，耳聪目明，其平时的饮食多为简单、清淡的。

（6）慎用耳毒性药物：滥用药物引起耳聋也是一个不容忽视的问题。现在人们有一定的医药知识，但随意用药的现象仍比较普遍。可引起耳鸣、耳聋的药物很多，而其中又以某些解热镇痛药（如阿司匹林类）、某些抗生素（如庆大霉素、链霉素等）危害较大。因此，提倡在医生指导下用药，避免因为随意用药而带来烦恼。

二、老年性听力损失

老年性听力损失即老年性耳聋，是指随着年龄增长逐渐发生的进行性听力减退，是人体老化过程在听觉器官中的表现。此过程出现在 40 岁以后，但多数在 60 岁以后开始才有症状。通常，在 65 ~ 75 岁老年人中的发病率可高达 60%。听觉器官的老化、中枢神经系统的退行性改变以及各种环境因素如长期噪声暴露、全身因素、个体差异等可影响老年性听力损失的发生和发展。

1. 老年性听力损失的表现

老年性听力损失为呈双侧对称、渐进性感音神经性耳聋。如果出现以下情况应进行相应的检查，以排除老年性耳聋：

（1）60 岁以上出现原因不明的双侧对称性听力下降，以高频听力下降为主。

（2）出现缓慢进行性加重的听力下降，有时听得见声音、听不清楚内容，常需别人重复，甚至要求说话者提高声音与之交谈。

小贴士

人老了就会耳聋吗?

老年性耳聋的出现年龄与发展速度因人而异，其发病机制尚不清楚，与遗传及整个生命过程中所经历的各种有害因素影响有关。

（1）存在性别差异：老年性耳聋男性比女性高两倍。推测与男性接受恶劣环境和噪声的损伤机会比女性者多，以及吸烟、饮酒量比女性多有关。

（2）长期接触噪声是导致老年性耳聋的重要原因。

（3）高脂血症的老年人群，老年性耳聋的发病率明显高于血脂正常人群。耳聋轻重与动脉硬化程度呈正相关。

（3）常有听觉重振现象，患者自述“别人说话低声时听不到，大声时又觉得太吵”。

（4）部分老年人纯音听力基本正常，但不能理解讲话的内容。

（5）在嘈杂的环境中，对语言的理解更差。

（6）部分老年性耳聋的患者可伴有耳鸣，常为高频声。

2. 老年性听力损失的处理与预防

由于本病是生物性老化过程，故缺乏有效治疗，应注意预防延缓衰老，避免或减少噪声暴露，注意防治心脑血管疾患、糖尿病等，提高全身健康水平。耳鸣重、病情进展较快者，可配合应用改善内耳微循环、营养神经、促进细胞代谢类药物。根据听力情况，可选配助听器。现代助听器技术的发展，有可能使绝大多数老年性耳聋患者的听力缺陷得到弥补，此项技术的研究是解决老年性耳聋的主要方向。

在预防老年性听力损失方面应注意以下几点：

（1）要限制脂肪的摄入。

（2）多吃鱼及富含维生素的食物。

（3）应戒烟禁酒，不摄入浓茶、咖啡和其他刺激性食物。

（4）避免接触噪声，尽量不戴耳机。

（王　军　刘玉和）

第二节 SECTION 2 眩晕

眩晕是指患者突然出现旋转感，站立不稳或倾倒，并有恶心、呕吐等症状，严重影响工作及生活，甚者日常生活不能自理，尤其首次发作时可有极度恐惧感，甚至出现濒死感。眩晕由中枢前庭系统和（或）外周前庭系统所引起。约85％的眩晕由耳部的外周前庭系统病变导致，主要发生在内耳，常见疾病包括耳石症、梅尼埃病、突聋伴眩晕、前庭性偏头痛等，本节重点介绍最常见的耳石症和梅尼埃病。

一、耳石症

1. 什么是耳石症?

人的内耳有两个囊，即球囊和椭圆囊，其内有平衡觉感受器，即囊斑。囊斑表面有一层耳石膜，耳石膜上黏附着许多碳酸钙样的结晶，即为耳石。正常情况下耳石附着于耳石膜上，当一些致病因素导致耳石脱离，脱落的耳石就会在内耳内淋巴液里游动，进入半规管中。当人体头位变化时，半规管亦随之发生位置变化，耳石就会随着液体的流动而运动，从而刺激半规管毛细胞，导致机体眩晕。

耳石症是最常见耳鼻喉科周围性眩晕疾病，又称为良性阵发性位置性眩晕。耳石症是头部相对于重力方向运动到某一特定位置诱发的短暂性眩晕，是自限性的周围前庭疾病。该病非常常见，可以发生于任何年龄，儿童少见，一般多见于中老年患者。单纯的耳石症无生命危险，治疗效果肯定。耳石症常可自愈，也可以反复发作，断断续续出现症状，严重影响日常生活质量。

2. 耳石症的表现

最常见于晨起、夜卧、床上左右翻身、低头屈身、抬头仰视时突然发生的短暂性眩晕。当体位回复后，眩晕消失，眩晕持续时间短，一般不超过1分钟。有时还会伴随着恶心、呕吐。不伴有耳鸣、耳聋等症状。无其他中枢神经体征。但眩晕停止后会出现持续数小时或数天的头晕、头昏和漂浮感以及平衡障碍。

3. 耳石症的分类

耳石症可以分为原发性和继发性：

（1）原发性耳石症无任何原因自发。

（2）继发性耳石症可继发于：①耳石病；②内耳供血不足；③头部外伤或耳部手术；④耳部疾病：中耳乳突感染性疾病、前庭神经炎、病毒性迷路炎、梅尼埃病缓解期、外淋巴瘘、突发性耳聋合并眩晕等。

耳石症可单侧发病，也可双侧发病，双侧同时发病少见。

4. 耳石症需要进行哪些检查?

耳石症患者在确定没有与眩晕相关听力改变后，需要进行激发眩晕和眼震的位置试验。需在正常光线下佩戴 Frenzel 氏眼镜或红外摄像系统，去除固视抑制，增加眼震的观察度。

Dix–Hallpike 试验：是确定是否患有半规管耳石症的常用方法，根据每个位置所观察到的眼震类型及方向，确定耳石症的类型和患侧。

滚转试验：是确定水平半规管最常用的方法。通过观察眼震的向地性、背地性以及眼震的强度，从而确定是否为管结石和嵴帽结石，并判断患侧。

5. 耳石症如何治疗?

主要的治疗方式是耳石复位和必要的药物治疗。

耳石症的首选治疗方法是耳石复位治疗，根据耳石症不同的类型，通过一系列的体位变化，使脱落的耳石回到原来的位置。复位后，患者一周内应避免头部剧烈昂头和低头运动、避免患侧卧位，睡觉时头位也应适当抬高 20 度左右。由于眩晕发作后可有较长时间的头重脚轻及飘浮感，可以适当服用改善内耳微循环、增加前庭代偿和抗眩晕的药物，如银杏叶提取物、甲磺酸倍他司汀等。

若复位一周后患者症状不好转，可重复治疗。如超过 3 次仍不能治愈，应进一步检查，包括磁共振检查，排除颅内病变。少数患者上述疗法无效，且影响其生活及工作，可行后壶腹神经切断术、半规管阻塞术等手术治疗。

6. 耳石症如何预防?

（1）要注重基础疾病（高血压、糖尿病、高脂血症、骨质疏松症）的预防和治疗。

（2）防治中耳炎、头部外伤、颈椎病，避免长时间低头使用电脑或手机，以防止耳石症的发生及复发。

二、梅尼埃病

1. 什么是梅尼埃病?

梅尼埃病是常见的耳源性眩晕疾病，是由于内耳水肿导致的以反复发作性旋转性眩晕为主要特征的耳部疾病。典型的梅尼埃病具有四联征表现，即发作性眩晕、波动性耳聋、耳鸣和耳内胀满感，严重影响患者的生活质量。

2. 梅尼埃病的临床表现有哪些?

梅尼埃病的症状各人不尽相同，发作期的主要表现为：

（1）眩晕：发作突然，可在任何时间发作，甚至入睡后也可发作，是患者最感痛苦的主要原因。最常见的表现是：患者睁眼时，感觉房子或周围物体在转动，闭眼时则自觉身体在旋转，眩晕来势猛烈时可使患者突然倒地。发作期间，睁眼或转动头部会加重症状，故大多数患者闭目静卧，头部和身体都不敢转动。眩晕持续时间由数分钟至数小时不等，通常一天至数天后可恢复正常。

（2）听力下降及耳鸣：多数患者在发作时出现单侧耳鸣及耳聋，表现为感音神经性听力减退。发作间期听力可部分恢复。反复发作后听力逐渐下降，不再波动。

（3）耳内闷胀感（耳堵感）：耳朵内像塞着棉花样的闷堵感。

部分患者发作后及时休息可完全自行恢复，但是有些患者发作后还会遗留走路不稳或昏昏沉沉的感觉。梅尼埃病多发于30~50岁，而且女性略多于男性。

3. 梅尼埃病的治疗

由于人们对梅尼埃病的病因尚不清楚，主要的治疗方式是控制眩晕发作以及预防复发，同时尽量保留内耳功能。

（1）药物治疗：糖皮质激素、倍他司汀、利尿剂。

（2）物理治疗：低压脉冲治疗方法。

（3）手术治疗：内淋巴囊减压、半规管填塞术、前庭神经切断术。

（4）前庭康复训练。

梅尼埃病的治疗应该根据疾病的不同分期进行选择。

4. 梅尼埃病的预防

（1）低盐饮食：梅尼埃病患者的饮食食谱以富有营养和新鲜清淡为原则，多食蛋类、瘦肉、青菜及水果。忌食咸肥甘辛辣之物，如肥肉、油炸物、烟酒、咖啡、辣椒等。

（2）保持良好的精神状态：患有梅尼埃病更要注意自己情绪，保持心情舒畅，情绪稳定，对预防梅尼埃病发病和减轻症状十分重要。

（3）保证良好的作息：过度疲劳、睡眠不足是梅尼埃病的诱发因素。保证充足的睡眠是预防和治疗梅尼埃病的方式之一。梅尼埃病患者往往在充足睡眠后症状即可减轻或消失。另外声和光的刺激也可加重眩晕，故居室宜安静、光线不宜过亮。

（4）体育锻炼：避免突然转头、抬头、低头、弯腰等动作。在医生指导下进行前庭功能训练。

（王　军　刘玉和）

第三节 SECTION 3 中耳炎

中耳炎是耳鼻喉科的一个常见病、多发病。许多人都知道耳疼、流脓就是患中耳炎了，但其实中耳炎不单单只有这些症状，往外流脓的也不单是中耳炎。中耳炎都有哪些类型？得了中耳炎会有哪些症状？该如何预防和治疗？

一、中耳炎是哪个部位出现了问题？

耳朵分为3个部分：外耳、中耳和内耳（图15－1）。外耳就是我们所熟知的耳郭和外耳道。外耳道的深处为鼓膜，以鼓膜为界，鼓膜里面的“小房间”就是中耳，其中鼓膜为小房间的“大门”，房间

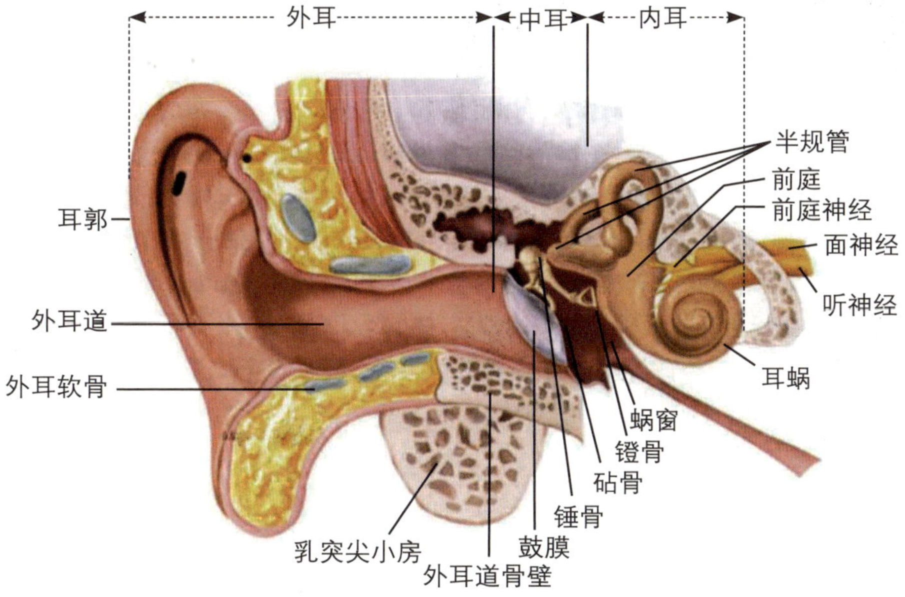

图 15-1　耳的组成

图片来源：孔维佳，周梁．耳鼻咽喉头颈外科学[M]．第3版．北京：人民卫生出版社，2015.

内包含听小骨，还有连接中耳与鼻咽部的“下水道”——咽鼓管。内耳主要是耳蜗。中耳里边的黏膜和骨质发生炎症，就叫中耳炎。中耳炎根据是否为化脓性炎症大致分为：以流脓为主叫作化脓性中耳炎（图15-2a），中耳内仅见气液平或积液（图15-2b、c）的非化脓性中耳炎，称为分泌性中耳炎。

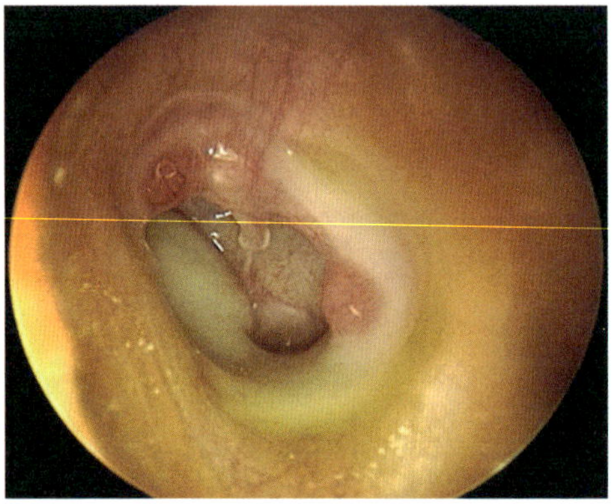

a. 中耳流脓伴鼓膜穿孔

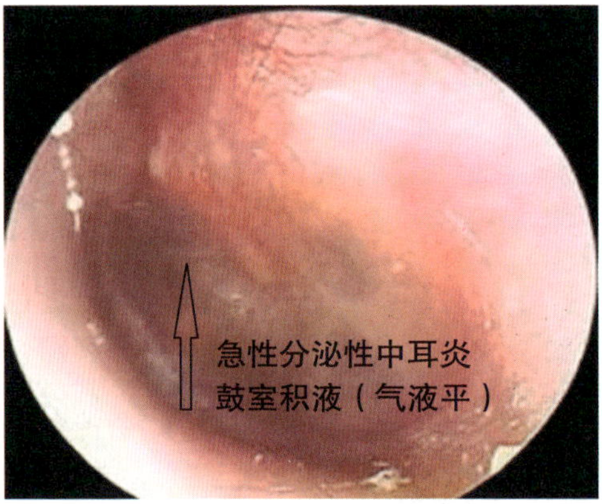

b. 鼓室内见气液平

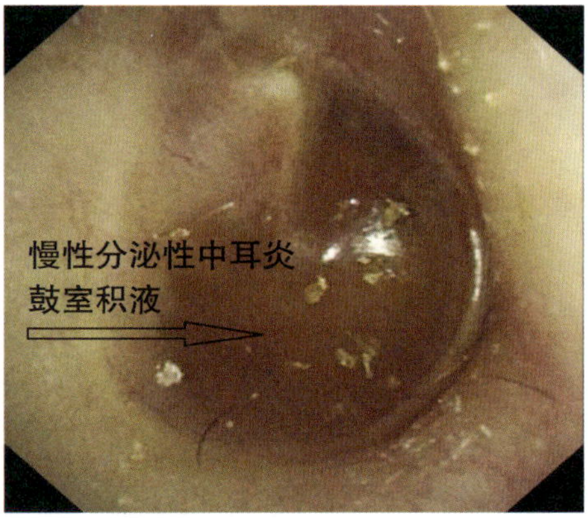

c. 鼓室内淡黄色积液

图 15-2　中耳炎的分类

图片来源：Up To Date: Jessica Levi, Robert C O’Reilly. Chronic suppurative otitis media (CSOM): Clinical features and diagnosis.

二、中耳炎的病因

中耳炎有多种类型，病因无法一概而论。化脓性中耳炎最常见的病因是细菌感染，分泌性中耳炎最常见的病因是咽鼓管功能紊乱、变态反应和气压损伤等。

1. 细菌感染

细菌感染是中耳炎最常见的病因。如感冒等上呼吸道感染时，致病菌可以通过咽鼓管侵入中耳引起炎症。游泳、跳水活动时，若鼓膜有穿孔，外面的细菌、病毒，就会进入中耳，从而引起中耳炎。此外，血液中存在感染时，也可以通过血行进入中耳。

2. 咽鼓管功能紊乱

咽鼓管是中耳的“下水道”，它的功能出现问题时，中耳分泌物排不出去，久而久之就形成了中耳积液。腺样体肥大、慢性扁桃体炎、慢性鼻窦炎的患者，咽鼓管的通气引流、清洁和防御功能都会受到破坏。

3. 全身或局部抵抗力下降

营养不良、慢性贫血、糖尿病、免疫力低下等患者，中耳炎的易感性增加。

4. 其他因素

Ⅰ型和Ⅲ型变态反应、吸烟、饮酒、长时间使用耳机收听高分贝音乐、胃食管反流等，都与中耳炎的发病有关。

三、中耳炎的典型症状

化脓性中耳炎急性发作时可有畏寒、发热、耳部剧烈疼痛等症状，随着中耳内脓液聚积，可致鼓膜穿孔，出现耳流脓，此时疼痛缓解。若治疗不及时或反复发作转为慢性化脓性中耳炎，可引起听力下降、耳鸣等症状。如果病情加重，还可能出现眩晕、头痛、面瘫甚至颅内并发症等相关症状。

分泌性中耳炎也可有耳痛、听力下降等症状，但无耳流脓。患者常有耳朵闷胀感，按压耳屏后可缓解。部分患者可有耳鸣，头部运动或打哈欠时，耳内会出现咕噜咕噜的气过水声。

四、中耳炎的治疗和预防

中耳炎主要是药物治疗和手术治疗。主要的治疗原则是控制感染、通畅引流、清除病灶、恢复听力。

药物治疗包括：抗生素滴耳剂滴耳，口服抗生素控制感染；适当使用镇痛药减轻疼痛；使用喷鼻剂和黏液促排剂来疏通咽鼓管及促进鼓室积液经咽鼓管排出等。

手术治疗包括：鼓膜穿刺、鼓室冲洗、置管、鼓室成型、乳突根治术等。具体治疗方案需专业的耳鼻喉科医生评估才能确定。

小贴士

中耳炎的预防

作息规律，适当休息和锻炼，保持一个良好的身体状态。

积极预防和治疗上呼吸道感染。

使用正确的擤鼻方法：即一次擤一侧，两侧交替擤，不可用力。

尽量减少气压的急剧变化，如乘坐高层电梯或飞机时，可咀嚼食物或口香糖来调节内耳气压。

尽量避免在不干净的水中游泳、跳水。

避免随意挖耳，以免破坏鼓膜引起中耳感染。

（秦　永）

第四节 SECTION 4 过敏性鼻炎

过敏性鼻炎是特应性个体暴露于过敏原后主要由免疫球蛋白 E（IgE）介导的鼻黏膜非感染性慢性炎性疾病。

一、过敏性鼻炎的病因

过敏性鼻炎发病的必要条件包括遗传因素和环境因素。过敏性鼻炎患者常有家族过敏史，具有过敏体质的患者接触环境中的过敏原后产生大量的 IgE 抗体，当机体再次吸入相同的过敏原时，过敏原与 IgE 抗体结合，从而活化肥大细胞和嗜碱粒细胞，使细胞内的炎性介质释放，如组织胺和白三烯等；这些炎性介质可刺激鼻黏膜的感觉神经末梢和血管，兴奋副交感神经，导致鼻痒、打喷嚏、鼻塞、清水样涕等症状。

二、环境中有哪些常见的过敏原?

引起过敏性鼻炎的过敏原多为吸入性过敏原，过敏性鼻炎根据吸入过敏原的种类不同分为季节性过敏性鼻炎和常年性过敏性鼻炎。所谓季节性过敏性鼻炎，多与吸入花粉有关，不同地区的季节性过敏原暴露时间受地理环境和气候条件等因素影响，在北方地区一般为春秋季节发病。常年性过敏原有尘螨、动物皮屑、真菌等，一般为常年发病。

三、过敏性鼻炎的临床表现

过敏性鼻炎有四大典型症状：阵发性喷嚏反复发作、清水样涕、鼻痒和鼻塞。部分患者可伴有眼部症状，包括眼痒、流泪、眼红和灼热感等。过敏性鼻炎如不规范治疗可导致支气管哮喘、过敏性结膜炎、慢性鼻窦炎鼻息肉、分泌性中耳炎等。

四、过敏性鼻炎的确诊

过敏性鼻炎是根据患者典型的过敏病史、临床表现以及与其一致的过敏原检测结果而确诊的。确诊需要进行变应原皮肤试验和（或）血清特异性 IgE 检测（图 15－3）。

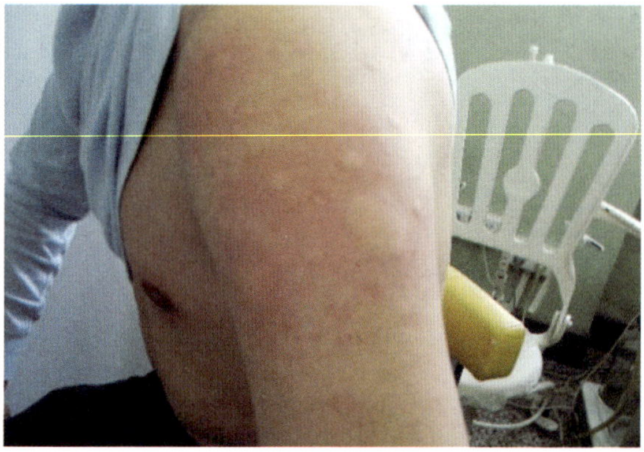

图 15-3　过敏原皮内试验

小贴士

过敏性鼻炎与感冒有什么不同?

感冒一般为病毒感染，除打喷嚏、流清涕、鼻塞外，常伴发热、全身不适，局部鼻腔灼痛等呼吸道感染症状，病程较短，一般7～10天即可自愈。鼻腔黏膜表现是充血、肿胀，后期清涕变成黏性分泌物。

过敏性鼻炎常常病程长、反复发作，打喷嚏常为阵发性，会连续打多个喷嚏，一般无发热、乏力等全身症状，鼻涕持续为清水样涕。

五、治疗

过敏性鼻炎的治疗原则为防治结合，四位一体，包括环境控制、药物治疗、免疫治疗、生物治疗和健康教育。

1. 环境控制

环境控制是过敏性鼻炎防治的重要措施。

（1）尘螨过敏患者：建议采用控制湿度、减少尘螨的生存区域、防尘螨材料物理隔离、热处理或冷冻杀灭尘螨等措施进行综合防治。

（2）花粉过敏患者：避开致敏花粉播散的高峰期，以减少症状发作。使用防护口罩、防护眼镜、鼻腔过滤器、花粉阻隔剂及惰性纤维素粉等可减少致敏花粉吸入鼻腔或与结膜接触，缓解鼻、眼症状。

（3）宠物过敏患者：忌养宠物，或室外饲养。

2. 药物治疗

目前治疗过敏性鼻炎最主要的药物（一线用药）是鼻用糖皮质激素、抗组胺药和白三烯受体拮抗剂。

（1）鼻用糖皮质激素：常用的有布地奈德、丙酸氟替卡以及糠酸莫米松鼻喷剂，按推荐剂量每天喷鼻1～2次，疗程不少于2周。

（2）抗组胺药：有口服和鼻用两种剂型，疗程不少于2周。目前推荐使用第二代抗组胺药，常用的口服药物有氯雷他定、西替利嗪、氮卓斯汀、咪唑斯汀等，一般每天用药1次；鼻用药物有盐酸氮卓斯汀鼻喷剂，一般每天用药2次。

（3）白三烯受体拮抗剂：常用的有孟鲁斯特钠，每天用药1次，疗程4周以上，对鼻塞症状的改善作用优于第二代口服抗组胺药。

3. 免疫治疗

过敏原特异性免疫治疗方法为使用标准化过敏原提取物，通过皮下注射或舌下含服逐步增加剂量，直至诱导机体免疫耐受，使患者在再次接触相应过敏原时症状明显减轻或不产生临床症状。该治疗是目前唯一可改变疾病自然进程的方法，并可预防过敏性鼻炎发展为哮喘，减少产生新的致敏，总疗程3年左右。

4. 生物治疗

奥马珠单抗为抗 IgE 人源化单克隆抗体，可阻断 IgE 介导的超敏反应以及炎症级联反应。在过敏原回避和基础药物治疗效果不佳时，可使用奥马珠单抗治疗。

特别提示

（1）注意工作、生活环境的空气清洁；保持室内空气湿度，避免接触灰尘及有害物质。

（2）花粉过敏者，应在花粉播散期前，提前用药，以便更好控制症状。

（3）遵循医嘱，规律用药。

（4）儿童用药需注意药品说明书的年龄限制和推荐剂量。

（5）严重的哮喘或正在使用 β 受体阻滞剂或血管紧张素转化酶抑制剂的患者，或严重心血管疾病及免疫系统性疾病的患者不建议进行免疫治疗。

（王全桂）

第五节 鼻窦炎

SECTION 5

一、什么是鼻窦?

鼻窦是鼻腔周围颅骨中含气的空腔，通过自然开口与鼻腔相连通。

左右共有4对：分别是上颌窦、筛窦、额窦和蝶窦（图15－4）。与眼眶和大脑毗邻，如果发生感染可能会波及眼睛和大脑。

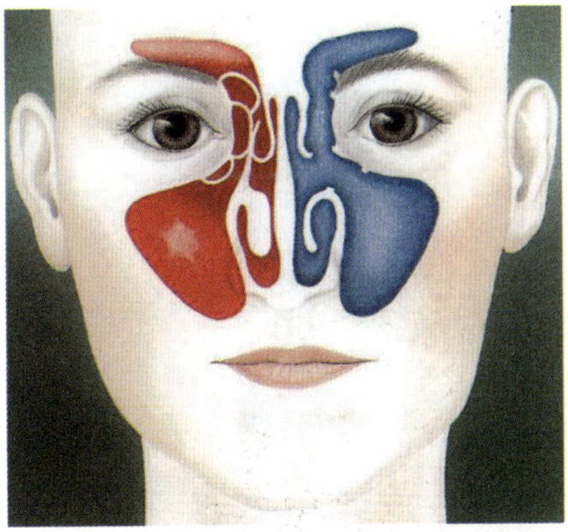

图 15-4　红色代表右侧鼻窦，蓝色代表左侧鼻窦

二、鼻窦炎有哪些表现？

鼻窦炎是鼻腔鼻窦黏膜的炎症性疾病，可以是单个鼻窦也可以是多个鼻窦同时发炎。主要表现为：反复的流黄脓性鼻涕、鼻塞、头痛，甚至嗅觉减退。根据病程分为急性鼻窦炎和慢性鼻窦炎，急性鼻窦炎多由上呼吸道感染引起，病程不超过12周。低龄、年老体弱者多见。如治疗不及时，可引起眼眶、颅内的感染。病程超过12周为慢性鼻窦炎。其发病与多因素相关，如变态反应、感染、免疫缺陷、吸烟、鼻腔解剖异常等。慢性鼻窦炎病程长，给患者生活、工作带来诸多不便和影响。由于脓涕流入咽部和长期用口呼吸，常伴有慢性咽炎症状，如痰多、异物感或咽干痛等。还可影响耳朵，出现耳鸣、耳聋等症状。

三、急性细菌性鼻窦炎

1. 诊断

大多数急性上呼吸道感染都是有自限性的，如症状在5天加重或症状持续超过10天，并出现以下症状中的3种，包括：脓涕（多为一侧）、严重的局部疼痛、发热超过38℃、血沉或C－反应蛋白升高、症状明显加重，即可考虑为急性细菌性鼻窦炎了。

（1）鼻腔检查：鼻黏膜急性充血，鼻甲肿大，中鼻道和（或）嗅裂

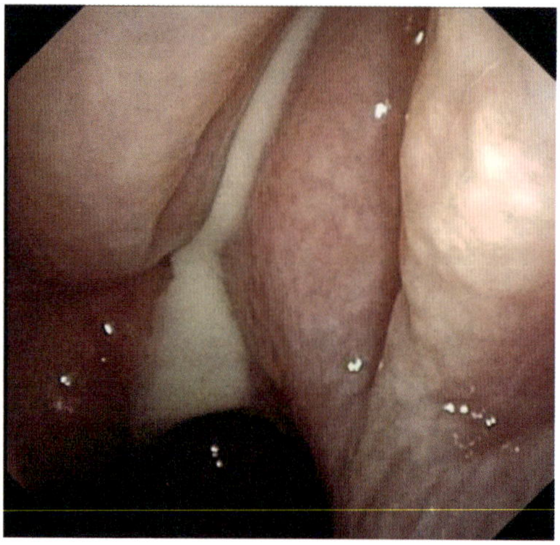

图 15-5　左嗅裂脓性分泌物

可见脓性分泌物（图15－5）。

（2）白细胞升高，中性粒细胞升高，血沉增快。

（3）鼻窦 CT：鼻窦内可见软组织密度影，可见液平。

2. 急性细菌性鼻窦炎并发症

由于眼眶的内、上和下壁仅菲薄骨板与鼻窦相隔，鼻窦的顶壁又与前颅底相隔，故急性鼻窦炎如果不及时治疗，炎症可直接扩散，或通过血管、神经或骨缝等途径传播至眼眶或颅内，引起相应并发症。眶内并发症主要表现为眼睑肿胀、球结膜水肿、眼球运动受限、眼球突出、移位和视力减退甚至失明等症状。颅内并发症主要表现为发热、头痛、恶心呕吐、行为异常，严重者可出现颈项强直、抽搐、偏瘫、失语等症状。

3. 治疗

（1）适当休息、多饮水，发热或头痛严重者可使用解热止痛药缓解症状。

（2）急性细菌性鼻窦炎需行广谱抗生素治疗，阿莫西林克拉维酸钾为首选。对青霉素过敏者可选用三代头孢菌素类药物。

（3）采用局部热敷、理疗等物理疗法，有助于炎症消退。

（4）消除鼻腔黏膜炎症、减轻水肿，保持鼻腔通畅引流。

（5）使用鼻黏膜收缩剂如盐酸羟甲唑啉喷鼻，收缩鼻腔黏膜，促进窦口通畅引流，一般使用不超过7天。

（6）鼻喷糖皮质激素，可消除炎症、减轻水肿。常用的药物有布地奈德鼻喷剂、丙酸氟替卡松鼻喷剂、糠酸莫米松鼻喷剂等。

（7）采用生理盐水冲洗鼻腔，及时清除鼻腔分泌物，有利于鼻窦引流和炎症消退。

（8）使用促进鼻纤毛运动、稀化鼻腔分泌物的药物，有利脓液排出和鼻黏膜功能恢复。常用的药物有桉柠派肠溶胶囊等。

小贴士

鼻源性头痛有何特点？

（1）早期多表现为弥漫性、持续性头痛。随病程进展，逐渐局限于一定部位，如急性上颌窦炎多位于面颊部；急性筛窦炎多为内眦和鼻根深部；急性额窦炎多位于前额部；急性蝶窦炎多位于颅底或眼球深处，可放射至头顶和耳后。

（2）弯腰、低头、转动身体时头痛明显加重；应用鼻腔黏膜收缩剂后头痛减轻。

四、慢性鼻窦炎

1. 分类

慢性鼻窦炎多因对急性鼻窦炎治疗不当，或对其未予彻底治疗以致反复发作，迁延不愈，使之转为慢性。慢性鼻窦炎根据鼻腔有无息肉分为不伴鼻息肉和伴有鼻息肉两类。

2. 诊断

除了鼻塞、黏脓性涕、头面部胀痛、嗅觉减退等症状外，鼻腔检查中鼻道和（或）嗅裂可见脓性分泌物或息肉。鼻窦 CT 可显示鼻窦黏膜炎性病变（图 15－6，图 15－7）。

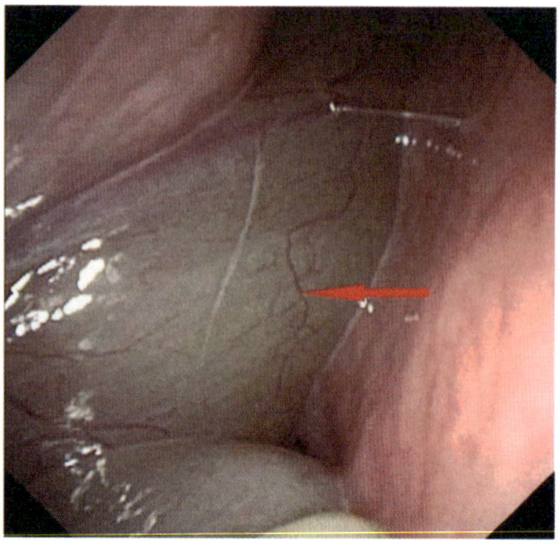

图 15-6　鼻内镜检查：红色箭头所示右中鼻道息肉

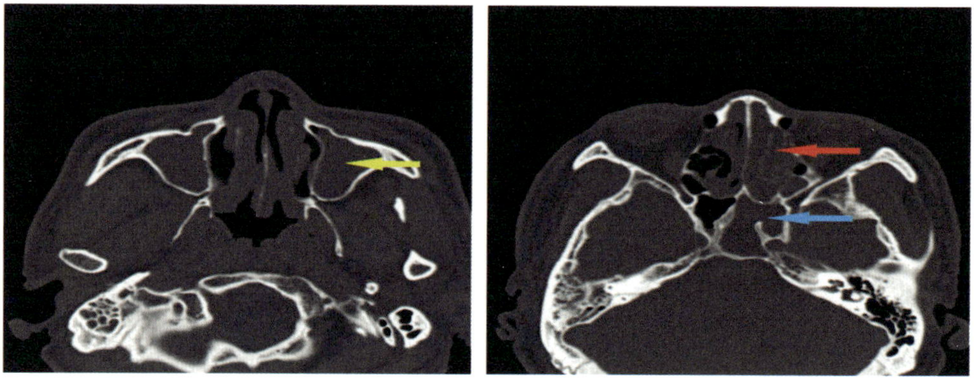

图 15-7　鼻窦轴位 CT：可见上颌窦（黄色箭头所示）、筛窦（红色箭头所示）及蝶窦（蓝色箭头所示）内软组织密度影

3. 治疗

慢性鼻窦炎的药物治疗包括以下方式：

（1）鼻用糖皮质激素：鼻用糖皮质激素是治疗慢性鼻窦炎的常用药物，疗程一般不少于12周。

（2）大环内酯类药物：具有抗炎和免疫调节作用，主要用于慢性鼻窦炎不伴息肉、常规药物治疗效果不佳、属非过敏性慢性鼻窦炎患者。推荐小剂量（常规剂量的1/2）长期口服，疗程不少于12周。

（3）抗菌药物：慢性鼻窦炎伴急性感染时，可以根据细菌培养和药物敏感试验结果选择敏感的抗菌药物进行治疗，疗程不超过2周。

（4）黏液溶解促排剂：可稀化鼻腔和鼻窦分泌物并改善鼻黏膜纤毛活性，有促进黏液排出和有助于鼻腔鼻窦生理功能恢复的作用，推荐使用。

（5）中药：中医诊疗在临床实践中积累了很多有价值的经验，中药制剂作为治疗慢性鼻炎、鼻窦炎的辅助方法，可视病情根据辨证施治原则酌情使用。

（6）减充血剂：原则上不推荐使用，持续性严重鼻塞的患者可短期使用，疗程应小于7天。

（7）鼻腔冲洗：是治疗慢性鼻窦炎的有效手段，也是鼻内镜手术后常用的辅助治疗方法。

如果慢性鼻窦炎症较重，经规范药物治疗不能缓解，或存在鼻腔解剖异常或鼻息肉影响鼻窦引流与鼻腔通气的情况下可考虑手术治疗。手术被称为功能性鼻内镜下鼻窦开放术，即在高清电视鼻内镜指引下，清除病变、开放鼻窦。手术目的不是切除鼻窦，而是将鼻窦打开，把不通气的鼻窦开放引流，让里面的炎性物质可以流出来，再配合药物治疗，就可以缓解或治愈鼻窦炎。

小贴士

1. 慢性鼻窦炎需要手术治疗吗?

由于慢性鼻窦炎属于炎症性疾病，一般先采用药物治疗；药物治疗失败或存在鼻腔结构异常才需要手术干预，但必须是手术加药物的综合治疗。单纯手术很难使炎症消退。

2. 为什么手术后要定期复查？

慢性鼻窦炎手术后仍需定期复查。手术初期复查目的主要是清除鼻腔分泌物、结痂、囊泡等，以利于鼻腔黏膜恢复及窦口引流，防止鼻腔粘连、感染或窦口堵塞。随访的目的是根据患者鼻腔鼻窦的恢复情况予以正确的用药指导，以促进康复。

（王全桂）

第六节 SECTION 6 咽炎

咽炎是耳鼻喉科常见疾病，是咽部黏膜、黏膜下及淋巴组织的炎症病变，分为急性和慢性两类。

一、急性咽炎

1. 病因有哪些？

急性咽炎多见于冬春季交替、气温变化较大的时候，病毒或细菌感染是主要的病因。此外，高温、刺激性气体等理化刺激也可导致急性咽炎发作。

2. 临床表现如何？

起病较急，开始咽部有干燥、灼热、粗糙感，继而出现咽痛，吞咽唾液时咽痛更剧烈，甚至出现“刀片嗓”。通常全身不适较轻，免疫力低或病原体毒力大时，可伴有发热、头痛、四肢酸痛、食欲不振等全身症状。检查可见咽部黏膜弥漫充血水肿，咽后壁淋巴滤泡红肿。

3. 如何治疗?

应注意休息，多饮水，避免刺激饮食。全身症状轻者，可口服含片或咽部喷剂。全身症状重，特别是发热者，应及时医院就诊，通过血项检查区别病毒或细菌感染，对症用药。

特别提示

急性咽炎有可能引发喉炎、中耳炎、鼻窦炎及气管炎肺炎等，若症状较重，应及时就医治疗，以免出现并发症。

二、慢性咽炎

1. 主要症状有哪些?

在耳鼻喉科日常门诊患者中，慢性咽炎患者占近3成。以局部症状为主，包括各种咽部不适，如异物感、痒感、微痛感、干燥、烧灼感、频繁清嗓、诱发咳嗽、刷牙易恶心等。

2. 可能的病因是什么?

病因包括急性炎症反复发作或迁延，鼻腔鼻窦等邻近部位炎症向口咽部的蔓延，烟酒、辛辣食物、粉尘、有害气体等长期刺激，教师、销售等职业用声者，胃食管、咽喉反流性疾病，阻塞性睡眠呼吸暂停综合征（严重打鼾），过敏因素，咽部某些病原微生物的慢性感染或微生物菌群紊乱等。

3. 如何诊断慢性咽炎?

观察到咽部黏膜呈现慢性充血，色泽暗红，且伴有咽部淋巴滤泡增生等，这些症状通常指向慢性咽炎的诊断。然而，这些症状同样可能是其他疾病，如咽喉部恶性肿瘤的早期表现。因此，如果症状持续不缓解，建议到正规医院耳鼻喉科进行全面检查，以排除肿瘤等严重疾病。

4. 治疗方法

治疗慢性咽炎有“三分治七分养”的说法。“治”就是进行对因和对症的药物治疗，如治疗鼻炎、抑制胃酸、控制过敏，使用含片、喷剂及中成药等。“养”是生活方式的调整，包括戒烟戒酒，避免辛辣刺激饮食，改善工作、生活环境等。慢性咽炎常时轻时重，难以根治，使部分患者十分焦虑。通常，个体化的治疗可获得比较满意的效果。

（沈　泓）

第七节 SECTION 7 头颈部肿瘤

一、正确认识头颈部肿瘤

从广义上来讲，头颈部肿瘤包括颅脑肿瘤、颈部肿瘤、耳鼻咽喉肿瘤和口腔颌面部肿瘤4大部分。目前，临床上所提到的头颈肿瘤主要包括：眼部肿瘤、耳部肿瘤、鼻部肿瘤、口腔肿瘤、咽喉部肿瘤、涎腺肿瘤以及甲状腺肿瘤等。头颈部肿瘤可分为良性肿瘤和恶性肿瘤。

头颈部良性肿瘤的诊断与治疗原则与身体其他部位的良性肿瘤相似。头颈部恶性肿瘤是全球第六大常见的恶性肿瘤，每年新发病例约89万，死亡病例近45万。据统计，2020年中国新增头颈部肿瘤患者达到了14.2万，死亡人数将近7.5万。头颈部恶性肿瘤发病部位相对隐匿，且具有侵袭性强、易发生复发和转移等特点，患者确诊时往往已处于中晚期。尽管采用了手术、放疗、化疗、靶向治疗和免疫治疗等综合治疗手段，过去数十年间患者的生存率仍没有明显提高。我国因头颈部鳞状细胞癌导致吞咽、呼吸、发声功能丧失者每年新增约0.6万，全喉切除患者累计4万余人次，致残率高，对患者及家庭，医疗、经济、社会等各层面产生严重影响。

二、头颈部肿瘤的高危因素

（1）吸烟、饮酒：长期大量吸烟可导致头颈部恶性肿瘤。口咽癌、喉癌和下咽癌的患者多数有长期吸烟、饮酒的历史，且吸烟量较大，部分患者还伴随酗酒。酒精不仅能刺激黏膜，诱发黏膜上皮营养不良，还可能促进烟的致癌效果。

（2）病毒感染：在一定的条件下，EB 病毒和人乳头瘤病毒都可能引起上呼吸道黏膜的病变，诱发鼻咽癌、口咽癌和下咽癌等头颈肿瘤。

（3）环境因素及遗传易感性相关：空气、饮水和食物污染以及癌症家族史等因素，均可增加头颈恶性肿瘤的发病率。

三、临床表现

头颈部肿瘤种类较多，临床表现因肿瘤位置而异，且早期症状常不典型，容易被忽视。鼻咽癌的早期信号可能仅表现为涕中带血丝和颈部包块；喉癌和下咽癌患者常表现为喉咽部异物感、吞咽疼痛、声音嘶哑、咳嗽、呛咳及颈部肿块，晚期时患者常有进行性呼吸和（或）吞咽困难，并伴有贫血、消瘦、全身衰竭等恶病质的表现。此外，头颈部肿瘤部分患者可表现为局部疼痛、肿胀、吞咽疼痛、咳嗽及咯血、声音嘶哑、嗅觉障碍、面瘫、视力减退甚至失明，以及呼吸不畅、吞咽困难、组织破坏等。

四、治疗方法

良性头颈部肿瘤的治疗是以手术为主，去除病灶、改善症状，其预后相对较好。

恶性头颈部肿瘤常需要综合治疗，主要包括外科手术、放射治疗、化学治疗和生物靶向及免疫治疗等综合治疗手段。上述各种治疗方案各有优缺点，应根据每位患者的肿瘤特性、身体状况和社会经济条件，取长补短，制定精准的个性化治疗方案，以期获得最佳的治疗效果。

五、预防头颈部肿瘤

“大医治未病”，疾病预防的重要性不言而喻。

1. 定期体检

定期体检对于早期发现头颈部疾病至关重要，尤其是对于有头颈部肿瘤家族史的人群，应做到“早发现、早诊断、早治疗”。鼻咽癌、口咽癌和喉咽癌作为头颈部肿瘤中较为难治、疗效较差的肿瘤，早期发现，无论是单纯手术或是单纯放疗，都可获得较好的疗效。

2. 减少吸烟和酒精摄入

饮酒是发生头颈部恶性肿瘤（包括口腔癌、咽喉癌和喉癌）的一个高危险因素。研究表明，饮酒不仅与原发性头颈恶性肿瘤的发生有关，还与继发性癌症（癌症多发、复发和转移等其他不良健康结局）有关。吸烟和饮酒是明确的恶性肿瘤重要危险因素，研究表明，戒烟和戒酒有助于降低头颈部恶性肿瘤的风险。

3. 规避环境污染，养成良好的生活习惯

在污染环境中应佩戴口罩、防毒面罩等防护用品；加强营养，锻炼身体，劳逸结合；尽可能避免接触有毒物品，注意饮食卫生，消除或减轻农药残留给身体带来的危害。

（秦　永）

第十六章 常见皮肤科疾病

第一节 SECTION 1 瘙痒症

一、什么是瘙痒症?

皮肤瘙痒是一种不舒服的感觉，严重时需要通过搔抓才能缓解症状。正常人有时在某些部位会出现短暂性瘙痒，自行搔抓后立刻消失，这不属于疾病。但是，如果皮肤经常或者长期有瘙痒感觉，就属于疾病。在发生瘙痒时，如果皮肤外观正常，就是瘙痒症；如果有皮疹，就是某些疾病或者皮肤病引起的瘙痒。

二、发病机制与预防

引起瘙痒的原因多而复杂，部分原因不清楚。一般分为身体自身的原因和外部环境原因。引起瘙痒的自身原因包括以下几个方面：

（1）老年人皮肤改变：老年人皮肤分泌油脂的能力降低，引起皮肤表面保护膜功能下降，是造成老年性瘙痒的主要原因。

（2）肝脏疾病：常见于黄疸性肝炎，以及胆道梗阻、胆汁淤积性肝硬变等疾病造成胆汁进入血液，引起全身皮肤发黄，称为黄疸，同时引起皮肤瘙痒。

（3）肾脏疾病：肾功能衰竭时，血液内一些有害物质，如尿素氮等浓度过高，刺激皮肤产生瘙痒，称为尿毒症性瘙痒。

（4）糖尿病：血糖控制不好，血糖持续升高时皮肤中含糖量增加，会造成皮肤瘙痒。糖尿病性瘙痒在皮肤瘙痒中比较常见。

（5）甲状腺疾病：甲状腺功能亢进患者，当病情较严重时，可以出现皮肤瘙痒；甲状腺机能减退时，由于皮肤干燥，也会出现皮肤瘙痒。

（6）更年期女阴瘙痒：更年期女性因为雌激素水平降低，外阴皮肤及黏膜的保护功能降低，使部分女性出现外阴瘙痒等症状。

（7）肿瘤性疾病及血液疾病：某些恶性肿瘤，如淋巴瘤、白血病，部分晚期肺癌、肝癌，以及贫血、红细胞增多症等，会出现局部或者全身性瘙痒症状。

（8）神经精神性疾病：临床上很多精神心理疾病，特别是焦虑、抑郁、强迫、妄想等常伴随不同程度的皮肤瘙痒。有些甚至有顽固和严重的瘙痒症状。

外部环境原因造成的皮肤瘙痒常包括：

（1）接触食物、药物等：一些食物，如山药、蘑菇、辣椒、白酒等可能导致皮肤瘙痒；药物，如阿司匹林、吗啡等会导致皮肤瘙痒症状。另外，接触杀虫剂、水泥、铸造材料等也可导致瘙痒症状。

（2）感染：人体感染某些寄生虫或者昆虫后，可能会出现无皮疹的皮肤瘙痒症状。

（3）环境或局部因素：季节变化，如气候干燥、湿度过高等都会诱发皮肤瘙痒。局部刺激，特别是衣物等常会刺激局部皮肤出现瘙痒症状。

瘙痒症的预防，首先需要保护皮肤表面的保护膜，就是平常所说的皮肤屏障，避免过度清洗，洗澡时不要搓澡，不要用过热的水洗澡，不要使用碱性大的香皂等。在皮肤或环境干燥时，多使用润肤产品，如硅霜及维生素 E 乳等。此外，应预防和尽早发现并治疗引起皮肤瘙痒症的各种疾病。

三、诊断与治疗

1. 诊断

瘙痒症的诊断一般并不困难，主要是出现瘙痒时，皮肤表面是否有异常表现，是否有皮疹出现。若没有皮疹，外观是正常皮肤，则可诊断为瘙痒症。在长期瘙痒后因为搔抓可以出现一些皮肤表现，如抓痕、表皮抓破、出血、血痂以及皮肤肥厚等。如果表现为全身性瘙痒，则诊断为全身性瘙痒症；如果局限在某些部位瘙痒，则诊断为局限性瘙痒症，常见的有肛门瘙痒、阴囊瘙痒、外阴瘙痒。

重要的是寻找引起瘙痒的原因，部分原因可以通过仔细的询问病史发现，部分患者需要进行实验室检查，一般包括血、尿、便常规、肝肾功能、心肌酶谱、血糖、免疫球蛋白、甲状腺功能、抗核抗体系列、肿瘤标志物；胸部 CT 检查、腹部 B 超检查、浅表淋巴结 B 超检查等。

2. 治疗

内用药物包括：

（1）抗组胺药：第一代抗组胺药会引起较明显困倦，如氯苯那敏、苯海拉明等，这类药物对青光眼、心脏病和前列腺肥大不利。第二代抗组胺药不太引起困倦，常用氯雷他定、西替利嗪片、依巴斯汀、咪唑斯汀、非索非那定等。

（2）抗焦虑药物：如多塞平、氯硝西泮、黛立新等，对精神性疾病引起的瘙痒有较好效果。

（3）针对引起瘙痒症的不同原因进行治疗，如通过治疗肝病、肾病、血液病、肿瘤等疾病，达到减轻皮肤瘙痒的效果。

除了内用药物治疗还可采取局部治疗：

（1）外用润肤剂，最常用治疗瘙痒症的药物如硅霜、尿素软膏、维生素 E 霜。薄荷樟脑霜可用于一些顽固的局部瘙痒症。

（2）外用糖皮质激素类药物，如丁酸氢化可的松软膏、糠酸莫米松乳膏，需要连续治疗2~3周。

（3）物理治疗，使用淀粉浴可以有效改善皮肤瘙痒。此外，全身照射中波紫外线，对肝病、肾病等引起的瘙痒有较好的治疗效果。

（涂　平）

第二节 SECTION 2 湿疹

一、疾病知识

湿疹是一种很常见的皮肤病，可以在任何年龄发生，可以发生在皮肤任何部位。表现为皮肤出现红色皮疹，常伴有明显瘙痒。根据皮疹表现，可以分为急性、亚急性及慢性湿疹。急性湿疹主要表现为多发性小红皮疹，瘙痒明显。部分急性湿疹的皮疹逐渐融合成片状，出现脱皮，称为亚急性湿疹。如果亚急性湿疹继续发展，皮疹变成大片肥厚状，类似皮革样表现，称为慢性湿疹。

湿疹容易反复，迁延不愈，原因不明。目前认为属于一种过敏性炎症，与过敏体质有关。皮疹的发生如果找不到明确原因，称作湿疹。如果有明确原因或者特殊发病部位，则称为皮炎，如过敏性皮炎、接触性皮炎、脂溢性皮炎、神经性皮炎等。

有一种湿疹的皮肤表现与一般湿疹没有区别，但是患者或者其家族内有过敏性鼻炎、过敏性哮喘、过敏性结膜炎，或血清中免疫球蛋白 IgE 升高，或血常规中嗜酸性粒细胞增高，称为特应性皮炎。

二、发病机制与预防

湿疹的发病原因复杂，是内因与外因相互作用的结果。内因主要是患者受遗传或者基因突变等影响，自身免疫功能失调，某些炎症细胞的功能过度活跃，使得一些炎症因子的水平异常升高，造成皮肤出现炎症反应，引起皮疹和瘙痒等临床症状。同时，部分患者皮肤表面的保护层存在先天性缺陷，使得皮肤表面的保护功能降低，造成皮肤对外部环境的刺激更容易过敏。另外，部分患者容易对空气中的花粉、尘螨等过敏，或者对某些食物，如鸡蛋、牛奶、花生等过敏。

尽管湿疹的发病机制复杂，部分原因与过敏体质或者遗传背景有关，但是很多情况下，采用适当的措施可以起到一定的预防作用。

（1）避免紧张和压力：因为免疫功能受到神经系统支配，所以精神紧张和压力常诱发或者加重免疫功能失调。

（2）避免熬夜：人体内有生物钟，经常熬夜，生物钟产生紊乱，引起免疫功能失调，减少熬夜有助于免疫功能恢复正常。

（3）清淡饮食：因为部分湿疹患者对一些食物过敏，如果生活中发现摄入某些食物后短时间内出现皮疹加重，就应当避免再次食用。另外，如果进食过量的主食或者肉类食品，即营养过度，会增加身体内炎症因子水平而加重病情。这和中医的忌口是类似的道理。

（4）避免过度洗浴：身体表面有一层保护膜，如果过度洗浴、清洁，会造成皮肤保护层的破坏，诱发或者加重湿疹。

（5）避免过度运动：尽管适当运动有利于调节神经免疫系统，但是剧烈运动会引起交感神经过度兴奋，明显出汗，会刺激皮肤神经，加重瘙痒。

（6）避免环境过热：体表温度升高时会加重皮肤炎症和瘙痒，所以不要用过热的水洗浴，不泡桑拿浴，以及避免穿过厚衣服或者盖过厚被子。

（7）少接触消毒用品：酒精、碘酒等消毒剂会破坏皮肤保护层，刺激皮肤神经，诱发湿疹加重。

（8）使用润肤保湿产品：在冬季或者气候干燥时，使用这些产品可以增加皮肤含水量，恢复皮肤保护功能，预防湿疹复发。

三、诊断与治疗

湿疹的诊断主要是根据皮疹表现。多数情况下皮疹呈双侧对称分布，有明显瘙痒。急性湿疹主要是多发红色小丘疹，有时出现小水疱、流水（图16－1），如果散在分布于全身，诊断为泛发湿疹。如果聚集成片状，就是盘状湿疹。亚急性湿疹表现为大小不等的红斑，稍高出皮肤表面，有脱屑。慢性湿疹主要是肥厚的斑块，粗糙，表面如皮革样（图16－2）。各种类型湿疹可以同时存在或交替出现。根据湿疹的发生部位，可以称为手湿疹、足湿疹、耳部湿疹、乳头湿疹、阴囊湿疹、肛周湿疹等。湿疹的病程慢性，常迁延反复。

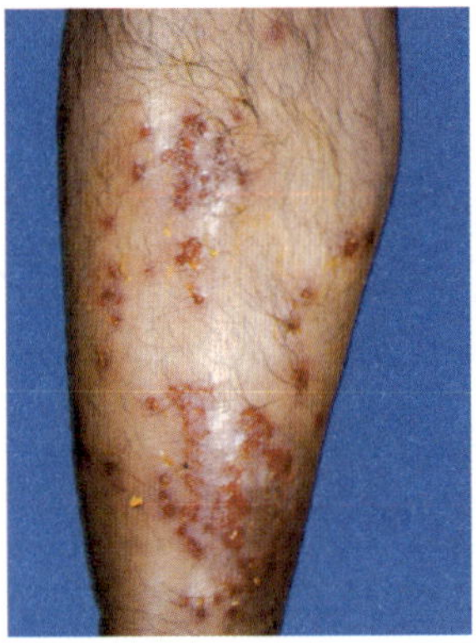

图 16-1　小腿聚集性及散在分布丘疹、水疱

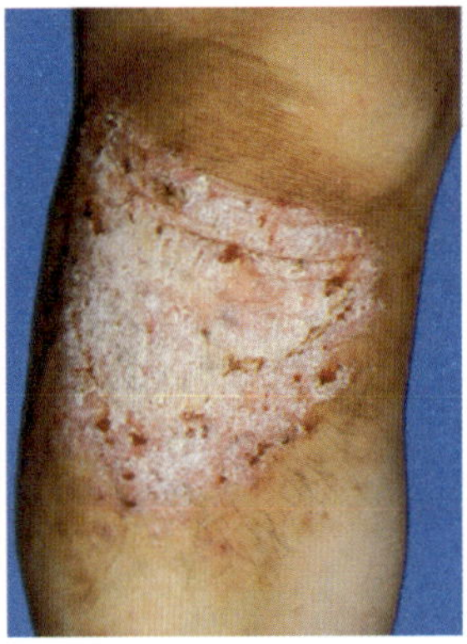

图 16-2　小腿肥厚斑块、粗糙、脱屑

由于湿疹病因复杂，治疗比较困难，需由医生确定治疗药物。内用药物有以下几种：

（1）急性期多数有湿热或者热毒，可以服用皮肤病血毒丸、当归苦参丸、复方青黛丸等。中医辨证后汤药效果更好。

（2）复方甘草酸苷片、白芍总苷胶囊口服。

（3）抗组胺类药物，有一定止痒效果，如氯雷他定、西替利嗪等。

除此之外，还会配合外用药物治疗：

（1）湿敷：皮疹急性流水时，可以用冷的生理盐水纱布湿敷皮疹，减少流水情况。也可以用黄柏溶液或者鲜马齿苋泥湿敷。

（2）糖皮质激素药膏：常用的有派瑞松、艾洛松、丁酸氢化可的松等。一般2周左右可以有效控制皮疹，没有明显副作用。

（3）其他药物：对于慢性皮疹，需要长期外用治疗时，可以使用他克莫司软膏或者克立硼罗软膏。

（涂　平）

第三节 SECTION 3 皮炎

一、什么是皮炎?

皮肤科医生认为皮炎与湿疹是同一类疾病，很多情况下是同一种疾病的不同叫法。两者主要区别是，湿疹常没有明确的原因或诱因，皮炎常有一些原因，如食用某种食物后出现皮疹叫过敏性皮炎，佩戴金属首饰后出现的皮疹叫接触性皮炎，日晒后出现的皮疹叫日光过敏性皮炎，发生在面部的慢性皮疹叫脂溢性皮炎，剧烈搔抓后出现的皮疹叫神经性皮炎等。因为很多情况下，皮炎和湿疹不容易区别，治疗非常近似，很多患者为了确定自己得的是湿疹还是皮炎反复就医，完全没有必要。

皮炎与湿疹的皮肤表现类似。根据皮疹表现，分为急性、亚急性及慢性皮炎。急性皮炎主要表现为片状小红皮疹，瘙痒明显。数周后可能出现脱皮，称为亚急性皮炎。如果长时间没有治愈，皮疹肥厚，称为慢性皮炎。与湿疹不同的是，如果是由某种原因造成的皮炎，只要脱离接触物质，皮疹会逐渐消退。

二、发病机制与预防

不同的皮炎发病原理不尽相同。接触性过敏性皮炎的发病与过敏体质有关。例如，首次接触含有金属镍的眼镜架，一般经过1~2周的潜伏期，会在接触眼镜架部位皮肤出现皮炎，为过敏性接触性皮炎，只有少数对镍过敏体质的患者发病，多数人不出现接触过敏。如果某些接触物质浓度较高，如酸、碱、农药等化学物质会造成局部皮肤炎症，此类皮炎与患者体质没有关系，所有接触者都会出现皮炎表现，称为刺激性接触性皮炎。另外，部分患者吸入空气中的花粉、尘螨等，或食用某些食物，如鸡蛋、牛奶、花生等刺激皮肤产生过敏反应，出现瘙痒性皮疹，称为过敏性皮炎。对日光过敏的患者，日晒后出现红色皮疹、瘙痒，称为日光过敏性皮炎。如果小腿有静脉曲张，小腿皮肤长时间处于缺氧、缺血环境，会出现淤积性皮炎。

与湿疹比较，皮炎的发生常有一些原因或者刺激因素，避免这些原因，可以预防皮炎的发生：

（1）以往有食用鸡蛋、鱼虾等食物过敏的情况，避免食用这些食物，可以预防食物过敏性皮炎。

（2）春季或者秋季花粉季节出现皮炎的情况，在这些季节应当尽量减少外出或者佩戴口罩，减少吸入花粉引起的过敏性皮炎。

（3）在梅雨季节或者夏季高温潮湿时，室内空气中飘浮霉菌或者尘螨皮屑增多，建议经常通风减少空气中致敏物质，晾晒床单、被褥等寝具，可以预防此类过敏性皮炎。

（4）对于已知接触某些物品，如金属、橡胶、塑料、染发剂等过敏者，应当避免接触过敏物品，可以有效预防接触过敏性皮炎。

（5）对于淤积性皮炎，避免长期站立或者走路，减轻小腿静脉内压力，有利于预防减轻淤积性皮炎。

三、诊断

根据不同皮炎的特征表现，可以作出不同的诊断。

1. 接触过敏性皮炎

金属物品引起的接触过敏性皮炎，常发生在戒指、眼镜架腿、手表带、耳环、项链、腰带扣接触的部位，表现为与物品形状一致的边界清楚的红斑，严重时出现水疱，瘙痒明显（图16－3）。橡胶物品引起的接触过敏，主要出现在足背十字交叉状红斑，与拖鞋带的形状和位置一致。面部的护肤产品或者染发剂过敏主要发生在面部或者头皮，弥漫性红斑、肿胀，严重时有水疱大疱，边界不清。某些特殊职业，如外科医生，对橡胶手套过敏，会出现双手红斑、瘙痒脱屑等皮炎表现。医生诊断接触过敏性皮炎，需要做可疑过敏物质的斑贴试验，如果有阳性结果，可以诊断。

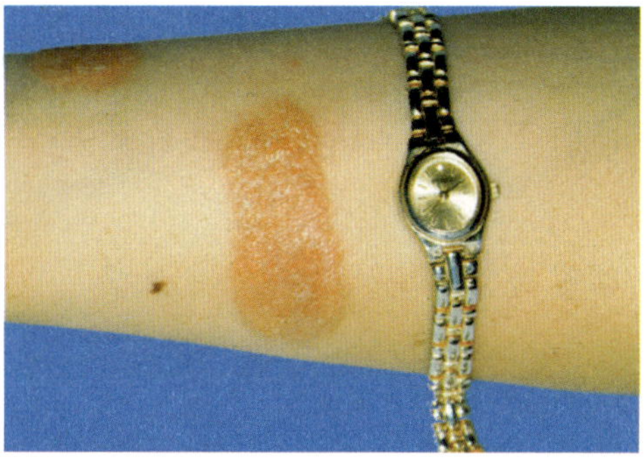

图 16-3　手表引起金属镍接触过敏性皮炎

2. 刺激性接触性皮炎

较高浓度的酸、碱、农药、消毒剂等接触皮肤后，会立刻在接触部位出现炎症损害，较轻时红斑水肿，严重时破溃（图16－4）。当刺激物的浓度较低，短期接触不会出现皮炎，但是长期接触，可能会发生炎症，如长期频繁用肥皂或者洗手液洗手，会出现手部皮肤干燥、脱屑、增厚、裂口等，诊断慢性累积刺激性皮炎。

3. 脂溢性皮炎

主要发生在皮肤容易出油的部位，如头面部、胸背上部、腋下、大腿根区域。表现为红斑、脱屑，有轻度瘙痒，病情慢性容易复发。

4. 淤积性皮炎

主要发生在小腿及踝部，早期局部红斑、水肿，无疼痛，不易消退。长时间后皮肤变成棕褐色，有时增厚（图16–5）。严重时局部发生不规则溃疡，经久不愈合。皮疹处及其上方有小腿静脉曲张。

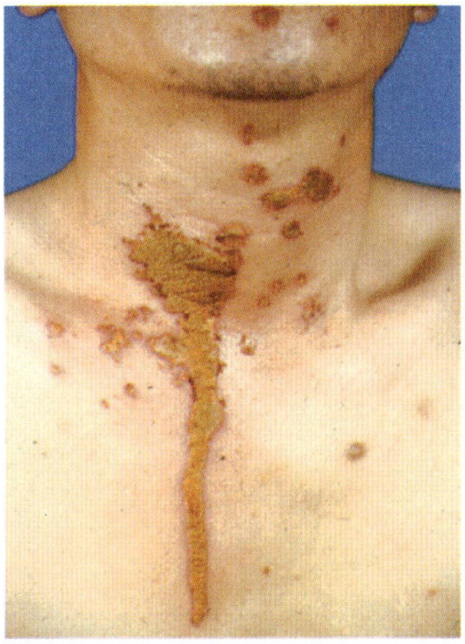

图 16–4 盐酸溶液引起皮肤刺激性接触性皮炎

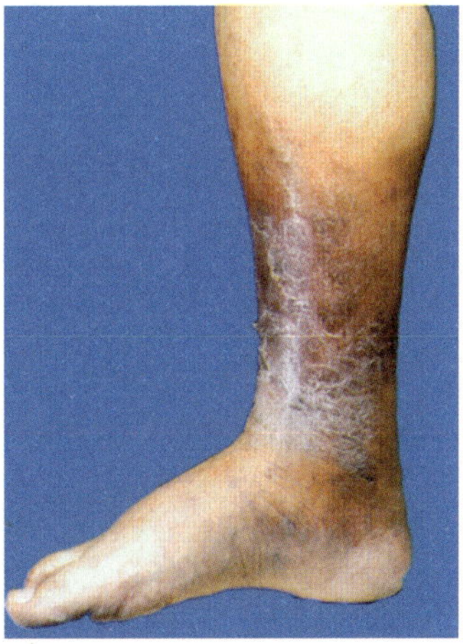

图 16–5 右小腿慢性淤积性皮炎

四、治疗

如果皮炎有明确原因及诱因，治疗首选脱离致病原因。如停止接触含有过敏金属、橡胶、塑料的饰品、用品，停止接触染发剂或者化妆品等。

对急性刺激性接触性皮炎，应立刻用流水彻底冲洗干净接触物，慢性刺激性皮炎，应当避免接触相关刺激物。

1. 内用药物

抗组胺类药物，主要用于止痒。如氯雷他定、西替利嗪等。

2. 外用药物治疗

（1）湿敷：皮疹急性流水时，可以用冷的生理盐水纱布湿敷皮疹以减少流水。

（2）糖皮质激素药膏：对于脂溢性皮炎、淤积性皮炎等，可以短期使用丁酸氢化可的松软膏、地奈德软膏、艾洛松软膏等。一般2周左右可以有效控制皮疹。

（3）其他药物：慢性皮疹需要长期外用治疗时，可以使用他克莫司软膏或者克立硼罗软膏。

（涂　平）

第四节 SECTION 4 荨麻疹

一、什么是荨麻疹？

荨麻疹是皮肤科常见的皮肤病，是一种迅速发生的皮肤水肿，可很快消退，如风一样来去匆匆，俗称风疙瘩或风疹。

荨麻疹的发生与很多因素有关，如食物、空气中的粉尘、花粉、霉菌，也可以与药物、环境温度、运动、精神紧张、睡眠、日晒、消化功能等有关。根据发病的时间，如果病期在6周内，称为急性荨麻疹，如果超过6周，则为慢性荨麻疹。

荨麻疹发病突然，常伴有明显瘙痒。除皮肤皮疹外，部分患者会出现憋气或者呼吸困难，个别情况会因为喉头水肿造成呼吸道梗阻而危及生命，或伴随胃肠道不适，如腹痛、腹泻等。如果皮疹非常广泛，甚至发生过敏性休克。

二、发病机制与预防

荨麻疹的发病机制非常复杂，急性荨麻疹发病常与过敏相关，发病前常有食用鱼虾、羊肉、辣椒、火锅等，也有部分患者吸入含有花粉、尘螨、霉菌的空气引起过敏。急性荨麻疹的发病原因主要是引起过敏的物质进入人体内，与体内免疫球蛋白 IgE 结合，引起皮肤内肥大细胞破裂，释放出组织胺和其他炎症因子，引起皮肤内小血管扩张，血浆渗出到皮肤里，造成皮肤突然水肿，就是我们看到的风疙瘩。

慢性荨麻疹主要不是食物或吸入过敏物质引起，而是患者自身免疫功能失调，在紧张、运动等环境因素刺激下发生皮疹。

对于平常有食物、花粉等过敏的患者，应当避免进食或者吸入有关过敏物质，可以有效预防急性荨麻疹。慢性荨麻疹的预防，主要是避免熬夜和紧张压力，减少剧烈运动，治疗身体的其他慢性疾病，如胃肠炎、鼻窦炎、盆腔炎等。

三、诊断与治疗

根据突然出现的浮肿性红斑伴有瘙痒（图16－6），单一皮疹常在十几分钟，或者几小时内消退，不留痕迹，可以诊断为急性荨麻疹。如果发病时间连续超过6周，则为慢性荨麻疹。如果发现某一处皮疹持续存在1天以上仍然不消退，很可能不是荨麻疹，此时需要找皮肤科医生就诊，不要自行治疗。

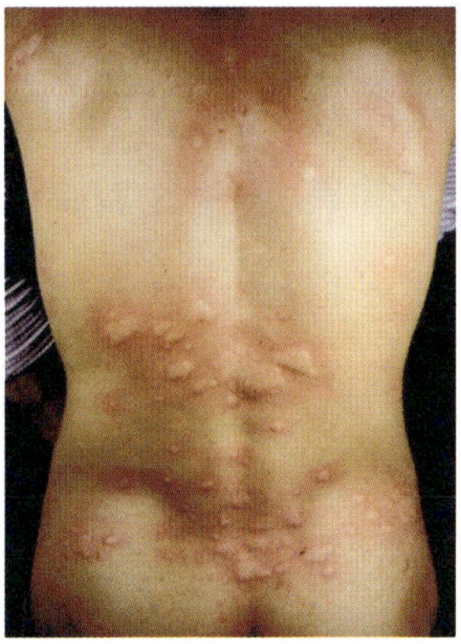

图 16-6　后背多发风团样红斑

口服抗组胺类药物可以有效治疗荨麻疹。常用药物有：

（1）氯雷他定：每天1片。

（2）西替利嗪：每天晚上1片。

（3）依巴斯汀：每天1片。

（4）非索非那定：每天1片。

（5）咪唑斯汀：每天晚上1片。

（6）扑尔敏：每天晚上1片 。

（7）苯海拉明：每天晚上1片。

上述药物一般选用一种，每天吃一片就可以控制皮疹，如果吃1片有减轻，不能完全消除皮疹，就需要每天服用2种药物。如果吃药后完全没有效果，可能不是普通的荨麻疹，或者不是荨麻疹，需要到医院就诊。

初发皮疹可以外用炉甘石洗剂，也可以用冷毛巾湿敷，每次20分钟左右。

（涂　平）

第五节 SECTION 5 足癣与甲癣

足癣和甲癣是常见的浅表真菌感染。足癣的自然人群发病率在10％以上，我国南方足癣的患病率为50％～60％。甲癣也是皮肤科的常见病，其患病率约占所有甲疾病的50％。甲癣的发病率占自然人群的2％～18％。

一、足癣与甲癣的临床表现

足癣和甲癣的危害是显而易见的。急性足癣往往表现为剧烈瘙痒伴随水疱、脱屑等表现。慢性足癣常无明显自觉症状，表现为趾缝间发白、脱屑、足跟增厚皲裂等，容易被忽略。足癣可以作为传染源传播到身体其他部位和密切接触者，引起体癣、股癣、手癣和甲癣。如果继发细菌感染可以出现脓疱、疼痛甚至伴有全身症状，还可以出现严重的过敏等问题（图16－7）。

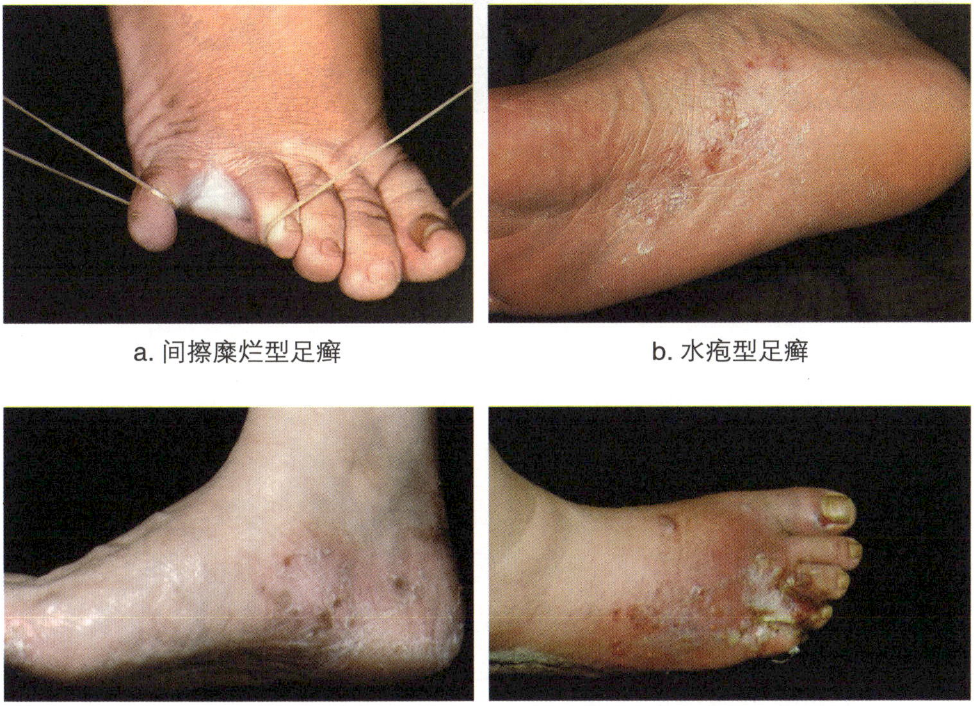

a. 间擦糜烂型足癣　　b. 水疱型足癣

c. 鳞屑角化型足癣　　d. 足癣继发细菌感染

图 16-7　足癣的临床表现

甲癣又称为甲真菌病，可表现为指（趾）甲浑浊、变色、增厚、分离、萎缩等症状（图16－8），可以出现甲沟炎。甲癣会不同程度地影响患者日常活动、社交和心理。若足癣和甲癣不充分治疗，会增加复发频率，对患者个人和公共卫生资源造成很大浪费。

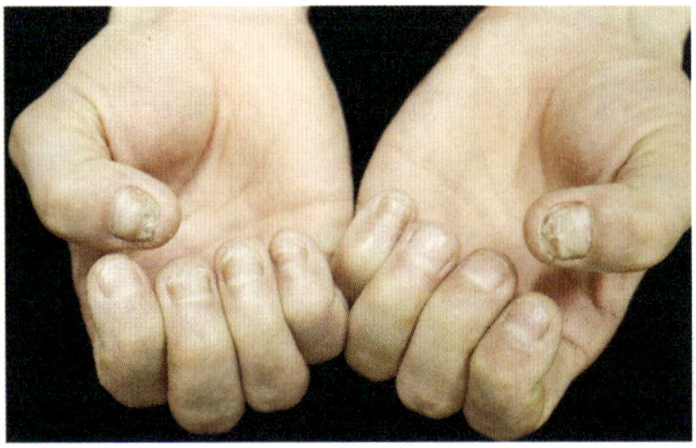

a. 手指甲真菌病

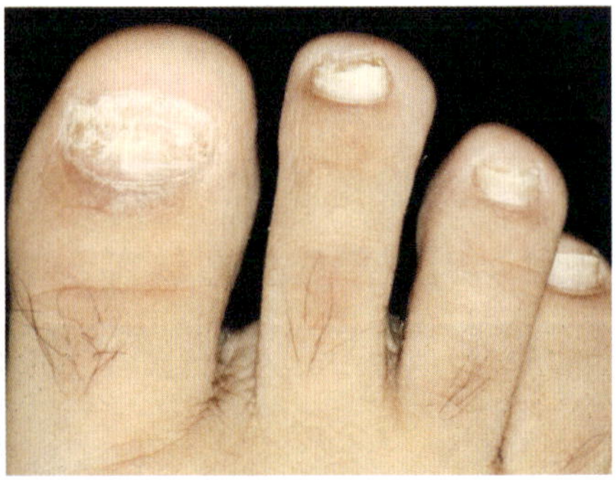

b. 足趾甲真菌病

图 16-8　甲真菌病的临床表现

二、足癣与甲癣的诊断

足癣和甲癣等浅部真菌病可防可治。主要是患者对真菌感染的认识及重视度不够，认为浅部真菌病症状轻微，不影响生活、不需要治疗或无法“根治”，不主动求医，尤其是不寻求正规医院皮肤科医生的专业意见。此外，由于医生经验不足和缺乏真菌感染诊断技术诊疗不规范，也会导致误诊误治。浅部真菌病的诊断需要临床和真菌学检查相结合（图16-9），正确的诊断才能指导有效的治疗。

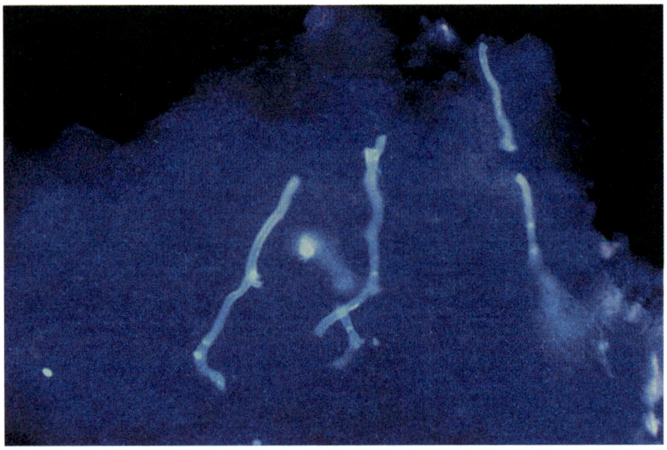

图 16-9　甲癣真菌荧光镜检阳性结果（可见菌丝）

应向基层普及和推广简便可行的诊断方法。

三、足癣与甲癣的治疗

浅部真菌病的治疗目标是清除病原菌，解除症状，防止复发。

足癣的治疗以外用药为主，包括：咪唑类抗真菌药物，如咪康唑；丙烯胺类抗真菌药物，如特比萘芬；其他抗真菌药物，如阿莫罗芬、环吡酮胺等。外用乳膏每日1~2次，一般疗程需4周。对于鳞屑角化型足癣患者一般疗程4周以上，或联合口服抗真菌药物。对于外用治疗疗效欠佳、反复发作、鳞屑角化型、受累面积较大、不愿意接受外用治疗及伴有某些系统性疾病导致免疫功能低下的患者，可以口服特比萘芬或伊曲康唑1~2周联合外用抗真菌药物治疗。

甲癣的治疗主要采用口服药物，常用药物包括特比萘芬和伊曲康唑。特比萘芬推荐连续疗法：成人剂量250毫克/次，1次/日；疗程一般手指甲为6~9周，足趾甲为12~16周。伊曲康唑推荐间歇冲击疗法：成人剂量200毫克/次，2次/日，餐后即服或餐时服用，连续服用1周后停药3周为1个疗程，总疗程一般手指甲2~3个疗程，足趾甲3~4个疗程。此外，还有非药物治疗的辅助手段，如拔甲或病甲清除术、激光治疗和离子导入治疗等。甲癣的治疗方案选择取决于诸多因素，应综合评估，给予患者个体化治疗。建议患者到专科门诊就诊，以便得到规范化的诊疗。

（王诗琪　李若瑜）

第六节 SECTION 6 脱发、头屑等头皮问题

一、头发该如何护理?

浓密光泽清洁的头发再加上适宜的发型可以凸显一个人的形象和气质，正确护理是保持头发健康的关键步骤。

头发从头皮毛囊中长出，由相互紧密联系的死亡角质形成细胞组成，即头发没有生命。因此，我们修剪头发时不会感到疼痛，也不会出血，头发在受损后也没有自我修复能力。日常生活中的许多因素对毛发有或多或少的损害，正确护理头发的第一步就是避免各种损害因素。

日常生活中存在很多对头发可造成损害的理化因素，包括：

（1）过度日光照射：紫外线可使头发的主要组成成分角蛋白发生变性降解，头发中的黑色素发生氧化，最终使头发变得枯黄、毛糙。

（2）高温：使用卷发棒、直发夹等温度过高时，头发中的角蛋白会发生变性，此时可闻及烧羽毛的味道，头发则容易断裂。

（3）环境湿度过高或过低：发丝中的水分随之过高或过低，摩擦力增加，抗张强度降低，容易毛糙、断裂。

（4）烫染：烫发和染发过程中均使用化学药水，染烫技术不当、使用劣质的美发产品、染烫过于频繁等，均可对头发产生直接损害。

因此，我们应注意户外时佩戴帽子、头巾等防止过度紫外线照射；使用卷发棒、直发夹时温度控制在180度以下；处于湿度过高或过低环境时应避免梳理或摩擦头发；使用合格的染烫产品并正确操作，避免过于频繁的染烫，最好间隔3个月以上。

梳理头发时，梳齿和发丝间有一定摩擦，头发干燥受损以及潮湿时摩擦力增大，频繁梳理会进一步加重损伤。建议选择梳齿宽度

适宜、表面光滑的梳子。“每日梳头100下”的做法并不值得推荐，梳头不仅不会防脱生发，反而因为反复摩擦对头发带来损伤，直接破坏毛鳞片。

洗发也常有误区。民间有出油多导致脱发的说法，很多人为了防脱而出现过度清洁控油的错误做法。头皮中有较多的皮脂腺，开口在毛囊中。皮脂腺的职责是分泌皮脂，滋润头发和头皮，也可帮助头皮抵抗细菌、真菌等致病微生物入侵。皮脂对维护头皮和头发健康不可或缺，清洁过度不但会去除皮脂，还会直接破坏皮肤和发丝中的脂质成分，对皮肤屏障和发丝产生损伤，出现头皮干燥、脱屑，头发干枯断裂。但是，长时间不洗头，过多的油脂和污物沉积在头皮上，微生物过度繁殖，也可引发头皮屑、脂溢性皮炎、头皮感染等疾病并产生异味。应依据个人头皮状况，选择合适的洗发产品和洗发频率。应根据自己是油性、中性还是干性发质选择相应的洗发水，如果清洗后头发和头皮得到清洁的同时不会感觉干燥或者油腻不适，没有瘙痒或脱屑，就说明洗发水就是适合自己的。受损严重的头发，尤其是长发，在洗发后推荐使用护发产品如护发素、发膜、护发精油等，这些产品可以在一定程度上修复发丝的损伤，使毛鳞片平整，毛发便会更加滋润、有光泽。

中国男性以短发为主，头发多在10厘米以内，因为受损发丝很快就会被修剪掉，环境的损伤经常被忽视。有很多男士处于亚健康状态，头发从毛囊中产生时就存在异常。长期的生活不规律、睡眠不足、营养不均衡、高脂高热量食物的过度摄入、紧张焦虑等因素，可导致脱发增加、白发产生、头发枯黄无光泽等。因此，需要注意及时疏解压力，保持良好的心情和规律的作息，合理饮食，保证营养，坚持适度的运动。头发护理应内外兼顾。

二、如何摆脱头屑困扰？

头屑是指在头皮和头发上存在小片的白色皮屑，头皮无明显皮疹或红斑，无或有轻度头皮瘙痒，是头皮角质形成细胞增生和脱落异常引起的。

正常情况下，人的皮肤每天都有新陈代谢，老的表皮角质形成细胞从角质层的最外层脱落，这些脱落的细胞是相互分离的，单个或数个相连脱落，我们肉眼不能发现。当皮肤有炎症干扰时，表皮细胞的新陈代谢被打乱，出现过度增生，脱落的时候还没有相互分离，数十上百甚至更多的细胞连在一起脱落，直径大于0.2毫米时便肉眼可见，称之为头皮屑。头皮屑的产生和马拉色菌密切相关。马拉色菌是人体皮肤表面正常寄生的真菌，是皮肤生物屏障中的重要组成部分。这种真菌以皮脂作为营养来源，产生的脂酶可将皮脂分解成脂肪酸，有助于维持皮肤表面的弱酸性环境，抑制有害菌的繁殖。如果马拉色菌过度增殖，皮肤表面的脂酶和脂肪酸过度增加，可导致皮肤不同程度的炎症反应，干扰表皮角质形成细胞的正常增殖分化，就会出现头皮屑，严重时还会出现头皮瘙痒、红斑和脱屑，即出现脂溢性皮炎。

当过度熬夜、作息不规律、紧张、内分泌环境变化和一些神经系统疾病等因素作用时，头皮会产生更多的油脂，有利于马拉色菌繁殖，产生致炎物质。另外，这些问题也会影响人体的免疫状态，对各种刺激物质产生过度的炎症反应，更容易出现头皮屑和头皮发红、瘙痒的反应。

针对头皮屑问题，一般可选择去屑洗发水，多含有以下有效成分：吡罗克酮乙醇胺盐、吡啶硫酮锌（ZPT）、二硫化硒或水杨酸等。同时注意及时疏解压力，保持健康和规律的作息，合理饮食，坚持适度的运动。如使用去屑洗发水2周仍无缓解，应到皮肤科就诊，医生会根据病情予以2%酮康唑洗剂或含有糖皮质激素的复方酮康唑洗剂以及止痒抗炎抗过敏的口服药等。

小贴士

除了头皮屑和脂溢性皮炎外，还有很多疾病可产生皮屑，例如头皮银屑病、湿疹、特应性皮炎、头癣、皮肤淋巴瘤等皮肤病，还有洗发水过敏或清洁过度产生的接触性皮炎等。因此，洗发水不能解决的头皮屑问题，一定要到医院就诊，在就诊前应该仔细回想一下自己出现头皮屑有多长时间了、在哪种情况下加重或减轻、出现头皮屑前是否新换了洗发水、有没有宠物饲养、有无皮肤病病史等，并在就诊时告诉医生。

三、为什么会谢顶？能预防吗？

谢顶是一种特定类型的脱发疾病，即雄激素性秃发，是一种常见的脱发问题，中国成年男性中的患病率约20%，在青春期以后逐渐出现。表现为脱发区域的毛囊进行性变小、毛囊微小化，从而产生的发丝逐渐细软，最后如同毳毛，脱发区也不断扩大。男性常见的表现为：额部发际线逐渐上移，顶部头发逐渐稀疏、细软，最终仅留两耳后及枕部的头发，常被称为“谢顶”。少数男性也可出现以头顶为主的弥漫性稀疏细软，发际线无后退，因这种表现常在女性患者中出现，故也称为女性型表现。

雄激素性秃发是一种多基因遗传性脱发疾病，60%~70%脱发患者具有阳性家族史，父亲和(或)母亲的家族中脱发的人数越多，发生脱发的风险就越高。

目前研究认为，雄激素的作用是该病发生的主要因素。雄激素随着性腺的成熟而分泌增加，所以雄激素性秃发在进入青春期以后才逐渐发生，患病率随着年龄的增加而增加。雄激素在具有遗传易感性的毛囊中转化成二氢睾酮，使毛囊变小，生长期变短，休止期变长，最终毛囊可萎缩消失，从而出现临床上的一系列变化。

毛囊周围炎症、精神压力大、不良作息和代谢异常等因素均可参与或加重该病的发展。虽然雄激素性秃发不能预防，但是保证良好的作息、营养均衡和愉悦的心情，维持规律的有氧运动等，有利于头发的健康生长。如发生了雄激素性秃发，尽早就医，接受有效治疗，头发可在3~6个月后开始增加，1~2年达到最佳疗效。但需要注意的是，雄激素性秃发不能根治，如果想保持疗效就不能停药。

想靠自体毛发移植一劳永逸是不现实的。自体毛发移植仅仅是将对雄激素不是很敏感的枕部毛囊取出来种到毛发稀疏或者缺失处，若无药物的支持，脱发的进程仍会继续，植发后的效果不能长期维持。最好的治疗路径是根据脱发的严重程度和工作生活现状，选择口服（如非那雄胺）和（或）外用药（如米诺地尔）治疗，可配合微针治疗、富血小板血浆注射、低能量激光治疗等，6个月后评估疗效，若不满意，可在继续药物治疗的同时采取毛发移植。

四、少白头该怎么办?

少白头是指年少时头发变白的现象，尚无严格的年龄界定。一般指白种人在20岁之前，亚洲人在25岁之前，非洲人在30岁之前出现散在白发。毛发颜色由黑变白可能与毛囊中产生颜色的黑色素细胞功能异常有关，发病机制尚不清楚，遗传因素、氧化应激、营养物质缺乏、激素变化、精神压力大以及环境因素刺激、自身免疫性疾病等均可导致。出现少白头时可完善相关检查，排查可能诱因和潜在疾病。建议患者保持良好心态，注意饮食健康，营养均衡全面，适当运动，坚持健康而规律的作息。

如认为白发影响容貌，可适度染发。选择正规的染发产品并按要求操作是安全的。如头皮有破损、皮疹或染发剂过敏，则不应染发。

（杨淑霞）

第七节 SECTION 7 白癜风

一、什么是白癜风？

白癜风是一种常见的皮肤颜色变浅或者变白的疾病，可以发生在各个年龄人群，男女均可以发病。白癜风的白斑容易出现在暴露部位，如面部、手部，以及容易受压摩擦的部位，如颈部、腋窝、肘部、腰部、大腿根等。如果发生在头皮，白斑部位的毛发也会逐渐变白。白癜风主要是影响皮肤的颜色，对身体内部的健康没有影响。因此，得了白癜风以后，千万不用着急，病急乱投医不利于疾病治疗，有时反而会加重病情。

多数白癜风患者并无家族史，表明该病通常非遗传因素引起。根据发病原因不同，白癜风可以有多种临床表现，可能呈现身体双侧对称分布、单侧分布、局部单一白斑以及全身广泛多发白斑等不同类型。

白癜风发病多数缓慢，逐渐发展；也有些白斑发病突然，迅速增多、扩大。大多数患者没有不适的感觉，但也有部分患者在白斑出现的早期有瘙痒感觉。

白癜风的重要特点就是病情迁延不愈，治疗需要很长时间才能见到疗效。所以在选择了正确的治疗方案后，患者需要持之以恒，切忌频繁更换治疗药物。

二、发病机制与预防

人体表皮内黑色素细胞合成的黑色素决定了皮肤的颜色。比如，黄种人皮肤的黑色素比白种人多，因此肤色比白种人深；黑种人的皮肤中黑色素含量最多，所以肤色最深。白癜风就是皮肤不能产生黑色素，而出现了白斑。

白癜风的发病机制主要涉及遗传因素和环境因素。特定基因突变的背景下，诸如精神紧张压力、皮肤外伤、某些药物等刺激了身体的免疫系统，使得某些炎症细胞产生的一些淋巴毒素，破坏皮肤中的黑色素细胞，从而阻碍黑色素的生成，进而出现白癜风的白斑。尽管白癜风发病机制非常复杂，最基本的发病原理是身体免疫功能过度，产生过多的炎症损害了皮肤，而非普遍认为的免疫功能降低。

因此，必须纠正日常生活中普遍的错误理念，即免疫功能减低是很多疾病的根源。科学的解释是，免疫功能过度会引起更多的慢性疾病，除了白癜风，牛皮癣、红斑狼疮、类风湿关节炎、一些慢性肾病等，也可能由免疫系统的过度反应引起。

白癜风的白斑只发生在身体的一侧时，称为节段型白癜风。此种类型的白癜风，除了与淋巴毒素有关外，还与白斑处的神经功能异常有关，所以同时有神经和免疫功能失调，恢复和治疗比对称性白癜风更加困难。

白癜风的预防，主要是避免诱发白癜风发病的相关因素。

（1）避免精神紧张、压力、焦虑等。

（2）减少熬夜引起的生物钟紊乱。

（3）防止皮肤外伤。

（4）不要盲目使用提高免疫力的产品或者药物，以免诱发免疫功能失调。

三、诊断与治疗

白癜风的特征是身体上出现边界清晰、形状不规则的白色斑片，通常无不适，且发生白斑的部位之前无其他皮肤病史。根据白斑的部位、数量、分布及发展情况，可以进行一些亚型的分类，如手部白癜风(图16–10)、节段型白癜风(图16–11)。

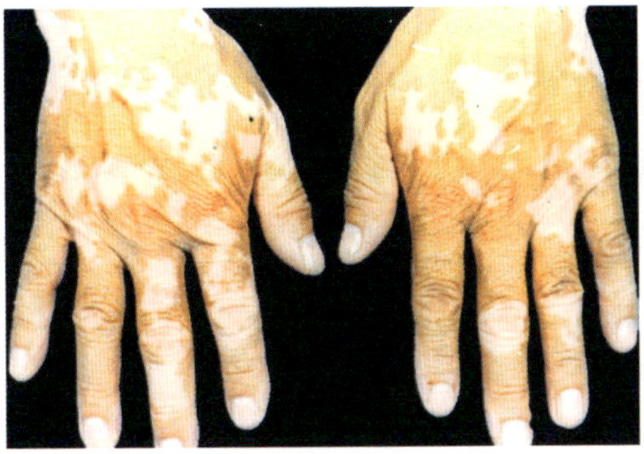

图16-10　手部白癜风

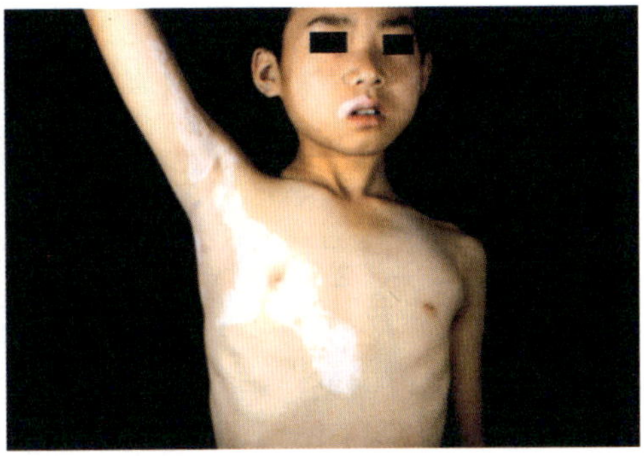

图16-11　节段型白癜风，右上肢右胸部白斑片

白癜风的治疗目的是控制白斑发展并使白斑的颜色恢复正常。达到这两个目的的治疗方法不尽相同。

1. 控制白斑发展

局部治疗的方式有：

(1)卤米松软膏，每天外用1次，一般需要连续3个月。

(2)0.1%他克莫司软膏，每天外用1~2次，一般需要连续外用6个月以上。

除了局部治疗，还可采用口服药物的方式，适合于皮疹面积大、广泛多发、进展快速的情况：

(1)泼尼松，每天早上饭后口服15毫克，连续2~3个月。

(2)环孢霉素口服，需要在医生处方后使用。

(3)JAK激酶抑制剂，如巴瑞替尼，可以有效减少淋巴毒素的产生，需要医生处方后使用。

（4）疏肝解郁中药。

2. 促进白斑色素恢复

局部治疗的方式有：

（1）0.1%他克莫司软膏，每天外用1～2次，一般需要连续外用6个月以上。

（2）卡泊三醇软膏，每天外用1次，连续使用6个月以上。

（3）白灵酊，每天早上外用1次，需要多晒太阳。

（4）局部中波紫外线照射，每周2～3次，或者308纳米准分子光照射，每周1次。

（5）表皮移植，在稳定期的白癜风，针对长期治疗效果不好的情况，可以采用表皮移植手术，非常快速地恢复正常的色素。

除了局部治疗，一般不需要西药治疗，在稳定期白癜风，可以使用补肾、补气、补血的中药，如白灵片等。

（涂　平）

CHAPTER 17

第十七章 常见口腔科疾病

第一节 SECTION 1 牙周病

牙周病是发生在牙周支持组织（牙龈、牙周膜、牙槽骨和牙骨质）的疾病，包括牙龈炎和牙周炎两大类。牙龈炎仅发生在牙龈组织，牙周炎是累及4种牙周支持组织的炎症性、破坏性疾病。牙周炎的患病率随着年龄增加而增高，35岁以后患病率明显增高，50～60岁时达高峰。

一、牙周病的致病因子

牙周炎的致病始动因子是菌斑微生物，证据充分的牙周炎致病菌包括伴放线杆菌、牙龈卟啉单胞菌、福赛拟杆菌等。致病微生物及其产生的毒素，引发人体的免疫反应，进而导致牙周组织的充血、水肿、炎症破坏。牙周炎的促进因素包括牙石、吸烟、遗传、全身系统疾病（如糖尿病、艾滋病）、精神压力等。

二、牙周病的症状

早期的牙周炎没有明显的疼痛，仅表现为牙龈的炎症，包括牙龈颜色暗红或鲜红、质地松软、牙龈边缘从菲薄变圆钝或出现增生、牙龈容易出血、伴有口腔异味等。随着牙周破坏的加重，牙槽骨出现明显吸收，并形成牙周袋，牙龈退缩导致牙根暴露。由于牙根没有足够的牙槽骨支撑，导致出现牙齿松动、咀嚼无力、牙齿移位，甚至是牙齿脱落。急性牙周炎症发作时，还会形成牙周脓肿，患者出现牙龈肿痛、龈缘溢脓，甚至出现发热、寒战、白细胞升高等全身中毒症状。牙周炎最容易累及的部位是下前牙和上颌后牙，随着牙周炎的进展，口内所有牙齿都会出现不同程度的牙周破坏。牙周炎可以累及口内所有的牙齿，是造成牙齿缺失的最主要原因。

牙周病变或炎症有时是全身系统疾病在口腔的表现。比如白血病患者常因牙龈肿胀、出血不止首先到口腔科就诊，一定比例的白血病是由口腔科医生作出早期诊断。约有30％的艾滋病患者首先出现口腔症状，比如牙龈上出现线形红斑或牙龈缘坏死溃疡。糖尿病患者表现出更严重、进展更快的牙周组织破坏，牙周炎是糖尿病的并发症。

严重的牙周炎症也可引起系统性疾病或全身异常，如动脉粥样硬化、心肌梗死、脑卒中、早产及低体重新生儿、呼吸道感染、消化道溃疡、类风湿关节炎等。

三、牙周病的治疗

牙周炎的治疗以菌斑控制为基础。菌斑控制是清除牙菌斑并防止其继续在牙面及邻近牙龈表面形成，是治疗和预防牙周炎的重要方法和保持牙周组织健康基本的措施。日常刷牙是最常见的自我菌斑控制，刷牙的效果与刷牙的认真程度、刷牙方法、刷牙频率有关。有效的刷牙要求对口内所有牙齿的所有部位进行彻底清洁。推荐的刷牙方法是Bass法或竖刷法。刷牙频率至少早晚各一次，也可在饭后增加刷牙次数。除了使用牙刷清洁牙齿，还可以使用牙线、牙缝刷、冲牙器、牙签等工具对牙刷无法触及的牙齿邻接面进行彻底清洁，作为刷牙的补充手段。漱口液是化学控制菌斑的方法。漱口液中的药物成分，对牙周炎致病菌有一定的抑制作用，从而帮助牙周炎症的消散。牙周炎患者在口腔科最基本的治疗是牙周洁治，即“洗牙”。牙周洁治是由专业的口腔科医生使用牙科治疗工具进行菌斑控制、清除牙石，以达到消除牙周炎症的过程。除了牙周洁治，还可以进行牙周刮治、牙周手术等治疗。对于牙周炎发展到严重阶段、无法保留的牙齿，拔牙也是牙周治疗的组成部分。由于菌斑在口内不断重新形成，菌斑控制或牙周炎的治疗是终身持续的过程，患者自身的作用不容忽视。只有对牙周炎有深刻的认识，持之以恒地进行牙齿的自我清洁并定期寻求口腔科医生的牙周维护治疗，才能使牙周炎症得以有效地控制，让健康的牙齿陪伴终身。

（冯驭弛）

第二节 SECTION 2 龋齿

龋病是发生在牙齿硬组织的感染性疾病，导致牙齿硬组织发生慢性、进行性破坏。龋病的病原微生物是口腔内的常驻细菌，包括变形链球菌、放线菌和乳酸杆菌。致病过程除了致龋菌外，还有多种因素参与。龋病是致龋菌分解食物中的碳酸化合物产生酸，当局部 pH 值低于临界 pH 值以下时，导致牙齿硬组织脱矿，持续一定时间后形成龋坏，称为龋齿。

一、龋齿的临床表现

龋齿的临床表现可以概括为牙齿的色、形、质呈现缓慢、进行性变化。龋齿的早期，牙齿表面因脱矿而失去光泽，吹干后呈现白垩色。随着龋齿的进展，食物中色素或细菌代谢产物以及牙本质蛋白分解产物等外来色素逐渐附着，使得龋损部位着色而呈现棕黄色或黑褐色。早期龋损仅为牙齿无机成分的溶解，牙齿形态无明显变化。随着牙齿有机成分的崩解，龋损逐渐形成实质性的龋洞。正常牙齿由于矿化程度很高，质地坚硬。出现龋损后，由于无机成分溶解，牙齿质地变得松软，称为腐质。早期龋齿患者不会痛，当龋齿进展到较深的程度，由于距离牙髓较近，当受到冷热酸甜等刺激时，表现出不适，甚至疼痛。

二、龋齿的治疗

牙齿一旦患龋，如果不去除致龋因素，龋齿病变会持续进展，很难自动停止。龋齿一旦形成，不会自愈，需要进行专业的口腔治疗。龋齿治疗的原则是终止疾病进展，保护牙髓组织、恢复牙齿的形态和功能。龋齿的主要治疗方法是充填治疗。充填治疗首先要彻底去除腐坏的牙体组织，然后使用人工材料修复牙齿的缺损部位，使牙齿恢复原有的外形和功能。

如果未得到及时治疗，龋齿会进一步发展为牙髓疾病，如牙髓炎、牙髓变性或牙髓坏死。当炎症超出根尖孔，会导致根尖周炎。如果龋齿病变不断进展，导致牙体组织缺损过大，形成残根残冠，或者根尖周炎病变范围过大，无法治愈，会导致患者拔除残根。因此，龋齿是导致牙齿缺失的重要原因。

小贴士

龋病的流行受很多因素的影响，存在随着糖摄入量增加而增加的规律。随着预防措施的实施，龋病的患病率有所下降。预防措施包括普及口腔保健知识、限制糖的摄入、建立良好的口腔保健网和口腔保健体制等。个体龋病的预防包括认真进行牙齿清洁，日常使用含氟牙膏，牙齿萌出早期进行窝沟封闭，定期进行牙齿检查和保健等。

（冯驭驰）

第十八章 常见妇科疾病

第一节 SECTION 1 更年期综合征

更年期特指从生殖期过渡到老年期的一个特殊生理阶段，包括绝经过渡期和绝经后期的一段时期。40岁以上的女性停经12个月，排除妊娠及其他可能导致闭经的疾病后，即可临床诊断为绝经。中国女性开始进入围绝经期的平均年龄为46岁，绝经的年龄在48～52岁，约90％的女性在45～55岁绝经。40～45岁绝经称为早绝经。随着人类寿命的延长，绝经过渡期和绝经后期已成为女性生命周期中最长的一个阶段，因而更年期健康也越来越受到重视。预计到2030年，我国50岁以上的妇女将增加到2.8亿以上。世界卫生组织已将提高晚年生活质量列为21世纪促进健康的三大主题之一。做好更年期妇女的健康管理，可以促进身心健康，延缓老年性疾病的发生，为老年期健康打下基础。

一、了解更年期的信号

1. 月经异常

月经异常是更年期妇女的常见症状，也是更年期最早出现的临床症状，其与卵巢不排卵密切相关。表现为月经周期不规律（以月经周期缩短为多见）、月经期持续时间长、停经一段时间后月经量过多等。

2. 血管舒缩症状

主要表现为潮热、多汗，是雌激素降低或波动的特征性症状。潮热发生的频率每日几次至几十次不等，每次持续数秒至数分钟不等。潮热的发生多见于夜间或凌晨，严重者影响睡眠，成为乏力、焦虑、易激惹症状的始动因素。

3. 神经精神症状

主要表现为睡眠障碍、头痛、头晕、易疲劳等，也有的更年期妇女出现记忆力减退或注意力不集中等。进而在精神方面表现出焦虑不安或情绪低落、失眠、不能自我控制情绪等症状。

4. 骨质疏松症和骨关节痛

女性更年期的骨代谢处于高转换状态，骨吸收大于骨形成，促使骨质丢失而导致骨质疏松和骨质疏松性骨折。同时，雌激素对软骨有保护作用，可维持软骨稳态，绝经后雌激素下降导致关节炎更容易进展和出现症状。因此，绝经后女性出现骨质疏松和骨关节痛的比例显著增多。

5. 绝经泌尿生殖综合征

绝经后由于雌激素水平下降，阴道和泌尿生殖道上皮细胞的组织学和功能改变，超过一半的绝经后女性会有泌尿生殖道萎缩相关症状，包括阴道萎缩、外阴阴道疼痛、瘙痒、干涩、烧灼、刺激、性生活障碍、反复发作的萎缩性阴道炎以及尿急、尿频、尿痛和反复泌尿系统感染等。

6. 心血管疾病

心血管疾病也是影响绝经后女性健康的重要问题。雌激素和孕激素有减缓动脉硬化、抑制血管收缩、促进排钠的作用。更年期时性激素分泌减少，破坏了自主神经原有的协调性，导致血压随之失调并引起相关症状。约 1/4 更年期女性有心悸、血压不稳定的表现。心悸有时伴心率的增快，心电图可表现为期前收缩或 ST–T 波改变。

更年期妇女心血管调节功能紊乱，可表现为血压升高，血压波动大。

小贴士

更年期妇女可能会出现由性激素变化引起的月经紊乱、血管舒缩功能障碍、神经精神症状等更年期表现，具体包括月经异常、潮热、出汗、心悸、失眠、情绪低落、激动易怒、心悸、血压波动、骨关节痛、性交痛及泌尿系和阴道感染，统称为更年期综合征。

二、科学进行激素替代治疗

更年期重要的药物治疗是激素替代治疗，通过补充外源性激素减少体内因卵巢功能衰退而导致的性激素缺乏相关的更年期症状。激素替代治疗能有效减少或消除潮热，改善睡眠质量、情绪和记忆力，减轻绝经泌尿生殖综合征的症状。此外，激素替代治疗可以有效预防绝经或继发性闭经引起的骨丢失，降低所有骨质疏松症相关的骨折的发病率。激素替代治疗主要用于改善更年期症状，启动的最佳时机为绝经早期或绝经后的10年内。由于激素替代治疗增加乳腺癌、脑卒中和静脉血栓栓塞的风险，当患者年龄超过60岁或绝经超过10年，则需要医生评估获益风险后决定。

常用的激素替代治疗药物包括：口服雌激素、孕激素、雌/孕激素复方制剂、替勃龙、经皮雌激素皮贴、经阴道雌激素等，优先选择天然或最接近天然的雌孕激素。使用激素替代治疗之前需要在医生的指导下评估有无禁忌证及慎用情况。雌激素依赖性肿瘤（乳腺癌、子宫内膜癌）、血栓性疾病、严重肝肾功能不全、不明原因阴道出血、血卟啉症、耳硬化症、脑膜瘤为绝对禁忌证。应用激素替代的妇女在开始用药后1个月、3个月、6个月、12个月均需进行随访，进行个体化调整方案，以后每12个月随访1 次。

三、保持健康的生活方式

1. 饮食营养

更年期女性饮食应以低脂肪、低糖、低热量食物为主，适当增加膳食纤维摄入和维生素补充。

2. 运动减重

适宜的运动有益健康，可以提高机体脂肪的供能比例，可以改善脂质代谢，对维持正常血压、降低血清胆固醇水平、提高心肺功能都有积极作用。有氧运动能减轻个体的压力、改善情绪，同时能帮助控制更年期体重增加、缓解更年期躯体化症状。更年期妇女在运动锻炼中应尽量避免肌肉－关节－骨骼系统损伤。

3. 充足睡眠

良好的睡眠有利于消除疲劳、保护大脑、增强免疫力、延缓衰老、维护心理健康。更年期女性每天适宜的睡眠时间为7～8小时，睡前不宜剧烈运动，可通过选择遮光效果好的窗帘、保持室内灯光柔和、睡觉前听舒缓音乐或者做冥想放松训练等方法来提高睡眠质量。

小贴士

科学规范的药物治疗可以缓解更年期症状，改善健康状况和提高生活质量，其中以激素替代治疗最为有效。更年期注重合理膳食，保证优质睡眠，适当运动有助缓解更年期的相关症状，改善和提高各器官系统功能及免疫力，保持身心健康。

（胡　君　张　岩）

第二节 妇科肿瘤
SECTION 2

宫颈癌、子宫内膜癌、卵巢癌是我国女性的常见三大妇科恶性肿瘤，发病率仅次于乳腺癌。近年来，随着妇科肿瘤发病率的上升和发病年龄的年轻化，妇科肿瘤已经成为威胁女性生育能力、内分泌功能、家庭关系和社会能力的重要问题。不同年龄段的女性都有患妇科癌症的风险，而且风险随着年龄的增长而增加。如何识别妇科肿瘤的早期信号、远离妇科肿瘤的危险因素、选择恰当的治疗方法和预防手段是女性健康科普的重点。

一、宫颈癌

宫颈癌是发生于子宫颈部位的恶性肿瘤，通常由宫颈上皮内瘤样病变（癌前病变）发展而来，是女性生殖器最常见的恶性肿瘤。全世界每年约有50万宫颈癌新发病例，其中80%以上在发展中国家，我国每年有新发病例约13.15万，死亡人数超过5万人，严重威胁女性生命健康。早期宫颈癌大多没有明显症状甚至无症状，常常容易被忽视和漏诊。疾病进展时，可出现接触性出血（性生活后或妇科检查后少量出血）和白带异常（白带混血、异味或水样白带），以及下腹隐痛、腰痛等症状。

1. 宫颈癌的病因与预防

目前，已经明确高危型人乳头瘤病毒（HPV）持续感染是宫颈癌及其癌前病变的主要病因，其中以HPV16、18、31、33等为主。HPV主要通过性生活和皮肤黏膜接触传播。HPV感染通常是无症状的一过性感染，80%以上的女性一生中至少会有一次HPV感染，90%以上的HPV感染可在2年内被自身免疫系统自动清除，仅不足4%的女性会因持续或重复感染高危型HPV而发展成为癌前病变甚至宫颈癌。如感染持续存在，通常要经过10~20年的时间才能逐渐发展为浸润性宫颈癌。所以，如果检查结果显示HPV阳性，也不必过于担心，这只说明患宫颈癌的风险比较高，并不代表已患有宫颈癌。

接种HPV疫苗是预防宫颈癌最直接、最有效的方法。预先接种HPV疫苗后，体内可生成针对HPV的抗体，从源头上阻断HPV感染，预防宫颈癌发生。目前，已在我国上市的HPV疫苗共有4种（表18-1）。疫苗的价位代表疫苗可以预防几种类型的HPV感染。不同疫苗的接种年龄、接种针次以及预防宫颈癌发生的概率各有不同。HPV疫苗在我国属于非免疫规划疫苗（第二类疫苗），适龄女性可自愿、自费接种。现有的HPV疫苗只能预防70%左右的宫颈癌，无法阻止全部HPV感染，所以即使已经接种HPV疫苗，仍需要定期进行宫颈癌筛查，早期发现癌前病变，及时治疗。预防性HPV疫苗对既往HPV感染无治疗作用，故高危型HPV感染者更需注意定期复查。

表 18-1　我国上市的 HPV 疫苗

	生产商	预防 HPV 类型	接种程	适用年龄
二价	万泰生物、沃森生物 / 国产	高危 16/18 型	3 针（0-1-6 月）或 9~14 岁女性可选择接种 2 针（0-6 月）	9~45 岁女性（万泰）9~30 岁（沃森）
二价	葛兰素 / 进口	高危 16/18 型	3 针 (0-1-6 月)	9~45 岁女性
四价	默沙东 / 进口	高危 16/18 型；低危 6/11 型	3 针 (0-2-6 月)	9~45 岁女性
九价	默沙东 / 进口	高危 16/18/31/33/45/52/58 型；低危 6/11 型	3 针 (0-2-6 月)	9~45 岁女性

特别提示

哪些人适合接种 HPV 疫苗？

低龄人群、性暴露前接种 HPV 疫苗效果最佳。美国权威指南推荐在 11~12 岁开始接种 HPV 疫苗，最早可从 9 岁开始接种。

对于已经发生过性生活、既往或当前存在 HPV 感染、既往或当前存在宫颈细胞学异常、既往因宫颈上皮内瘤变接受过治疗的适龄女性，依然可从疫苗接种中获益。接种 HPV 疫苗前无须常规行宫颈细胞学检查及 HPV 检测。

对于具有遗传易感、高危生活方式和人类免疫缺陷病毒感染的适龄女性优先推荐接种 HPV 疫苗。

对于既往罹患宫颈癌的女性，接种疫苗是否会获益目前尚无定论。

小贴士

哪些人不适合接种 HPV 疫苗？

☒ 对疫苗的任何一种活性成分或辅料成分过敏者，禁止接种HPV疫苗。接种疫苗后出现过敏反应者，禁止再次接种。

☒ 妊娠期或哺乳期女性，建议推迟到哺乳期后再接种。若疫苗接种后发现已怀孕，应将未完成接种剂次推迟至分娩后再行补充接种。若妊娠期间完成近期计划妊娠者不推荐接种 HPV 疫苗，且在完成最后一剂接种2个月内应尽量避免受孕。

☒ 部分女性可能会有不同程度的经期不适，所以最好选择非经期接种。

☒ 患有急性严重发热疾病时，接种疫苗可能会导致症状进一步加重，所以最好选择痊愈以后再接种，但如果仅仅是感冒等轻微感染，可正常接种，不需要推迟接种。

☒ 有血小板减少症或其他可成为肌内注射禁忌证的凝血功能障碍者通常不适宜接种。

2. 宫颈癌的筛查与诊断

宫颈癌的发生、发展是一个长期的过程，进行宫颈癌筛查不仅能够及早发现癌前病变，同时也能筛查出潜在可能发展为癌前病变及子宫颈癌的高危人群。常见宫颈癌筛查的手段包括宫颈液基薄层细胞检测（图18－1）和 HPV 检查，二者联合筛查效果更佳。建议有性行为、有条件的女性，每年进行一次筛查；如果既往没有宫颈病变，并且 TCT+HPV 联合筛查均无异常，可每5年筛查

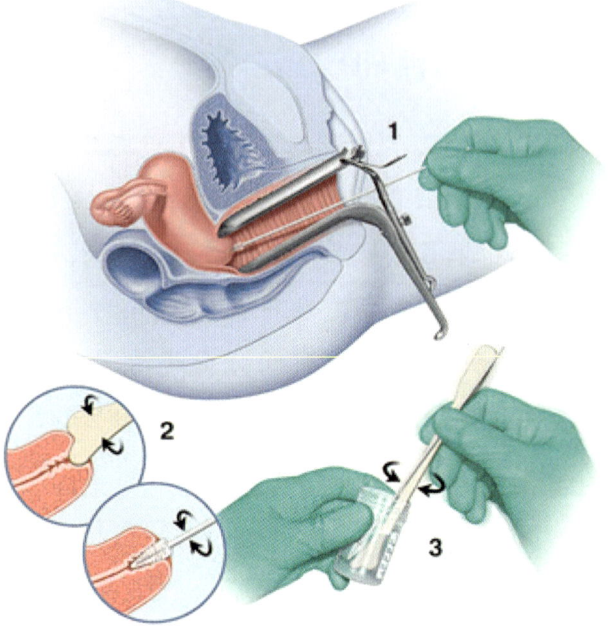

图 18-1　宫颈癌的筛查

小贴士

宫颈癌筛查前应注意哪些问题?

为确保筛查结果准确有效，宫颈癌筛查前通常需注意：

☑ 筛查应选择在非月经期进行，筛查时间应尽量安排在月经结束后3~7天内。

☑ 筛查前2天应避免性生活。

☑ 筛查前2天避免进行阴道冲洗，更不能经阴道用药。

☑ 筛查前不要做妇科阴道内诊检查及经阴道超声检查。

☑ 如患有妇科炎症，最好在炎症治愈后再进行筛查。

一次。早期宫颈癌主要依赖于细胞学检查、HPV检测等初步筛查。如筛查结果阳性或发现异常，可进一步行阴道镜检查和活组织病理检查的“三阶梯”流程明确诊断，及早明确诊断并给予相关治疗，阻止病情进一步发展为浸润癌，为治疗争取最佳时机。

3. 宫颈癌的治疗

宫颈癌治疗主要有手术、放疗、化疗、靶向治疗、免疫治疗等。手术与放疗属局部治疗，而化疗、靶向治疗、免疫治疗属全身治疗。宫颈癌通常需要综合考虑临床分期、患者年龄、生育要求、全身情况、医疗技术水平等多种因素制定个体化治疗方案。原则上手术仅适用于早期患者，中晚期及局部晚期患者均可首选同步放化疗，晚期伴全身转移患者以化疗为主，靶向治疗和免疫治疗亦有不错的效果。宫颈癌的初始手术根据手术范围不同可分为全子宫切除术、改良根治性子宫切除术和根治性子宫切除术。手术的目的是力求根除肿瘤，但并非真正意义上的根除，术后部分患者仍有可能会出现复发和转移，因此为取得比较好的治疗效果，对于术后存在复发危险因素的患者还需要结合放疗或化疗等进行综合治疗。

二、子宫内膜癌

子宫内膜癌是我国第二大妇科恶性肿瘤，近年来其发病率逐年上升且呈现年轻化趋势。大部分子宫内膜癌确诊时仅仅是局部病变，总体生存预后较好。2020年，中国子宫内膜癌的发病率预计7.6/10万例，年死亡率1.4/10万例，预后较宫颈癌和卵巢癌更好。

1. 子宫内膜癌的信号

子宫内膜癌常见的临床症状是不规则阴道流血（绝经后阴道出血、月经紊乱）、阴道异常排液、下腹隐痛、贫血等。子宫内膜的组织病理学检查是诊断的金标准，主要通过宫腔镜下诊断性刮宫实现。诊断性刮宫简称“诊刮”，是诊断宫腔疾病采用的重要方法。其目的是获取宫腔内容物（子宫内膜和其他组织），行病理检查明确诊断。目前尚无敏感的肿瘤标志物可用于子内膜癌诊断与随访。部分患者可出现糖类抗原125和人附睾蛋白4异常，与组织学类型、肌层浸润深度及子宫外受侵等因素具有相关性，对疾病诊断及术后病情监测有一定的参考价值。

2. 子宫内膜癌的治疗

子宫内膜癌的治疗以手术治疗为主，辅以放疗、化疗和激素等综合治疗。治疗方案应根据病理诊断和组织学类型，以及患者的年龄、全身状况、有无生育要求、有无手术禁忌证、有无内科合并症等综合评估以制定治疗方案。手术是子宫内膜癌的主要治疗手段，通常包括子宫及卵巢、输卵管和相关淋巴结的切除，除不能耐受手术或晚期无法手术的患者，均应进行手术治疗。对于伴有严重内科并发症、高龄等不宜手术的各期子宫内膜癌，可采用放射治疗和药物治疗，后者包括化疗、靶向治疗、免疫治疗等。

近年来子宫内膜癌发病呈年轻化趋势，如果年轻患者切除子宫及卵巢，往往意味着丧失生育能力和生活质量下降。对于年龄低于40岁、患者要求保留生育功能、IA期、高分化、子宫内膜样腺癌、术前和术中评估无可疑淋巴结转移或子宫外病灶扩散、具有随访条件、无药物治疗或妊娠禁忌的患者，也可以行保留生育功能的治疗。保留生育功能的治疗是指接受以孕激素为基础的治疗，包括甲地孕酮、醋酸加羟孕酮、曼月乐环等，治疗期间每3~6个月行子宫内膜取样，如6个月内病灶完全缓解则可积极受孕。

3. 子宫内膜癌的预防

长期接受雌激素刺激患者，如延迟绝经、功能性子宫出血、多囊卵巢综合征、卵巢性腺间质肿瘤如颗粒细胞瘤等，以及绝经后长期服用雌激素的妇女，还有肥胖、糖尿病及高血压以及未婚、未育及少育、家族中妇女有癌症史者，是发生子宫内膜癌的高危人群。中国抗癌协会妇科肿瘤专业委员会建议保持健康的BMI（<25千克/米^2），每天锻炼30分钟，定期参加健康检查以提前发现和处理超重/肥胖和多囊卵巢综合征，鼓励超重和肥胖女性减肥，当BMI>40千克/米^{2}或BMI>35千克/米^{2}且存在其他合并症时，可考虑行减肥手术。建议多囊卵巢综合征患者使用周期性激素诱导定期撤退性出血，鼓励母乳喂养，不建议子宫完整的更年期女性仅使用雌激素替代疗法。

三、卵巢癌

卵巢癌是严重威胁女性健康的恶性肿瘤，发病率居妇科肿瘤第三位，病死率却居妇科肿瘤首位。大多数卵巢癌发生在绝经后，上皮性肿瘤占90%，症状不明显、隐匿性强，70%的患者发现时已是晚期，因此，卵巢癌也被称为“沉默的杀手”。近年来，新的治疗手段和治疗药物不断出现，改变了部分卵巢癌患者的命运。

1. 卵巢癌的高危因素

卵巢癌的发生与多种因素有关，其中基因突变是最重要的危险因素。遗传性卵巢癌的患者多数会有BRCA1/2基因突变，约占所有卵巢癌患者的25%，其终身罹患卵巢癌的风险可上升至40%~59%。大多数卵巢癌不会遗传，其他的高危因素包括：月经初潮早、绝经年龄晚、慢性的盆腔局部炎症、既往有子宫内膜异位症、肥胖等。

2. 卵巢癌的诊断

卵巢是深藏于盆腔里的两个像枣核一样的器官，早期发生病变时，看不见、摸不着，没有好的肿瘤标志物检测，很难做到早期发现。患者出现腹围增加、腹胀、腹部包块等症状时，病情往往已进展到晚期。普通女性对于腹围增加的第一反应往往是“长胖了”或者是腹胀，常常不会引起足够重视。建议有腹围增加或腹胀症状时做妇科检查。常见的卵巢癌血清肿瘤标志物是糖类抗原125（CA125）和人附睾蛋白4（HE4）。早期卵巢癌患者约半数会出现CA125升高，也有小部分患者CA125水平始终处于正常范围，而HE4的检测优势是不受月经周期和绝经状态的影响。影像学检查，包括阴道超声、CT扫描、磁共振检查及PET– CT等，也可为病情评估提供参考，帮助评估病情和制定合适的治疗方案。

3. 卵巢癌的治疗

手术是卵巢癌治疗的基石，手术的目的是明确诊断和分期，同时完整地切除肿瘤。只要条件允许，通常医生都会建议初次治疗的卵巢癌患者进行手术治疗。但如果肿瘤广泛转移无法立即手术，也可先行组织病理活检，明确诊断后先行2～4个周期的新辅助化疗，促使肿瘤体积缩小，待肿瘤负荷减低后再进行手术。

绝大多数卵巢癌患者术后都需要进行化疗，一般4～6个周期。化疗药物通常选择铂类为主的药物，如紫杉醇联合卡铂等，对于复发高危患者，必要时可加用抗血管生成的靶向药物，如贝伐珠单抗等。当化疗达到病情缓解的效果后，应继续使用靶向药物维持治疗，延缓复发并争取延长患者的总生存期。研究显示，肿瘤基因检测结果为同源重组修复缺陷阳性的患者对铂类药物及PARP抑制剂治疗更为敏感，相对于阴性患者来说，预后也更好。因此，基因检测可以帮助医生选择更合适的药物，让更多患者有机会接受PARP抑制剂治疗。

小贴士

推荐所有非黏液性卵巢上皮性癌患者在初次病理学检查确诊时，进行BRCA基因检测，明确BRCA突变状态（包括胚系和体系突变）。

对于检出胚系突变的卵巢癌患者，亲属需要逐级进行检测。由于BRCA致病突变有高达一半的概率遗传给子女，未来发生肿瘤的风险增加，需要定期密切随访和监测，可以考虑预防性卵巢切除。

（胡　君　张　岩）

第三节 SECTION 3 乳腺癌

乳腺癌是女性发病率第一位的恶性肿瘤，严重威胁女性健康。目前，我国乳腺癌发病持续上升并有年轻化的趋势。因此，全面认识乳腺癌，有助于促进女性健康。

一、乳腺癌的流行病

乳腺癌的发病率在全球范围内有显著差异，总体呈上升趋势。随着生活水平的提高和人口老龄化，乳腺癌的发病率也在逐渐增加。2020年国际癌症研究机构发布的数据显示，全球乳腺癌新增人数达226万，约占新发癌症病例的11.7%；新发死亡病例68

万，占总癌症死亡人数6.9%。乳腺癌的发病高峰年龄为40~60岁，我国女性由于遗传背景、生活习惯等差异，发病的平均年龄较欧美人群年轻5岁。

二、乳腺癌的高危人群与危险因素

识别乳腺癌的高危人群对于早期预防和治疗至关重要。下列三条具备其一者视为乳腺癌高危人群：

（1）有明显的乳腺癌遗传倾向者：包括具有血缘关系的亲属中有BRCA1/2基因突变的携带者；或是有血缘关系的亲属，尤其是一级亲属中（母亲、女儿、姐妹）有乳腺癌患者。

（2）有乳腺导管或小叶不典型增生或小叶原位癌的病史者。

（3）30岁前接受过胸部放疗者。

除上述高危人群外，乳腺癌的患病与内分泌情况、生活习惯、精神心理因素有关。

（1）年龄是重要危险因素，乳腺癌以中老年女性为主要受累人群，患病风险随年龄增长而增加，在40~60岁时达到高峰，随后逐渐下降。

（2）雌激素暴露也是重要危险因素，包括：月经初潮年龄早（<12岁）、绝经时间晚（>55岁）、使用激素替代治疗。

（3）生活方式影响乳腺癌的发病风险。高脂饮食、肥胖、吸烟和过量饮酒都是乳腺癌的危险因素。乳腺癌的发病与精神心理因素有关，负面情绪也是乳腺癌的危险因素。

三、乳腺癌的筛查

早期乳腺癌症状和体征不典型，难以发现，定期筛查在乳腺癌早发现、早诊断、早治疗中发挥着重要作用。

乳腺癌的筛查包括自我检查、临床检查、乳腺X射线检查、乳腺超声检查、乳腺磁共振检查等。鼓励女性定期进行乳腺自我检查，尤其是月经周期结束后。体检时由医生进行乳腺查体，可帮助发现早期肿块。乳腺X射线摄影（mammography），即“钼靶”检查，是用于乳腺占位的筛查，由于亚洲女性，尤其是年轻女性常为致密型腺体，对于X射线检查的干扰较多，不作为首选检查。乳腺超声检查经济成本低、方便快捷、无放射性，对于软组织中的占位显像清晰，适合亚洲女性乳腺癌的筛查。乳腺磁共振成像检查敏感性高，对于微小癌的检出率高于超声和X射线，但由于检查时间长、需要注射造影剂、成本高，不作为常规筛查方法，通常用作特殊高危人群的筛查或乳腺癌患者进行术前评估。

对于非高危人群，推荐40岁开始每年进行1～2次乳腺癌筛查。包括乳腺X射线检查和乳腺超声检查。对于高危人群，应从更早开始接受定期乳腺癌筛查，每年做1次乳腺X射线检查、1～2次乳腺超声检查，必要时每年做1次乳腺增强磁共振成像检查。

四、乳腺癌的治疗

乳腺癌的治疗通常包括局部治疗及全身治疗。局部治疗指手术和放疗，全身治疗包括化疗、内分泌治疗、靶向治疗、免疫治疗等。治疗方法的选择及先后顺序依赖于多种因素，包括肿瘤的大小、分期、生物学特性以及患者的年龄和健康状况等。

对于早期手术可切除的肿瘤，局部治疗是主要治疗方法，需要在术前或术后根据肿瘤的分期及生物学特性辅以适合的全身治疗。对于已经有远处转移的肿瘤，局部治疗不改善远期生存，治疗主要以全身治疗为主，局部的手术或放疗主要目的是消除创面、缓解疼痛等改善生活质量的目的。

（1）手术治疗：早期乳腺癌的主要治疗方法，包括保留乳房手术、乳腺切除手术等。研究结果显示，保乳手术联合辅助放疗与乳房全切手术预后相同，不增加局部及远处复发风险。因此，为改善生活质量，可保乳的患者优先考虑保乳手术。对于无法保乳的患者，也可在乳房切除后联合乳房重建手术，以改善外观，帮助患者进行身体和心理的重建。

（2）放射治疗：使用放射线对局部病灶进行物理治疗，以消灭残留癌细胞。常用于手术后辅助治疗或手术不可切除病灶的治疗，如脑转移病灶、骨病灶等。

（3）化疗：通过静脉注射化学药物杀死癌细胞或抑制癌细胞的生长和分裂，是乳腺癌辅助治疗的主要手段，会引起脱发、胃肠道反应、血液系统毒性等较为严重的毒副反应。近年来，由于其他全身治疗方式的进步，对于部分复发风险较低的激素受体阳性、HER2阴性的早期乳腺癌，可考虑豁免化疗，改为其他全身治疗方式。

（4）内分泌治疗：适用于激素受体阳性的乳腺癌患者，通过药物降低患者体内雌激素水平，达到抑制肿瘤复发的作用。根据患者的月经状况及肿瘤复发风险选择合适的内分泌治疗方案。

（5）靶向治疗：针对肿瘤特定的分子靶点进行“定向治疗”，如针对HER2阳性乳腺癌的抗HER2靶向治疗，可以极大地降低肿瘤复发风险及死亡风险，由于是针对特定靶点的定向打击，全身毒副反应相对较小，耐受性好。

（6）免疫治疗：是近年来新兴的治疗方法，主要通过药物增强或调整机体对肿瘤细胞的免疫应答反应，达到抑制癌细胞生长增殖，从而起到抗癌治疗的作用。

五、乳腺癌的预后

乳腺癌整体预后较好，5年总生存率可达到90% 以上。乳腺癌的预后取决于多种因素，包括肿瘤的分期、分子分型、治疗反应、患者的整体健康状况等。

六、结语

乳腺癌虽然是一种常见的恶性肿瘤，但通过有效的预防、及时的筛查和合理的治疗，大多数患者都有机会获得良好的治疗效果。了解乳腺癌的相关知识，对于提高女性的健康意识，对于降低乳腺癌的危害具有重要意义。

（向泓雨　张澜波）

CHAPTER 19

第十九章 常见男科疾病

男科疾病是影响男性健康的重要问题，从少年到老年，不同阶段有着不同的疾病类型。少年常见包皮过长或者包茎、隐睾、鞘膜积液、精索静脉曲张、性腺发育异常等；影响中老年男性的更多是与生活质量有关的疾病，如性功能障碍、前列腺精囊疾病、迟发性性腺功能减退症等。

第一节 SECTION 1 男性性功能障碍

男性性功能障碍可分为勃起功能障碍和射精功能障碍，部分因年龄增长导致，也可由于慢性疾病或者手术导致。

一、勃起功能障碍

1. 诊断和发生率

勃起功能障碍（erectile dysfunction，ED）是指性生活时持续性不能达到或无法维持充分的阴茎勃起以获得满意的性生活。阴茎勃起硬度不足以插入阴道或勃起维持时间不足以圆满地完成性生活，发生频率超过性生活次数的50％时，即可诊断为ED。

ED是十分常见的男性病，特别是在老年人中，仅美国就有约3000万ED患者，美国麻省男性增龄研究表明，在1290名40~70岁提问：勃起功能障碍是肾虚吗？
答：勃起功能障碍是西医诊断，肾虚是中医的病证，不是同一个概念。内涵和治疗有很大差别。

的男性中，轻度 ED 发生率占17.2％，中、重度 ED 分别为25.2％和9.6％，总 ED 的发生率达到52％，中、重度发生率与年龄有关，重度 ED 在40岁发生率为5％，70岁可达15％。综合国内现有的报道资料，ED 的发病率约占成年人的50％。

2. 危险因素

ED 有广泛的危险因素，多数的老年人慢性疾病都是 ED 发生的危险因素。

老年人器官退化、动脉硬化变窄容易导致阴茎动脉供血不足，不像年轻人那么容易勃起，勃起的硬度也大不如前。老龄化是 ED 的重要危险因素，但并不是年龄大了就没有性功能了，如果身体心理保持良好的状态，就有可能维持勃起功能。

勃起功能被称为男性健康的晴雨表（图19－1）。很多慢性疾病，尤其心血管疾病都是 ED 的危险因素，如高血压、糖尿病、冠心病、动脉硬化等会引起动脉管径变小，阴茎动脉比冠状动脉还要细，阴茎动脉更早发生动脉硬化，因此发生 ED 比心血管疾病早2~5年。当老年人出现 ED 时要警惕心血管疾病，尽早检查并监测。

3. 临床表现

ED 的主要表现为勃起硬度的下降，也是渐进过程，从开始的性生活过程中中途疲软逐渐发展至同房不能勃起，晨勃减少甚至消失。

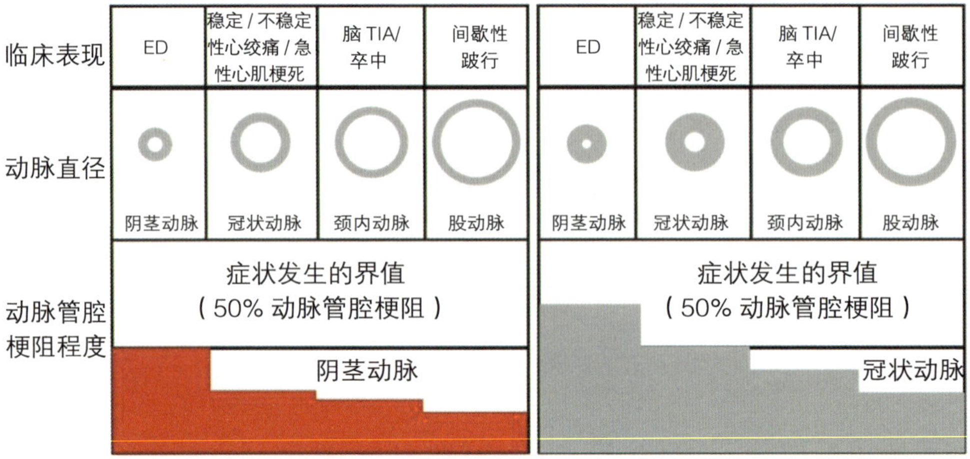

图 19-1　勃起功能被称为男性健康的晴雨表

图片来源：Vlachopoulos C, Jackson G, Stefanadis C, et al. Erectile dysfunction in the cardiorascular patient [J]. Eur Heart J, 2013, 34（27）: 2034－2046.

4. 危害

ED 的危害主要是影响性生活质量，影响夫妻关系、家庭和谐。勃起功能是男性身体健康的一种表现，有性生活的男性身体更为健康，心血管事件的发生率更低。因此，男性有必要保持一定频次的性生活。

5. 评估

ED 的评估首先采用主观的问卷调查，如国际勃起功能问卷调查－5来评价近3个月的勃起功能和性生活情况。需要常规了解患者的血糖、血脂、睾酮水平，可疑器质性 ED 患者可以选择性地进行客观检查如阴茎夜间勃起硬度监测、神经肌电图和阴茎血管超声检查寻找可能的原因。

6. 治疗

ED 的治疗可分为非侵入性和侵入性治疗两类，非侵入性治疗包括心理治疗、药物治疗和物理治疗（图 19－2）。ED 患者的一般治疗包括适当运动，预防或治疗危险因素如降压、降糖，心理调整，如有睾酮缺乏补充睾酮，严重的情绪问题需进行心理咨询。侵入性治疗包括阴茎海绵体药物注射疗法、手术治疗及阴茎假体植入治疗，具体治疗应根据病因，由医师的经验、患者及配偶的意愿和医院的设备条件而定。治疗时应注意尽可能针对病因处理，注意个体化治疗，尊重患者及配偶的意见。

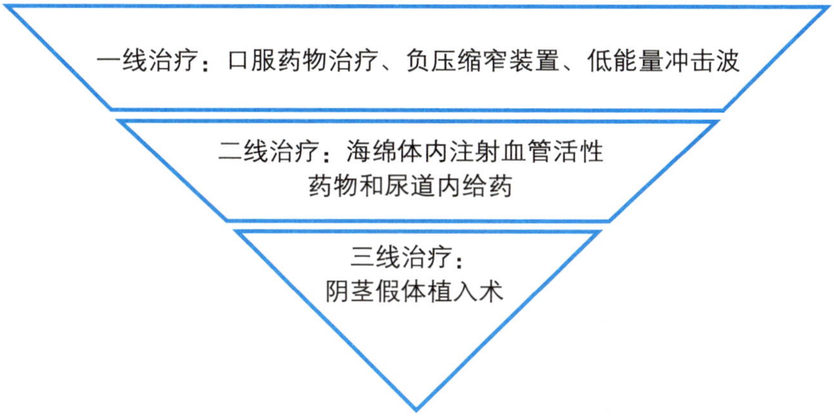

图 19-2　勃起功能障碍的治疗

二、射精功能障碍

1. 早泄

早泄是射精障碍中最常见的疾病，发病率占成人男性的35%~50%，分为原发性早泄和继发性早泄，通常涉及3个要素，即射精潜伏期短、射精控制力低、性满足程度低。从第一次性生活开始，射精总是或几乎总是发生在阴道插入前或插入后1分钟内（原发性早泄），或临床上潜伏时间显著变短至3分钟或以内（继发性早泄）；在阴道内不能或几乎不能延迟射精；消极的个人情绪影响，如痛苦、困扰、沮丧或回避性亲密。

早泄原因可能包括精神心理性异常，如抑郁、焦虑、紧张、不安以及敌对情绪等心理因素，还见于神经病理性器质性病变，即阴茎感觉过敏性或阴茎感觉神经兴奋性增高，以至于射精功能调节障碍而引起早泄。

性心理/行为治疗，包括性感集中训练法、阴茎挤捏法。目前最常用的效果明确的是药物治疗，常用的口服药物如盐酸达泊西汀、盐酸舍曲林、曲马多等，外用的麻醉药如利多卡因。

2. 射精困难

常见的射精困难有不射精、逆向射精等。不射精症表现为有射精感觉，但没有精液射出，射精后尿液检查未见精子，可能与糖尿病、脊髓或马尾神经损伤、前列腺癌根治术等有关。逆向射精表现为有射精感觉，没有精液射出但射精后尿液检查可见大量精子，可能与糖尿病、前列腺增生手术有关，由于后尿道阻力降低，导致精液逆流入膀胱而随尿液排出。

（彭　靖　姜　辉）

第二节 SECTION 2 前列腺炎和精囊疾病

一、前列腺炎

1. 定义

前列腺炎是患者出现前列腺、会阴、骨盆区域疼痛或不适、排尿异常等症状的疾病。

2. 分型

前列腺炎分为4型：Ⅰ型为急性细菌性前列腺炎，Ⅱ型为细菌性前列腺炎，Ⅲ型即慢性前列腺炎/慢性骨盆疼痛综合征，Ⅳ型为无症状性的前列腺炎。其中Ⅲ型前列腺炎最为常见，占95%以上。有下腹部会阴区不适或者下尿路症状者，排除前列腺增生、膀胱病变、尿路感染等即可考虑为慢性前列腺炎。

3. 诊断方法

进行全面身体检查、尿常规、前列腺液检查、B 超等检查。

特别提示

前列腺炎、前列腺增生和前列腺癌是 3 种独立的疾病，不是前列腺疾病渐进发展的过程，彼此没有必然联系。

4. 治疗

前列腺炎应采取综合治疗和个性化治疗相结合的原则。对于急性细菌性前列腺炎（Ⅰ型）和慢性细菌性前列腺炎（Ⅱ型）的治疗以足量有效的抗生素治疗为主，辅助植物制剂、非甾体抗炎镇痛药等对症治疗。Ⅲ型前列腺炎以改善症状为主要目的。

二、精囊炎 / 血精

精囊疾病较为少见，临床上以精囊炎症为主，青壮年男性居多。分为急性和慢性精囊炎两类。

急性精囊炎少见，多有尿路刺激症状，同时因精液潴留而存在下腹部或会阴部有胀痛不适感，也可伴有畏寒发热等全身症状。

慢性精囊炎患者以血精为最常见症状，常反复发作且经年不愈，可伴陈旧性片状血块。与急性精囊炎患者不同，慢性精囊炎患者除会阴及下腹部不适，少见明显尿路刺激症状，部分患者可有尿道灼烧感，由于惧怕血精而主动避免性生活，可造成性欲减退、频繁遗精及早泄，甚至出现头昏、乏力等症状。

血精多见于中老年人，一旦出现血精，首先排除前列腺和精囊肿瘤，可检查 PSA、经直肠超声或前列腺精囊磁共振成像。血精治疗可采用保守治疗，如短期抗生素联合 α－受体阻滞剂治疗，超过半年的顽固性血精或者合并射精后血尿者可进行经尿道精囊镜治疗，冲洗精囊减少血精发生。老年人排精次数少，出现血精不容易自愈。患者不必要过分害怕和焦虑，可先尝试保守治疗，对于顽固性血精可选择有创治疗。

（彭　靖　姜　辉）

第三节 SECTION 3 男性性腺功能减退症

部分中老年男子在步入老年的过渡时期会出现一系列临床症状，称为男性性腺功能减退症，也称为男性更年期综合征、男性绝经期、中老年男子雄激素部分缺乏综合征、迟发性性腺功能减退症。

一、病因

疾病和药物的影响、肥胖、不良生活方式、环境与遗传因素的影响、精神心理疾病、社会经济因素和文化教育水平等。

二、临床表现

男性性腺功能减退症的症状包括体能症状、神经和血管舒缩症状、精神心理症状和性功能症状。

（1）体能症状：全身无力、肌力下降、肥胖、乳房发育、失眠、食欲减退、骨质疏松等。

（2）神经和血管舒缩症状：潮热、多汗和面红、心悸和神经质等。

（3）精神心理症状：健忘、注意力不集中、恐惧感、烦躁易怒、对以前有兴趣事物失去兴趣等。

（4）性功能症状：对性生活失去兴趣、对性感的事物无动于衷、晨间阴茎自发勃起消失、性生活不成功、性生活时不能勃起等。

三、评估

症状评估可采用量表（如 AMS 量表、PADAM 量表）检测血清睾酮和游离睾酮等方式。当有明显临床症状，同时睾酮检测值低于正常范围时，才可诊断为患有男性性腺功能减退症。

四、治疗

主要的治疗措施是外源性补充睾酮以满足生理需求，常用的睾酮制剂有口服十一酸睾酮、睾酮凝胶、睾酮贴剂、睾酮注射液。

睾酮补充治疗的益处：增加肌肉量、减少脂肪，改善性功能，改善情绪和认知，增加骨密度等。

特别提示

补充睾酮前需要咨询专业医生。睾酮补充的风险：过量补充睾酮可能增加前列腺疾病风险，导致前列腺增生、前列腺癌、红细胞增多症、肝功能异常、心血管疾病等加重。

五、随访和监测

睾酮补充治疗的前3个月为试验期，如果补充外源性睾酮后症状明显改善，提示症状与睾酮水平降低有关，可以坚持长期治疗。如果症状无明显改善，应停止治疗，重新查找原因。

治疗的第一年，每3个月随访1次，以后每6～12个月随访1次。随访内容包括症状评估、直肠指诊、肝功能、PSA、睾酮水平。

（彭　靖　姜　辉）

第四节 SECTION 4 其他疾病

一、包皮问题

中老年人即使年轻时没有包皮疾病，也会出现包皮问题，如包皮炎、病理性包茎。糖尿病患者出现包皮炎可能跟血糖水平升高有关。如反复出现包皮炎，则包茎需要行包皮环切术。

二、睾丸鞘膜积液

中老年人有时会出现无症状的阴囊肿大，阴囊张力增高，导致无法触及睾丸。通过B超检查可以明确诊断。若积液量过大，可考虑进行睾丸鞘膜翻转术治疗。

三、急性附睾炎

如果患者突然出现阴囊部位的肿痛，应考虑是否患上了附睾炎。附睾炎体检睾丸、附睾肿大且触痛，B超检查可见附睾内血流丰富。附睾炎治疗以抗感染治疗为主。

四、阴茎海绵体硬结症

表现为勃起疼痛、阴茎弯曲和勃起功能障碍，阴茎可触及硬结。病程分为进展期和稳定期，进展期硬结不适合手术治疗，可采用保守治疗抑制硬结发展。硬结稳定后如影响性生活可考虑手术治疗。

（彭　靖　姜　辉）

第二十章 常见精神心理问题与心身疾病

第一节 SECTION 1 失眠症

人的一生中，约1/3的时间都在睡眠中度过，充足的睡眠对个体的身心健康至关重要，可以消除机体疲劳，促进体力的恢复；可以清除脑内代谢废物，提高记忆和认知能力；可以增强免疫力，帮助更快地恢复健康；可以促进儿童身体成长和脑功能的发育；可以调控情绪，保护心理健康。

随着社会节奏的加快和工作、生活压力的增加，越来越多的人发现自己“睡不着了，睡不好了”。在各种睡眠问题中，失眠是一种最常见的睡眠障碍类型，患病率为10%~30%。严重的失眠不仅会严重损害个体的身心健康，而且也会给家庭、社会带来负担。那么，什么是失眠，我们该如何治疗失眠，又该如何在日常生活中预防失眠的发生呢？

一、什么是失眠？

1. 失眠的定义

临床上，将失眠定义为在合适的睡眠时机和环境下，个体仍然出现持续的入睡和（或）睡眠维持困难，进而对睡眠时间和（或）质量不满足，并且对白天社会功能也造成影响的一种主观体验。如果这种失眠问题出现的时间不超过3个月，称为短期失眠症或者急性失眠；如果持续超过3个月甚至更长时间，则称为慢性失眠症。

2. 失眠的表现

失眠的表现，可以总结为夜晚和白天两类症状。

夜晚症状：

（1）入睡困难：躺在床上辗转反侧，入睡时间比平常推后1~3个小时。

（2）睡眠质量差：虽然能够入睡，但是睡醒后并没有轻松的感觉，仍然感觉疲惫。

（3）睡眠浅、易做梦：睡眠过程中容易被吵醒，且醒来后很难再次入睡；或者一直处于似睡非睡的状态；容易做梦，甚至是噩梦。

白天症状：

（1）疲劳，精力缺乏。

（2）注意力不集中，记忆力下降，社交能力减退。

（3）容易情绪低落、焦躁。

（4）白天思睡，易困倦。

（5）出现胃肠功能紊乱、肩颈僵硬、头痛等躯体症状。

3. 失眠和什么因素有关?

失眠不仅会受到外在环境的影响，而且也与年龄、性别等因素有关。

（1）年龄：随着年龄的增加，失眠发生的可能性也逐渐提高。这种现象可能与老年人机体内部睡眠调节功能下降有关。

（2）性别：相比男性，女性中失眠的发生率更高，并且这种差异在青春期之后更加明显，可能与女性的生理周期、怀孕、更年期等阶段内生理和心理因素变化有关。

（3）遗传因素：如果家族中曾有人被诊断为失眠，那么出现失眠的风险会更高。

（4）精神疾病和躯体疾病：许多患有精神疾病或者躯体疾病的患者也会出现失眠的症状，比如焦虑症、抑郁症、疼痛、心血管疾病等。

（5）环境因素：缺少良好的睡眠环境和（或）睡眠习惯，比如卧室环境杂乱，睡前刷手机、看电视、喝酒，或者经常熬夜等，都可能会导致失眠的发生。

二、如何治疗失眠？

1. 需要做的检查

医生在诊断一个人是否患有失眠症时，主要借助主观评估和客观评估两类手段。主观评估包括睡眠日记和各类睡眠相关的量表评估。睡眠日记是让患者记录自己每天的活动和睡眠情况，医生通过记录到的信息进行简单的判断和分析。但是，主观评估得到的结果不够准确，这时需要客观评估进行进一步的检查，比如利用睡眠多导监测仪和体动记录仪等设备。

2. 失眠的常见治疗方法

医生会根据患者失眠的具体症状和严重程度选择合适的治疗方法，主要分为行为治疗、药物治疗和物理治疗：

（1）失眠认知行为治疗：是治疗失眠的首选方案，该疗法通过改变患者对睡眠的一些不恰当的理解和行为，从而起到改善睡眠质量、治疗失眠的效果。相比药物治疗，失眠认知行为治疗不会产生副作用，长期治疗效果更好而且不会反弹。

（2）药物治疗：如果患者无法接受失眠认知行为治疗或者失眠认知行为治疗没有起效，这时可以选择通过服用药物进行治疗，常见药物包括非苯二氮卓类药物（如唑吡坦、扎莱普隆、佐匹克隆和右佐匹克隆等)、苯二氮卓类药物(如艾司唑仑、劳拉西泮、奥沙西泮等)、褪黑素受体激动剂(如雷美替胺)、具有镇静作用的抗精神病药物(如喹硫平、奥氮平)和抗抑郁药物(如多塞平、曲唑酮、米氮平、氟伏沙明)、食欲素受体拮抗剂(如苏沃雷生)等。

(3)物理治疗:利用光、电、磁等物理手段开展的治疗方法被称为物理治疗,这类疗法也可以用于治疗失眠,常见的物理治疗手段包括经颅电刺激疗法、光照疗法等。

三、如何预防失眠?

失眠的发生受到多种因素的影响,因此我们在日常生活中,也要全方面考虑,在饮食、起居、运动等多个方面养成良好的习惯,预防失眠的发生。

(1)养成良好的睡眠习惯:尽可能每天在固定的时间起床,周末和工作日的作息时间也不要相差太大;不要躺在床上使用电子产品,比如看电视、手机等;如果躺着睡不着,可以起床稍微活动一下,等到有睡意的时候再上床睡觉。

(2)打造适宜的睡眠环境:睡觉时让卧室处于光线昏暗、温度稍低的环境;床垫选择相对坚实的款式,不要过于松软。

(3)科学合理饮食:注意按时吃三餐,最好不要在睡前吃东西,晚餐最好在睡前2~3小时结束;并且,睡前避免食用咖啡、茶、酒等带有兴奋性成分的饮品。

(4)适度规律运动:可以做一些有氧运动,睡前也可以做一些简单的拉伸。不过运动要在睡前3小时结束,太晚运动反倒会让自己难以入睡。

(5)调节不良情绪:面对生活中的压力和烦恼,不要过度担忧,可以通过听音乐、画画、与人交谈等方式转移注意力,避免过度关注睡眠和情绪问题。

（刘晓星　陆　林）

第二节 SECTION 2 抑郁障碍与焦虑障碍

传统观念认为无病即健康。世界卫生组织在1948年提出，健康是指一种身体上、心理上和社会适应方面的良好状态，后来又在健康范畴中补充了道德修养，可见现代人的健康观是整体健康，心理健康是其中不可或缺的重要组成部分。

心理的健康并不是绝对和一成不变的，从健康到亚健康再到疾病，形成了一个连续谱，在一定条件下相互转化。如同我们的身体，可能在某一阶段状态不佳，但经过调整可以恢复正常，心理亦如此。心理不健康可以是短暂的心理适应不良，也可以是严重的心理疾病。心理状态直接影响躯体疾病的发生和发展，与心理因素存在密切相互作用的一类躯体疾病称为心身疾病，心理问题的及时识别和正确处理对躯体疾病的治疗转归也会产生巨大影响。这正是整体健康观念的具体体现：身心愉悦，健康相随。

一、常见心理问题：焦虑障碍和抑郁障碍

1. 焦虑障碍

例1：李某在某一公司做财务工作，她是一个认真负责的人，人际关系也非常融洽。但两年前工作压力增大，家中老人生病，自己也变得更加紧张，经常晚上睡不好觉，每天担心自己的工作出差错，担心老人身体出危险，有时还会莫名其妙地心慌、气短，曾出现一

次忽然感觉憋气不得不叫120去急诊，检查也没有发现任何异常，有时还会特别着急，也不能沉下心去做事情。

上面的例子中，李某符合焦虑综合征的表现。焦虑障碍是一组以焦虑为主要临床表现的精神障碍的总称，是人群中患病率最高的心理疾病，其特点是过度恐惧和焦虑以及相关的行为障碍。恐惧是指面临不利或危险的处境时出现的焦虑反应，焦虑是指缺乏相应的客观因素时出现内心极度不安的期待状态，伴有紧张不安和自主神经功能失调症状。焦虑障碍有很多不同类型，其中广泛性焦虑障碍和惊恐障碍最为常见。

（1）广泛性焦虑障碍以广泛且持续的焦虑和担忧为基本特征，伴有运动性紧张和自主神经活动亢进表现，如坐立不安、感到激动或紧张，容易疲倦，注意力难以集中或头脑一片空白，易激惹，肌肉紧张，睡眠障碍等。女性患者多于男性患者，一般会持续6个月以上，广泛性焦虑障碍患者常共患躯体疾病，约72％的患者非精神科首诊。

（2）惊恐障碍指反复出现不可预期的惊恐发作，即强烈的害怕、恐惧或不适，可有濒死感或失控感，发作时伴有明显的心悸、呼吸困难、震颤或发抖、出汗、窒息感、胸部不适等。

（3）针对特定场所（如乘坐公共交通、空旷地等）、特定物体（如毛虫、传染病等）以及社交活动或经受重大刺激事件后出现的焦虑。

以往，强迫症也在焦虑障碍范畴内，最新的诊断标准已将强迫障碍单独分类。

焦虑障碍与患者的遗传和性格特征、生活事件有一定关系，但若症状比较严重，影响了生活，建议请专业的医生诊断后系统治疗。通常，药物和心理治疗效果都非常好。

2. 抑郁障碍

例2：孟某是一位中学教师，退休后两年了，爱人还在工作，孩子也对她不错。因为要照顾孙子，自己来到儿子居住的城市半年多。

近两个月，孟某出现各种明显的身体不适，失眠、头晕、一阵冷一阵热、心慌心烦、胳膊腿痛，她每天强打精神起床做饭，不愿意吃饭也不愿意出门，有时自己委屈哭泣觉得活着没有意思，去医院做了全面检查都正常。

上面的例子中孟某符合抑郁综合征的表现。抑郁障碍是指各种原因引起的以显著而持久的抑郁症状群为主要特征的心境障碍。常见表现包括抑郁心境、兴趣丧失、精力缺乏、精神运动性迟滞或激越、思考或注意能力减弱或难于做决定、自责或者无价值感、体重与睡眠的变化、自杀意念或行为等。其中，核心症状是与处境不相称的心境低落和兴趣丧失。全球预计有3.5亿人患有抑郁障碍，在各类精神障碍排列首位。在加拿大统计中，抑郁障碍造成的疾病负担已超过乳腺癌、结直肠癌、肺癌和前列腺癌疾病负担总和。

抑郁障碍的病因及发病机制涉及生物与心理社会等诸多因素，如其遗传度为31%~42%，与2型糖尿病相近，存在去甲肾上腺素、多巴胺等神经递质含量和受体功能的改变，以及下丘脑－垂体－肾上腺轴功能、神经环路异常，也与早年创伤和负面生活事件有关，是多种因素交互作用最终导致的疾病。躯体疾病与抑郁障碍共病的比例很高，如脑卒中后抑郁可以达到40%~50%，高血压、糖尿病、冠心病、肿瘤患者的抑郁也远高于正常人。

抑郁患者非常痛苦，可反复发作，部分慢性化迁延不愈，部分患者存在自杀、自伤行为，甚至因此死亡。应及早识别并积极治疗干预，治疗方法包括药物治疗、心理治疗和生物物理治疗，多数能治愈或缓解。

二、心身疾病

1. 心身疾病的概念

心身疾病又称作“心理生理疾病”，是指在心理和社会因素的作用下，健康机体未受到生物因素的影响却出现了系列异常的心理生理功能变化，发生与精神和情绪变化相关的特定躯体疾病症状群。从本质上讲，心身障碍是机体对内外环境的不适应表现，与患者所经历的生活事件、应激反应、个体易感性和行为模式有关。

2. 常见的心身疾病

（1）皮肤系统：神经性皮炎、瘙痒症、斑秃、牛皮癣、慢性荨麻疹、慢性湿疹等。

（2）骨骼肌肉系统：类风湿性关节炎、腰背疼痛、肌肉疼痛、痉挛性斜颈、书写痉挛等。

（3）呼吸系统：支气管哮喘、过度换气综合征、神经性咳嗽。

（4）心血管系统：冠状动脉性心脏病、心律失常、高血压或低血压、偏头痛、雷诺病等。

（5）消化系统：胃溃疡、十二指肠溃疡、神经性呕吐、神经性厌食 / 贪食、溃疡性结肠炎、幽门痉挛、过敏性结肠炎。

（6）泌尿生殖系统：月经紊乱、经前期紧张症、功能性子宫出血、性功能障碍、原发性痛经、功能性不孕症。

（7）内分泌系统：甲状腺功能亢进症、糖尿病、低血糖、阿狄森病。

（8）神经系统：痉挛性疾病、紧张性头痛、睡眠障碍、自主神经功能失调症。

（9）耳鼻喉科：梅尼埃病、喉部异物感。

（10）眼科：原发性青光眼、眼睑痉挛、弱视等。

（11）口腔科：特发性舌痛症、口腔溃疡、咀嚼肌痉挛等。

（12）其他疾病：如癌症、肥胖症等。

3. 理解心身障碍

（1）心身障碍具有与心理因素相关的躯体症状体征。疾病是由于各种病理因素影响造成的生理功能紊乱和失代偿，必然有生理功能异常的症状，与相应的社会心理因素有关联，如压力、紧张、愉悦、愤怒会影响胃液分泌功能导致溃疡、胃部疼痛等。

（2）心身障碍的发生发展与社会心理因素相关联，是在内外源性的社会心理因素影响后随之出现的功能改变。消化性溃疡患者大多具有工作认真负责、有较强的进取心、有强烈的依赖愿望、常常压抑愤怒、偏内向、易埋怨不满、情绪不稳、过度关注自我等性格特点。目前，高血压患者被认为具有“A”型性格特征，而癌症患者则常具有“C”型性格特征。

（3）心身障碍与患病个体的个性特征有关。不同的个性特征在面对问题时会采用不同处理方法，直接影响躯体反应状态。如“C”型性格表现为克制隐忍，过分压抑自己的不良情绪，不善于表达自我，委曲求全，行为退缩，感觉孤立无助，不善于应对压力。这种状态长期存在可能影响机体免疫系统，不能及时识别清除癌变细胞并影响机体内环境，产生致癌物质。

（4）心身障碍相关的社会心理因素和疾病反应存在个体差异。每个个体对社会心理因素的反应不同，同一个体在不同情况下对内外刺激的反应也处于动态变化中。强烈而持久的应激几乎造成所有个体出现适应性反应，但面对阶段性或较轻微的应激，有些个体反应依然强烈，而有些则相对平和；同样的事件强度，某些时间段个体反应强烈，某些时间段可能不出现显著异常，是整体功能状态的具体表现。

（5）心身障碍的治疗和预后与社会心理因素相关。心身障碍的治疗需甄别社会心理因素，心理治疗是心身障碍治疗不可或缺的成分，规范的药物治疗也非常重要。标本兼治才能从根本治疗疾病，预防复发。

三、常见心理问题诊疗提示

小贴士

一旦出现心理问题怎么办?

焦虑抑郁和身心疾病的出现说明我们的身体不能够适应现在的生活状态，是身体和心理功能紊乱的预警和提示，如果能够尽早发现就可以避免更大的损害。第一步要做的就是积极调整，不要回避。可以自己找原因，调整生活状态，如规律作息、健康饮食、适度活动，也可以与家人或朋友交流，疏解压力。有研究显示，中等强度的体育锻炼可以治疗焦虑抑郁，瑜伽、正念等对情绪和睡眠都有明显调节作用。在自我调整不能缓解或不能进行自我调整时，建议尽早找精神心理医生寻求帮助，绝大多数人经过调整都能有一定程度改善。

药物可以治疗心理问题吗?

目前临床使用的抗焦虑、抗抑郁药有30~40种，如舍曲林、文拉法辛、米氮平等，还有一些其他辅助治疗药物，如中药制剂、改善脑功能的药物等，可以在医生指导下选择使用。大多数是处方药，需要遵医嘱服用，不能只看说明书乱用药，也不能随便加减药或停药。不要过度关注药物的说明书和副作用，以免产生不良暗示。此外，还有心理、物理治疗方式，如经颅磁刺激、电疗、关照治疗等，也是有效安全的治疗方法。

是否会用药成瘾?

除了安定类药物，治疗焦虑抑郁的药大多没有成瘾性，不用过分担心吃多了会成瘾。但因为焦虑抑郁这类疾病有自身的规律，一般需要控制症状后再进入巩固维持期，这个过程每个人长短不同，需要医生指导，巩固维持好了再停药，否则容易复发波动。还要避免“大夫让吃药就说明有病，停药才算是好了”的误区，因为巩固维持阶段服药只是治疗过程，并不能说明病情没有好转。

患者家人需要注意什么?

家人最需要注意的就是理解患者的痛苦，共同面对疾病。由于不良情绪和心身痛苦会使有些患者痛不欲生，甚至走上绝路，因此，家人应鼓励、支持、陪伴患者，保障患者安全，并寻求医生的帮助。

（孙新宇）

参考文献

第三章

[1] 陈路增，王彬，邵玉红，等 . 经腹超声和增强 CT 对胃癌诊断的对照研究 [J]. 中国超声医学杂志，2004(3): 43–46.

[2] 国家消化系统疾病临床医学研究中心（上海），国家消化内镜质控中心，中华医学会消化内镜学分会胶囊内镜协作组，等 . 中国磁控胶囊胃镜临床应用指南（2021. 上海）[J]. 中华消化内镜杂志，2021, 38(12): 949–963.

[3] 黄钢，李亚明 . 核医学与分子影像（第4版）[M]. 北京：人民卫生出版社，2022.

[4] 李嘉欣，李丽，孙丹，等 . 磁控胶囊胃镜图像清洁度评分影响因素的初步研究 [J]. 中华消化内镜杂志，2021, 38(8): 644–649.

[5] 王彬，张惠 . 甲状腺恶性肿瘤超声及病理图谱（第一版）[M]. 北京：人民卫生出版社，2014.

[6] 王荣福 . 核医学（第4版）[M]. 北京：北京大学医学出版社，2018.

[7] 王雯，李达周，刘健强 . 实用急诊消化内镜技术 [M]. 北京：化学工业出版社，2019.

[8] 王雪梅，王茜，杨敏 . 分子影像学 [M]. 北京：北京大学医学出版社，2018.

[9] 王元辰，廖专，李兆申 . 胶囊内镜二十年之路 [J]. 中华消化内镜杂志，2023, 40(5): 337–342.

[10] 叶京英，尹国平，肖水芳，等 . 便携式睡眠监测在阻塞性睡眠呼吸暂停诊疗中的临床应用专家共识 [J]. 中华耳鼻喉头颈外科杂志，2021, 56(12): 1238–1243.

[11] 曾凌枫，张慧，雷思 .《成年人阻塞性睡眠呼吸暂停低通气综合征筛查：美国预防临床服务指南工作组推荐声明》解读 [J]. 中国全科医学，2024, 27(12): 1412–1416.

[12] 张澍田 . 中国消化内镜学40年 [J]. 中华消化内镜杂志，2019, 36(1): 1–3.

[13] 中国高血压防治指南修订委员会，高血压联盟（中国），中华医学会心血管病学分会，等 . 中国高血压防治指南（2018 年修订版）[J]. 中国心血管杂志，2019, 24(1): 24–56.

[14] 中国心律学会，中国心电学会 . 食管心脏电生理中国专家共识 [J]. 临床心电学杂志，2011, 20(5): 321–332.

[15] 中国医师协会超声医师分会 . 中国介入超声临床应用指南 (2017 版)[M]. 北京：人民卫生出版社，2017.

[16] 中华放射学杂志心脏冠状动脉多排 CT 临床应用协作组 . 心脏冠状动脉多排 CT 临床应用专家共识 [J]. 中华放射学杂志，2011(45): 9–17.

[17] 中华医学会，中华医学会杂志社，中华医学会全科医学分会 . 常规肺功能检查基层指南（2018年）[J]. 中华全科医师杂志，2019, 18(6): 511–518.

[18] 中华医学会放射技术分会传染病影像技术专业委员会结核学组，中华医学会结核病学分会影像专业委员会 . 胸部 CT 扫描规范化专家共识 [J]. 中国医疗设备，2020, 35(2):

185－189.
[19] 中华医学会骨质疏松和骨矿盐疾病分会．原发性骨质疏松诊疗指南（2022）[J]. 中华骨质疏松和骨矿盐疾病杂志，2022，15(6): 573－606.
[20] 中华医学会影像技术分会，中国医师协会医学技师专业委员会．MRI 临床应用安全专家共识 [J]. 中华放射学杂志，2023，57(9): 955－961.
[21] 朱蕾，陈荣昌．成人肺功能诊断规范中国专家共识 [J]. 临床肺科杂志，2022，27(7): 973－981.
[22] 邹文斌，毛霄彤，侯丽，等．我国消化内镜领域行业现状及展望 [J]. 中华消化内镜杂志，2023，40(3): 169－172.
[23] 作者不详．成人阻塞性睡眠呼吸暂停高危人群筛查与管理专家共识 [J]. 中华健康管理学杂志，2022，16(8): 520－528.
[24] Gibbons R J, Balady G J, Beasley U W, et al. ACC/AHA Guidelines for Exercise Testing [J]. J Am Coll Cardiol, 1997, 30(1): 260－311.
[25] Khairy P, Van Hare G F, Balaji S, et al. PACES/HRS Expert Consensus Statement on the Recognition and Management of Arrhythmias in Adult Congenital Heart Disease [J]. Heart Rhythm, 2014(11): 102.
[26] Kyongtae T Bae.Intravenous contrast medium administration and scan timing at CT: considerations and approaches[J]. Radiology, 2010(256): 32.
[27] Li J, Li L, Li Y, et al. Magnetic-controlled capsule endoscopy performance in aging patients [J]. BMC Gastroenterol, 2023(23): 277.
[28] Lucian Muresan, Gabriel Cismaru, Raphaël Pedro Martins, et al. Recommendations for the use of electrophysiological study: Update 2018 [J]. Hellenic J Cardiol, 2019，60(2): 82－100.
[29] Mancia G, Kreutz R, Brunström M, et al. 2023 ESH Guidelines for the management of arterial hypertension [J]. J Hypertens, 2023(41): 194.
[30] Muresan L, Cismaru G, Martins R P, et al. Recommendations for the use of electrophysiological study: Update 2018 [J]. Hellenic J Cardiol, 2019(60): 82.
[31] Pellikka P A, Arruda-Olson A, Chaudhry F A, et al. Guidelines for Performance, Interpretation, and Application of Stress Echocardiography in Ischemic Heart Disease [J]. J Am Soc Echocardiogr, 2020, 33(1): 1－41.
[32] Rumack C M, Wilson S R, Charboneau J W. Diagnostic ultrasound (4th ed.) [M]. PA: Elsevier，2012.

第四章

[1] 美国运动医学会．ACSM 运动测试与运动处方指南（第10版）[M]. 王正珍，等译．北京：北京体育大学出版社，2019.
[2] 中国营养学会．中国居民膳食指南2022 [M]. 北京：人民卫生出版社，2022.
[3] 中国营养学会．中国居民膳食指南科学研究报告 [R]. 2021.
[4] American College of Sports Medicine, Chodzko-Zajko W J, Proctor D N, et al. Exercise and physical activity for older adults [J]. Med Sci Sports Exerc, 2009, 41(7): 1510－1530.
[5] Jeon K H, Han K, Jeong S M, et al. Changes in Alcohol Consumption and Risk of Dementia in a Nationwide Cohort in South Korea [J]. JAMA Netw Open, 2023, 6(3): e2254771.
[6] Steven Jonas, Edward M Phillips. 运动保健处方 [M]. 黄力平主译．北京：人民军医出版社，

2013.
[7] World Health Organisation. Physical Activity and Older Adults [EB/OL]. (2022-10-05) [2024-07-30].https://www.who.int/news-room/fact-sheets/detail/physical-activity.
[8] Zhao J, Stockwell T, Naimi T, et al. Association between daily alcohol intake and risk of all-cause mortality: a systematic review and meta-analyses [J]. JAMA Netw Open, 2023, 6(3): e236185.

第五章

[1] 国家卫生健康委脑卒中防治工程委员会. 中国脑卒中防治指导规范(2021年版)[M]. 北京：人民卫生出版社，2021.
[2] 刘梅林，张雨濛，付志方，等. 老年人血脂异常管理中国专家共识 [J]. 中华内科杂志，2022, 61(10): 1095-1118.
[3] 张健，张宇辉，周蕾. 国家心力衰竭指南2023（精简版）[J]. 中国循环杂志，2023, 38(12): 1207-1238.
[4] 张韬，郭伟. 腹主动脉瘤诊断和治疗中国专家共识(2022版)[J]. 中国实用外科杂志，2022, 42(4): 380-387.
[5]《中国高血压防治指南》修订委员会. 中国高血压防治指南2018年修订版 [J]. 中国心血管杂志，2019, 24(1): 24-56.
[6] 中国老年学和老年医学学会心脑血管病专业委员会，中国医师协会心血管内科医师分会. 老年高血压的诊断与治疗中国专家共识(2017版)[J]. 中华内科杂志，2017, 56(11): 885-893.
[7] 中国老年医学学会高血压分会，北京高血压防治协会，国家老年疾病临床医学研究中心. 中国老年高血压管理指南2023 [J]. 中华高血压杂志，2023, 31(6): 508-538.
[8] 中国微循环学会周围血管疾病专业委员会下肢静脉腔内治疗专业委员会. 急性下肢深静脉血栓形成腔内治疗专家共识 [J]. 血管与腔内血管外科杂志，2023, 9(5): 513-519.
[9] 中国微循环学会周围血管疾病专业委员会下肢静脉腔内治疗专业委员会. 下肢深静脉血栓形成后综合征腔内治疗专家共识 [J]. 血管与腔内血管外科杂志，2023, 9(7): 769-776, 787.
[10] 中国血脂管理指南(2023年)编写委员会. 中国血脂管理指南(2023年)[J]. 中国循环杂志，2023, 38(3): 237-271.
[11] 中国血脂管理指南修订联合专家委员会. 中国血脂管理指南(2023年)[J]. 中华心血管病杂志，2023, 51(3): 221-255.
[12] 中国医师协会心血管内科医师分会，中国心血管健康联盟. 中国心血管病一级预防指南 [J]. 中华心血管病杂志，2020, 48(12): 1000-1035.
[13] 中华医学会呼吸病学分会肺栓塞与肺血管病学组，中国医师协会呼吸医师分会肺栓塞与肺血管病工作委员会，全国肺栓塞与肺血管病防治协作组. 肺血栓栓塞症诊治与预防指南 [J]. 中华医学杂志，2018, 98(14): 1060-1087.
[14] 中华医学会呼吸病学分会哮喘学组. 支气管哮喘防治指南(2020年版)[J]. 中华结核和呼吸杂志，2020, 43(12): 1013-1060.
[15] 中华医学会糖尿病学分会. 中国2型糖尿病防治指南(2021年版)[J]. 中华糖尿病杂志，2021, 13(4): 317-411.

[16] 中华医学会心电生理和起搏分会，中国医师协会心律学专业委员会，中国房颤中心联盟心房颤动防治专家工作委员会．心房颤动：目前的认识和治疗建议(2021)[J]. 中华心律失常学杂志，2022, 26(1): 15–88.

[17] 中华医学会心血管病学分会，中国生物医学工程学会心律分会．心房颤动诊断和治疗中国指南[J]. 中华心血管病杂志，2023, 51(6): 572–618.

[18] 中华医学会心血管病学分会，中国医师协会心血管内科医师分会肺血管疾病学组，中国肺栓塞救治团队(PERT)联盟．急性肺栓塞多学科团队救治中国专家共识[J]. 中华心血管病杂志，2022, 50(1): 25–35.

[19] 中华医学会肿瘤学分会．中国肿瘤临床年鉴2021[M]. 北京：人民卫生出版社，2021.

[20] 周京敏，王华，黎励文．射血分数保留的心力衰竭诊断与治疗中国专家共识2023[J]. 中国循环杂志，2023, 38(4): 375–393.

[21] Budtz-Lilly J, Venermo M, Debus S, et al. Assessment of International Outcomes of Intact Abdominal Aortic Aneurysm Repair over 9 Years[J]. Eur J Vasc Endovasc Surg, 2017, 54(1): 13–20.

[22] Byrne R A, Rossello X, Coughlan J J, et al. 2023 ESC Guidelines for the management of acute coronary syndromes[J]. Eur Heart J, 2023, 44(38): 3720–3826.

[23] Glikson M, Nielsen J C, Kronborg M B, et al. 2021 ESC Guidelines on cardiac pacing and cardiac resynchronization therapy[J]. Europace, 2022, 24(1): 71–164.

[24] Handelsman Y, Jellinger P S, Guerin C K, et al. Consensus Statement by the American Association of Clinical Endocrinologists and American College of Endocrinology on the Management of Dyslipidemia and Prevention of Cardiovascular Disease[J]. Endocr Pract, 2020, 26(10): 1196–1212.

[25] Heidenreich P A, Bozkurt B, Aguilar D, et al. 2022 AHA/ACC/HFSA Guideline for the management of heart failure: A report of the American College of Cardiology / American Heart Association Joint Committee on clinical practice guidelines[J]. J Am Coll Cardiol, 2022, 79(17): 263–421.

[26] Hindricks G, Potpara T, Dagres N, et al. 2020 ESC Guidelines for the diagnosis and management of atrial fibrillation developed in collaboration with the European Association for Cardio-Thoracic Surgery (EACTS)[J]. Eur Heart J, 2021, 42(5): 373–498.

[27] Hirsch A, Criqui M, Treat-Jacobson D, et al. Peripheral arterial disease detection, awareness, and treatment in primary care[J]. JAMA, 2001, 286(11): 1317–1324.

[28] Knuuti J, Wijns W, Saraste A, et al. 2019 ESC Guidelines for the diagnosis and management of chronic coronary syndromes[J]. Eur Heart J, 2020, 41(3): 407–477.

[29] Konstantinides S V, Meyer G, Becattini C, et al. 2019 ESC Guidelines for the diagnosis and management of acute pulmonary embolism developed in collaboration with the European Respiratory Society (ERS)[J]. Eur Heart J, 2020, 41(4): 543–603.

[30] Kumbhani D J, Cannon C P, Beavers C J, et al. 2020 ACC Expert Consensus Decision Pathway for Anticoagulant and Antiplatelet Therapy in Patients With Atrial Fibrillation or Venous Thromboembolism Undergoing Percutaneous Coronary Intervention or With Atherosclerotic Cardiovascular Disease: A Report of the American College of Cardiology Solution Set Oversight Committee[J]. J Am Coll Cardiol, 2021, 77(5): 629–658.

[31] Long A, Rouet L, Lindholt J S, et al. Measuring the maximum diameter of native abdominal aortic aneurysms: review and critical analysis[J]. Eur J Vasc Endovasc Surg, 2012, 43(4):

515－524.
[32] Mach F, Baigent C, Catapano A L, et al. 2019 ESC/EAS Guidelines for the Management of Dyslipidaemias: Lipid Modification to Reduce Cardiovascular Risk [J]. Eur Heart J, 2020, 41(1): 111－188.
[33] Mancia G, Kreutz R, Brunström M, et al. 2023 ESH Guidelines for the management of arterial hypertension [J]. J Hypertens, 2023(41): 194.
[34] Mani K, Bjorck M, Lundkvist J, et al. Improved long-term survival after abdominal aortic aneurysm repair [J]. Circulation, 2009, 120(21): 201－209.
[35] Mazzolai L, Ageno W, Alatri A, et al. Second consensus document on diagnosis and management of acute deep vein thrombosis [J]. Eur J Prev Cardiol, 2022, 29(8): 1248－1263.
[36] McDonagh T A, Metra M, Adamo M, et al. 2023 Focused Update of the 2021 ESC Guidelines for the diagnosis and treatment of acute and chronic heart failure [J]. Eur Heart J, 2023, 44(37): 3627－3639.
[37] Norgren L, Hiatt W, Dormandy J, et al. Inter-Society Consensus for the Management of Peripheral Arterial Disease (TASC Ⅱ) [J]. Eur J Vasc Endovasc Surg, 2007, 33(Suppl 1): S1－S75.
[38] Propanolol Aneurysm Trial I. Propranolol for small abdominal aortic aneurysms: results of a randomized trial [J]. J Vasc Surg, 2002, 35(1): 72－79.
[39] Selvin E, Erlinger T P. Prevalence of and risk factors for peripheral arterial disease in the United States: results from the National Health and Nutrition Examination Survey, 1999－2000 [J]. Circulation, 2004, 110(6): 738－743.
[40] Svensjo S, Bjorck M, Gurtelschmid M, et al. Low prevalence of abdominal aortic aneurysm among 65-year-old Swedish men indicates a change in the epidemiology of the disease [J]. Circulation, 2011, 124(10): 1118－1123.
[41] Sweeting M J, Thompson S G, Brown L C, et al. Meta-analysis of individual patient data to examine factors affecting growth and rupture of small abdominal aortic aneurysms [J]. Br J Surg, 2012, 99(6): 655－665.

第六章

[1] 韩晋，石艳超，陈淑媛.脑出血危险因素的研究进展 [J]. 医学理论与实践，2020, 33(1): 28－29, 32.
[2] 纪欢，马建宁，陈洁.非手术治疗在脑出血中的研究进展 [J]. 世界最新医学信息文摘(连续型电子期刊), 2018, 18(55): 68－69.
[3] 廖建明.自发性脑出血急性期药物治疗研究进展 [J]. 中国临床神经外科杂志，2017, 22(12): 857－859, 863.
[4] 于恩彦.中国老年期痴呆防治指南 [M]. 北京：人民卫生出版社，2021.
[5] 中国痴呆与认知障碍指南写作组，中国医师协会神经内科医师分会认知障碍疾病专业委员会.2018中国痴呆与认知障碍诊治指南(一): 痴呆及其分类诊断标准 [J]. 中华医学杂志，2018, 98(13): 6.
[6] 中国老年保健协会阿尔茨海默病分会.阿尔茨海默病中国行动防治指导手册 [M]. 2021.
[7] 中国研究型医院学会脑小血管病专业委员会.中国脑小血管病诊治专家共识2021 [J]. 中国卒中杂志，2021, 16(7): 716－726.

[8] 中国卒中学会神经介入分会，中华预防医学会卒中预防与控制专业委员会介入学组 . 急性缺血性卒中血管内治疗中国指南2023 [J]. 中国卒中杂志，2023 , 16(6): 684 – 711 .
[9] 中国卒中学会 . 中国脑血管病临床管理指南(第2版)——缺血性脑血管病临床管理推荐意见 [J]. 中国卒中杂志，2023 , 18(8): 910 – 933 .
[10] 中华医学会神经病学分会，中华医学会神经病学分会脑血管病学组 . 中国缺血性脑卒中和短暂性脑缺血发作二级预防指南2022 [J]. 中华神经科杂志，2022 , 55(10): 1071 – 1110 .
[11] Berge E, Whiteley W, Audebert H, et al. European Stroke Organisation (ESO) guidelines on intravenous thrombolysis for acute ischaemic stroke [J]. Eur Stroke J, 2021 , 6(1): 1 – 62 .
[12] Fonseca A C, Merwick Á, Dennis M, et al. European Stroke Organisation (ESO) guidelines on management of transient ischaemic attack [J]. Eur Stroke J, 2021 , 6(2): 163 – 186 .
[13] Jia J, Zhang Y, Shi Y, et al. A 19-Year-Old Adolescent with Probable Alzheimer's Disease [J]. J Alzheimers Dis, 2023 , 91(3): 915 – 922 .
[14] Kleindorfer D O, Towfighi A, Chaturvedi S, et al. 2021 Guideline for the Prevention of Stroke in Patients With Stroke and Transient Ischemic Attack: A Guideline From the American Heart Association/American Stroke Association [J]. Stroke, 2021 , 52(7): e364 – e467 .
[15] Liu M, Wu B, Wang W Z, et al. Stroke in China: epidemiology, prevention, and management strategies [J]. Lancet Neurol, 2007 , 6(5): 456 – 468 .
[16] Livingston G, Huntley J, Sommerlad A, et al. Dementia prevention, intervention, and care: 2020 report of the Lancet Commission [J]. Lancet, 2020 , 396(10248): 413 – 446 .
[17] Sandset E C, Anderson C S, Bath P M, et al. European Stroke Organisation (ESO) guidelines on blood pressure management in acute ischaemic stroke and intracerebral haemorrhage [J]. Stroke J, 2021 , 6(2): 48 – 84 .
[18] Zhang C, Li W, Li S, et al. CADASIL: two new cases with intracerebral hemorrhage [J]. Ann Clin Transl Neurol, 2017 , 4(4): 266 – 271 .

第七章

[1] 长新冠综合征临床诊治专家共识编写组 . 长新冠综合征临床诊治专家共识 [J]. 中华临床感染病杂志，2023 , 16(6): 427 – 445 .
[2] 陈荣昌，钟南山，刘又宁 . 呼吸病学 [M]. 第3版 . 北京：人民卫生出版社，2022 .
[3] 新型冠状病毒感染者抗病毒治疗专家共识编写组 . 新型冠状病毒感染者抗病毒治疗专家共识 [J]. 中华临床感染病杂志，2023 , 16(1): 10 – 20 .
[4] 中国肺癌防治联盟，中华医学会呼吸病学分会肺癌学组，中国医师协会呼吸医师分会肺癌工作委员会 . 肺癌筛查与管理中国专家共识 [J]. 国际呼吸杂志，2019 , 39(21): 1604 – 1615 .
[5] 中国呼吸科专家组 . 成人常规肺功能测定规范中国专家共识 [J]. 临床肺科杂志，2022 , 27(11): 1621 – 1633 .
[6] 中国医师协会心血管内科医师分会 . 新型冠状病毒感染与心血管疾病诊疗中国专家共识(2023)[J]. 中华心血管病杂志(网络版), 2023 , 6(1)：1 – 22 .
[7] 中华医学会，中华医学会临床药学分会，中华医学会杂志社，等 . 慢性阻塞性肺疾病基层合理用药指南 [J]. 中华全科医师杂志，2020 , 19(8): 676 – 688 .
[8] 中华医学会呼吸病学分会 . 早期肺癌诊断中国专家共识(2023年版)[J]. 中华结核和呼

吸杂志，2023,46(1): 1–18.
[9] 中华医学会呼吸病学分会间质性肺疾病学组 . 特发性肺纤维化诊断和治疗中国专家共识 [J]. 中华结核和呼吸杂志，2016,39(6): 427–432.
[10] 中华医学会呼吸病学分会慢性阻塞性肺疾病学组，中国医师协会呼吸医师分会慢性阻塞性肺疾病工作委员会 . 慢性阻塞性肺疾病诊治指南(2021年修订版)[J]. 中华结核和呼吸杂志，2021,44(3): 170–205.
[11] 中华医学会呼吸病学分会哮喘学组 . 支气管哮喘防治指南(2020年版)[J]. 中华结核和呼吸杂志，2020,43(12): 1023–1048.
[12] 中华医学会呼吸病学分会哮喘学组 . 重症哮喘诊断与处理中国专家共识 [J]. 中华结核和呼吸杂志，2017,40(11): 813–829.
[13] 中华医学会肿瘤学分会，中华医学会杂志社 . 中华医学会肺癌临床诊疗指南(2023版)[J]. 中华肿瘤杂志，2023,45(7): 539–574.
[14] American College of Cardiology Solution Set Oversight Committee. 2022 ACC Expert Consensus Decision Pathway on Cardiovascular Sequelae of COVID-19 in Adults: Myocarditis and Other Myocardial Involvement, Post-Acute Sequelae of SARS-CoV-2 Infection, and Return to Play [J]. J Am Coll Cardiol, 2022,79(17): 1717–1756.
[15] Crowley K. 患者教育：慢性阻塞性肺疾病 [EB/OL].[2024–02–23].https://www.uptodate.com/contents/zh-Hans/chronic-obstructive-pulmonary-disease-copd-the-basics.
[16] Global Initiative for Chronic Obstructive Lung Disease (GOLD). Global Strategy for the Diagnosis, Management and Prevention of Chronic Obstructive Pulmonary Disease: 2023 Report [EB/OL]. [2024–02–23].https://goldcopd.org/.
[17] Ifergane G, Ovanyan A, Toledano R, et al. Obstructive sleep apnea in acute stroke: a role for systemic inflammation [J]. Stroke, 2016,47(5): 1207–1212.
[18] Neilan T G, Farhad H, Dodson J A, et al. Effect of sleep apnea and continuous positive airway pressure on cardiac structure and recurrence of atrial fibrillation [J]. J Am Heart Assoc, 2013, 2(6): e421.
[19] Zhang Z, Wang Y, Li H, et al. Age-specific markers of adiposity in patients with obstructive sleep apnea [J]. Sleep Medicine, 2021(83): 196–203.

第八章

[1] 房静远 . 消化性溃疡 [M]. 北京：人民卫生出版社，2009.
[2] 李彦楠，杨丽旋，赵钟辉，等 .《2020年中国肠易激综合征专家共识意见》解读 [J]. 中国临床医生杂志，2021,49(10): 1151–1155.
[3] 刘方旭，许乐，郑松柏，等 . 老年人胃食管反流病中国专家共识(2023)[J]. 中华老年医学杂志，2023,42(8): 883–896.
[4] 中国医疗保健国际交流促进会胃食管反流病学分会 . 中国胃食管反流病多学科诊疗共识 2022(一)[J]. 中华胃食管反流病电子杂志，2022,09(2): 51–86.
[5] 中国医疗保健国际交流促进会胃食管反流病学分会 . 中国胃食管反流病多学科诊疗共识 2022(二)[J]. 中华胃食管反流病电子杂志，2022,09(3): 112–146.
[6] 中国医师协会肛肠医师分会，中国医师协会肛肠医师分会临床指南工作委员会，中国中西医结合学会大肠肛门病专业委员会，等 . 出口梗阻型便秘诊治中国专家共识(2022

版）[J]. 中华胃肠外科杂志，2022，25（12）：1045－1057.
［7］中国医师协会肛肠医师分会，中华医学会外科学分会结直肠外科学组．便秘经肛给药治疗中国专家共识（2022版）[J]. 中华胃肠外科杂志，2022，25（12）：1058－1064.
［8］中华医学会肝病学分会脂肪肝和酒精性肝病学组，中国医师协会脂肪性肝病专家委员会，范建高，等．非酒精性脂肪性肝病防治指南（2018年更新版）[J]. 实用肝脏病杂志，2018，21（2）：30－39.
［9］中华医学会消化病学分会．2020年中国胃食管反流病专家共识 [J]. 中华消化杂志，2020，40（10）：649－663.
［10］中华医学会消化病学分会胃肠动力学组，中华医学会消化病学分会功能性胃肠病协作组．中国慢性便秘专家共识意见 [J]. 中华消化杂志，2019，39（9）：577－598.
［11］中华医学会消化病学分会幽门螺杆菌学组．第六次全国幽门螺杆菌感染处理共识报告（非根除治疗部分）[J]. 中华消化杂志，2022，42（5）：289－303.
［12］American College of Gastroenterology. ACG Clinical Guideline for the Diagnosis and Management of Gastroesophageal Reflux Disease [J]. Am J Gastroenterol, 2022（117）: 27－56.
［13］American Gastroenterological Association. AGA Clinical Practice Guideline on the Pharmacological Management of Irritable Bowel Syndrome With Constipation [J]. Gastroenterology, 2022（163）: 118－136.
［14］American Gastroenterological Association. AGA Clinical Practice Guideline on the Pharmacological Management of Irritable Bowel Syndrome With Diarrhea [J]. Gastroenterology, 2022（163）: 137－151.
［15］American Gastroenterological Association-American College of Gastroenterology. Clinical Practice Guideline: Pharmacological Management of Chronic Idiopathic Constipation [J]. Gastroenterology, 2023（164）: 1086－1106.
［16］Arima K, Zhong R, Ugai T, et al. Western-Style Diet, pks Island-Carrying Escherichia coli, and Colorectal Cancer: Analyses From Two Large Prospective Cohort Studies [J]. Gastroenterology, 2022（163）: 862－874.
［17］Chinese Pancreatic Surgery Association, Chinese Society of Surgery, Chinese Medical Association. Guidelines for diagnosis and treatment of acute pancreatitis in China（2021）[EB/OL]. [2023－10－21].https://pubmed.ncbi.nlm.nih.gov/34256457/.
［18］Cusi K, Isaacs S, Barb D, et al. American Association of Clinical Endocrinology Clinical Practice Guideline for the Diagnosis and Management of Nonalcoholic Fatty Liver Disease in Primary Care and Endocrinology Clinical Settings: Co-Sponsored by the American Association for the Study of Liver Diseases [J]. Endocrine Practice, 2022，28（5）: 528－562.
［19］Duell P, Welty F, Miller M, et al. Nonalcoholic Fatty Liver Disease and Cardiovascular Risk: A Scientific Statement From the American Heart Association [J]. Arteriosclerosis, thrombosis, and vascular biology, 2022，42（6）: e168–e185.
［20］Glaubitz J, Asgarbeik S, Lange R, et al. Immune response mechanisms in acute and chronic pancreatitis: strategies for therapeutic intervention [J]. Front Immunol, 2023（14）: 1279539.
［21］Kunovský L, Dítě P, Bojková M, et al. Diagnostics and therapy of chronic pancreatitis according to UEG guidelines [J]. Vnitr Lek, 2021，67（2）: 85－91.
［22］Lanas A, Chan F K L. Peptic ulcer disease [J]. Lancet, 2017，390（10094）: 613－624.
［23］Marrero J A, Ahn J, Rajender Reddy K, et al. ACG clinical guideline: the diagnosis and management of focal liver lesions [J]. Am J Gastroenterol, 2014，109（9）: 1328－1347.

[24] Mavilia M G, Pakala T, Molina M, et al. Differentiating Cystic Liver Lesions: A Review of Imaging Modalities, Diagnosis and Management [J]. J Clin Transl Hepatol, 2018, 6(2): 208–216.
[25] Nan Y, An J, Bao J, et al. The Chinese Society of Hepatology position statement on the redefinition of fatty liver disease [J]. Journal of Hepatology, 2021, 75(2): 454–461.
[26] Shen L. Anticancer drug R&D of gastrointestinal cancer in China: Current landscape and challenges [J]. Innovation (Camb), 2022, 3(3): 100249.
[27] Sung H, Ferlay J, Siegel R L, et al. Global Cancer Statistics 2020: GLOBOCAN Estimates of Incidence and Mortality Worldwide for 36 Cancers in 185 Countries [J]. CA Cancer J Clin, 2021, 71(3): 209–249.
[28] Trauner M, Fuchs C. Novel therapeutic targets for cholestatic and fatty liver disease [J]. Gut, 2022, 71(1): 194–209.
[29] Vardakistas D, Damaskos C, Garmpis N, et al. Minimally invasive management of hepatic cysts: indications and complications [J]. Eur Rev Med Pharmacol Sci, 2018, 22(5): 1387–1396.
[30] Zerem E, Kurtcehajic A, Kunosic S, et al. Current trends in acute pancreatitis: Diagnostic and therapeutic challenges [J]. World J Gastroenterol, 2023, 29(18): 2747–2763.
[31] Zhou L, Lu H, Song Z, et al. 2022 Chinese national clinical practice guideline on Helicobacter pylori eradication treatment [J]. Chin Med J, 2022, 135(24): 2899–2910.

第九章

[1]《二甲双胍临床应用专家共识》更新专家组．二甲双胍临床应用专家共识(2023年版)[J]. 国际内分泌代谢杂志，2023, 43(4): 345–356.
[2] 高尿酸血症与痛风患者膳食指导 [S]. 中华人民共和国卫生行业标准．WS/T 560–2017.
[3] 中国医师协会风湿免疫科医师分会．痛风诊疗规范 [J]. 中华内科杂志，2020, 59(6): 421–426.
[4] 中国营养学会肥胖防控分会．中国居民肥胖防治专家共识 [J]. 中华流行病学杂志，2022, 43(5): 609–626.
[5] 中华人民共和国国家卫生健康委员会．成人糖尿病食养指南(2023年版)[J]. 全科医学临床与教育，2023, 21(5): 388–391.
[6] 中华医学会内分泌学分会，中华医学会糖尿病学分会，中国医师协会内分泌代谢科医师分会．中国成人糖尿病前期干预的专家共识(2023版)[J]. 中华糖尿病杂志，2023, 15(6): 484–494.
[7] 中华医学会内分泌学分会，中华医学会外科学分会甲状腺及代谢外科学组，中国抗癌协会头颈肿瘤专业委员会，等．甲状腺结节和分化型甲状腺癌诊治指南(第二版)[J]. 国际内分泌代谢杂志，2023, 43(2): 149–194.
[8] 中华医学会内分泌学分会．中国高尿酸血症及痛风诊疗指南(2019)[J]. 中华内分泌代谢杂志，2020, 36(1): 1–13.
[9] 中华医学会糖尿病学分会．中国2型糖尿病防治指南(2020年版)[J]. 中华糖尿病杂志，2021, 13(4): 315–409.
[10] 中华医学会外科学分会甲状腺及代谢外科学组．中国肥胖及2型糖尿病外科治疗指南(2019版)[J]. 中国实用外科杂志，2019, 39(4): 301–306.
[11] Borghi C, Domienik-Karłowicz J, Tykarski A, et al. Expert consensus for the diagnosis and treatment of patient with hyperuricemia and high cardiovascular risk: 2021 update [J].

Cardiology Journal, 2021, 28(1): 1–14.
[12] Chen K, Shen Z, Gu WJ, et al. Meinian Investigator Group. Prevalence of obesity and associated complications in China: A cross-sectional, real-world study in 15.8 million adults [J]. Diabetes Obes Metab, 2023, 25(11): 3390–3399.
[13] Durante C, Grani G, Lamartina L, et al. The Diagnosis and Management of Thyroid Nodules: A Review [J]. JAMA, 2018, 319(9): 914–924.
[14] Huang Y, Zhang L, Wang Z, et al. The prevalence and characteristics of metabolic syndrome according to different definitions in China: a nationwide cross-sectional study, 2012 — 2015 [J]. BMC Public Health, 2022, 22(1): 1869.
[15] Li Y, Teng D, Ba J, et al. Efficacy and Safety of Long-Term Universal Salt Iodization on Thyroid Disorders: Epidemiological Evidence from 31 Provinces of Mainland China [J]. Thyroid, 2020, 30(4): 568–579.

第十章

[1] 陈孝平，汪建平，赵继宗．外科学(第9版)[M].北京：人民卫生出版社，2018.
[2] 黄健．2019版中国泌尿外科和男科疾病诊断治疗指南 [M].北京：科学出版社，2020.
[3] 黄健，王建业，孔垂泽，等．中国泌尿外科和男科疾病诊断治疗指南(2019版)[M].北京：科学出版社，2019.
[4] 那彦群，郭震华．实用泌尿外科学 [M].北京：人民卫生出版社，2009.
[5] 尿路感染诊断与治疗中国专家共识编写组．尿路感染诊断与治疗中国专家共识(2015版)[J].中华泌尿外科杂志，2015(36): 241–244.
[6] 尿路感染诊断与治疗中国专家共识编写组．尿路感染诊断与治疗中国专家共识(2015版)：尿路感染抗菌药物选择策略及特殊类型尿路感染的治疗建议 [J].中华泌尿外科杂志，2015(36): 245–248.
[7] 孙颖浩．吴阶平泌尿外科学 [M].北京：人民卫生出版社，2019.
[8] 王海燕，赵明辉．肾脏病学 [M].北京：人民卫生出版社，2021.
[9] 吴静依，王飞，李青，等．基于计算机视觉的尿液定量分析系统在白蛋白尿筛检中的应用效能分析 [J].中国血液净化，2022, 21(2): 98–102.
[10] 赵明辉．肾脏病学临床概览 [M].北京：北京大学医学出版社，2021.
[11] 中华预防医学会肾脏病预防与控制专业委员会．中国慢性肾脏病早期评价与管理指南 [J].中华内科杂志，2023, 62(8): 902–930.
[12] 赵明辉．肾脏病临床概览 [M].第2版．北京：北京大学医学出版社，2021.
[13] 周利群，杨勇．中国泌尿外科专科医师培养教程 [M].北京：北京大学医学出版社，2016.
[14] Wein A J, Kavoussi L R, Partin A W, et al. 坎贝尔 - 沃尔什泌尿外科学(第11版)[M].夏术阶，纪志刚，等主译．郑州：河南科学技术出版社，2020.

第十一章

[1] 耿研，谢希，王昱，等．类风湿关节炎诊疗规范 [J].中华内科杂志，2022, 61(1): 51-59.
[2] 沈南，赵毅，段利华，等．系统性红斑狼疮诊疗规范 [J].中华内科杂志，2023, 62(7): 775–784.
[3] 田新平，赵丽珂，姜振宇，等．抗中性粒细胞胞质抗体相关血管炎诊疗规范 [J].中华内

科杂志，2022,61(10): 1128-1135.
[4] 王培，冯学兵，段兴旺，等.风湿性多肌痛和巨细胞动脉炎的诊疗规范 [J]. 中华内科杂志，2023,62(3): 256–266.
[5] 张文，陈竹，厉小梅，等.原发性干燥综合征诊疗规范 [J]. 中华内科杂志，2023,62(9): 1059–1067.
[6] 中华医学会风湿病学分会.强直性脊柱炎诊疗规范 [J]. 中华内科杂志，2022,61(8): 893–900.
[7] Firestein G S, Budd R C, Gabriel S E, et al. 凯利风湿病学(第10版)[M]. 粟占国，主译. 北京：北京大学医学出版社，2020.
[8] Xie W, Yang X, Zhang Z, et al. The plight and light of treating rheumatoid arthritis in China [J]. Lancet Rheumatol, 2019, 1(2): e81–e82.

第十三章

[1] 博伯特 吉尔伯特.腰背痛自我康复指南 [M]. 尹承昊，译.济南：山东科学技术出版社，2022.
[2] 贾育松.实用颈肩痛骨伤科治疗学 [M]. 北京：中医古籍出版社，2022.
[3] 李胤文，翟玥，刘泽豫，等.大学生电子产品使用习惯现状调查及颈肩痛相关性分析 [J]. 现代预防医学，2020,47(17): 4704–4708.
[4] 王平，付加雷，孙国栋.颈肩腰腿痛的预防治疗与康复 [M]. 济南：山东科学技术出版社，2022.
[5] 中华医学会骨科分会关节外科学组，吴阶平医学基金会骨科学专家委员会.膝骨关节炎阶梯治疗专家共识(2018年版)[J]. 中华关节外科杂志(电子版),2019,13(1): 124–130.
[6] 中华医学会骨科学分会创伤骨科学组，中华医学会骨科学分会外固定与肢体重建学组，国家骨科与运动康复临床医学研究中心，等.中国脆性骨折术后规范化抗骨质疏松治疗指南(2021)[J]. 中华创伤骨科杂志，2021,23(2): 93–101.
[7] 中华医学会骨科学分会关节外科学组，中国医师协会骨科医师分会骨关节炎学组，国家老年疾病临床医学研究中心(湘雅医院),等.中国骨关节炎诊疗指南(2021年版)[J]. 中华骨科杂志，2021,41(18): 1291–1314.
[8] 中华医学会骨质疏松和骨矿盐疾病分会.原发性骨质疏松症诊疗指南(2022)[J]. 中国全科医学，2023,26(14): 1671–1691.
[9] Nguyen C, Lefevre-Colau M M, Kennedy D J, et al. Low back pain [J]. Lancet, 2018, 391(10164): 392–403.

第十四章

[1] 亚洲干眼协会中国分会，海峡两岸医药卫生交流协会眼科学专业委员会眼表与泪液病学组，中国医师协会眼科医师分会眼表与干眼学组.中国干眼专家共识：定义和分类(2020年)[EB/OL]. [2024-02-23]. https://rs.yiigle.com/cmaid/1202860.
[2] 亚洲干眼协会中国分会，海峡两岸医药卫生交流协会眼科学专业委员会眼表与泪液病学组，中国医师协会眼科医师分会眼表与干眼学组.中国干眼专家共识：治疗(2020年)[J]. 中华眼科杂志，2020,56(12): 907–917.
[3] 中华医学会眼科学分会眼底病学组，中国医师协会眼科医师分会眼底病学组.中国年龄

相关性黄斑变性临床诊疗指南(2023年)[J]. 中华眼科杂志，2023,59(5): 347–366.
[4] American Academy of Ophthalmology. Preferred Practice Pattern guidelines [EB/OL]. [2024-02-23].https://www.aao.org/preferred-practice-pattern-guidelines.
[5] World Health Organization (WHO) [EB/OL].[2024-02-23].https://www.who.int.

第十五章

[1] 陈其冰，王燕，李芬，等. 慢性咽炎病因和发病机制研究进展 [J]. 听力学及言语疾病杂志，2019,27(2): 224–227.
[2] 冯小双，王泽洲，郑莹. 吸烟和饮酒的协同作用与恶性肿瘤发生风险的研究进展 [J]. 上海医药，2022,43(6): 7–10,44.
[3] 韩德民，孔维佳. 耳鼻咽喉头颈外科学 [M]. 北京：人民军医出版社，2016.
[4] 汪吉宝，孔维佳，黄选兆. 实用耳鼻咽喉头颈外科学 [M]. 第2版. 北京：人民卫生出版社，2007.
[5] 黄志刚，文卫平，毛薇，等. 头颈肿瘤的综合治疗策略 [J]. 临床耳鼻咽喉头颈外科杂志，2023,37(9): 673–690.
[6] 孔维佳，周梁. 耳鼻咽喉头颈外科学(第3版)[M]. 北京：人民卫生出版社，2015.
[7] 刘娅，杨军，张杰，等. 临床实践指南：分泌性中耳炎(更新版)[J]. 听力学及言语疾病杂志，2016,24(5): 499–519.
[8] 孙红，张罗. 耳鼻咽喉头颈外科学(第9版)[M]. 北京：人民卫生出版社，2018.
[9] 唐浩斌，陈舒华. 我国慢性化脓性中耳炎的中西医诊疗进展 [J]. 世界最新医学信息文摘，2019,19(37): 47–49.
[10] 王军，肖水芳，曾镇罡，等. 突发性聋预后相关因素分析 [J]. 中华耳鼻咽喉头颈外科杂志，2015,50(6): 448–452.
[11] 吴子明，蒋子栋. 头晕与眩晕——诊疗攻略 [M]. 北京：中国协和医科大学出版社，2016.
[12] 吴子明，刘博. 实用眩晕诊疗手册 [M]. 北京：科学出版社，2009.
[13] 中国突发性聋多中心临床研究协作组. 中国突发性聋分型治疗的多中心临床研究 [J]. 中华耳鼻咽喉头颈外科杂志，2013,48(5): 353–361.
[14] 中华耳鼻咽喉头颈外科杂志编委会鼻科组，中华医学会鼻咽喉头颈外科学分会鼻科学组. 慢性鼻窦炎诊断和治疗指南 [J]. 中华耳鼻咽喉头颈外科杂志，2013,48(2): 92–94.
[15] 中华耳鼻咽喉头颈外科杂志编委会鼻科组，中华医学会鼻咽喉头颈外科学分会鼻科学组. 中国变应性鼻炎诊断和治疗指南 [J]. 中华耳鼻咽喉头颈外科杂志，2022,57(2): 106–129.
[16] Chow L Q M. Head and neck cancer [J]. N Engl J Med, 2020(382): 60–72.
[17] International Agency for Research on Cancer (IARC). China Fact Sheet [EB/OL]. [2023-12-28].https://www.iarc.fr/china-fact-sheet/.
[18] Mäkitie A A, Almangush A, Youssef O, et al. Exhaled breath analysis in the diagnosis of head and neck cancer [J]. Head Neck, 2020, 42(4): 787–793.
[19] Marzoiliano A, Teckie S, Diefenbach M A. Alcohol-related head and neck cancer: Summary of the literature [J]. Head Neck, 2020, 42(4): 732–738.
[20] Michel O. The Revised version of the German guidelines "sudden idiopathic sensorineural hearing loss" [J]. Laryngorhinootologie, 2011, 90(5): 290–293.
[21] Schreiber B E, Agrup C, Haskard D O, et al. Sudden sensorineural hearing loss [J]. Lancet, 2010, 375(9721): 1203–1211.

第十六章

[1] 甲真菌病指南专家工作组．中国甲真菌病诊疗指南（2021年版）[J]. 中国真菌学杂志，2022，17(1): 1-7.
[2] 中国手癣和足癣诊疗指南工作组，吕雪莲，余进，等．中国手癣和足癣诊疗指南（科普版2022）[J]. 中国真菌学杂志，2022(2): 17.
[3] 中华医学会医学美学与美容学分会皮肤美容学组．头皮健康管理专家共识（2022）[J]. 中华皮肤科杂志，2022，55(10): 843-849.
[4] Kaur K, Kaur R, Bala I. Therapeutics of premature hair graying: A long journey ahead [J]. J Cosmet Dermatol, 2019, 18(5): 1206-1214.
[5] Mahendiratta S, Sarma P, Kaur H, et al. Premature graying of hair: Risk factors, co-morbid conditions, pharmacotherapy and reversal-A systematic review and meta-analysis [J]. Dermatol Ther, 2020, 33(6): e13990.

第十八章

[1] 谢幸．妇产科学（第9版）[M]. 北京：人民卫生出版社，2018.
[2] 中国医师协会全科医师分会，北京妇产学会社区与基层分会．更年期妇女健康管理专家共识（基层版）[J]. 中国全科医学，2021，24(11): 1317-1324.
[3] 中华医学会妇产科学分会绝经学组．中国绝经管理与绝经激素治疗指南2023版 [J]. 中华妇产科杂志，2023，58(1): 4-21.

第十九章

[1] 姜辉，邓春华．中国男科疾病诊断治疗指南与专家共识（2016版）[M]. 北京：人民卫生出版社，2017.
[2] Braga P C, Pereira S C, Ribeiro J C, et al. Late-onset hypogonadism and lifestyle-related metabolic disorders [J]. Andrology, 2020, 8(6): 1530-1538.
[3] Vlachopoulos C, Jackson G, Stefanadis C, et al. Erectile dysfunction in the cardiovascular patient [J]. Eur Heart J, 2013, 34(27): 2034-2046.

第二十章

[1] Shi L, Lu Zh A, Que J Y, et al. Prevalence of and Risk Factors Associated With Mental Health Symptoms Among the General Population in China During the Coronavirus Disease 2019 Pandemic [J]. JAMA Network Open, 2020, 3(7): e2012278.
[2] Sutton E L. Insomnia [J]. Ann Intern Med, 2021, 174(3): ITC33-ITC48.
[3] Van Someren E J W. Brain mechanisms of insomnia: new perspectives on causes and consequences [J]. Physiol Rev, 2021, 101(3): 995-1046.